# 中华医学百科全书

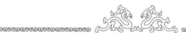

## 军事与特种医学

野战外科学

国家出版基金项目
NATIONAL PUBLICATION FOUNDATION

中国协和医科大学出版社
北京

图书在版编目（CIP）数据

中华医学百科全书·野战外科学 / 杨勇主编 . —北京：中国协和医科大学出版社，2021.4
ISBN 978-7-5679-1724-8

Ⅰ . ①野… Ⅱ . ①杨… Ⅲ . ①军事医学 – 外科学 Ⅳ . ① R826

中国版本图书馆 CIP 数据核字（2021）第 054085 号

**中华医学百科全书·野战外科学**

主 编：杨 勇

编 审：谢 阳

责任编辑：李亚楠

出版发行：**中国协和医科大学出版社**
（北京市东城区东单三条 9 号 邮编 100730 电话 010-6526 0431）

网 址：www.pumcp.com

经 销：新华书店总店北京发行所

印 刷：北京雅昌艺术印刷有限公司

开 本：889×1230 1/16

印 张：14

字 数：415 千字

版 次：2021 年 4 月第 1 版

印 次：2021 年 4 月第 1 次印刷

定 价：268.00 元

ISBN 978-7-5679-1724-8

# 《中华医学百科全书》编纂委员会

总顾问　吴阶平　韩启德　桑国卫

总指导　陈　竺

总主编　刘德培　王　辰

副总主编　曹雪涛　李立明　曾益新　吴沛新

编纂委员（以姓氏笔画为序）

| | | | | | | |
|---|---|---|---|---|---|---|
| 丁　洁 | 丁　樱 | 丁安伟 | 于中麟 | 于布为 | 于学忠 | 万经海 |
| 马　军 | 马　进 | 马　骁 | 马　静 | 马　融 | 马安宁 | 马建辉 |
| 马烈光 | 马绪臣 | 王　伟 | 王　辰 | 王　政 | 王　恒 | 王　铁 |
| 王　硕 | 王　舒 | 王　键 | 王一飞 | 王一镗 | 王士贞 | 王卫平 |
| 王长振 | 王文全 | 王心如 | 王生田 | 王立祥 | 王兰兰 | 王汉明 |
| 王永安 | 王永炎 | 王成锋 | 王延光 | 王华兰 | 王旭东 | 王军志 |
| 王声湧 | 王坚成 | 王良录 | 王拥军 | 王茂斌 | 王松灵 | 王明荣 |
| 王明贵 | 王金锐 | 王宝玺 | 王诗忠 | 王建中 | 王建业 | 王建军 |
| 王建祥 | 王临虹 | 王贵强 | 王美青 | 王晓民 | 王晓良 | 王高华 |
| 王鸿利 | 王维林 | 王琳芳 | 王喜军 | 王晴宇 | 王道全 | 王德文 |
| 王德群 | 木塔力甫·艾力阿吉 | 尤启冬 | 戈　烽 | 牛　侨 | 毛秉智 | |
| 毛常学 | 乌　兰 | 卞兆祥 | 文卫平 | 文历阳 | 文爱东 | 方　浩 |
| 方以群 | 尹　佳 | 孔北华 | 孔令义 | 孔维佳 | 邓文龙 | 邓家刚 |
| 书　亭 | 毋福海 | 艾措千 | 艾儒棣 | 石　岩 | 石远凯 | 石学敏 |
| 石建功 | 布仁达来 | 占　堆 | 卢志平 | 卢祖洵 | 叶　桦 | 叶冬青 |
| 叶常青 | 叶章群 | 申昆玲 | 申春悌 | 田家玮 | 田景振 | 田嘉禾 |
| 史录文 | 冉茂盛 | 代　涛 | 代华平 | 白春学 | 白慧良 | 丛　斌 |
| 丛亚丽 | 包怀恩 | 包金山 | 冯卫生 | 冯希平 | 冯泽永 | 冯学山 |
| 边旭明 | 边振甲 | 匡海学 | 邢小平 | 达万明 | 达庆东 | 成　军 |
| 成翼娟 | 师英强 | 吐尔洪·艾买尔 | 吕时铭 | 吕爱平 | 朱　珠 | |
| 朱万孚 | 朱立国 | 朱华栋 | 朱宗涵 | 朱建平 | 朱晓东 | 朱祥成 |
| 乔延江 | 伍瑞昌 | 任　华 | 任钧国 | 华　伟 | 伊河山·伊明 | |
| 向　阳 | 多　杰 | 邬堂春 | 庄　辉 | 庄志雄 | 刘　平 | 刘　进 |
| 刘　玮 | 刘　强 | 刘　蓬 | 刘大为 | 刘小林 | 刘中民 | 刘玉清 |
| 刘尔翔 | 刘训红 | 刘永锋 | 刘吉开 | 刘芝华 | 刘伏友 | 刘华平 |

| | | | | | | |
|---|---|---|---|---|---|---|
| 刘华生 | 刘志刚 | 刘克良 | 刘更生 | 刘迎龙 | 刘建勋 | 刘胡波 |
| 刘树民 | 刘昭纯 | 刘俊涛 | 刘洪涛 | 刘献祥 | 刘嘉瀛 | 刘德培 |
| 闫永平 | 米玛 | 米光明 | 安锐 | 祁建城 | 许媛 | 许腊英 |
| 那彦群 | 阮长耿 | 阮时宝 | 孙宁 | 孙光 | 孙皎 | 孙锟 |
| 孙少宣 | 孙长颢 | 孙立忠 | 孙则禹 | 孙秀梅 | 孙建中 | 孙建方 |
| 孙建宁 | 孙贵范 | 孙洪强 | 孙晓波 | 孙海晨 | 孙景工 | 孙颖浩 |
| 孙慕义 | 严世芸 | 苏川 | 苏旭 | 苏荣扎布 | 杜元灏 | 杜文东 |
| 杜治政 | 杜惠兰 | 李飞 | 李方 | 李龙 | 李东 | 李宁 |
| 李刚 | 李丽 | 李波 | 李勇 | 李桦 | 李鲁 | 李磊 |
| 李燕 | 李冀 | 李大魁 | 李云庆 | 李太生 | 李日庆 | 李玉珍 |
| 李世荣 | 李立明 | 李永哲 | 李志平 | 李连达 | 李灿东 | 李君文 |
| 李劲松 | 李其忠 | 李若瑜 | 李泽坚 | 李宝馨 | 李建初 | 李建勇 |
| 李映兰 | 李思进 | 李莹辉 | 李晓明 | 李凌江 | 李继承 | 李森恺 |
| 李曙光 | 杨凯 | 杨恬 | 杨勇 | 杨健 | 杨硕 | 杨化新 |
| 杨文英 | 杨世民 | 杨世林 | 杨伟文 | 杨克敌 | 杨甫德 | 杨国山 |
| 杨宝峰 | 杨炳友 | 杨晓明 | 杨跃进 | 杨腊虎 | 杨瑞馥 | 杨慧霞 |
| 励建安 | 连建伟 | 肖波 | 肖南 | 肖永庆 | 肖培根 | 肖鲁伟 |
| 吴东 | 吴江 | 吴明 | 吴信 | 吴令英 | 吴立玲 | 吴欣娟 |
| 吴勉华 | 吴爱勤 | 吴群红 | 吴德沛 | 邱建华 | 邱贵兴 | 邱海波 |
| 邱蔚六 | 何维 | 何勤 | 何方方 | 何绍衡 | 何春涤 | 何裕民 |
| 余争平 | 余新忠 | 狄文 | 冷希圣 | 汪海 | 汪静 | 汪受传 |
| 沈岩 | 沈岳 | 沈敏 | 沈铿 | 沈卫峰 | 沈心亮 | 沈华浩 |
| 沈俊良 | 宋国维 | 张泓 | 张学 | 张亮 | 张强 | 张霆 |
| 张澍 | 张大庆 | 张为远 | 张世民 | 张永学 | 张华敏 | 张宇鹏 |
| 张志愿 | 张丽霞 | 张伯礼 | 张宏誉 | 张劲松 | 张奉春 | 张宝仁 |
| 张建中 | 张建宁 | 张承芬 | 张琴明 | 张富强 | 张新庆 | 张潍平 |
| 张德芹 | 张燕生 | 陆华 | 陆林 | 陆小左 | 陆付耳 | 陆伟跃 |
| 陆静波 | 阿不都热依木·卡地尔 | | 陈文 | 陈杰 | 陈实 | 陈洪 |
| 陈琪 | 陈楠 | 陈薇 | 陈士林 | 陈大为 | 陈文祥 | 陈代杰 |
| 陈尧忠 | 陈红风 | 陈志南 | 陈志强 | 陈规化 | 陈国良 | 陈佩仪 |
| 陈家旭 | 陈智轩 | 陈锦秀 | 陈誉华 | 邵蓉 | 邵荣光 | 武志昂 |
| 其仁旺其格 | 范明 | 范炳华 | 林三仁 | 林久祥 | 林子强 | 林江涛 |
| 林曙光 | 杭太俊 | 郁琦 | 欧阳靖宇 | 尚红 | 果德安 | |
| 明根巴雅尔 | 易定华 | 易著文 | 罗力 | 罗毅 | 罗小平 | 罗长坤 |
| 罗颂平 | 帕尔哈提·克力木 | | 帕塔尔·买合木提·吐尔根 | | | |

| | | | | | | |
|---|---|---|---|---|---|---|
| 图门巴雅尔 | 岳伟华 | 岳建民 | 金　玉 | 金　奇 | 金少鸿 | 金伯泉 |
| 金季玲 | 金征宇 | 金银龙 | 金惠铭 | 周　兵 | 周永学 | 周光炎 |
| 周灿全 | 周良辅 | 周纯武 | 周学东 | 周宗灿 | 周定标 | 周宜开 |
| 周建平 | 周建新 | 周春燕 | 周荣斌 | 周福成 | 郑一宁 | 郑志忠 |
| 郑金福 | 郑法雷 | 郑建全 | 郑洪新 | 郑家伟 | 郎景和 | 房　敏 |
| 孟　群 | 孟庆跃 | 孟静岩 | 赵　平 | 赵　群 | 赵子琴 | 赵中振 |
| 赵文海 | 赵玉沛 | 赵正言 | 赵永强 | 赵志河 | 赵彤言 | 赵明杰 |
| 赵明辉 | 赵耐青 | 赵临襄 | 赵继宗 | 赵铱民 | 赵靖平 | 郝　模 |
| 郝小江 | 郝传明 | 郝晓柯 | 胡　志 | 胡大一 | 胡文东 | 胡向军 |
| 胡国华 | 胡昌勤 | 胡晓峰 | 胡盛寿 | 胡德瑜 | 柯　杨 | 查　干 |
| 柏树令 | 柳长华 | 钟翠平 | 钟赣生 | 香多·李先加 | | 段　涛 |
| 段金廒 | 段俊国 | 侯一平 | 侯金林 | 侯春林 | 俞光岩 | 俞梦孙 |
| 俞景茂 | 饶克勤 | 施慎逊 | 姜小鹰 | 姜玉新 | 姜廷良 | 姜国华 |
| 姜柏生 | 姜德友 | 洪　两 | 洪　震 | 洪秀华 | 洪建国 | 祝庆余 |
| 祝蕑晨 | 姚永杰 | 姚克纯 | 姚祝军 | 秦　川 | 袁文俊 | 袁永贵 |
| 都晓伟 | 晋红中 | 栗占国 | 贾　波 | 贾建平 | 贾继东 | 夏照帆 |
| 夏慧敏 | 柴光军 | 柴家科 | 钱传云 | 钱忠直 | 钱家鸣 | 钱焕文 |
| 倪　健 | 倪　鑫 | 徐　军 | 徐　晨 | 徐云根 | 徐永健 | 徐志云 |
| 徐志凯 | 徐克前 | 徐金华 | 徐建国 | 徐勇勇 | 徐桂华 | 凌文华 |
| 高　妍 | 高　晞 | 高志贤 | 高志强 | 高金明 | 高学敏 | 高树中 |
| 高健生 | 高思华 | 高润霖 | 郭　岩 | 郭小朝 | 郭长江 | 郭巧生 |
| 郭宝林 | 郭海英 | 唐　强 | 唐向东 | 唐朝枢 | 唐德才 | 诸欣平 |
| 谈　勇 | 谈献和 | 陶广正 | 陶永华 | 陶芳标 | 陶·苏和 | 陶建生 |
| 黄　钢 | 黄　峻 | 黄　烽 | 黄人健 | 黄叶莉 | 黄宇光 | 黄国宁 |
| 黄国英 | 黄跃生 | 黄璐琦 | 萧树东 | 梅　亮 | 梅长林 | 曹　佳 |
| 曹广文 | 曹务春 | 曹建平 | 曹洪欣 | 曹济民 | 曹雪涛 | 曹德英 |
| 龚千锋 | 龚守良 | 龚非力 | 袭著革 | 常耀明 | 崔　蒙 | 崔丽英 |
| 庹石山 | 康　健 | 康廷国 | 康宏向 | 章友康 | 章锦才 | 章静波 |
| 梁　萍 | 梁显泉 | 梁铭会 | 梁繁荣 | 谌贻璞 | 屠鹏飞 | 隆　云 |
| 绳　宇 | 巢永烈 | 彭　成 | 彭　勇 | 彭明婷 | 彭晓忠 | 彭瑞云 |
| 彭毅志 | 斯拉甫·艾白 | | 葛　坚 | 葛立宏 | 董方田 | 蒋力生 |
| 蒋建东 | 蒋建利 | 蒋澄宇 | 韩晶岩 | 韩德民 | 惠延年 | 粟晓黎 |
| 程　伟 | 程天民 | 程仕萍 | 程训佳 | 童培建 | 曾　苏 | 曾小峰 |
| 曾正陪 | 曾学思 | 曾益新 | 谢　宁 | 谢立信 | 蒲传强 | 赖西南 |
| 赖新生 | 詹启敏 | 詹思延 | 鲍春德 | 窦科峰 | 窦德强 | 赫　捷 |

蔡　威　　裴国献　　裴晓方　　裴晓华　　廖品正　　谭仁祥　　谭先杰
翟所迪　　熊大经　　熊鸿燕　　樊飞跃　　樊巧玲　　樊代明　　樊立华
樊明文　　樊瑜波　　黎源倩　　颜　虹　　潘国宗　　潘柏申　　潘桂娟
薛社普　　薛博瑜　　魏光辉　　魏丽惠　　藤光生　　B·吉格木德

# 《中华医学百科全书》学术委员会

盛志勇　　康广盛　　章魁华　　梁文权　　梁德荣　　彭名炜　　董　怡
程天民　　程元荣　　程书钧　　程伯基　　傅民魁　　曾长青　　曾宪英
温　海　　裘雪友　　甄永苏　　褚新奇　　蔡年生　　廖万清　　樊明文
黎介寿　　薛　淼　　戴行锷　　戴宝珍　　戴尅戎

# 军事与特种医学

总主编

孙建中　　原中国人民解放军军事医学科学院

## 军事与特种医学编纂办公室

主　任

刘胡波　　原中国人民解放军军事医学科学院卫生勤务与医学情报研究所

副主任

吴　东　　原中国人民解放军军事医学科学院卫生勤务与医学情报研究所

学术秘书

王庆阳　　中国人民解放军军事科学院军事医学研究院卫生勤务与血液研究所

## 本卷编委会

主　编

杨　勇　　中国人民解放军陆军特色医学中心

副主编（以姓氏笔画为序）

肖　南　　中国人民解放军陆军特色医学中心

沈　岳　　中国人民解放军陆军特色医学中心

陈　洪　　中国人民解放军陆军特色医学中心

赖西南　　中国人民解放军陆军特色医学中心

编　委（以姓氏笔画为序）

王正国　　中国人民解放军陆军特色医学中心

王旭开　　中国人民解放军陆军特色医学中心

王如文　　中国人民解放军陆军特色医学中心

王建民　　中国人民解放军陆军特色医学中心

文爱清　　中国人民解放军陆军特色医学中心

尹志勇　　中国人民解放军陆军特色医学中心

叶　剑　　中国人民解放军陆军特色医学中心

叶　锦　　中国人民解放军陆军特色医学中心

付祥林　　中国人民解放军陆军特色医学中心

朱佩芳　　中国人民解放军陆军特色医学中心

伍亚民　　中国人民解放军陆军特色医学中心

刘　宿　　中国人民解放军陆军特色医学中心

刘良明　　中国人民解放军陆军特色医学中心

刘晋才　　中国人民解放军陆军特色医学中心

江　军　　中国人民解放军陆军特色医学中心

许民辉　　中国人民解放军陆军特色医学中心

孙红振　　中国人民解放军陆军特色医学中心

严　军　　中国人民解放军陆军特色医学中心

杜全印　　中国人民解放军陆军特色医学中心

李　力　　中国人民解放军陆军特色医学中心

李　涛　　中国人民解放军陆军特色医学中心

李　磊　　中国人民解放军陆军特色医学中心

李兵仓　　中国人民解放军陆军特色医学中心

杨　勇　　中国人民解放军陆军特色医学中心

杨志焕　　中国人民解放军陆军特色医学中心

杨茂进　　中国人民解放军陆军特色医学中心

肖　南　　中国人民解放军陆军特色医学中心

何亚妮　　中国人民解放军陆军特色医学中心

余争平　　中国人民解放军军事预防学院

沈　岳　　中国人民解放军陆军特色医学中心

张云东　　重庆医科大学附属第三医院

张连阳　　中国人民解放军陆军特色医学中心

张洪涛　　陆军航空兵学院东北电子技术研究所

陈力勇　　中国人民解放军陆军特色医学中心

陈东风　　中国人民解放军陆军特色医学中心

陈建明　　中国人民解放军陆军特色医学中心

陈继川　　中国人民解放军陆军特色医学中心

罗奇志　　中国人民解放军陆军军医大学第一附属医院

周　健　　中国人民解放军陆军特色医学中心

周继红　　中国人民解放军陆军特色医学中心

郑　然　　中国人民解放军陆军陆军军医大学卫勤训练基地

宗兆文　　中国人民解放军陆军军医大学第二附属医院

屈纪富　　中国人民解放军陆军特色医学中心

赵云平　　中国人民解放军陆军特色医学中心

赵玉峰　　中国人民解放军陆军特色医学中心

赵建华　　中国人民解放军陆军特色医学中心

洪　新　　中国人民解放军陆军特色医学中心

费　军　　中国人民解放军陆军特色医学中心

姚元章　　中国人民解放军陆军特色医学中心

贺翔鸽　　中国人民解放军陆军特色医学中心

殷作明　　西藏军区总医院

郭庆山　　中国人民解放军陆军特色医学中心

黄显凯　　中国人民解放军陆军特色医学中心

麻晓林　　中国人民解放军陆军特色医学中心

梁华平　　中国人民解放军陆军特色医学中心

蒋东波　　中国人民解放军陆军特色医学中心

蒋宝泉　　中国人民解放军陆军特色医学中心

蒋耀光　　中国人民解放军陆军特色医学中心

靳凤烁　　中国人民解放军陆军特色医学中心

赖西南　　中国人民解放军陆军特色医学中心

裴国献　　空军军医大学第一附属医院

谭群友　　中国人民解放军陆军特色医学中心

蹇华胜　　中国人民解放军陆军特色医学中心

学术秘书

　　刘华渝　　中国人民解放军陆军特色医学中心

# 前　言

　　《中华医学百科全书》终于和读者朋友们见面了！

　　古往今来，凡政通人和、国泰民安之时代，国之重器皆为科技、文化领域的鸿篇巨制。唐代《艺文类聚》、宋代《太平御览》、明代《永乐大典》、清代《古今图书集成》等，无不彰显盛世之辉煌。新中国成立后，国家先后组织编纂了《中国大百科全书》第一版、第二版，成为我国科学文化事业繁荣发达的重要标志。医学的发展，从大医学、大卫生、大健康角度，集自然科学、人文社会科学和艺术之大成，是人类社会文明与进步的集中体现。随着经济社会快速发展，医药卫生领域科技日新月异，知识大幅更新。广大读者对医药卫生领域的知识文化需求日益增长，因此，编纂一部医药卫生领域的专业性百科全书，进一步规范医学基本概念，整理医学核心体系，传播精准医学知识，促进医学发展和人类健康的任务迫在眉睫。在党中央、国务院的亲切关怀以及国家各有关部门的大力支持下，《中华医学百科全书》应运而生。

　　作为当代中华民族"盛世修典"的重要工程之一，《中华医学百科全书》肩负着全面总结国内外医药卫生领域经典理论、先进知识，回顾展现我国卫生事业取得的辉煌成就，弘扬中华文明传统医药璀璨历史文化的使命。《中华医学百科全书》将成为我国科技文化发展水平的重要标志、医药卫生领域知识技术的最高"检阅"、服务千家万户的国家健康数据库和医药卫生各学科领域走向整合的平台。

　　肩此重任，《中华医学百科全书》的编纂力求做到两个符合。一是符合社会发展趋势：全面贯彻以人为本的科学发展观指导思想，通过普及医学知识，增强人民群众健康意识，提高人民群众健康水平，促进社会主义和谐社会构建。二是符合医学发展趋势：遵循先进的国际医学理念，以"战略前移、重心下移、模式转变、系统整合"的人口与健康科技发展战略为指导。同时，《中华医学百科全书》的编纂力求做到两个体现：一是体现科学思维模式的深刻变革，即学科交叉渗透/知识系统整合；二是体现继承发展与时俱进的精神，准确把握学科现有基础理论、基本知识、基本技能以及经典理论知识与科学思维精髓，深刻领悟学科当前面临的交叉渗透与整合转化，敏锐洞察学科未来的发展趋势与突破方向。

　　作为未来权威著作的"基准点"和"金标准"，《中华医学百科全书》编纂过程中，制定了严格的主编、编者遴选原则，聘请了一批在学界有相当威望、具有较高学术造诣和较强组织协调能力的专家教授（包括多位两院院士）担任大类主编和学科卷主编，确保全书的科学性与权威性。另外，还借鉴了已有百科全书的编写经验。鉴于《中华医学百科全书》的编纂过程本身带有科学研究性质，还聘请了若干科研院所的科研管理专家作为特约编审，站在科研管理的高度为全书的顺利编纂保驾护航。除了编者、编审队伍外，还制订了详尽的质量保证计划。编纂委员会和工作委员会秉持质量源于设计的理念，共同制订了一系列配套的质量控制规范性文件，建立了一套切实可行、行之有效、效率最优的编纂质量管理方案和各种情况下的处理原则及预案。

《中华医学百科全书》的编纂实行主编负责制，在统一思想下进行系统规划，保证良好的全程质量策划、质量控制、质量保证。在编写过程中，统筹协调学科内各编委、卷内条目以及学科间编委、卷间条目，努力做到科学布局、合理分工、层次分明、逻辑严谨、详略有方。在内容编排上，务求做到"全准精新"。形式"全"：学科"全"，册内条目"全"，全面展现学科面貌；内涵"全"：知识结构"全"，多方位进行条目阐释；联系整合"全"：多角度编制知识网。数据"准"：基于权威文献，引用准确数据，表述权威观点；把握"准"：审慎洞察知识内涵，准确把握取舍详略。内容"精"："一语天然万古新，豪华落尽见真淳。"内容丰富而精练，文字简洁而规范；逻辑"精"："片言可以明百意，坐驰可以役万里。"严密说理，科学分析。知识"新"：以最新的知识积累体现时代气息；见解"新"：体现出学术水平，具有科学性、启发性和先进性。

《中华医学百科全书》之"中华"二字，意在中华之文明、中华之血脉、中华之视角，而不仅限于中华之地域。在文明交织的国际化浪潮下，中华医学汲取人类文明成果，正不断开拓视野，敞开胸怀，海纳百川般融入，润物无声状拓展。《中华医学百科全书》秉承了这样的胸襟怀抱，广泛吸收国内外华裔专家加入，力求以中华文明为纽带，牵系起所有华人专家的力量，展现出现今时代下中华医学文明之全貌。《中华医学百科全书》作为由中国政府主导、参与编纂学者多、分卷学科设置全、未来受益人口广的国家重点出版工程，得到了联合国教科文等组织的高度关注，对于中华医学的全球共享和人类的健康保健，都具有深远意义。

《中华医学百科全书》分基础医学、临床医学、中医药学、公共卫生学、军事与特种医学和药学六大类，共计144卷。由中国医学科学院/北京协和医学院牵头，联合军事医学科学院、中国中医科学院和中国疾病预防控制中心，带动全国知名院校、科研单位和医院，有多位院士和海内外数千位优秀专家参加。国内知名的医学和百科编审汇集中国协和医科大学出版社，并培养了一批热爱百科事业的中青年编辑。

回览编纂历程，犹然历历在目。几年来，《中华医学百科全书》编纂团队呕心沥血，孜孜矻矻。组织协调坚定有力，条目撰写字斟句酌，学术审查一丝不苟，手书长卷撼人心魂……在此，谨向全国医学各学科、各领域、各部门的专家、学者的积极参与以及国家各有关部门、医药卫生领域相关单位的大力支持致以崇高的敬意和衷心的感谢！

《中华医学百科全书》的编纂是一项泽被后世的创举，其牵涉医学科学众多学科及学科间交叉，有着一定的复杂性；需要体现在当前医学整合转型的新形式，有着相当的创新性；作为一项国家出版工程，有着毋庸置疑的严肃性。《中华医学百科全书》开创性和挑战性都非常强。由于编纂工作浩繁，难免存在差错与疏漏，敬请广大读者给予批评指正，以便在今后的编纂工作中不断改进和完善。

刘德培

# 凡　例

一、《中华医学百科全书》（以下简称《全书》）按基础医学类、临床医学类、中医药学类、公共卫生类、军事与特种医学类、药学类的不同学科分卷出版。一学科辑成一卷或数卷。

二、《全书》基本结构单元为条目，主要供读者查检，亦可系统阅读。条目标题有些是一个词，例如"战伤"；有些是词组，例如"战伤通气术"。

三、由于学科内容有交叉，会在不同卷设有少量同名条目。例如《野战外科学》《烧伤外科学》都设有"烧伤"条目。其释文会根据不同学科的视角不同各有侧重。

四、条目标题上方加注汉语拼音，条目标题后附相应的外文。例如：

qiāng dàn shāng
**枪弹伤**（gunshot wound）

五、本卷条目按学科知识体系顺序排列。为便于读者了解学科概貌，卷首条目分类目录中条目标题按阶梯式排列，例如：

战伤并发症……………………………………………………………………………

　战伤休克………………………………………………………………………………

　　限制性容量复苏……………………………………………………………………

　　复苏液体……………………………………………………………………………

六、各学科都有一篇介绍本学科的概观性条目，一般作为本学科卷的首条。介绍学科大类的概观性条目，列在本大类中基础性学科卷的学科概观性条目之前。

七、条目之中设立参见系统，体现相关条目内容的联系。一个条目的内容涉及其他条目，需要其他条目的释文作为补充的，设为"参见"。所参见的本卷条目的标题在本条目释文中出现的，用蓝色楷体字印刷；所参见的本卷条目的标题未在本条目释文中出现的，在括号内用蓝色楷体字印刷该标题，另加"见"字；参见其他卷条目的，注明参见条所属学科卷名，如"参见□□□卷"或"参见□□□卷□□□□"。

八、《全书》医学名词以全国科学技术名词审定委员会审定公布的为标准。同一概念或疾病在不同学科有不同命名的，以主科所定名词为准。字数较多，释文中拟用简称的名词，每个条目中第一次出现时使用全称，并括注简称，例如：甲型病毒性肝炎（简称甲肝）。个别众所周知的名词直接使用简称、缩写，例如：B超。药物名称参照《中华人民共和国药典》2020 年版和《国家基本药物目录》2018 年版。

九、《全书》量和单位的使用以国家标准 GB 3100—1993《国际单位制及其应用》、GB/T 3101—1993《有关量、单位和符号的一般原则》及 GB/T 3102 系列国家标准为准。援引古籍或外文时维持原有单位不变。必要时括注与法定计量单位的换算。

十、《全书》数字用法以国家标准 GB/T 15835—2011《出版物上数字用法》为准。

十一、正文之后设有内容索引和条目标题索引。内容索引供读者按照汉语拼音字母顺序查检条目和条目之中隐含的知识主题。条目标题索引分为条目标题汉字笔画索引和条目外文标题索引，条目标题汉字笔画索引供读者按照汉字笔画顺序查检条目，条目外文标题索引供读者按照外文字母顺序查检条目。

十二、部分学科卷根据需要设有附录，列载本学科有关的重要文献资料。

# 目　录

yězhàn wàikēxué

## 野战外科学（field surgery/emergency war surgery）

研究战伤发生、发展规律和野战条件下进行救治的理论、技术和组织方法的学科。军事医学的重要组成部分。外科学分支及战时卫勤保障的支撑学科之一。战伤不同于平时创伤，作战行动和战场环境对战伤救治又有明显的影响。野战外科学以基础医学和临床医学为支撑，以相关军事医学为基础，通过理论和应用研究，阐明战伤发生的规律和机制，提出救治的技术方法，对提高战伤救治水平，降低阵亡率、伤死率、伤残率，提高伤员生存率，维护部队战斗力具有重要的意义和作用。

**简史**  野战外科学是从救治伤员的实践中逐渐形成并发展起来的。与武器杀伤效能、军队编制体制、科学技术进步和社会经济有密切的关系。公元前8世纪的荷马史诗中就记载有冷兵器损伤情况，并将伤型和伤员转归与致伤机制相联系。希波克拉底（Hippocrates，公元前460～前370年）文集中也有箭头取除手术和多种创伤治疗的描述。古印度文献中记载有拔箭法及包扎、缝合、牵引整骨术等内容。公元3世纪，中国古代医者华佗曾对骨折施行手术治疗。龚庆宜编著的《刘涓子鬼遗方》（公元4～6世纪）含有金疮专论，集中讨论了冷兵器伤的救治。公元14世纪火器出现，使战伤伤情复杂，组织毁伤增加，并伴有烧伤。此时的伤口处理主要基于火药中毒这一不正确的认识。1497年，在第一本有关火器伤处理的著作中，德国学者勃劳什韦格（Heironymous Brunschwig）坚定地认为所有火器伤伤口都有火药"染毒"，建议用绳索穿过贯通伤伤道反复拉动，并提出用烙铁烧灼伤口的处理根据。1517年，巴尔道夫（Hans Baldauf）在《医师野战简书》中介绍，用热大麻油浇注伤口以清除火药。1545年，法国医生帕雷（Ambroise Pare）对火药中毒学说提出质疑，并提出血管结扎止血、伤口包扎、切开、缝合等治疗方法。18世纪末，法国外科医生德索特（D.J. Desault）提出了火器伤清创术概念，主张切开皮肤和深筋膜，扩大伤口。比利时外科医生德佩吉（Antonie Depage）和意大利军医巴特罗（L. Batallo）提出清除伤道中的异物和坏死组织，充分引流，不作初期缝合。19世纪中期，俄国外科医生彼罗果夫（Pirogov）首先在战场上使用氯仿和乙醚进行麻醉，解决了术中的疼痛问题。法国微生物学家巴斯德（Louis Pasteur）创造了"加热灭菌法"，构成了手术消毒的基础。英国外科医生李斯特（Joseph. Lister）在手术室内、手术台上和整个手术过程中不断喷洒稀释的石炭酸溶液，使伤口化脓显著减少，手术死亡率大为降低。

战伤救治组织的雏形起源于公元6～7世纪的东罗马帝国，军队中配专人后送伤员。拿破仑战争时（1803～1815年），法军外科医生拉雷（Jean Dominique Larry）组织了救护队，靠近前线救治伤员，并通过专用救护马车将伤员送到后方治疗，同时还提出了伤员分类的概念和方法。美国南北战争期间（1861～1865年），北军卫生军官莱特曼（Jonathan Letterman）建立包括担架员、外科医生、救护所、总医院和卫生列车、医疗船等在内的伤员医疗后送系统，有效地保障了伤员救治。1916年，俄国外科医生奥佩里（V.A.Oppel）提出"阶梯救治"概念，倡导治疗和后送紧密结合，并使外科治疗尽量靠近伤员。第二次世界大战中，阶梯救治组织得到广泛使用。

第一次世界大战中（1914～1918年），提出了火器伤初期外科处理原则，包括扩大伤口、清除异物和坏死组织、充分引流、使用防腐药物以防治感染等。第二次世界大战时（1939～1945年），全血和血浆的输注使出血和休克及时得到控制；磺胺类药物和青霉素的使用成为防治感染的主要措施；破伤风类毒素使破伤风的发生率大为降低；新型麻醉药物和器械的应用，使手术治疗的领域扩大到全身各部；专科技术的发展，扩大了早期专科治疗范围。抗美援朝战争（1951～1953年）和越南战争（1955～1975年）期间，伤员空运医疗后送广泛应用，重症救治技术得到发展。21世纪初期，伊拉克和阿富汗战争期间，美国军队将信息技术用于战伤救治，提出战术战伤救治技术，机动配置前伸外科机构，并在损害控制手术的基础上形成损害控制复苏策略，显著提高了伤员的存活率。

中国人民解放军建军时就重视战伤救治工作。土地革命时期（1927～1937年），初步形成以医疗机构为中心的分级救治体系，建立了红军医院，出版了《创伤疗法》，强调无菌、包扎、止血、固定和创面处理。抗日战争时期（1937～1945年），广泛开展自救互救，加强火线抢救，医疗队和手术队尽量靠近阵地，倡导12小时内早期清创，并在延安成立医科大学，解放区开办卫生学校，培养野战外科骨干。解放战争时期（1945～1949年），进一步健全了连、营、团、师各级救治机构，医疗技术有很大提高，各军建立了野战医院，各级救治机构纵深梯次配置，有较明确的救治范围，开始实施较正规的分级救治。抗美援朝战争期间，作战区设立了连、营、团、师、军五级救治机构，兵站区开设前沿兵站医院和兵站基地医院两级医疗机构，后方区还开设了 90 多所后方医院，使战伤救治更为规范，水平明显提高。中华人民共和国成立（1949 年 10 月 1 日）后，野战外科学科体系和医疗、教学、科研机构逐步建立和完善。自 20 世纪 50 年代起，相继组建了野战外科研究所、各级创伤外科和烧伤研究中心，开展了战创伤救治理论和技术研究。各军医大学开设了野战外科学课程，并对部队军医进行了野战外科轮训。1958 年，第一部《野战外科学》出版；1981 年又总结吸收了国内外战伤救治的新理论和新经验，重新出版了《野战外科学》；1996 年，总后勤部卫生部（现中央军委后勤保障部卫生局）颁发了《战伤救治规则》；1998 年，出版了《现代战伤外科学》。2006 年，颁布了新修订的《战伤救治规则》。进入 21 世纪，开展了现代高技术局部战争条件下战伤救治新理论和新技术的研究，并加强野战外科学学科建设和人才培养。

**研究内容** 野战外科学以战伤为主要研究对象，针对伤员从受伤到康复全过程可能出现的医学问题，以阶梯救治为依据，重点解决战场内早期救治的理论、技术和组织方法等问题。其学科构成主要包括战伤救治基础、战伤救治技术、战伤救治组织和战伤救治训练。

**战伤救治基础** 包括野战外科、战伤及其救治的概念、内容、形成与发展相关理论；野战外科学的理论体系、研究方法等；野战外科发展规律、发展趋势、情报追踪分析及发展战略；各种武器对人体组织的致伤因素、毁伤参数及其与组织损伤的关系及机制等研究。其结果将为细化野战外科学科体系、明确相关概念和基础理论、指导野战外科学发展方向、明确武器致伤的一般规律和战伤的类型及基本特点，为其救治和损伤防护提供依据。

**战伤救治技术** 是野战外科学的主要研究内容。①战伤救治基本技术：主要研究适合野战条件下的止血、包扎、固定、维护呼吸道通畅、心脑肺复苏、疼痛控制、感染防治、野战输血、麻醉、补液及营养补充，以及伤员搬运等技术。②各部位战伤诊治技术：主要研究各部位战伤发生规律、病理生理改变、临床表现、早期诊断及救治技术，特别是早期外科处理技术。③战伤并发症防治措施：主要研究休克、感染、多器官功能不全综合征等发生发展规律、病理生理机制、早期诊断和防治措施。④战伤康复：主要研究战伤后创面愈合、器官修复的机制及措施，以及伤残评估、康复方法和康复工程。研究结果将为战伤救治提供重要理论和实践依据，为战时卫勤保障提供技术支撑。

**战伤救治组织** 主要研究野战条件下阶梯救治的组织形式、救治策略和技术范围。为战时优化配置救治资源，保证伤员救治及时合理和连续继承提供可靠理论依据。

**战伤救治训练** 主要研究平时和战时战伤救治相关理论和技术训练的模式、内容、方法和组织形式。针对不同人员，形成相应的训练教程、教材、手册、法规等。

**研究方法** 野战外科学是一门理论和应用相结合，以应用为主的学科，以提高战伤救治的效能为目标。通常遵循基础研究、应用基础和应用技术攻关的发展规律和科学的方法体系，综合生物学、医学、军事学等多学科理论和技术，形成相对独立并成体系的研究方法。

**实验法** 最基本、最常用的研究方法。基于某种因果假设，人为控制某些条件和因素，对研究对象施以一定的处理，复制某种损伤模型，通过科学的测试，观察由此引起的结构、功能、行为、生理、生化及病理生理过程的变化，检定处理因素与上述改变是否存在一定的因素关系，从而得出相应的科学结论。实验法主要用于战伤病理生理机制和救治措施及其效果的研究。根据实验实施的条件和对象，可分为整体实验和离体实验。整体实验以完整的生物体为对象，施以某种作用因素，观察其作用效果。多以动物为主要实验对象，常用于武器毁伤效应、伤情规律、致伤机制和救治效果的研究。离体实验以生物体的一部分为对象，在人工环境下给予某种处理因素，观察其作用效果。最常用的是体外细胞或组织培养的方法，可进行器官、组织、细胞、分子，甚至基因水平的实验观察，多用于致伤机制和并发症发生机制研究。实际研究中，两种方法常有机结合、相互补充，达到从整体到分子水平对某一问题的深入探讨。实验法的优点是可以严格控制某些条件和因素，突出所关注的重点因素的作用效果研究。但在应用研究结论时，须认真考虑实验与实际因素的差异，避免实验结论不当应用或外延。

调查法　常用研究方法之一。原理是在不进行干预处理的情况下，全面收集所关注的研究对象某一方面情况的全面资料，通过科学分析、综合，得出某一结论。一般根据研究目的确定调查对象及其选择方法，将研究指标转化为调查项目，通过调查，收集资料，然后进行整理和统计分析。常用的有现场调查法和文献调查法，主要适合于野战外科情报追踪、发展战略和战伤救治训练等研究，可为现状分析、发展趋势和效果评价提供研究手段。循证医学方法本质上也是调查法的一种，以最佳临床证据为基础，通过综合分析临床证据、临床经验和患者具体情况，寻找最佳诊断和处理措施。该方法主要用于总结分析战伤救治实践中的经验教训，研究制定救治策略、救治方案和技术指南。

**与其他学科的关系**　野战外科学是以基础医学和临床医学为基础发展形成的一门学科，与上述学科有着密切的联系和许多共同之处，又具有鲜明的自身特点。基础医学为野战外科学提供理论支撑，生理学、病理学、生物化学和免疫学等理论和技术可直接应用于野战外科学之中，其发展可为野战外科学理论和实践的进步提供强劲的动力。临床医学，特别是外科学，是野战外科学的基础。两者的主要区别在于研究对象的不同。外科学以外科疾病和平时创伤诊治为主，野战外科学以战伤救治为研究对象。外科学理论及技术的进步可为野战外科学理论发展提供依据，为战伤救治提供新的手段和方法。野战

外科学是外科学理论及技术在野战条件下的应用与发展，是在特殊环境条件下，针对特殊群体的外科学。野战外科学的进步与发展不仅可丰富外科学的内容，而且可促进其发展。

野战外科学与军事医学其他学科，如卫生勤务学和军队卫生装备学也具有密切的联系。卫生勤务学卫勤保障实践为研究对象，从系统的角度研究卫勤保障的规律和应用，对野战外科学的研究和实践具有指导和引领作用。军队卫生装备学以军队卫生装备理论和应用为研究对象，为野战外科学实践提供物质保障基础。野战外科学可为卫生勤务学提供理论与实践依据，为军队卫生装备学提供具体需求和相关指导。三者在技术、勤务和装备方面相辅相成，共同构成战时卫勤保障的主干学科。

**应用**　战伤与平时创伤在致伤机制、损伤类型、发展过程和救治要求等方面有许多不同之处，常在短时间内发生批量伤员，且伤情复杂。野战条件下，由于医疗保障及人力、物力资源都有限，加之战场环境恶劣，常导致救治需求和救治能力之间的矛盾产生，使战伤救治面临巨大的挑战。如何利用有限的资源，克服野战条件下的各种限制，及时、合理、正确地对伤员实施救治，最大限度地降低死亡率，提高治愈率，是野战外科学的任务和研究的重点。

首先，围绕战伤救治相关基础问题，深入了解基础医学、临床医学及战伤救治实践的现状和发展趋势，研究现代武器，特别是高新武器的致伤效应和毁伤机制，探讨现代火器伤和爆炸伤致伤规律，为制定野战外科发展战略和战伤救治技术研究提供依据。

其次，针对战伤特点及其救治需求，通过集成、转化和创新的方式，研究战伤急救基本技术、各部位伤的早期救治技术、战伤并发症的防治技术及组织修复和康复技术等，为战伤救治实践提供技术支撑。同时，根据现代战争及军队发展的特点，不断探索适应战场伤员救治的策略、组织方式和训练模式，为做好战伤救治提供有力的保障。

野战外科学以批量伤员的早期救治为重点，其研究结果不仅适用于战时伤员救治，相关急救技术、早期处理措施、组织方法和策略也可用于平时突发事件和自然灾害等出现大批伤员的情况，某些现场急救技术和策略可用于平时创伤的院前急救和伤员转运过程中。

**有待解决的课题**　随着现代武器的发展、军队编成的变革以及军事战略和作战样式的改变，为更好地服务和服从于军事行动，野战外科学也需要进行相应的研究，提出相应的对策，并随着现代医学和科技的进步而不断发展。除了继续研究各类高新武器对人体的杀伤效应、致伤机制及防护措施，并探索特殊环境条件下各类战伤的发生、发展规律之外，未来野战外科学将与基础医学和临床医学更加紧密的融合，不断吸收其先进的理论和技术方法，使战伤救治根据伤情的需要，逐步达到平时外科治疗的精准水平。信息化技术和大数据应用技术逐渐融入野战外科学，研究信息化战伤监护和救治措施，提升伤员救治全过程的实时感知、辅助决策和效能改进的能力。生物学、电子学、工程学和材料科学的先进科技成果也将广泛应用于野战外科学，丰富其理论与技术，

提高战伤救治水平。

(王正国 肖 南)

zhànshāng

## 战伤（war wound）

战时武器或某些作战环境因素对参战人员直接或间接所致的损伤。属于特殊的创伤，通常由敌方武器造成，也包括己方武器造成的误伤，但不含自伤和战时发生的意外损伤，如交通事故、坠落等，该类伤通常称非战斗损伤。各种武器可直接作用于人体而致伤，也可因房屋、工事等倒塌而间接造成人员损伤。战场环境则可直接造成人员损伤，如冷伤和野外动物咬蜇伤等。

**简史** 战伤是战争的产物，自古即存在，并与使用的武器有密切关系。远古时代，多为树枝、利石、兽牙等锋利物品致伤。青铜器和铁器时代，一般是刀、矛、剑、戟、弓箭及投石所致损伤，均为冷兵器伤。14 世纪火器（亦称热兵器）出现后，火器伤成为战伤的主要形式。初期多为枪弹（霰弹）伤，第一次世界大战（1914～1918 年）期间，机枪和火炮大量使用，枪弹和破片伤成为主要伤型。同时，喷火器和氯气首次被用于战场，出现批量烧伤和化学武器损伤。第二次世界大战（1939～1945 年）中，东欧战场因环境因素出现大量冻伤。战争后期，原子弹的使用造成核武器复合伤。越南战争期间，燃料空气炸弹导致冲击伤、烧伤和破片伤大量发生。海湾战争时，由于贫铀弹的使用，出现贫铀武器伤。21 世纪初伊拉克和阿富汗战争中，大量自制爆炸装置造成人员严重的爆炸损伤。

**特点** 战伤是一种特殊的创伤，与普通创伤有相似的地方，但也存在诸多不同之处，主要包括：①致伤因素不同。平时创伤以跌倒、坠落、碰撞等钝性暴力所致为主；战伤则主要由枪弹、破片等高速投射物致伤，且核、化学、生物及燃烧性武器致伤也更为多见。②损伤类型有异。平时创伤常为挫伤、擦伤等，以闭合性损伤为主；战伤多为开放性损伤，爆炸伤、烧伤、复合伤及多发伤较多。③伤情特点差异。现代武器杀伤威力大，致伤范围广，所致损伤远比一般创伤严重。主要表现为组织器官损伤重、污染重，致死及致残率高；机体代谢反应、神经内分泌反应及内脏器官反应更重，休克、窒息、感染等各种并发症发生率高，多需要重症救治和手术治疗。④受伤对象有别。平时创伤可发生于各年龄人群，且常有既往疾病存在。战伤则主要发生于健康的青壮年人员，既往疾病较少，但可能受到作战行动和环境因素的影响而在受伤时存在疲劳、睡眠不足、紧张、脱水或营养不良等情况。另外，战伤伤员多在短时间内成批发生，数量则取决于战争的规模、作战样式、战斗激烈程度和所用武器等因素。

**救治** 战时由于作战环境恶劣，部队机动性大，伤员数量多，野战医疗救治机构人力、物力有限，伤员救治难以如平时那样自始至终由一个医疗机构或一些医务人员完成，而是采取分级救治的组织形式，将救治过程从时间和距离上分开，由不同层次的医疗机构和医务人员分级实施，通过分级医疗后送相衔接，从初级到高级逐步完善，最后完成整个治疗过程。不同类型和不同部位的战伤所采用的救治原则和技术措施虽然不尽相同，但大多数战伤都有不同程度的污染，通常采用早期清创，延期缝合的原则进行处理。

**发展** 战伤的发展与武器更新关系密切。现代武器在射击精度大幅提高的同时，致伤因素也不断增多，使战伤伤情更为复杂，复合伤也随之增加。未来随着激光、次声、微波等新型武器用于战场，将会出现相应新的伤类。伴随武器防护和医疗救治技术的进步，战伤救治也将逐步改善。

(李兵仓 肖 南)

zhànshāng fēnlèi

## 战伤分类（war wound classification）

对战伤进行的规范性区分。主要用于描述不同战伤的性质、特点和程度等，用于战伤的诊断、统计分析及研究。各国对战伤的分类虽有区别，但大致相同。中国人民解放军按伤部、伤因、伤型和伤势四个方面对战伤进行分类。

**伤部**（location of injury） 战伤发生的解剖部位。①头部伤：眶上缘、颧弓上缘、外耳门上缘、乳突尖端、上项线和枕外隆凸连线上后方区域的损伤。②面部伤：眶上缘、颧弓上缘、外耳门上缘、乳突尖端、下颌角和下颌骨下缘连线前方区域的损伤。③颈部伤：下颌骨下缘、下颌角、乳突尖端、上项线和枕外隆凸连线为上界，胸骨颈静脉切迹、胸锁关节、锁骨上缘和肩峰至第 7 颈椎棘突连线为下界区域（不包括颈段脊柱脊髓）的损伤。④胸（背）部伤：胸骨颈静脉切迹、锁骨上缘、肩峰至第 7 颈椎棘突连线为上界，剑胸结合向两侧沿肋弓、第 11 肋前端、第 12 肋下缘至第 12 胸椎棘突的连线为下界区域（不包括胸段脊柱脊髓）的损伤。⑤腹（腰）部及骨盆（会阴）伤：剑胸结合向两侧沿肋弓、第 11 肋前端、第 12 肋下缘至第 12 胸椎棘突为上界、会阴外侧、腹股沟和髂嵴的连线为下界区域（不包括腰段脊柱脊髓）的损伤。⑥脊柱脊髓伤：脊柱、脊髓及椎管内脊神经的损伤。⑦上肢伤：锁骨上缘外 1/3 段、肩峰至第 7 颈椎棘突连线外 1/3、三角肌前缘和后缘、腋前襞与后襞下缘中点连线以远区域肩臂手的损伤。⑧下肢伤：会阴外侧、腹股沟和髂嵴的连线以下区域的损伤。⑨多发伤：在同一致伤因素作用下，机体同时或相继发生两个或两个以上解剖部位的损伤。⑩其他：难以确定具体损伤部位的损伤。

**伤因**（cause of injury）　致伤原因或因素。亦称伤类。①炸伤：各种爆炸性武器，如导弹、炸弹、炮弹、水雷、地雷、手榴弹等爆炸对机体所造成的损伤。②枪弹伤：用火药作动力的枪械发射的枪弹或破片击中机体所致的损伤。③刃器伤：刀、剑等有锋刃的冷兵器所致的损伤。④挤压伤：机体肌肉丰富部位受重物挤压一定时间而造成以肌肉为主的软组织损伤。⑤冲击伤：冲击波直接或间接作用于机体引起的损伤。⑥撞击伤：机体与物体相互碰撞而发生的损伤。⑦烧伤：热力所造成的皮肤及其他组织损伤；也包括由一些化学和物理因素所致的组织病理变化和临床过程与热力烧伤相似的皮肤和其他组织损伤。⑧冷伤：机体组织因受寒冷而引起的损伤。⑨毒剂伤：机体受化学毒剂作用而引起的损伤。⑩电离辐射伤：机体受电离辐射而引起的损伤。⑪生物武器伤：机体受生物武器作用而引起的损伤。⑫激光损伤：激光武器发射的激光作用于机体引起的损伤。⑬微波损伤：微波武器发射的微波作用于机体引起的损伤。⑭复合伤：同时或相继受到不同性质的两种或两种以上致伤因素的作用而发生的损伤。⑮其他：不能归于上述伤因的致伤因素引起的机体损伤。

**伤型**（type of injury）　组织损伤的类型。①贯通伤：致伤物造成机体既有入口，又有出口的损伤。②穿透伤：致伤物穿透体腔（颅膜腔、脊髓膜腔、胸膜腔、腹膜腔、关节腔等）而造成的损伤。③非贯通伤（又称盲管伤）：致伤物造成机体只有入口，没有出口的损伤。④切线伤：致伤物从切线方向击中体表组织所引起的沟槽状损伤。⑤皮肤及软组织伤：致伤因素引起的皮肤及软组织的损伤，主要包括：擦伤，致伤物与体表发生摩擦所造成的以表皮剥脱为主要改变的损伤；挫伤，钝性暴力作用下，未能造成明显皮肤破损，但引起皮下软组织、肌肉和小血管等的闭合性损伤；撕裂伤，暴力牵拉和/或扭转造成的皮肤和/或软组织撕破或裂开；撕脱伤，是暴力牵拉和/或扭转造成的皮肤和软组织与其附着组织脱离等。⑥骨折：外力所致骨的连续性或完整性中断。⑦断肢和断指（趾）：肢体和指（趾）由于遭受外力的严重破坏而发生完全或不完全断离。⑧其他：难以确定具体组织损伤类型的损伤。

**伤势**（severity of wound）　组织器官损害程度、生命危险程度和预后对健康影响的严重程度。①轻伤：组织器官结构受到轻度的损害或部分功能障碍，无生命危险；预后对人体健康无明显影响。②中度伤：组织器官结构受到较重的损害或有较严重的功能障碍，有一定生命危险；预后对人体健康有一定伤害。③重伤：组织器官结构严重损害致肢体残废、丧失听觉、丧失视觉及其他器官功能障碍，有明显的内环境紊乱，有生命危险；预后对人体健康有重大伤害。④危重伤：组织器官结构严重损害，有严重的器官功能障碍及内环境紊乱，且严重危及生命；预后生活完全不能自理或需要随时有人帮助。

（周继红）

chuāngshāng dàndàoxué

**创伤弹道学**（wound ballistics）　研究致伤投射物在机体内的运动规律及其致伤效应和机制的学科。创伤学与弹道学间的边缘学科，终点弹道学的组成部分。野战外科学的理论基础之一。通过揭示火器伤的发生机制和伤情特点，为火器伤的诊治提供理论基础，同时对改进武器设计、研制防护装备和伤情鉴定也具有重要指导作用。

**简史**　创伤弹道学随着武器弹药的发展和野战外科的进步而逐步形成。14 世纪火器出现至 20 世纪初，一些医务人员就注意并记录了战伤类型、解剖部位、组织损伤及致伤投射物种类等，逐渐对战伤的病理特点形成了早期概念。19 世纪中、末期，法国黑盖伊尔（Hugier，1848 年），瑞士科歇尔（Kocher，1874 年）和英国霍斯利（Horsely，1894 年）等学者在其软组织炸裂实验、铁盒实验和生面团实验中发现，枪弹的破坏效应与实验样品的含水量相关，从而提出投射物致伤的"水粒子学说"。1927 年，美国威尔逊（Wilson）上校通过对第一次世界大战战伤的研究，提出枪弹致伤效应取决于弹丸向组织传递能量的大小、速度、方向和组织的密度。1935 年，美国卡伦德（Callender）等提出创伤弹道学理论。1941 年，美国布莱克首次证实瞬时空腔的存在。20 世纪中期以后，新的致伤武器不断出现，杀伤力显著提高，使创伤弹道学研究达到高峰。20 世纪 70 年代，美国创伤弹道研究实验室开发了计算机人体模型，通过计算机建模和仿真进行投射物致伤效应研究。中国于 1979 年开展了创伤弹道学研究，并探讨了远达效应的发生机制，提出了"血流扰动"学说。

**研究内容** 主要包括以下 5 个方面的内容。

**致伤因素和伤情影响因素** 包括投射物的致伤能力和组织器官的结构特性。主要是投射物的质量、速度、结构、形状、飞行状态、命中角度及其进入体内后稳定状态、运行轨迹对致伤能力的影响。组织器官结构特性，如比重、含气含水量、黏滞性、坚硬度等对伤情的影响。高原、高寒等环境因素对投射物及组织特性影响也是研究的内容。

**致伤机制** 投射物对机体的损伤不仅表现在局部破坏，还经常使损伤局部周围的邻近组织器官和远离损伤部位的组织器官产生程度不同的损伤，这些不同类型和不同程度的损伤既和投射物本身的物理特性有关，也涉及它们进入体内后所发生的物理改变以及所导致的病理学、生理学、病理生理学、生物化学乃至分子生物学等复杂的变化过程。创伤弹道学的重要研究内容之一就是探讨这些复杂的致伤机制，提高火器伤的救治水平。

**致伤判据** 评定和比较各种投射物杀伤能力的依据。也称杀伤标准。常用的致伤判据有以动能为标准和条件杀伤概率为标准两种。前者主要根据投射物动能的大小来判断人体的损伤情况，包括中国在内的多数国家采用 78J（焦耳）为标准，但动能相同的投射物命中部位不同，伤情差别很大，命中要害部位可立即致死，命中非要害部位则不一定造成严重损伤，因而以动能为标准的致伤判据很难反映实际致伤情况，但计算简单；后者主要根据投射物参数（重量、速度等）与随机命中人体条件下一定时间内丧失战斗力概率的关系来判断人体的损伤情况。这一致伤判据虽然接近实际情况，但计算复杂，同时因士兵承担的任务（如进攻、防御、预备役、后勤补给等）不同，其丧失战斗力的标准也不一致，变量的增加使情况更加复杂。另外，以条件杀伤概率为标准的致伤判据也不适用于弹头类的投射物，因弹头进入机体后会翻滚、变形和破碎，其程度不同，损伤程度也不相同。总之，致伤判据是创伤弹道学的重要研究内容之一，如能制订出真实而准确的致伤判据，不仅对预测战场伤亡情况和配置卫勤力量有指导作用，也可为武器的研制设计和试验定型提供重要依据。

**火器伤防治** 创伤弹道学研究的基本任务之一就是提高火器伤的防治水平。如根据不同投射物的致伤特点和致伤机制，提出各种火器伤的早期外科处理、预防和控制感染、补液、麻醉、多发伤救治、多脏器衰竭防治等的原则和方法，具有非常重要的实际意义。这里特别强调的是，看似简单的清创术，在火器伤的早期外科处理中却有着特殊的意义，这不仅因为清创时机和清创方法的得当与否关系到伤员的预后，也因火器伤伤道的病理分区和其他创伤有着明显的不同，从而决定着火器伤有其自身的清创时机和方法。

**研制防护装备** 根据各种投射物致伤能量和致伤特点的不同，研制不同种类和级别的防护装备，也是创伤弹道学的任务之一。

**研究方法** 包括调查法、实验法和模拟仿真法。

**调查法** 调查战场伤亡人员，分析总结受伤部位、伤口特点、伤道特征、损伤程度、死亡原因等基本情况，明确武器使用及创伤弹道学特点，为后续研究提供实践依据，同时也能在实战中检验创伤弹道学的理论成果。

**实验法** 常用方法包括动物实验和模拟实验。动物实验：以适当动物为致伤对象，施加不同的致伤因素，观察其损伤规律和特点，可在野外或实验室内。实战武器生物杀伤评估，较接近实际，但可控性差，生物学检查难以全面深入；实验室内则常采用精确手段致伤，并可全面深入进行生物学观察和各种物理参数（速度、质量、能量传递、瞬时空腔等）测试，多用于探讨或深入研究投射物的致伤机制或特点。模拟实验：多用明胶、肥皂、合成纤维加硅凝胶或环氧树脂与玻璃纤维混合物等替代人体软组织、皮肤或骨进行，可排除动物间个体差异、神经体液影响、物理参数测试困难、不能直接观察伤道内部变化等困扰因素，能更好地反映出弹道学特点。通常将动物实验和模拟实验结合使用，相互补充和验证，更准确地揭示投射物的创伤弹道学特性。

**模拟仿真法** 将各种投射物参数（形状、质量、结构等）、致伤参数（速度、能量、能量衰减、能量传递等）和致伤效应（伤道大小、伤道形状、瞬时空腔大小、瞬时空腔持续时间、坏死组织清除量等）数据采入计算机，然后利用专门的软件进行分析处理，并在计算机上重现致伤过程和致伤特点。是动物实验的重要补充和深入。较为准确地分析投射物致伤过程中的生物力学特点，从而更深入地揭示投射物致伤的力学机制，也具有节省成本、直观形象、便于重复、方便教学等优点。

**与其他学科的关系**  创伤弹道学是介于创伤学和弹道学之间的学科，它既是终点弹道学的一个组成部分，又是野战外科学的重要内容之一。创伤学（traumatology）是研究创伤发生、发展规律及其预防、诊断和治疗的一门科学。弹道学（ballistics）是研究投射物从发射起点到终点的运动规律及伴随现象的一门学科，其理论基础为力学。包括三个主要部分：①内弹道学（internal ballistics）。研究投射物在枪（炮）膛内火药燃烧、能量转换、弹体运动及其规律和现象的分支学科。②外弹道学（external ballistics）。研究投射物在空间运动规律和现象的分支学科。③终点弹道学（terminal ballistics）。研究投射物击中目标后在液体或固体介质内运动规律及其相互作用的分支学科。野战外科学是研究野战条件下对大批伤员实施分级救治，特别是早期救治的理论、技术和组织方法的一门学科。由上述学科概念可以看出，创伤弹道学利用了创伤学的理论、方法和技术研究投射物的致伤效应，利用弹道学的理论、方法和技术研究致伤过程中的物理现象，全面深入揭示火器伤的发生机制，为野战外科中火器伤伤员的救治提供理论

指导和技术方法。

**有待解决的课题**  创伤弹道学是一门医工结合的学科，未来的发展趋势追踪新型投射物的致伤特点和机制；研究复合因素的致伤作用和机制；加强特殊环境下的创伤弹道学研究；在深入探讨投射物特性与人体局部损伤特点的基础上，更加重视远隔脏器和整体损伤的发生及机制；随着单兵防护装备的普遍使用，有防护条件下的创伤弹道学研究将越来越受重视；计算机仿真、新材料和信息化技术在创伤弹道学研究中的应用将更加广泛、深入；创伤弹道学与武器研制与试验结合更加紧密。

（李兵仓）

zhìshāng tóushèwù

**致伤投射物**（wound-caused missile projectile）  外力抛射并致人体损伤的物体。通常具有一定的速度和动能。一般认为，投射物杀伤人体的最低速度为100m/s，低于50m/s时通常只造成皮肤挫伤，超过200m/s时，可导致较严重的损伤。包括枪支发射的弹头、弹丸以及各种爆炸性武器（地雷、手榴弹、枪榴弹、炮弹、导弹等）爆炸后散射的弹片（珠）。

**类型**  投射物的种类很多。任何物体，包括人体自身某些组织，若具备一定速度和动能并击中人体，均可成为致伤投射物。通常可分为原发投射物和继发投射物两类。以火药和炸药作动力发射的物体称原发投射物（primary projectile）。主要包括枪弹和爆炸性武器的破片。枪弹有手枪弹、步枪弹和机枪弹之分，并有铅心弹、钢心弹、钢铅复合心弹、非对称弹、空心弹和箭形弹等不同结构类型。常见的外形为尖形和钝圆形。破片主要由手

榴弹、枪榴弹、炮弹、航弹和地雷等爆炸性武器产生。弹体爆炸随机形成的破片为自然破片；事先预置在弹体中，或通过弹体刻槽的方式形成特定形状的破片为预置破片。破片以球形、三角形、方形和圆柱形居多。原发投射物作用下产生的抛射致伤物体为继发投射物（secondary projectile），多为爆炸冲击波激起的沙石、玻璃碎片、杂物等，达到一定速度和动能时即可杀伤人体；枪弹击中人体骨骼，粉碎性骨折片向四周飞溅而致周围组织损伤，亦为继发性投射物。

**作用**  投射物击中人体后可直接造成组织结构的破坏，其致伤能力主要取决于传递给组织的能量，并受投射物动能、飞行稳定性和外形结构的影响。动能是主要影响因素，与投射物速度和质量有密切关系。因物体动能与质量成正比，与速度的平方成正比，故速度更为关键。投射物速度越高，动能越大，传递给组织的能量可能较大；速度相同时，随质量增加，动能也增高，在机体中克服阻力、保存速度和穿透组织的能力也就越强，但贯穿组织后仍存有动能，故传递给组织的能量也只有一部分；而质量小的投射物速度衰减快，贯穿能力弱，侵彻组织浅，特别是高速小质量投射物穿入人体时可急剧减速，能量在瞬间骤然传递给周围组织，可造成严重损伤。

投射物通常并非笔直前进，可能因空气阻力或机体组织结构的阻碍而发生偏航、翻滚、进动或章动，使其飞行稳定性受到影响。枪弹如垂直击中人体，与组织接触小，阻力较小，向组织传递的能量也较少，损伤可较轻；如呈一定角度击中人体，则与组

织接触较多，所遇阻力较大，传递给组织的能量也多，损伤也较重。不规则的破片尽管有时初速很高，但侵入机体时的阻力大，速度很快衰减，易形成盲管伤，并将动能全部传递给组织。投射物在体内遇有较大阻力时，会出现偏斜或翻滚，不仅对组织的切割破坏能力增大，而且骤然减速会在短时间将大量能量传递给组织，从而造成严重的组织损伤。

投射物的外形与结构对其致伤能力也有影响。尖形弹：飞行阻力小，速度衰减慢，因而射程远，穿透能力强，但在稳定飞行中传递给组织的能量较少；钝圆形弹：飞行阻力大，速度衰减快，射程近，穿透能力差，但传递给组织的能量较多。铅心弹：强度较低，速度较高时，在侵彻机体过程中极易变形和破碎，传递给组织的能量大，从而造成严重创伤。钢心弹：强度较高，侵彻机体过程中不易变形和破碎，飞行稳定性也好，传递给组织的能量相对较少，所致损伤也较轻。钢铅复合心弹：在击中组织时虽然不像铅心弹容易变形和破碎，但因综合了钢心弹和铅心弹的特点，其杀伤威力仍比单纯钢心弹大得多。非对称弹：弹头尖端略微偏向一侧，造成质量偏心，当其碰击目标时，容易失稳和翻滚，增强杀伤效果。空心弹的弹头内部有一中心孔，目的是减少弹头在飞行中的空气阻力，但击中目标时容易变形和破裂，对组织的损伤能力更强。箭形弹：体形细长、重量轻、直径小、刚性差，当穿入机体时，箭体会立即弯曲成钩状，并以不规则的方向翻转和运动，形成"爆炸"样出口的严重损伤。各种炮弹和炸弹的破片或钢珠及沙石、玻璃碎片等形状不

一、质量不同、速度有异，其动能、稳定性、射程及穿透性也不相同。三角形和方形破片：速度衰减快，能量传递率高。球形破片：的表面光滑，承受的阻力较小，因此速度衰减慢，侵彻组织深，但能量传递率较低，因其表面光滑，在体内遇到不同密度的组织时，容易改变弹道方向，形成迂回曲折的复杂伤道，可同时伤及多个器官。

**意义** 致伤投射物是影响伤情和伤类的重要因素，掌握其致伤特点，可更全面、准确地进行伤情判断和伤员处置。如高速小质量钢珠致伤，应注意多脏器损伤的可能；如致伤投射物动能较大，应考虑远达效应的存在。

（李兵仓）

shāngdào shùnshí kōngqiāng

**伤道瞬时空腔**（temporary cavity of wound tract） 致伤投射物击中组织所形成的持续时间极短的空腔。投射物致伤局部改变及致伤机制之一。通常见于速度较高的致伤投射物。一般情况下，当速度大于340m/s的投射物穿入组织时，即可产生瞬时空腔。1898年，人们就发现一定速度的弹丸击中软目标后出现短时局部膨胀隆起，推测可能有临时性空腔形成。1941年，高速摄影首次证实瞬时空腔的存在；1944年，通过高强度脉冲X线机首次获得瞬时空腔照片。该空腔是由于投射物击中人体时，以很大的压力压缩周围组织，并使其迅速位移而形成。持续时间仅数毫秒，因组织很快回缩而使肉眼难以发现。空腔多呈椭圆形，最大直径约为投射物直径的数倍或数十倍。瞬时空腔可发生于任何部位，以四肢、腹部和头部较为明显。肺组织由于含有大量气体，平均密度

低，故其瞬时空腔不明显。骨组织较硬，黏弹性差，也不容易出现瞬时空腔。瞬时空腔对组织有重要的损伤作用，其机制包括：①空腔极度膨胀过程中使周围组织急剧位移、并超过其弹性限度而造成的撕裂性损伤，表现为沿筋膜和肌纤维方向发生撕裂和毛细血管出血。②空腔塌陷时所造成的牵拉性损伤，由界面上压力波反射或瞬时空腔膨胀时集聚在组织内的弹性能释放所致。瞬时空腔大小及其损伤范围与投射物传递给组织的能量、组织结构与生物力学特性等有关。投射物传递给组织的能量越多，瞬时空腔容积越大，持续时间越长，脉动次数越多，组织损伤明显。肌肉组织密度较大，均匀且富弹性，易吸收能量形成较大的瞬时空腔；脑组织有颅骨封闭，限制了瞬时空腔的充分膨胀，但若压力足够大可致颅骨破裂；腹部被高速投射物击中，可产生明显的瞬时空腔，造成胃、肠等空腔器官破裂和肝、肾、脾等实质脏器撕裂。此外，瞬时空腔膨胀期间可形成腔内负压，能将伤道出入口附近的尘埃、衣服碎片等污物吸入伤

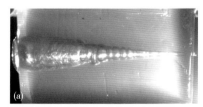
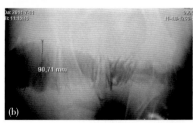

**图1 钢珠击穿明胶和猪双后肢时所形成的瞬时空腔**

注：a.明胶；b.50kg猪双后肢

道，加重伤道污染。上页图 1 为直径 4.8mm，重量 0.44g 钢珠击穿明胶（a）和 50kg 猪双后肢（b）时所形成的瞬时空腔。

（李兵仓）

**shāngdào**

**伤道**（wound tract） 致伤物体穿入人体组织形成的通道。组织损伤的局部表现之一。开放性损伤的重要特征。火器出现之前，主要由冷兵器致伤形成；火器出现后则多为枪弹和各种破片所致。可表现为多种不同的类型，并可出现不同程度的病理改变，对组织损伤及其处理有重要影响。

**类型** 与致伤物体种类、速度、稳定性和致伤部位、组织厚度、密度、黏弹性等有关。常见伤道包括：①贯通型。既有入口又有出口的伤道。近距离射击，特别是高速小质量破片易形成入口大于出口的伤道，且三角形和方形破片致伤时尤其明显。投射物正位击穿手掌等较薄部位时，伤道入口和出口大致相等。投射物击穿大腿等较厚部位时，易形成出口大于入口的伤道。骨组织被击中时，骨碎片可成为继发性投射物，常造成更严重的组织破坏，形成更大的出口。②盲管型。有入口无出口的伤道。多见于小破片伤和距离较远的枪弹伤。③切线型。投射物沿体表切线方向穿过形成的槽沟状伤道。④反跳型。入口和出口集中于一点伤道，通常为浅表伤口，一般为动能较小的投射物击中人体被弹回所致。

**病理改变** 冷兵器伤形成的伤道通常相对较规则，以局部损伤为主，伤道周围组织损伤较轻。典型的火器伤伤道分为入口部、中间部和出口部三段。入口部（颈部）较细长，直径略大于投射物直径。中间部（扩大部）

直径约为入口部的数倍至十余倍。出口部较中间部稍粗、稍短。如伤道长度小于 20cm，不一定形成典型的出口部，此时中间部就是出口部。但由于组织的回缩塌陷，机体中通常不易观察到上述伤道结构。伤道断面形态如图 1。

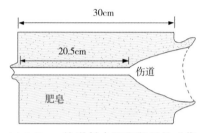

(a) 7.62mm 枪弹射击肥皂靶后的"伤道"断面

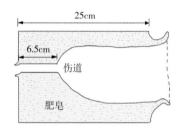

(b) 5.56mm 枪弹射击肥皂靶后的"伤道"断面

**图 1　伤道断面形态**

伤道方向除与致伤物运动轨迹与作用人体时的角度有关外，还受下列因素影响：①撞击动能。撞击动能大，组织较薄，穿透过程中又未遇坚硬组织时，伤道不易偏斜。②投射物种类。表面光滑的投射物如钢珠，遇到较大阻力后容易改变方向，从而形成复杂伤道。③受伤部位。钢珠穿入颅骨后容易改变方向，形成"之"字形伤道。进入胸壁后，如能量较小，可沿胸廓作环行运动，形成所谓胸廓伤。④受伤时体位。跪姿或膝部弯曲时所发生的股部或小腿创伤，或肘关节屈曲时所发生的上肢损伤，或弯腰时所产生的胸腹部伤，在肢体或躯体伸直后，伤道方向必然改变。

致伤物可造成组织破坏、出血等损伤，伤道内通常可见组织碎渣、凝血块，甚至持续出血。火器伤伤道还多有砂石、泥土、衣物碎片等异物存留，并有伤道本身及其周围组织特殊的病理改变。此改变通常可分为以下区域：①原发伤道区（primary wound track）。投射物直接切割组织所形成的腔道。因该伤道持续存在，故亦称永久伤道（permanent wound track）。伤道内表面参差不齐，组织正常结构完全消失，并有组织碎片、凝血块或异物等存留。②挫伤区（contusion area）。失活组织区域。为投射物能量侧向传导和瞬时空腔挤压、牵拉而形成。位于原发伤道外侧，宽度通常 0.5cm～1.0cm，但与组织的弹性及黏滞性有关，黏滞性大（如脑）和弹性小（如骨）的器官组织，其挫伤区比较宽，而弹性大的器官（如肺、皮肤等）其挫伤区较窄。病理改变以变性、坏死为主，但伤后初期难以判定，后随损伤细胞释放出各种水解酶致组织变性和溶解而明显；一定时间后，坏死组织脱落而使原发伤道扩大。因挫伤区坏死组织脱落而形成比原发伤道更大的伤道称继发伤道（secondary wound track）。③震荡区（concussion area）。挫伤区外侧发生病理改变的组织区域。其范围主要取决于投射物传递给组织的能量。少则仅数毫米宽，多时可达数厘米。靠近入口的组织震荡区较出口处者宽，盲管伤末端的组织有时甚至可无震荡区。震荡区主要病理改变为充血、水肿、血栓形成、出血，甚至变性等。伤道上述病理分区通常并无明显界限，特别是挫伤区和震荡区常交错存在，参差不齐，且在高速高能投射物致伤时更为明显。

**意义**  伤道类型与病理改变对推断武器毁伤威力、判断武器射击方向和距离、初步判定火器伤伤情具有重要的参考作用，并可指导火器伤的初期外科处理。伤道在清创时必须完全清除失活和坏死组织；因为存在挫伤区和震荡区，火器伤伤道清创后一般不能早期缝合，以免导致伤道感染和经久不愈。

（李兵仓）

wǔqì shāshāng shēngwù xiàoyìng pínggū

## 武器杀伤生物效应评估（biological effect evaluation of weapon wound）

综合评价武器对生物体致伤能力及效果的技术和方法。野战外科学研究内容之一。通常利用现代生物医学、生物力学、物理学、计算机科学等相关理论和方法，从病理形态、生理功能、心理状态等方面综合判断武器的杀伤效应，对战伤救治、武器研制、卫勤保障和作战指挥具有重要的指导作用。

**发展历程**  由于武器杀伤生物效应评估在军事、装备、后勤中的重要作用，世界各国军事部门对此均十分重视，美军不仅将武器杀伤生物效应评估贯穿于武器设计论证、战场效能评估全过程，而且通过国会立法，确定武器订购必须通过包括生物效应检测的实弹射击试验，并在国防部及军队医学研究和物质部建立了专门的机构承担该项工作。美军还通过战伤调查与各类武器弹药现场试验相结合的方法，建立了火力毁伤生物杀伤效应数据库，推出了一系列评估陆、海、空军武器弹药对不同环境下人员杀伤的数学模型以及各类伤员作战能力评估系统（如 ORCA 模型），

对不同军兵种武器的人员杀伤效应进行了评定，为武器打击的精确合理应用提供了依据，促进了打击模式的科学化以及武器的设计、改型。中华人民共和国成立（1949 年）以来，中国军队在常规以及非常规武器杀伤生物效应研究与评估方面做了大量工作，在 20 世纪六七十年代比较系统地开展了核武器杀伤生物效应的评估工作；在现代火器致伤效应与机制、冲击伤特点与致伤机制方面的研究已跻身于世界先进行列。21 世纪以来，在第三军医大学野战外科研究所成立了第一个"武器杀伤生物效应评估中心"，并在一些大型军事演习任务中开展了武器对有生力量杀伤效应的检测评估工作，初步建立了由生物损伤效应推测作战人员丧失战斗力（失能）的标准和计算方法，提出了一些特定环境条件下一体化火力打击时的作战失能概率，为火力打击筹划、战术战法的选择、作战效能评定、堡体工事的构筑及武器设计提供了数据支撑。

**原理**  武器弹药生物杀伤效应评估标准是武器杀伤生物效应评估的基本依据，其建立的基础就是武器弹药的各类物理致伤参数与作战人员损伤程度之间的量效关系。只有在明确上述关系的基础上，才能建立评估的安全阈值与杀伤效应标准。已有的评估标准主要有基于物理致伤参数的评估标准、病理学评估标准、生理学评估标准、生物化学评估标准等。

**评估标准**  在武器致伤物理参数的评估标准中，主要有冲击波、破片、振动加速度。

爆炸冲击波的致伤参数主要为压力峰值和压力作用时间。压

力峰值是指冲击波压力（超压、动压、负压）的最大值，是主要的致伤参数。在其他条件相同的情况下，压力峰值越高，对生物体的损伤程度就越重，导致 50% 人员鼓膜破裂、严重肺损伤与死亡的冲击波压力峰值分别为 103.6kPa、522.4 ~ 690.6kPa、897.8 ~ 1243.1kPa。除冲击波压力峰值以外，压力作用时间也是重要的致伤参数，在其他条件相同的情况下，压力作用时间愈长，伤情愈重。对于炮口等情况下的弱冲击波的人员安全性评估，已发布的中华人民共和国国家军用标准有 GJB 1158—91《炮口冲击波对人员非听觉器官损伤的安全限值》与 GJB 2A—96《常规兵器发射或爆炸时脉冲噪声和冲击波对人员听觉器官损伤的安全限值》。该两项标准规定了常规兵器发射或弹药爆炸时产生的噪声、冲击波对听觉器官以及非听觉器官损伤的安全限值，适用于火炮的科研、试验、部队训练和作战使用等方面。

对于各种投射物对人员杀伤效应的评估标准，从 20 世纪初的动能、比动能评估标准，到现在的计算机模拟评估，国内外均经历了一个长期的发展过程。中国仍使用的是 8kg·m 的杀伤标准，即任意一个投射物在撞击人体时，如具有 8kg·m 的动能就认为其具有杀伤能力，反之则认为其不具有杀伤能力。如榴弹杀伤威力试验中规定，凡重量在 1 g 以上而动能又不低于 8 kg·m 的破片为有效杀伤破片，人体只要命中一块有效杀伤破片就认为被杀伤。因此，计算榴弹的杀伤面积时将有效杀伤破片对人体的命中概率看作破片对人员的杀伤概率。关于单纯动能杀伤判定标准的局限性，

有学者早在1986年就指出了以下几点不足：①对生物体的不同部位而言，伤情差别很大。如命中要害部位，损害主要脏器，虽不足8～10kg·m动能，也能极重度的损伤；相反，命中非要害部位，即使上述2倍的动能，也不一定造成严重损伤。②由于命中部位不同的伤情差异，单一的杀伤能力的动能标准是不存在的。也就是说不存在一个明显的杀伤不杀伤的能量界限，即在这个界限以上具有杀伤能力，在这个界限以下就不具有杀伤能力。③投射物的种类很多，形状各异，质量不一，即使动能相同，其他杀伤因素也不会相同，其杀伤能力也必然存在差异。动能杀伤标准与客观实际情况不相符，继续使用它作为杀伤效应的评估标准是不合适的。中国学者也提出了单个破片杀伤效应的概率评估方法，提出建立破片参数（如质量、速度等）与命中人体条件下杀伤概率的关系来表征单个破片杀伤威力的方式。在战场上破片命中人体的具体部位具有随机性，部位不同伤情差别很大，有可能杀伤，有可能不杀伤，所以单个破片命中人体并造成杀伤问题是一个随机事件，应以杀伤概率来表征弹药的杀伤威力。根据上述思想，中国已建立了GJBz 20450—1997《小质量钢质破片对人员的杀伤判据》、GJB 1160—1991《钢质球形破片对人员的杀伤判据》、GJB 2936—1997《钢质自然破片对人员的杀伤判据》，对不同质量、不同形状、不同速度的破片打击，提出了致人员失能概率的计算数学模型。

在振动加速度致伤评估标准中，根据希尔施（Hirsch）建立的站立人踝骨和足损伤忍耐水平标准，人对短时间脉冲的忍耐水平是峰值速度变化不超过3m/s（到最大速度上升时间＜10ms），人对长时间脉冲的忍耐水平是加速度不超过20g。同时，根据Hirsch建立的冲击载荷对坐姿的人的脊椎损伤忍耐水平得出，典型的损伤是脊椎骨的破裂。人对于短时间脉冲的忍耐水平是峰值速度变化不超过4.5m/s（到最大速度上升时间小于20ms），对于长时间脉冲的忍耐水平是平均加速度不超过15g。

在生理学的评估标准方面，生理学的创伤评分已被广泛用于院前伤员分类和重症病房中伤员治疗效果与转归的评估预测。常用的有格拉斯哥昏迷评分（GCS）、创伤评分（TS）、修订的创伤评分（RTS）、急性生理学和慢性健康状况评估（APACHE）、系统性炎症反应综合征评分（SIRS）。格拉斯哥昏迷评分主要从睁眼、语言反应、运动反应3个方面对伤员进行评估，总分值3～16分。创伤评分则结合了格拉斯哥昏迷评分，加上了血压、呼吸、毛细血管充盈状况。急性生理学和慢性健康状况评估评分系统依据机体的主要系统（神经、心血管、呼吸、肾脏、胃肠、代谢和血液系统）的主要变化和反映生理紊乱的实验室检查（血液pH值、血清肌酐、血细胞比容等）。1992年，鉴于系统性炎症反应综合征在伤员预后和转归中的重要性，人们提出了基于系统性炎症反应综合征的评估方法，该方式作为一种简单的累加计算体温、心率、呼吸频率和白细胞计数的方式，已被证实能可靠地预测创伤患者的死亡率。此外，电生理学作为一种客观的评估手段已经得到了愈来愈充分的应用。如以心电图

为主要观察指标对泰瑟枪的偶然致死效应进行分析；脑电图作为一种神经精神功能变化的分析指标；听觉诱发电位在听神经损伤检测中的应用等。

组织器官的损伤必然会引起相应的血清标志物水平的改变，采用生物化学的检测方法不仅能更加灵敏地评估武器所致的组织器官损伤情况，而且对杀伤的后期效应评估也具有更加科学的意义。常用的反映损伤严重度的生物化学指标有血糖、白细胞数、红细胞数、血细胞比容、肾上腺素、去甲肾上腺素等；反映肌肉损伤以及肝肾功能的有尿素氮、肌酐、尿素氮/肌酐比值、乳酸脱氢酶、肌酸磷酸激酶、肌钙蛋白等；反映呼吸功能的有血氧分压、二氧化碳分压，血钠、钾、钙、氯、碳酸氢盐浓度等。

病理解剖学的评估标准是武器杀伤生物效应评估的金标准，传统的肺损伤病理学评估标准主要分为5级：Ⅰ级为无伤；Ⅱ级为轻度伤；Ⅲ级为中度伤；Ⅳ级为重度伤；Ⅴ级为极重度伤。大量的创伤评分标准也建立在各解剖部位损伤程度的评估上。

**评估内容** 评估的主要内容有伤员发生、失能概率、致死概率、损伤严重度等。伤员发生是卫勤保障预案制定的重要基础。

失能概率 $P(I/H)$：军事指挥的重要依据，失能概率 $P(I/H)$ 中，$H$ 为命中概率，$I$ 为失能概率。失能概率 $P(I/H)$ 的计算不仅与致伤物理因素的强度、损伤部位有关，而且与战斗人员执行战斗任务的类型有关。这些任务包括进攻、防御、后勤以及预备等，根据不同的战斗任务，所需要观察的时间从伤后30秒到伤后5天不等。对于个体的失能概率，失

能评估的数学模型为：

$$P（I/H）=1-\exp[-a（mv^{3/2}-b）^n]$$

式中，$m$ 为投射物的质量；$v$ 为投射物的撞击速度；$a$ 为执行战斗任务的类型；$b$ 为伤后时间；$n$ 为投射物致伤的头、颈、胸、腹、四肢等解剖部位。

致死概率 $P（I/H）$：通常作为武器威力评估的一个重要指标。致死概率 $P（I/H）$ 中，$H$ 为命中概率，$L$ 为致死概率。$P（L/H）$ 的计算相对简单，死亡与非死亡通常以伤后 50 分钟为界。就个体而言，该事件为 0 或 1；就群体而言，$P（L/H）$ 即为死亡个体占群体的百分比。致死概率是一种"二进制"式的评估模式，是最早使用、也是最简易的评估指标。

损伤严重度：评估通常参照《简明损伤定级标准》（Abbreviated Injury Scale，AIS）、《损伤严重度评分法》（Injury Severity Score，ISS）以及《器官损伤定级标准》（Organ Injury Scale，OIS）。

**评估步骤和操作方法** 武器杀伤生物效应评估的技术方法分为战伤调查、静态和动态弹药终端毁伤生物效应试验、生物与非生物等效模拟以及计算机模拟和仿真分析 4 个方面。其中战伤调查是基础，是唯一可以直接了解武器弹药对人员杀伤特点的途径，是其他任何实验都无法替代的。美军由于其在国际事务中所扮演的独特角色，拥有了较丰富的战伤资料，如在越战期间，美军就从致伤武器的类型、弹种与数量、命中位置、受伤人员死亡原因、受伤部位等方面收集了 7 800 例战伤伤例，并建立了战伤资料数据库，为分析武器弹药的杀伤效应、建立杀伤标准和开展计算机模拟仿真分析提供了基础数据。但是，单纯的战伤调查

资料并不能明确武器弹药的杀伤半径及主要的致伤因素，也不能对致伤元素进行有效的检测。开展静态和动态弹药终端毁伤生物效应试验，可在近似战场的条件下，按照战术的要求，发射某型弹药打击目标，以了解未来战争中装备和人员的毁伤情况，确定武器弹药的杀伤情况。但实射试验耗资大、观察指标单一、重复性差，也不能对其致伤机制进行深入研究。因此，实验室的等效模拟研究成为研究武器弹药主要致伤因素对生物致伤效应及致伤机制的最佳选择。如采用滑膛枪发射不同质量和速度的破片以模拟爆炸破片的杀伤效应；采用激波管或炸药直接爆炸以模拟爆炸冲击波的致伤效应。等效模拟实验具有重复性好、便于多种致伤物理参数与生物效应指标检测等优点。等效模拟可分为生物模拟与非生物模拟两方面，生物模拟主要采用各种实验动物进行致伤效应观察，非生物模拟可采用明胶、肥皂以模拟单一组织，或采用物理假人以模拟人员整体。其中非生物模拟在边界条件的一致性上以及模拟结果的重复性上更好，但在等效性上与实际生物组织尚有一定的差距。随着计算机技术的发展，计算机模拟和仿真分析技术逐渐成为武器杀伤生物效应评估的重要手段之一。20 世纪 70 年代以来，美军在完成了大量武器弹药生物杀伤试验的基础上，建立了武器致伤物理参数与生物损伤效应之间的数学模型，并进入了以计算机模拟和仿真分析为主的效应评估新阶段。如美国国防部联合技术与弹药效应项目办公室与空军生存评估理事会开发的伤员作战能力评定软件系统（Operational Requirements-

based Casualty Assessments software system，ORCA），可评定常规武器弹药对装甲车辆攻击时，冲击波、加速度、破片、热力、化学气体、激光等致伤因素对舱内不同战位人员造成的损伤程度及其对完成作战任务的影响，评定时间包括伤后即刻、30 秒、5 分钟、1 小时、24 小时、72 小时。ORCA 除分析解剖损伤外，更注重结合作战任务需求，从视、听、本体感觉、平衡功能、语言表达、认知、精神心理活动等方面判定作战人员作战能力下降程度。这样的评估不仅为战创伤救治所需，更为提高作战能力提供了医学科学依据。主要步骤和方法包括以下几方面。

**评估模型的选择** 是武器杀伤生物效应评估的首要内容，评估模型的选择可分为两大类，即生物与非生物靶标模型。生物靶标模型可根据杀伤元的杀伤特性以及靶器官与人员的等效性特点，可选择猪、羊、豚鼠等生物靶标；非生物靶标的选择可依据生物与非生物的等效性原则，选择物理假人、物理等效性模型等。

**评估模型的布放** 布放的原则包括以下 3 点：①依照战位相似的原则，即将实验动物布放于与人员战位相似的位置与姿势。②按照效应覆盖的原则，即将实验动物按照轻、中、重、极重的损伤预测布放。③单一杀伤元的效应评估研究需要布放的原则，开展单一杀伤元的效应评估研究，可根据特定的研究需要布放实验动物。

**武器致伤与物理致伤参数测试** 武器致伤是生物效应评估中的关键环节，其中物理致伤参数的测试是致伤过程中的首要任务，也是评估量效关系与标准建立的

重要依据。主要的物理致伤参数测试包括爆炸冲击波的超压、动压、冲击振动加速度、热辐射、缺氧、破片或弹丸的速度、飞行姿态、生物组织内的压力波传播等。

致伤后的现场观察 包括致伤后环境的改变，实验动物姿态、位置的改变，实验动物即刻的伤情、生理功能及精神行为能力等的变化。

生物效应评估 以生理功能检测与病理解剖分析为主要评估手段，通过生理功能检测与病理解剖分析，提出损伤等级评分及失能程度。

结果分析 对致伤物理参数与生物效应进行量效关系分析，提出主要的损伤因素及其损伤阈值与范围。

应用 武器杀伤生物效应评估的应用主要体现在以下5个方面。①武器研制与定型：武器杀伤效应评估是各类武器研制的基础。根据武器弹药的物理致伤因素所致生物杀伤效应试验，可建立致伤物理参数与损伤效应之间的经验公式，指导武器的设计与定型。②装备的防护效应：在现代战争中，为体现以人为本的理念，需要对各种装备的人员防护性能进行评估，其评估结果对于装备的改进、人员作业环境的改善均具有十分重要的作用。③卫勤预案制订：在现代战争中，正确制订各种预案对于战争胜负具有十分重要的意义。在武器杀伤生物效应评估试验的基础上，通过分析敌方现有装备与弹药类型，了解武器弹药的生物杀伤效应特点，可对未来战争中的伤员流量及类型进行预测，从而为卫勤预案制订提供科学依据。④战创伤救治：通过武器杀伤生物效应评

估，可以明确各类高新技术武器的生物杀伤效应特点，从而为现代战创伤的救治提供理论依据。⑤战术战法的选择：通过特定环境、不同武器弹药对不同工事装备打击条件下的生物杀伤效应评估，可以提出针对不同目标时打击的最有效弹药与最佳组合选择，从而为战术战法的选择提供科学的依据。

武器杀伤生物效应评估可应用于各类武器威力评估、作战指挥中火力打击方案的配置、武器装备的防护效能、卫勤组织指挥及现代战伤救治等方面。武器杀伤生物效应评估在中国还刚起步，由于它涉及弹道学、创伤学、生物力学、弹药工程、计算机科学等多学科，因此需要多学科的协作攻关。未来有望在评估模型、评估标准等方面有所突破，并在武器研制定型、军事指挥、卫勤保障、战伤救治等方面开展广泛的应用。从其应用的价值和发展速度来看，武器杀伤生物效应评估有望成为一门益军利民的交叉学科。

（王建民）

**dānyīshāng**

**单一伤**（isolated injury） 单一部位的损伤。可由单一致伤因素引起，也可由多种致伤因素引起。一般情况下，单一伤的病理生理变化相对多发伤、多处伤等为简单，治疗也较容易，可按照伤情状况对症治疗。

（宗兆文）

**duōfāshāng**

**多发伤**（multiple injuries） 同一机械因素同时或相继作用于人体两个或两个以上解剖部位所造成的损伤，其中至少有一个部位的损伤可危及生命或肢体。尚无统一定义。有人认为只要出现两

个或两个以上解剖部位的损伤，均应视为多发伤。该伤平时和战时均多见，发生率30%左右。平时多由交通事故、高空坠落所致；战时常由爆炸性武器造成。随着现代战争中武器杀伤效能的提高，该伤发生率有增多趋势。最常见的损伤部位是四肢或骨盆，其次颅脑或胸腹部，致命伤主要是颅脑损伤和大出血。该伤伤情复杂，休克发生率高，低氧血症严重，易出现低体温、凝血功能障碍和代谢紊乱，后期易并发感染或器官功能障碍，死亡率高。部分伤员在早期可仅有主要损伤的表现，部分甚至在早期不易确定主要损伤，故易漏诊和误诊。诊断需详细了解受伤史，仔细全身检查，并进行必要的辅助检查。应密切观察伤情变化，并行多次反复检查与评估，以早期明确诊断。急救应保持呼吸道通畅，控制大出血，防治休克和继发损伤，并快速后送。伤员通常需早期接受损害控制外科处理。根据伤势轻重及各部位伤对生命的危及程度，及时处理危及生命的损伤，尽早纠正生理紊乱，维持生命体征平稳。一般先治内脏伤，缓治浅表伤；先处理头、胸、腹部伤，后治疗四肢、脊柱伤；先治严重软组织伤，后治或同时治疗骨骼伤，并及时抗感染和给予营养支持。

（宗兆文）

**huǒqìshāng**

**火器伤**（firearm wound） 以火药燃烧或炸药爆炸产生的高压气体为动力的武器发射或抛掷投射物（枪弹、炮弹、炸弹）对人体造成的伤害。也称为弹道伤（ballistic injuries），如枪械（手枪、步枪、机枪）发射弹丸所致的枪弹伤以及炮弹、炸弹等爆炸所致的弹片伤。欧美等国"火器

伤"一词仅限于枪弹伤。

最早的火器见于 10 世纪末中国北宋初期装填黑火药的火球、火药箭、火枪，以定向喷射燃烧火药致伤。自 13 世纪中国、14 世纪欧洲相继出现了黑火药燃烧为动力发射弹丸的管形射击火器以来，发射或抛掷投射物逐渐成为火器的主要致伤方式。19 世纪欧洲发明了无烟火药硝化纤维以及炸药硝酸甘油、TNT、黑索金等，枪械、火炮发射或抛掷投射物速度较黑火药发射成倍提升，高动能的投射物造成的组织损伤程度、范围远超过以往火器伤。20 世纪 80 年代新军事变革以来，大量采用高新技术和新材料的现代火器发射或爆炸抛掷的投射物质量轻、速度高、侵彻能力强、能量传递率高，由此造成的火器伤伤道复杂，远离伤道的组织损伤明显，救治难度大。

**致伤机制** 投射物致伤时以撕裂、瞬时空腔、弹道冲击波等形式向组织传递能量。投射物击中密度比空气大 800 倍的人体组织时，阻力骤然增大，当局部组织应力超过断裂极限时组织发生撕裂，形成原发伤道。在投射物穿入组织的过程中，伤道周围组织吸收能量快速扩张，形成大于投射物直径 10～20 倍，持续时间仅数毫秒的瞬时空腔。肌肉、皮肤、血管等弹性组织扩张后可迅速缩小，再膨胀，发生多次脉动；弹性差的脑实质、肝、肾扩张后碎裂；充满空气的肺难以形成空腔。瞬时空腔脉动可造成伤道周围组织广泛挫伤，并可将体外污染物吸入伤道，是造成火器伤伤道组织严重污染的重要原因。速度低的投射物穿入组织时不形成瞬时空腔，组织损伤轻。弹道冲击波在飞行速度超过空气声速的

投射物前端形成，在高速投射物穿入组织过程中压力波传播速度超过组织的声速时也可见到。弹道冲击波是造成伤道肌组织和远离伤道的神经系统损伤的重要力学因素。

**火器伤特点** 火器伤伤道病理分区为：①原发伤道。为投射物击中后残留的伤腔，内有失活组织、凝血块以及吸入的污物。②挫伤区。紧靠原发伤道，为瞬时空腔和冲击波直接被挤压和牵拉部分。该区域组织最终大部分变性坏死，清创时应予以切除。③震荡区。为挫伤区以外血液循环障碍的组织，显微观察可发现灶性坏死。如伤后能及时改善损伤组织血液循环，可促进震荡区组织恢复。

按伤道形态，火器伤可分为贯通伤、非贯通伤（又称盲管伤）、切线伤和反跳伤。贯通伤见于既有伤道入口又有伤道出口；仅有入口而无出口者称为盲管伤；投射物沿体表方向穿过，形成浅表沟槽状伤道者为切线伤。反跳伤为入口和出口集中在一点的浅表伤口，多是动能较小的投射物击中人体后被弹回所致。平时火器伤多零星发生，多为猎枪、霰弹枪、手枪等发射速度 300m/s 左右的低速弹头致伤，致伤部位以躯干伤为主，污染轻。平时恐怖袭击常采用简易爆炸装置，受伤平民常被爆炸装置内玻璃碎片、铁钉、钢球等金属物体密集致伤。

战时火器伤以高速枪弹伤、爆炸弹片伤为主，步兵、装甲兵、海军、空军的发生率分别为 90%、50%、25%、5%。由于现代战争大量采用爆炸性武器，弹片伤发生率远高于枪弹伤。据 2001 年 10 月至 2005 年 1 月阿富汗和伊拉克战争中美军及联军 1 566 名伤员

6 609 处火器伤统计，弹片伤发生率约为枪弹伤的 4 倍（78% vs 18%）。枪弹伤发生率低于弹片伤，但致死概率（0.33）高，人员如中弹 3 发可能导致死亡，相比之下，炮弹爆炸随机形成的破片致死可能需要 5 枚（0.20），预制弹片（预先嵌入或装入炮弹弹体的钢球、钢质圆柱体）可能需要 7 枚（0.14）。战时火器致伤部位以肢体伤多见（40%～60%），致死部位中头部为 30%、胸部为 20%。头、胸部伤致死概率分别为 0.78、0.72。肢体火器伤肌肉组织挫伤严重，开放性骨折发生率高，神经束、大血管可发生撕裂、断裂。躯干实质脏器、大血管伤多造成失血性休克，胸部伤可造成肋骨断裂、胸膜腔破裂以及肺泡撕裂。胃肠道伤常造成腹腔严重污染，发生脓毒症。火器伤伤口感染率可高达为 35%～40%。伤口早期感染菌多为体表和周围环境存在的条件致病菌，如金黄色葡萄球菌、铜绿假单胞菌等，晚期感染菌群与院内交叉感染有关。部分火器伤可出现远离伤道损伤（远达效应），如头部伤时发生肺挫伤出血，腹壁伤时腹膜完整但肠管破裂，肢体伤时发生长骨间接骨折，胸部伤时发生局灶性脑损伤等。远达效应的发生可能与投射物动能以压力波形式沿血管或筋膜平面传递有关，也可能是投射物击中骨骼等坚硬组织反弹所致。

防弹装具钝性伤（behind armour blunt trauma，BABT）是指投射物虽未击穿防弹衣，但部分能量通过防弹材料变形传递于胸、腹部，造成软组织与实质器官轻度钝性挫伤。投射物击中防弹头盔时也可能出现类似 BABT 的头盔后脑挫伤。

**防治原则** 戴头盔和穿着防

弹衣可以有效减少投射物伤发生率。作战人员利用工事、地形地物（如土丘、坑洼地等）、坦克装甲车辆可大幅度减少致伤率。

战（现）场急救应以自救、互救和卫生员为主完成止血、通气、包扎、固定、搬运和基础生命支持等初级急护。初级医务人员完成气道开通、容量复苏、胸腔穿刺等高级救护。应用止血带控制肢体火器伤出血效果确切，但应用时间不应超过 2 小时，以免伤肢肌肉不可逆缺血坏死。伤后 3 小时内应用抗生素预防感染，持续到伤后 24 小时。对出血未控制的休克伤员输注液体时应采取限制性容量复苏措施，即伤员动脉血压恢复到收缩压 80 ~ 90mmHg 即可，避免动脉血压恢复至正常时破损血管血凝块脱落，出血加重。限制性容量复苏时间不应超过 90 分钟，应尽快完成确切性控制止血。伤员转运至有外科救治能力的医疗机构后，应对损伤严重、生理状态恶化伤员实施损伤控制外科，迅速控制出血和腹腔脏器破裂造成的污染，纠正低温、酸中毒和凝血紊乱，为开展确定性治疗创造条件。按照确定性手术原则完成气胸封闭术、腹腔脏器切除术、血管修补术等紧急手术。清创是预防感染、促进修复的关键措施，应尽早在伤后 6 ~ 8 小时内，感染尚未形成时尽早实施，及时切除坏死组织，清除异物和血肿，冲洗伤道，充分引流。判定挫伤区组织活力可采用 4Cs 外科标准，如损伤肌组织颜色（color）暗紫，致密度（consistency）呈软泥样，无毛细血管出血（capillary bleeding），无收缩力（contractillty），可认为是失活组织，应予以切除。清创后需开放引流 3 ~ 5 天，再视伤口

情况进行延期缝合。初期缝合仅限于面部、手、会阴等部位。对表浅的小伤口和出入口较小、无重要组织器官损伤、无骨折、污染轻的贯通伤可不必手术，可以等渗盐水冲洗伤口、消毒皮肤，必要时对伤道加以搔刮，然后包扎伤口，全身应用抗生素。专科救治原则同创伤。密切观察出现防弹衣后钝性伤症状的伤员，必要时采取对症处理措施。

（赖西南）

qiāngdànshāng

**枪弹伤**（gunshot wound）　口径 < 20mm 的身管武器（枪械）发射的弹头击中人体所致伤害。亦称弹丸 / 弹头伤（bullet wounds）。枪弹可分为民用和军用两类。民用枪弹如猎枪弹、运动步枪弹，军用枪弹可按枪械分为手枪弹、步枪弹、机枪弹；按其用途分为普通弹、穿甲弹、燃烧弹、曳光弹、榴弹、穿甲燃烧弹、爆炸燃烧弹等，另外还有信号弹以及防爆武器用橡胶弹、霰弹等。枪弹伤类型、损伤程度和范围除与击中人体的解剖部位有关外，主要取决于枪弹类型，如猎枪弹弹头无金属被甲包裹，击中人体易发生变形、破碎，对人体造成的伤害重于金属被甲包裹的军用枪弹；橡胶弹打击人体目标时发生压缩变形，减缓弹头动能传递，故多造成皮肤挫伤，但如击中头面部、颈部等暴露部位，也可穿入皮肤造成严重伤害。

**致伤机制**　弹头击中机体，以撕裂、瞬时空腔、弹道冲击波等形式向致伤组织传递能量（见火器伤）。依据动能公式

$$KE=mv^2/2g$$

式中，$KE$ 为动能，$m$ 为质量，$v$ 为速度，$g$ 为重力加速度。

可知，弹头动能与其质量成

正比，与速度平方相关。军用手枪弹弹头速度多在 300m/s 左右，枪口动能约 400J；步枪弹弹头速度 700 ~ 900m/s，枪口动能约 1 700J。高动能的弹头意味有较强的致伤能力，但弹头的实际致伤力取决于向致伤组织传递的能量。弹头进入组织密度比空气大 800 倍的机体组织，弹头阻力加大，出现大角度的偏航（弹轴与飞行弹道切线的夹角）、翻滚，甚至破碎，增加与组织的接触面积，大量传递能量致伤。高动能军用枪弹穿入组织后如未发生翻转、破碎，所造成组织损伤不及穿入组织后弹头变形的低动能手枪弹。

弹头动能传递受以下因素影响：①致伤组织密度、硬度越大，传递能量越多。如采用 11.43mm 弹头以 252m/s 初速射击密度为 1.09g/cm³ 的皮肤和 2.0g/cm³ 的骨骼，传递能量分别为 10.89J 和 73.66J。②伤道长度与动能传递有关。金属被甲的军用弹头射入人体软组织，需穿入一定深度时偏航角才能达到最大。俄国 7.62mm AK–47 步枪弹、美国 5.56mm M193 步枪弹偏航角达 90° 时分别发生在穿入软组织深度 28cm、12cm。③弹头形状、结构。步枪弹为尖形，飞行阻力小，长径比大，穿入组织较钝圆形的手枪弹容易翻转失稳，传递能量多。军用弹头穿入组织时，金属被甲的铅芯结构弹头较钢芯结构易变形和破碎。美国 5.56mm M193 弹头为铜被甲、铅芯结构，射击平均厚度 13cm 的软组织，约有 50% 的弹头在组织内破碎。④弹头速度。弹头速度低于组织声速 1 450m/s 时，枪弹的能量释放率与其速度平方相关；当超过组织声速时，与其速度立方相关。

穿甲燃烧弹、穿甲爆炸燃烧弹为打击装甲防护装备的特种枪弹，弹头内装有燃烧剂和/或炸药。当弹头击中目标时，以燃烧的热能、弹头爆炸形成的碎片杀伤装甲后人员。

**损伤特点**  平时枪弹伤以手枪弹伤、猎枪弹伤为主，发生率低。战时枪弹伤发生率仅次于弹片伤。由于现代战争采用大量新型爆炸武器，枪弹伤发生率较以往战争下降。第一次世界大战枪弹伤发生率为65%，第二次世界大战为27%，2001年爆发的阿富汗战争、2003年爆发的伊拉克战争为19%。

头部枪弹伤：伤员多在中弹后立即死亡，死亡率90%，中弹部位以枕骨、颞骨多见，部分额叶贯通伤或颅脑切线伤（弹头穿过颅骨或脑实质表面）伤员有可能活存。脑组织含水量多，弹性差，弹头穿过脑组织时撕裂和瞬时空腔效应明显，可造成严重脑挫裂伤，颅内血肿的发生率可达40%~50%。

颈部枪弹伤：死亡率78%，主要伤及颈部大血管、喉-气管、食管和颈椎。颈部大血管伤伤员可因大出血致死，也可因血液流入呼吸道而发生窒息。食管伤可引发纵隔炎、脓毒症。颈椎伤伤员大多战（现）场死亡。

胸部枪弹伤：死亡率80%。胸膜腔破裂可引发气胸、血胸，伤及胸腔内心脏、大血管时伤员大多即刻死亡。肺泡腔充满空气，有一定弹性，肺枪弹伤肺组织撕裂局限，可采取胸腔闭式引流或手术缝合撕裂处。

腹部枪弹伤死：死亡率67%。腹部实质器官肝、肾、脾及大血管枪弹伤早期多引起失血性休克；胃肠道枪弹伤时，由破口溢出的内容物常造成腹腔严重污染。

肢体枪弹伤：死亡率9%，多为肢体大血管破裂所致。肌肉组织弹性好，原发伤道外坏死肌变性肌纤维常交错存在。肢体大血管、神经干具有一定弹性，除非直接命中，通常不易断裂，但瞬时空腔脉动可造成距弹着点20~30cm处的血管内膜和中膜断裂分离、神经鞘膜下出血、神经轴索断裂或变性。枪弹伤开放性骨折发生率高于爆炸伤。

应用单兵防弹装具（头盔、防弹衣）可明显降低枪弹伤致死率。但部分穿着防弹衣的人员可能出现防弹衣后钝性伤（behind armour blunt trauma，BABT）（见火器伤）。通常弹芯为钢质的弹头击中防弹衣较铅芯弹头更易发生BABT。

**防治原则**  穿着超高分子量聚乙烯纤维织物等高性能纤维的软体防弹背心可阻止手枪弹射入体内，软体防弹衣加装钛或钨合金金属板、陶瓷板可阻止步枪弹射入。各类工事、装甲车辆都有较好的防护效果。

战（现）场急救完成止血、通气、包扎、固定、搬运和基础生命支持等初级急护。初级医务人员完成气道开通、容量复苏、胸腔穿刺等高级救护。伤员转运至有外科救治能力的医疗机构后，应尽早稳定伤员生理状况，及时开展确定性治疗。国际红十字会伤口分类法（The Red Cross Wound Classification）以伤腔直径是否超过弹头长度为主要指标，将枪弹伤严重程度分为低能伤、高能伤、重度伤，以此指导诊治。如高能伤骨折碎片多失去血供，清创时应去除，低能伤骨折碎片多与软组织相连，清创时应保留。不可依据致伤枪弹速度或动能划分枪弹伤严重程度。清创限于切除游离于伤道内的失活肌组织，首次清创24小时后可再次清创。伤后6小时内冲洗伤口可有效预防感染，冲洗液可采用生理盐水，也可用无菌水或可饮用自来水代替。血管伤清创应限于肉眼观血管内、外膜损伤段，血管缺损过大可采取自体静脉移植。对开放性长骨骨折可采取外固定术，尽早以健康软组织覆盖创面。

（赖西南）

**pòpiànshāng**

**破片伤**（fragment wound）  爆炸性武器（炮弹、炸弹、导弹、简易爆炸物等）或民用爆炸物（雷管、矿岩破碎器材、油气井爆破器材等）爆炸产生的破片击中人体后引起的损伤。爆炸直接生成的原发破片（亦称弹片）和爆炸造成装备、设施等破坏而形成的继发破片所致损伤分别称为弹片伤和继发破片伤。

第一、二次世界大战时老式爆炸性武器产生的破片为弹体/弹壳破裂自然形成。由于自然破片的形状、质量的无规律性，限制了爆炸性武器的有效杀伤范围。第二次世界大战后，新型爆炸性武器采用了破片预置或破片生成可控技术，弹体/弹壳破裂时可抛散大量钢球或圆柱形、箭形钢质破片，增大了杀伤范围。由于该类破片质量小（0.1~0.2g），虽然初速可达2 000m/s，但飞行速度衰减快，击中人员时动能低，损伤轻，致死概率不及自然破片的1/2。金属射流破片为另一类原发破片。产生该类破片的破甲弹弹体内炸药呈凹槽状，内衬以薄金属药型罩，爆炸时药型罩在高温、高压的爆轰产物作用下形成8 000~10 000m/s、温度1 000℃以上、压力达到$10^5$MPa的金属射流，以此击穿坦克、装甲车辆、坚固工事。金属射流内破片微小，但由于具有高温、高压、高速的物理特征，常造成装甲后人员的毁损伤或破片伤复合烧伤、冲击伤。石油工业采油用的聚能射孔弹也属破甲弹类。

继发破片类型、大小、形状、速度取决于爆炸物能量以及被打击装备、设施的类型等，主要以切割、挤压形式传递能量。继发破片损伤差异大，高动能的破片可造成毁损伤，低动能破片可能仅穿破皮肤，存留于皮下组织。

**致伤机制** 破片致伤与枪弹致伤相似，以撕裂、瞬时空腔、弹道冲击波的形式向致伤组织转移能量（见火器伤）。破片伤伤道出入口大小、伤道形状、长度与破片形状、速度、质量关系密切。球形破片与组织接触面少，进入体内能量逐步释放，形成的伤道长，迂回曲折，易造成多脏器损伤。三角形破片阻力面积大于球形破片，致伤时能量释放快，形成的伤道短。箭形破片飞行阻力小，动能消耗小，可击穿人体防护装具，造成装具后人员伤亡。破片在组织中的能量释放与其速度的平方成正比。破片质量相同时，速度快的破片击中组织释放能量多，所致伤腔容积大，组织损伤重，易造成入口大、出口小的伤道。在命中速度相同时，质量轻的破片相对于重的破片速度衰减快，穿入组织的深度小，易造成盲管伤。

除破片动能致伤外，一些特殊爆炸性武器的破片致伤因素包括热能、射线、重金属化学毒性等。如贫铀穿甲弹体材料为 $^{238}$ 铀合金，可辐射 β 射线；破甲弹爆炸产生的金属射流破片温度高，击中人员可发生极重度烧伤。

**损伤特点** 平时破片伤多见于恐怖袭击或爆炸物使用、储藏中发生的事故。恐怖袭击时爆炸破片伤与平时爆炸事故相比，损伤程度重，多部位伤发生率高，80% 以上复合钝性撞击伤，致死率数倍于事故伤，现场死亡人员中 50% 以上为头部伤。

战时破片伤是最常见的致伤因素，发生率高达 50%～80%。由于现代战争作战人员加强了防护，胸腹部伤发生率（9%～23%）、四肢伤发生率（40%～50%）分别低于作战人员体表暴露面积百分比（27%、61%），但头面颈部伤发生率（16%～19%）高于体表暴露面积百分比（12%）。眼伤发生率（6%～10%）是体表暴露面积百分比（0.2%）的 30～50 倍，主要见于继发破片伤，如爆炸掀起的沙石或建筑物崩脱的玻璃碎片。大多数破片伤伤员为多处受伤，最多可达数百处，70% 破片伤涉及 2 个以上解剖部位。胸部伤死亡率最高，其后依次为头部、腹部、肢体；存活伤员中，最常见为肢体伤，其后依次为腹部、胸部、头部。小质量破片飞行速度衰减快，常出现近爆源处的伤员为致死性的毁损伤，稍远处破片飞行速度急剧下降，造成的组织损伤有限。破片伤伤道污染菌包括铜绿假单胞菌、表皮葡萄球菌、金黄葡萄球菌等，主要来源于破片带入或瞬时空腔效应吸入的衣服碎片、泥土。破甲弹金属射流破片击中人员多造成组织大块缺损，即刻死亡率高，伤员常合并崩脱的装甲碎片造成的继发破片伤。长期残留体内的贫铀破片的重金属化学毒性作用和辐射损伤突出，可引起金属中毒性肾病、肝病以及放射病等。破片伤合并冲击伤时，局部损伤较单一破片

伤更加严重，脏器冲击伤易被体表创伤掩盖。

**防治原则** 防弹衣、防弹头盔为作战人员有效的个人防护装具。作战人员进入工事或利用地形地物（如土丘、坑洼地等）可明显降低致伤率。

战（现）场急救完成止血、通气、包扎、固定、搬运和基础生命支持等初级急护。初级医务人员完成的紧急救治包括气道开通、容量复苏、胸腔穿刺等高级救护。对已扎止血带的伤员，应在 2 小时内完成确切性止血。对脊柱/脊髓伤、骨折伤员须固定后转运。以硬质眼罩保护眼开放伤后，尽快将眼伤伤员转运至专科医院。尽早对失血性休克伤员开展容量复苏，在出血尚未控制前，应采取限制性复苏策略。伤员转运至有外科救治能力的医疗机构后，应对伤员进行全面检伤，科学分类，而后提出救治措施及处置顺序。对有凝血病、酸中毒、低体温症状的危重伤员，应实施损伤控制外科救治，稳定生理功能，为确定性治疗创造条件。对血胸、气胸、张力性气胸应实施胸腔闭式引流。坚持早期清创、延期缝合的原则，首次清创后 48 小时可酌情再次清创。对下述破片伤可采取保守治疗：仅伤及软组织，胸膜、腹膜无破裂，无主要血管伤；伤口出入口 < 1cm；无明显的空腔效应（伤腔最大直径未超过入口）；无明显感染征象。地雷伤、已有明显感染的伤口不宜开展保守治疗。保守治疗包括冲洗清洁伤口，无菌包扎伤口，口服或静注抗生素，开展抗破伤风免疫治疗等。也有人质疑小破片伤保守治疗，认为残留体内破片可在体内移动引起其他部位损伤，并有金属中毒、诱发肿

瘤的可能。贫铀弹片伤救治包括手术取出弹片，去污染，采取排铀措施等（参见贫铀弹伤）。

（赖西南）

**bàozhàshāng**

**爆炸伤**（blast injury） 爆炸物瞬间释放的巨大热量和高压气体直接或间接作用于人体所造成的创伤。按照爆炸物性质，爆炸可分为：①物理爆炸。锅炉、氧气瓶温度、压力升高发生的爆炸为物理爆炸。②化学爆炸。火药、炸药等爆炸物质、可燃物质与空气的混合物发生急剧的氧化还原反应（燃烧）。③核爆炸。原子核发生裂变或聚变的连锁反应瞬间放出的巨大能量引起的爆炸。平时或战时爆炸伤主要为化学爆炸。化学爆炸物的性质不同，所造成的人体创伤也有差异。

按照化学爆炸物的燃烧传递速度（爆速），爆炸物可分为高爆速和低爆速两类。黑索金、TNT、硝酸甘油、塑性炸药（C4、Semtex）等为高爆速爆炸物，又称猛炸药，爆速超过爆炸物质声速，产生爆轰现象，瞬间生成大量高压热气体迅速膨胀，压缩周围空气，形成冲击波，其高于空气声速的压力界面为冲击波超压，超压后气流以低于声速的速度高速移动，形成爆风，在其运动方向对作用物产生风动压。黑火药、硝化棉等低爆速爆炸物爆速小于声速，发生爆燃，仅生成暴风。此外，爆炸装置（炮弹、炸弹、地雷等）弹片、爆炸形成的高温火球都是爆炸伤的主要致伤因素。燃料空气炸药为某些液态碳氢类燃料与空气中氧气充分混合后形成的新型爆炸物，引爆时近炸点处发生爆燃，随后逐渐加速，直至发生爆轰反应，产生的冲击波超压、高温火球持续时间较现有的其他类型炸药都长。

按照致伤因素的不同，爆炸伤可分为以下4种类型。Ⅰ型爆炸伤：亦称原发冲击伤，为冲击波超压直接作用人体造成的损伤，以听觉器官、肺充气器官和胃、肠空腔脏器损伤最常见。Ⅱ型爆炸伤：弹片以及受打击装备崩脱破片、爆炸移动的沙石、玻璃碎片、木屑等继发投射物击中人体造成的损伤。Ⅲ型爆炸伤：爆风/动压造成人体位移所引起的钝性伤。Ⅳ型爆炸伤：建筑物、工事塌陷、热力、烟雾等致伤因素造成的挤压伤、烧伤、吸入伤等。

**致伤机制** 冲击波超压作用人体致伤机制复杂，主要有惯性效应、压力差效应、内爆效应等。惯性效应见于不同力学特性的组织器官在冲击波作用下运动的速度不一所造成的损伤。冲击波作用下外耳道压力远高于鼓室压力，造成鼓膜破裂的机制多归于压力差效应。内爆效应见于充气器官损伤。当冲击波通过肺组织后，受压缩的气体极度膨胀，可造成肺泡壁和肺毛细血管撕裂等。此外，尚有剥脱效应、血流动力学效应等。爆风/动压能使人体发生位移、抛掷，发生加、减速度变化，造成体表软组织挫伤、脏器伤、骨折等。

弹片、继发投射物致伤组织主要以撕裂、瞬时空腔、弹道冲击波的形式传递动能。形状不规则弹片飞行速度衰减快，如初速800~1 800m/s的炮弹弹片在距炸点60m左右时，弹片初速大都下降到300~600m/s，击中人体多造成盲管伤。沙石、玻璃碎片等继发投射物伤大多发生在体表软组织，伤口污染重。

爆炸热力损伤主要见于高温火球造成的烧伤。爆炸形成的火球温度可高达2 000~3 000K（1 726.85~2 726.85℃），以热传导、热辐射的形式造成人员烧伤和吸入性损伤。靠近爆源的人员如发生火球所致烧伤时通常合并冲击伤，伤员大多现场死亡。吸入高温烟雾人员，可在短时间内发生严重的鼻、口和喉部烧伤。严重者发生气管和各级支气管的黏膜充血水肿和坏死脱落，气道阻塞，伤员迅速死亡。部分伤员可发生肺水肿，因呼吸衰竭死亡。火球燃烧耗竭周围氧气可引起人员窒息。

不同致伤因素复合致伤时，多种致伤因素与机体之间相互影响、作用，呈现"相互加重"效应（1+1＞2），伤员循环、呼吸功能障碍较单一伤更复杂，救治更困难。

**损伤特点** 无论平时恐怖袭击还是现代常规战争，爆炸伤发生率均高达35%~80%，其中弹片伤、继发投射物伤发生率最高（60%），伤员常为多处受伤。爆炸弹片杀伤半径远大于冲击波超压。如美军155mm榴弹爆炸时，冲击波超压杀伤半径仅在距爆心15m范围内，但爆炸弹片杀伤半径可达549m。爆炸伤中冲击伤发生率为3%~20%。燃料空气炸弹、温压弹爆炸时，冲击伤发生率可达50%以上。在舰船、坦克舱室等闭合环境爆炸时，冲击波发生反射、绕射，超压增加，正压时间延长，冲击伤发生率较开放环境高数倍。动压抛掷人体发生的损伤类似跌落伤或交通事故伤，轻者发生皮肤擦伤、皮下组织挫伤，重者发生内脏出血和破裂、颅脑伤、脊髓伤、骨折等。爆炸形成的高温火球可造成人员致命性烧伤。伤员除体表严重烧伤外，吸入高温烟雾可发生严重的鼻、口咽、喉部烧伤。严重者发生气管和各级支气管的黏膜充血水肿和坏死脱落，气道阻塞，部分伤员可发生肺水肿。复合伤伤情常较单一伤重，诊治难度大。

**防治原则** 地下与地面坚固工事、坦克、装甲车等对爆炸冲击波、破片有良好防护效果。掘开式工事（堑壕、掩体）难以防护冲击波超压损伤，但可防护爆炸时产生的爆风／动压、破片致伤。作战人员利用地形、地物防护可明显减少爆炸伤发生，如能利用地形地貌就地卧倒，特别是能背向爆心卧倒，将显著减少爆炸伤发生。防弹衣虽可有效防护弹片伤，但有加重冲击伤伤情的报告，这可能与冲击波超压在防弹衣后反射加强有关。对战（现）场发现的未爆物，严禁抛掷或非爆炸专业人员拆卸。

救治原则同火器伤、冲击伤、破片伤、烧伤、挤压伤。在战（现）场急救时，为防止再次爆炸或爆炸后环境可能危及抢救人员和伤员生命，应尽快将伤员转运至安全环境，现场急救仅限于迅速完成止血带控制肢体致命出血等耗时少的救命措施。在安全区域内完善急救措施，如止血、保持呼吸道通畅、改善呼吸功能、容量复苏等，优先处置危及生命创伤。伤员转运至有外科救治能力的医疗机构后，应判定伤员伤势状况及诊断，提出救治措施；根据伤员数量、伤员伤情严重程度、卫生资源状况和救治环境与条件提出伤员救治顺序。对损伤重、生理状况恶化的伤员，应实施损害控制外科（DCS）策略，即采取简化手术控制大血管、脏器出血和胃肠道破裂造成的污染，同时采取复苏和复温措施，待伤

员全身状况改善后再行确定性手术。对呼吸道阻塞、呼吸衰竭伤员行气管插管或气管切开。对血、气胸伤员实施胸腔闭式引流，对无自主呼吸或出现呼吸衰竭征象的冲击伤伤员应行机械辅助通气。对心肌挫伤者，应控制限制液体输入，应用正性肌力药物（多巴胺、多巴酚丁胺）防治心力衰竭。对心包积血者，应行心包穿刺。对容量复苏效果不明显或有可疑腹部脏器伤阳性体征的伤员，应行超声、X线、腹腔灌洗等检查以排除腹腔脏器破裂。

（赖西南）

cāngshì bàozhàshāng

**舱室爆炸伤**（blast injury in confined space） 爆炸物在装甲车辆、舰船、坑道工事等舱室内、外爆炸造成的舱内人员直接或间接损伤。按照致伤因素的不同，可分为投射物伤、冲击伤、烧伤／吸入性损伤、挤压伤、撞击伤等。由于舱室闭合环境对致伤的影响，舱室爆炸伤伤类复杂，伤势重，伤员救治难度大。

**致伤机制** 由于舱室环境相对密闭，舱内爆炸的致伤机制与开阔地有所不同。舱室爆炸时，爆炸冲击波在舱室内反射、聚焦，冲击波超压峰值可较开阔地增强2～8倍，舱内人员冲击伤发生率是舱外开阔地爆炸的2～3倍。爆炸可引燃舱室内易燃物，燃烧产生的高温和毒性烟雾多造成舱内人员烧伤、吸入伤。破损舱室碎片／弹片飞散密集，可形成舱内"碎片云"，碎片密度可高达到数千枚／平方米，密集杀伤舱内人员，受伤人员常多处、多部位破片伤。舱室爆炸时可瞬间发生加减速度运动，造成舱内人员抛掷、碰撞，易发生撞击伤。

**致伤特点** 舱室爆炸伤阵亡

率高，伤情重。第二次世界大战苏军、美军步兵阵亡率均在20%左右，但在同一时期的苏军坦克乘员阵亡率达69%，美海军舰船人员阵亡率为48%。20世纪80年代阿富汗战争中苏军坦克被反坦克地雷击毁时，1/2的坦克乘员立即死亡。第二次世界大战中，英军坦克乘员伤员中严重伤为22%，轻伤为9%，肢体伤中45%为开放性骨折和毁损性截肢。通常舱室爆炸伤伤员的损伤程度较开阔地爆炸重1～2个等级。

舱室爆炸伤伤类复杂，冲击伤、烧伤／吸入伤、破片伤、撞击伤发生率较高。据统计，舱内爆炸冲击伤发生率为开阔地爆炸的2倍，烧伤／吸入伤发生率可高达20%～30%（开阔地爆炸为1%～3%）。舱室爆炸冲击波动压、舱体加减速度变化可造成舱内人员的抛掷、撞击，发生颅脑、脊柱／脊髓、胸腹腔脏器钝性伤。如装甲车辆触雷爆炸撞击伤发生率高达96%。

**现场急救** 由于舱室内重伤员多，通道狭小，搬动困难，且舱内弹药殉爆、舱室燃烧、倒塌，易造成舱内人员二次伤害，加之位于火力打击区内的受损舱室随时可能遭受再次火力打击，急救时首要任务就是解救伤员，迅速将伤员转移出毁损舱室。舱内急救限于应用止血带控制肢体致命性出血，其他急救措施待伤员转移至安全区域后实施。

实施伤员解救时，先应评估舱室受损情况，注意遭受敌方再次火力打击的可能性，观察舱室发生继发爆炸、燃烧、倒塌的危险性，采取防范措施，避免再次受伤。抢救人员进入烟雾弥漫的燃烧舱室时，应采取个人防护措施，防止毒性烟雾吸入，低姿搜

寻伤员，切忌站立喊叫。发现伤员着火应采用制式或就便器材扑灭伤员余火，然后立即检查其神志、呼吸、心搏、瞳孔等生命体征，判定伤员损伤程度和主要损伤部位。

如遇伤员四肢大出血，则应采用制式止血带控制肢体致命性出血。如用皮带、布条、纱布条等物品临时代替止血带时，其带宽不应＜5cm。禁用鞋带、电线临时充当止血带。止血带应用时间不宜超过2小时。伤员脱离舱室危险环境后，应重新评估舱内所扎止血带是否需要持续捆扎。松解出血性休克伤员止血带须待确认伤员容量复苏有效，如伤员（无创伤性脑损伤）意识清醒，能听从指令，可触及健肢桡动脉搏动。松开止血带后可改为加压包扎或应用止血剂/止血敷料止血，或采用钳夹结扎止血。注意在无截肢手术条件的救治机构松解已扎6小时以上（含6小时）的止血带时可能有肢体缺血或坏死组织产生的有害代谢物大量进入血循环，危及生命安全。

解救被重物挤压或废墟掩埋的伤员时应注意，如伤员肢体挤压超过6小时，应在挤压肢体近端扎上止血带后方可移除挤压重物。如舱室安全状况允许，伤员肢体或腹部挤压时间超过4小时，应在脱离挤压前开始输生理盐水1L，输液速度1~1.5L/h，脱离挤压后继续输液。如解救挤压肢体耗时长，可能危及伤员生命时，或毁损舱室危险，严重威胁伤员和抢救人员生命时，现场医务人员在完成申请截肢相关程序后，可在氯胺酮（2mg/kg）静脉麻醉下，紧急手术截除受压肢体。

伤员脱离仍燃烧的舱室时，应采取防止吸入性损伤的防护措施。搬运伤员可根据伤情和舱室环境，选择背、扶、抬、拖、架等方法。头、颈部钝性伤伤员须固定后再搬运；颈部弹/碎片伤伤员可在脱离舱室危险环境后再行颈部固定。移出坦克舱室伤员可用吊带经舱门吊出，或经车内安全门拖出。

一旦伤员处于安全环境，尽快控制肢体致命性出血、通气和张力性气胸减压等处置，及时开展容量复苏、镇痛和应用预防性抗生素。

首先，仔细检查尚未发现的出血部位，采取指压、加压包扎、应用止血剂或止血带等措施控制出血。对非主干动脉出血（桡动脉、尺动脉、胫动脉、腓动脉、颈外动脉、髂内动脉）或肢体严重毁损而无法保留者可实施钳夹或结扎血管止血。控制颈部、腹股沟、腋窝等处伤口出血时，应以指压短暂阻断血流后，局部应用止血剂或以止血敷料/绷带包扎。对广泛肢体软组织伤出血、骨盆骨折出血、肢体骨折伤员后送时可使用充气抗休克裤控制或减少出血。使用中需严密观察伤员呼吸、血压和肢体血供，如出现呼吸困难、血压下降和肢体严重缺血时应放弃使用。合并脑损伤、胸部伤时禁止使用充气抗休克裤。对躯干开放伤口出血，如直接压迫止血无效，可由伤口插入气囊导管充气止血。躯干伤内出血伤员后送应尽快送至可开展手术控制出血的救治机构。

其次，注意保持呼吸道通畅。对上呼吸道阻塞或近乎阻塞的伤员、昏迷的伤员采用仰头抬颏（无颈髓损伤者）或托下颌，插入鼻咽/口咽通气管。清醒伤员插管后可取保持呼吸道通畅的任何体位，昏迷伤员置于恢复体位（半俯卧位）。对插入口咽/鼻咽通气管但未改善上呼吸道阻塞症状时，应行环甲膜切开术。

对张力性气胸伤员可实施胸腔穿刺排气减压，采用大口径（14号）穿刺针（长度至少5cm），在伤侧锁骨中线第2肋间或腋前线4、5肋间穿刺排气。对于转运途中发生呼吸、心搏骤停的躯干爆炸伤、多发伤伤员须实施双侧胸腔穿刺，以排除张力性气胸存在，然后再实施心肺复苏。

采用制式夹板或就地取材，超关节固定长骨骨折、大关节伤、肢体挤压伤和大面积软组织伤。固定前后需检查肢体循环和神经功能状况，固定肢体松紧度以能触及远端脉搏搏动为限，避免包扎过紧造成肢体缺血。脊柱伤伤员须固定脊柱后方可后送，固定时须保持受伤脊柱生理弯曲。

如伤员出血已控制，可触及桡动脉搏动，神志清醒者不需静脉输液。有意识并可吞咽，无胸部、腹部伤的轻度失血性休克伤员可口服补液（生理盐水加1/2或1/3的水）。

以下伤员应在有条件时开展液体复苏：无头部伤的失血性休克伤员出现精神状态改变和/或外周动脉搏动减弱或缺失，且排除与张力性气胸、心脏压塞有关；疑因创伤性脑损伤发生精神状态改变的伤员出现外周动脉搏动缺失或减弱者。

伤员的致命性肢体大出血，气道阻塞和气胸等情况得到控制，脊柱四肢临时固定妥当后即应争取尽快后送，及时到有条件的救治机构，进一步完成内脏出血手术止血，伤口清创，重伤员损伤控制复苏等早期治疗。

（沈 岳 赖西南）

dìléi bàozhàshāng

## 地雷爆炸伤（land mine injury）

地雷爆炸造成的人体组织结构破坏或功能障碍。战时常见损伤，战后遗留地雷可致平民大量损伤。地雷是布放于地面或埋在地下，由目标触发或操纵起爆的武器，主要用于构成雷场，阻碍敌方行动，杀伤有生力量及破坏技术装备。可分为防步兵地雷、防坦克地雷和特种地雷。造成人员损伤者以防步兵地雷为多，分为两类：爆破型，以爆炸产物和冲击波直接杀伤人员；破片型，由雷体爆炸产生的飞散破片（钢珠）致伤，杀伤范围可达60m。爆炸瞬间产生的冲击波初速可达8 000m/s，压力可超过7kg/cm²，传至不同声阻抗的物质和组织界面时，可造成界面处骨骼和软组织破坏，发生骨折和软组织撕裂、剥离或毁损；还可使爆炸处的泥土、草屑、碎石及碎裂的骨折片形成继发投射物，造成组织损伤和污染。冲击波也可造成人员被抛掷而发生间接撞击损伤。爆炸时产生的火焰及热力可致局部组织烧伤，燃烧产生的有毒物质对人员也有损伤作用。国际红十字会（ICRC）将地雷爆炸伤分为三类。①人员直接踩踏触发地雷所致的损伤：以下肢伤最为常见，且肢体离断发生率较高。损伤程度与地雷装药量有关。轻者只有足部骨折、毁损或离断；重者可出现小腿，甚至大腿毁损、离断，断端不整齐，呈拖把状，并有严重的污染，有时伴有进行性出血。断端之上的软组织可有广泛的挫伤或撕裂伤，且常合并有会阴部损伤。②破片伤，主要由破片型地雷所致：多见于爆炸地雷附近人员。肢体离断较少，但颅脑、胸和腹部可有多处损伤，伤员体表可有深浅不

一的多处伤口，并伴有异物存留。③地雷在手或头部附近爆炸所致的损伤：常见于操作或排除地雷时。可发生手或上臂部分离断，颅脑及颌面部则常有严重的冲击波或破片损伤。地雷爆炸伤治疗原则包括迅速控制肢体剧烈出血（通常使用止血带），解除威胁生命的并发症，如呼吸道阻塞、张力性气胸和开放性气胸等。尽快后送伤员，早期进行伤肢清创，防止筋膜间隙综合征和气性坏疽的发生。早期抗感染、抗休克治疗。同时，仔细全面检查，确认其他部位损伤，并采取相应的措施处理。

（肖　南）

jíshù dànyàoshāng

## 集束弹药伤（cluster munition injury）

弹箱或弹药抛撒器抛掷或射出的小型爆炸性子弹药爆炸所造成的人员伤亡。按照抛掷或发射集束弹药的装置和平台的不同，可分为集束航空炸弹伤、集束炮弹伤。集束弹药可大面积杀伤地面人员或击毁装甲目标，伤员常多处、多部位中弹，伤情重。

1940年，纳粹德国空军空袭英国伊普斯威奇首次使用了称之为"蝴蝶炸弹"的集束炸弹，空投的每个弹药布撒器内有6～108枚子弹，每枚子弹药重2kg，致死半径10m，致伤半径100m。集束弹药杀伤面积大，效费比高，适合于对集群目标的攻击，第二次世界大战中及战后得到迅速发展。美国是世界上生产、使用集束弹药最多的国家。1991年海湾战争中，美军使用了6万～8万颗集束炸弹，子弹数量高达两千万枚。2003年，美军及多国部队在伊拉克投下1万余颗集束弹，内含2万颗子弹。

按照子弹药打击目标和杀伤

因素，集束弹药可分为以下类型。①杀伤弹：如英国BL-755、美国CBU-46、CBU-24B/B等，以爆炸后撒出大量钢珠杀伤集群作战人员。②反坦克/破坏装置弹：如美国MK-20、CBU-97、CBU-105等，以爆炸聚能效应形成的高温、高压金属射流或爆炸成型弹丸击穿装甲目标。③燃烧弹：爆炸时抛撒燃烧剂，以燃烧产生的火焰高温造成人员烧伤。④兼有穿甲、破甲和燃烧效应复合效应的复合效应弹：如美国CBU-87复合效应集束炸弹。⑤反坦克或反步兵地雷：如美国CBU-89/B集束弹，内有72颗反坦克地雷和22颗反步兵地雷，以炸药爆炸产物和冲击波毁伤坦克和杀伤人员。

集束弹药面杀伤效果突出。如美国CBU-87复合效应集束炸弹由202枚子弹药组成，在不同高度投掷，子弹药可覆盖400m²至28 800m²范围。集束弹药子弹药未爆率高（5%～30%），这与采用的机械引信故障率高以及子弹药着地状态有关，如投入松软的沙土中或挂在丛林树枝上引信未触发。投出的子弹药在弹体高速旋转中已解除引信保险，因而轻微的触动或碰撞未爆弹都可能发生爆炸，造成人员伤亡。截止到2003年2月，伊拉克、科威特平民死于1991年海湾战争遗留的集束炸弹人数已达1 600人，伤亡2 500人。

**损伤特点**　集束杀伤弹投下时常很密集，向四周飞散的钢球常造成落弹区人员多处受伤。据统计，负伤两处以上的占90%，两个部位以上的占70%。由于钢珠质量较轻，遇阻力迅速减速，故常存留体内而成为盲管伤，占70%以上。盲管伤的深浅不一，最浅的钢珠停留在皮下，深的可

停留在胸腹腔、脊椎管或脑实质内。近距离受伤伤员脏器损伤重，休克发生率高，现场死亡率可达30%。反坦克/破坏装置弹击中坦克、装甲车辆时，金属射流碎片、舱体破片、冲击波可造成舱内乘员破片伤、冲击伤。高温金属射流可引燃车内油料及其他可燃物，导致乘员发生烧伤。烧伤部位多分布在面、颈、手和前臂，除昏迷烧伤者外，皮肤烧伤程度较轻，大多为Ⅰ度或Ⅱ度。如伤员吸入火焰、烟雾，可出现急性呼吸道系统损伤和全身中毒症状。集束燃烧弹多采用油性燃烧剂，凝胶状的汽油/煤油液滴能较牢固黏附在皮肤上，且燃烧时间较长，可造成Ⅲ度以上的皮肤重度烧伤，并可累及肌肉、肌腱和骨骼，增加了治疗上的困难。紧靠火焰的人员，因吸入热空气和烟雾，可发生吸入性损伤。坦克、装甲车触雷爆炸时，舱内乘员常为多种致伤因素复合致伤，伤员除可能发生破片伤、冲击伤、烧伤外，装甲车辆整体抛掷、跌落时可造成加减速度伤，如软组织挫伤、骨折、胸腹腔脏器闭合性损伤等。反步兵地雷爆炸的爆轰波可造成足部和小腿毁损、断端不整齐，呈拖把状，污染严重，断端之上的软组织有广泛挫伤和撕裂。

**防治原则**　永备工事和各类简易工事均有防护作用。在防御工事上方加挂拦阻网或将工事建在树下，可部分拦阻集束炸弹触地爆炸。对未爆炸集束炸弹小弹严禁触动。一旦发现未爆炸的子弹药，应立即设置明显标记或增加警戒，由专业人员对未爆弹进行销毁。作战人员应用钢盔、防弹眼镜、防弹背心可减少颅脑、眼与躯干弹片伤。

救治原则与爆炸伤相同。集束杀伤弹常造成多处、多部位伤，盲管伤多见。因此应尽及时开展清创，切除坏死组织。对下述软组织伤可采取非手术治疗：仅伤及软组织，胸膜、腹膜无破裂，无主要血管伤；伤口出入口<2cm；无明显的空腔效应（伤腔最大直径未超过入口）；无明显感染征象。地雷伤、已有明显感染的伤口不宜开展保守治疗。体内弹片是否取出应根据异物大小、对机体功能的影响、远期生物学效应、技术条件等因素确定。在野战条件下无法开展X线检查时，不宜对远离伤道异物盲目探查和摘取，可留待后续治疗中酌情处理。反坦克/破坏装置弹击中坦克、装甲车辆时，舱内乘员冲击伤、烧伤、吸入伤发生率高。所有冲击伤伤员均应吸氧，对有急性呼吸衰竭症状者应行机械通气，适当限制输液量。对烧伤面积大于20%伤员应输入乳酸钠林格液或生理盐水。对有气道阻塞的吸入伤伤员应行气管插管或气管切开。集束燃烧弹所致烧伤较重，应尽快将伤员送至专科救治机构。现场抢救油性燃烧剂着火伤员时可采用较厚的棉织物大衣、衣服隔绝空气，防止凝固汽油胶状物四处飞溅。肢体触雷爆炸伤伤员伤情重，应开展损伤控制复苏，控制出血，稳定伤员生命体征，以便安全后送。在毁损肢体无法保全或危及生命时可实施截肢。抢救坦克、装甲车触雷爆炸伤员时，应尽快将伤员移出毁损舱室，在舱外安全区域急救。

（赖西南）

ránliào kōngqì zhàyào wǔqìshāng

**燃料空气炸药武器伤**（fuel air explosive weapon injury）　装填燃料空气炸药（FAE）的炸弹、炮弹、火箭弹等爆炸性武器战斗部所致爆炸伤。燃料空气炸药（fuel air explosive，FAE）为某些液态碳氢类化合物燃料与空气中氧充分混合后形成的新型爆炸物，采用FAE的常规爆炸性武器称之为燃料空气炸药武器。由于燃料空气炸药武器多采取航空炸弹的形式，故常称为燃料空气炸弹，此外也有油气弹、窒息弹、体积弹、云爆弹、热压武器等多种别称。

燃料空气炸药武器为一类新型冲击波增强武器。以往常规爆炸性武器主要采用TNT（三硝基甲苯）、黑索金（环三亚甲基三硝胺）等高爆速炸药为爆炸源，爆炸产生的冲击波超压虽然高，但爆轰持续时间短，冲击波超压衰减快，直接杀伤的范围有限，对人员的杀伤主要为爆炸抛掷或发射的弹片。20世纪60年代初美国、苏联率先开展了燃料空气炸药武器的研制。该类武器战斗部装填是易气化的燃料即液态碳氢类化合物，如甲烷、环氧乙烷、环氧丙烷、MAPP（甲基乙炔丙二烯和丙烷混合物）等。战斗部在目标区上空爆炸时，燃料被抛洒至空中，形成大面积的云雾状混合物（云雾区），而后云雾区被引爆，爆炸中心压力可达2~3MPa，爆轰持续时间较TNT等高爆速炸药高出几十倍，剩余燃料继续燃烧，产生温度高达1 500~2 000℃、体积大的火球。云雾区冲击波超压持续时间长，冲量大，爆炸威力相当于同质量的TNT的5~10倍，对人员的杀伤和对装备、工事破坏程度都居于现有炸药之首。美国军队1975年4月在越南春禄地区投下了120枚燃料空气集束炸弹CBU-55B，其爆炸当量相当于1枚1 000吨级的TNT当量的小型原子弹，摧毁了500多万平方米范围内所有地面建筑，人员伤亡惨重。燃料空气炸药武器爆炸需从周围空气中大量吸取氧气，可造成爆炸区空气氧含量显著下降，对人员有窒息效应。新一代的燃料空气炸药武器（温压武器）采用高爆速炸药、硝酸铵、硝酸铝等氧化剂和铝、镁、锆等可燃金属粉末混合的固体药剂，抛撒后形成含微小固体爆炸物的云雾燃料区，爆炸产生的冲击波超压和释放的热能都高于以往的燃料空气炸药。

**致伤特点** 冲击波超压、爆炸火球热力效应为燃料空气炸药武器主要致伤因素，其次是弹壳破裂产生的破片，飞溅的玻璃碎片、沙石等继发投射物，含有爆炸生成物的毒性烟雾等。在封闭或半封闭空间内爆炸时，冲击波超压会因为墙壁的反射而增强数倍，作用时间延长，造成的冲击伤、烧伤、高温烟雾吸入伤、窒息等均较开放空间爆炸更重，范围更大。由于云雾爆炸区内冲击波超压远超过100%人员致死压力值（1.3～1.7MPa），故该区人员少有存活，死亡者常见损伤有严重肺挫伤、肝脾破裂、胃肠破裂、冠状动脉气栓、严重听器损伤等，可伴有破片伤和皮肤烧伤等，直接死亡原因多为急性呼吸和循环功能衰竭。位于爆炸云雾区边缘的人员冲击伤程度较云爆区内轻，但可发生风动压引起的抛掷位移，伤员常有较严重的软组织、内脏器官的钝性裂伤、骨骼断裂。爆炸火球高温造成裸露皮肤烧伤程度常较引燃衣物等易燃物后发生的继发烧伤程度轻，伤员吸入高温烟雾可造成呼吸道水肿，气体交换障碍。燃烧产生的大量一氧化碳、一氧化氮、燃料气化物对呼吸、循环都有不同程度的毒性作用。燃料空气炸药武器的弹壳薄，弹片数量少，损伤范围有限，伤员投射物伤多以继发投射物伤为主。集束弹药爆炸或在坑道、工事等封闭环境爆炸时，爆区人员可由于较长时间缺氧窒息而发生群体死亡。

**防治原则** 密闭性能较好的坚固工事或坦克、装甲车对冲击波、火球高温有较好的防护效果，云雾区内堑壕、掩体等掘开式工事无法防护冲击波超压和火球热力所致损伤。作战人员应尽量减少体表裸露面积，避免火球烧伤。

救治原则与爆炸伤相同。了解战场上是否有使用燃料空气炸药武器的可能性以及伤员与云雾爆区的距离，周围环境及其破坏情况等。凡怀疑因空气缺氧引起窒息者，应尽可能移至爆区以外通风处。所有冲击伤伤员均应卧床休息，以减轻心肺负担，防止出血加重；对有急性呼吸衰竭症状者应行辅助通气，对有血、气胸或张力性气胸者，应行胸腔闭式引流；如疑有动脉空气栓塞，应尽快给予高压氧治疗；对输入液体的冲击伤伤员，应及时监测循环、呼吸功能，避免过快、过量输入液体加重心肺损伤。对有吸入性损伤者，应采取保持气道通畅措施，如插入口咽或鼻咽通气管、环甲膜切开或气管插管、气管切开等。以烧伤敷料或干燥、清洁布单覆盖包裹烧伤创面；口服或静脉输入平衡盐液、生理盐水。对弹片伤、继发投射物伤，应尽早实施清创；以生理盐水冲洗伤口是防止感染的有效措施。对闭合性内脏损伤要仔细检查，及早诊断，并及时采取相应的措施。对多发伤员救治要依据先救命和先重后轻的原则进行治疗，对于影响呼吸循环功能的患者优先进行处理。

（赖西南）

ruǎnzǔzhī huǒqìshāng
**软组织火器伤**（firearm wound of soft tissue） 枪支发射的弹丸和武器爆炸迸发的弹体破片击中机体软组织造成的损伤。从组织学角度来看，软组织包括了人体上皮组织、固有结缔组织、肌肉组织和神经组织，它们构成了机体的各种器官。硬组织特指骨组织，属特殊的结缔组织，是机体骨骼系统的基本成分。从解剖学角度来看，软组织泛指机体的皮肤、皮下组织、肌肉、肌腱、韧带、关节囊、滑膜囊、神经、血管以及大脑、心、肺、胃肠道、肝、脾、肾、胰腺、膀胱等器官。硬组织则特指骨骼。肌肉组织火器伤最具创伤弹道学特点，实际研究中常用明胶和肥皂来模拟。

**损伤类型** 软组织火器伤有以下分类方法和类型。按伤道形态可分为贯通伤、盲管伤、反跳伤、切线伤（图1）；按体表是否完整可分为开放性损伤和闭合性损伤；按致伤部位可分为颅脑伤、颌面颈部伤、胸部伤、腹部伤、骨盆部伤、脊柱脊髓伤、上肢伤、下肢伤、多发伤；按致伤因素分可分为单一伤、复合伤。

除投射物的物理特性外，软组织火器伤伤情与组织器官的结构和力学特密切相关。组织密度（比重）对伤情的影响最大，密度越高，损伤越重；其次是组织含水量，含水量越多，损伤越重；再就是组织弹性，弹性大的组织可缓冲能量，若不被直接击中，不会造成严重损伤。肌肉组织的密度大而均匀，含水量多，血管丰富，易于吸收和传递能量，故损伤较广泛。肝、肾的组织密度虽和肌肉相似，但质地脆，弹性较小，被击中时常出现放射状碎裂。血管的弹性大，若未被投射

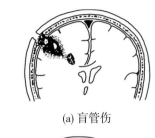

(a) 盲管伤

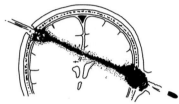

(b) 贯通伤

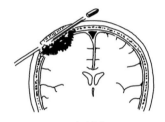

(c) 切线伤

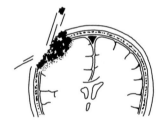

(d) 反跳伤

图 1　脑组织火器伤时的盲管伤、
贯通伤、切线伤和反跳伤

物直接撞击多不至断裂，但瞬时空腔和压力波的作用常使内膜损伤，并伴有血栓形成；如血管断裂，瞬间高压可将脂肪、组织碎屑、碎骨片甚至弹头压入血管而造成栓塞。脑组织含水量多，黏滞性大，易于传导动能，因而损伤广泛。脑组织由颅骨保护，但火器伤时颅骨碎片可沿弹头飞行的方向呈扇形扩散到脑组织深部，从而造成的损伤范围更大。脊髓的含水量和黏滞性与脑组织基本相同，被直接击中后也能造成较大范围的损伤。周围神经的弹性大，不被直接击中很难断裂，但

可发生鞘膜下广泛出血、束膜内严重出血、髓鞘断裂、轴索变性。肺的弹性大、密度小、含气多，若非投射物的动能很大，通常不会碎裂和大面积损伤，但其对冲击波非常敏感，容易发生肺冲击伤。胃、肠、膀胱为含有液体和气体的空腔脏器，可传播能量，容易造成远隔部位破裂和黏膜损伤。当空腔脏器充满内容物而发生贯通伤时，入口虽不大，但出口可形成巨大缺口，并造成远隔部位多处破裂。组织厚度和石膏、冬装等包裹物也与软组织火器伤伤情有关。

**临床表现**　软组织火器伤最主要的临床表现：①局部不同类型的伤道。②伤道周围的肌纤维出血、断裂和筋膜下血肿等。③因疼痛、失血、休克等引发的心跳呼吸加快、神经精神障碍等整体性表现。

**检查及诊断**　软组织火器伤的检查与诊断并不困难，但如何准确划分伤情和快速判断损伤程度却并非易事。掌握受伤史对检查与诊断有极大帮助，应尽可能掌握致伤武器的种类，受伤时间，受伤地点或地域，受伤部位，受伤后的意识和精神状态。伤道检查在软组织火器伤的临床诊断中占有非常重要的地位，通常根据伤道情况就可对损伤情况做出大致判断。检查伤道时，应注意伤道部位，伤道大小，伤道类型，伤道内容物。

软组织火器伤伤员的伤情一般都比较危急，特别是战时环境和批量伤员到达的情况下，对这类伤员进行体格检查时，应在严密的组织分工下，按一看、二摸、三测、四穿刺的程序对伤员进行快而不乱的检查，必要时可剪开妨碍检查的衣裤。一看：观察精

神状态、面部及结膜颜色、瞳孔大小、呼吸和损伤等情况；二摸：检查皮肤、脉搏、气管位置、腹部压痛及反跳痛、畸形和异常活动等情况；三测：测量血压和尿量；四穿刺：对疑有胸腹伤者立即进行胸腹腔穿刺。

**救治**　除对危及生命的情况进行紧急处置外，清创术是软组织火器伤初期外科治疗中最重要的基本措施。没有任何一种药物对软组织火器伤的治疗效果优于正确而完善的清创术。清创的目的是在细菌感染形成和侵袭人体组织以前，充分清除坏死、失活组织以及凝血块、异物等，以控制伤口出血，变污染伤口为清洁伤口，为争取伤口早期愈合创造良好的局部条件。但应注意，不同组织器官的清创原则不同，详见战伤清创术条目。

（李兵仓）

jīnshǔ yìwù cúnliú

**金属异物存留**（retained metal foreign body fragment）　战伤伤员软组织、体腔、关节腔内等部位存留的炮弹弹片、枪弹弹头或其他金属碎片。

**特点**　火器伤伤员受伤部位存留金属异物十分常见，以爆炸性武器弹片最多，其次是枪弹弹头及其碎片。受打击武器装备或装置崩脱的金属碎片也可能击中人体而存留在体内。金属异物可存留在皮下、肌肉、胸、腹腔脏器、脑组织、血管、关节腔等部位，这主要取决于金属异物的动能、形状、命中部位等因素。金属异物含有铁、铜、钢、铅、钨、铀等。如炮弹弹片以铁、钢、铜为主，穿甲弹破片多为贫铀或钨合金，破甲弹金属碎片射流为熔化的铜质药型罩，枪弹弹头为铅、铜、钢。武器装备或装置崩脱的

金属碎片多为铝、钢、铁等。

体内金属异物存留对人体结构、功能的影响取决于异物大小、位置、金属性质等因素。存留在手掌、足掌的金属异物可引起疼痛，在触摸物件或走动时更甚。关节腔内金属异物可造成软骨进行性机械损伤，炎症反应明显，关节僵直，难以完成弯曲运动。邻近大血管的金属异物可由于肌肉收缩发生移动，刺破或划破血管，引起大出血。长期存留体内的金属异物可侵袭血管管壁，引起假性动脉瘤或动-静脉血管瘘。进入血管内金属异物可随血流迁移，造成远端栓塞。据7 500例血管火器伤统计，弹头所致栓塞的发生率为0.3%。由于弹头或破片击中人体时将细菌带入体内，伤后早期存留体内金属异物感染发生率可高达50%左右。采取清创、冲洗、应用抗生素等抗感染措施后，感染率为2%~3%。

含有铅、贫铀、钨等重金属的破片、弹头，如较长时间存留体内，尤其与关节腔内的滑膜液接触时，重金属离子可释放入血，造成肝、肾功能损伤。存留体内的贫铀破片还有放射性辐射损伤效应，可引起致癌、致突变等严重生物学后果，如横纹肌肉瘤、胚胎发育畸变等。

**治疗措施** 包括金属异物摘除和针对金属异物毒性的治疗措施。

**金属异物摘除** 体内金属异物是否取出应根据异物大小、对机体功能的影响、远期生物学效应、技术条件等因素确定。手术取出时机可分为早期和晚期。早期取出多在火器伤清创手术中完成。如野战条件下无法开展X线检查，对远离伤道异物不宜盲目探查和摘取，可留待后续治疗中酌情处理。晚期取出多在医院内进行，见

于体表伤口已愈合，但异物存留造成的感染、功能障碍明显者。

手术适应证：部位较浅可以触及的异物；直径>1cm的异物；严重影响机体功能的异物，如关节腔内异物、脊髓内异物、位于眼前房的异物；位于大血管、神经干附近、重要脏器内或其邻近处，估计可引起继发损伤或不良后果者；异物周围发生感染，形成脓肿或窦道者；异物处受压时感觉疼痛，如手掌、足底、肘部表浅异物；异物刺激神经引起的神经根或感觉异常者。

异物定位方法：主要采取X线透视定出异物的相对位置。如在X线上定出异物至皮肤的最短距离后，垂直插针触及异物。如异物较深，可向异物插入第二根针，与第一根针呈90°。也可在异物距皮肤最近的一点处放一回形针或金属小圆圈，转动体位，在X线透视下使异物与回形针或金属圈重叠。恒磁对于距离2cm左右的表浅金属异物可显示其吸引力，可用于金属异物定位并协助手术中寻找异物，如将恒磁磁片尖端放到关节内，可直接吸出关节腔内游离异物。

针对金属异物毒性的治疗措施 定期监测伤员血、尿中重金属离子浓度，如持续升高，可采用螯合治疗，根据金属离子种类选用适宜的螯合剂，如氨羧型螯合剂（乙二胺四乙酸、乙二胺四丙酸等）、巯基螯合剂（二巯基丙醇、二巯基丁二钠、D-青霉胺等）等，与体内异常升高的金属离子形成稳定水溶性复合物，加速排泄。对出现肝、肾功能损伤的伤员进行对症治疗，应用保护肝功能的药物，碱化尿液，行全身支持疗法等。

（赖西南）

chōngjīshāng

**冲击伤**（blast injury） 冲击波直接或间接作用于机体而发生的损伤。其中，冲击波所致环境压力突然改变而导致的人体伤害，即超压和负压引起的损伤，被称为原发冲击伤，其主要受累器官为含气的肺组织、肠道和听器；而冲击波动能导致的继发投射物打击、倒塌建筑物压砸、人体被抛掷或发生位移等所致的损伤，被称为继发冲击伤，其主要病变为软组织撕裂、内脏挫撕裂伤和骨折等。冲击伤是核武器和常规爆炸性武器战伤中常见的伤类。1945年8月日本受原子弹袭击后的伤员中70%有冲击伤；俄罗斯第一次车臣冲突中，冲击伤的发生率为30%；越南战争中气浪弹伤员冲击伤的发生率为50.4%；在一组中国西南边境作战的炮弹和地雷炸伤伤员中，冲击伤的发生率为22.3%。平时冲击伤多见于爆炸事故或恐怖袭击。

与一般创伤不同，冲击伤具有伤情外轻内重、变化迅速等特点，且易被其他损伤所掩盖，导致漏诊、误诊和救治延误等情况发生。

**主要致伤参数** 冲击波主要通过超压、动压和负压作用致伤，其主要物理参数：①压力峰值。冲击波压力（超压、负压或动压）的最高值，是主要致伤参数，压力峰值越高，伤情越重（表1）。②正压作用时间。冲击波压缩区通过某作用点（如人的体表）所经历的时间。在一定时限内，正压作用时间愈长，伤情愈重（表2）。③压力上升时间。某作用点从开始受冲击波作用至达到压力峰值所经历的时间。在其他条件相同的情况下，压力上升时间越短，伤情越重。

表 1　压力值与伤情的关系（美国国家炸弹资料中心）

| 压力值 kPa（kg/cm²） | 伤情 |
|---|---|
| 34.5（0.352） | 少量鼓膜破裂 |
| 103.6（1.056） | 50% 鼓膜破裂 |
| 207.2 ~ 345.3（2.113 ~ 3.521） | 轻度肺损伤 |
| 522.4 ~ 690.6（5.633 ~ 7.042） | 50% 为严重肺损伤 |
| 690.6（7.042） | 个别致死 |
| 897.8 ~ 1 243.1（9.155 ~ 12.676） | 50% 致死 |
| 1 381.2 ~ 1 726.6（14.084 ~ 17.606） | 一般均致死 |

表 2　不同正压作用时间条件下造成 70kg 体重人员 24 小时死亡率的超压值（kPa）

| 正压作用时间（ms） | LD1 | LD50 | LD99* |
|---|---|---|---|
| 400 | 255.0 | 362.8 | 500.1 |
| 60 | 284.4 | 402.1 | 549.2 |
| 30 | 313.8 | 441.3 | 608.6 |
| 10 | 480.5 | 676.7 | 913.6 |
| 5 | 902.2 | 1 274.9 | 1 726.0 |
| 3 | 2 147.7 | 2 981.2 | 4 148.2 |

注：*LD1、LD50、LD99 分别代表 24 小时内的死亡率为 1%、50% 和 99%。

**特点**　冲击波超压可引起内脏出血、鼓膜破裂和听小骨骨折等病变，其中以含气的肺损伤最重，主要表现为肺出血和肺水肿，有时可发生血性肺大疱和肺破裂。脏胸膜撕裂可引起血胸或气胸。肺组织撕裂后，肺泡内的气体经破裂的小血管而进入肺静脉可导致气栓。冲击波动压可将人体抛掷而引起撞击伤或摔跌伤，造成骨折、内脏出血、软组织挫伤。负压也可产生类似于超压所致损伤，如肺出血、肺水肿等。压力下降速率、负压峰值和负压持续时间是负压主要致伤参数，其中以负压峰值最为重要。单纯的超压致伤时，体表多完好无损，但常有不同程度的内脏损伤，即呈现外轻内重的特点。当冲击伤合并其他外伤时，体表损伤常很显著，此时内脏损伤却容易被外伤掩盖，而决定伤情转归的却常是严重的内脏损伤。如对这一临床特点缺乏认识，易造成内脏冲击伤的漏诊而贻误伤员的救治。冲击伤伤情发展迅速：重度以上冲击伤伤员，伤后短时间内可出现一个相对稳定的代偿期，此时生命体征可维持正常，但不久会因代偿失调和伤情加重而使全身情况急剧恶化，尤其是有严重颅脑损伤、两肺广泛出血、水肿、内脏破裂和空气栓塞的伤员，伤情发展更快，如不及时救治，伤员可迅速死亡。

水下冲击伤：由水雷、鱼雷、深水炸弹等水中兵器或导弹、航弹等水下爆炸产生的冲击波对水中人员的直接损伤。水的密度约为空气的 800 倍，可压缩性仅为其 1/10 000。水中声速（20℃时为 1 437m/s）约为空气中声速的 4 倍。水下爆炸形成的冲击波能量大，传播速度比空气冲击波快得多。同质量爆炸物水下爆炸与空气中爆炸相比，总体伤情也更为严重。水下冲击伤最常见肺、胃肠道损伤；含液脏器如膀胱、胆囊等损伤发生率低，且损伤程度轻；极少发生体表外伤和骨折；颅脑损伤多较轻。水下冲击伤伤员的死亡率多在 40% ~ 70%，有的报告达 80%，而气体冲击伤时多在 20% 以内。

固体冲击伤：通过固体（如舰艇甲板或坦克的装甲等）传导的冲击波作用人体而产生的损伤，以下肢骨折与关节损伤为主，损伤部位与体位密切有关。站立时易发生下肢损伤，包括骨折和血管损伤，且损伤多偏于足着地的一侧；坐位时易发生脊柱损伤，表现为脱位、脊柱压缩性骨折等。内脏损伤以腹腔实质脏器损伤为多见，其中以肝、脾等实质脏器损伤较为多见，胃肠道、肺、心、脑等器官也可发生损伤。在固体冲击波作用下人员常被抛起或发生水平方向移位，可发生撞击伤。

**救治原则**　冲击伤的诊断依靠伤史、临床症状和 X 线等辅助检查。肺冲击伤伤员受伤后常有胸痛、胸闷或憋气感，严重者呼吸减弱、暂停或呼吸急促、呼吸困难，咯血或血痰，口、鼻部流出血性泡沫样或血性液体，胸部叩诊时发现局部浊音，听诊时有呼吸音减弱，并可闻及较广泛的湿啰音；胸部 X 线片可见肺有片状或云雾状阴影，显示气胸、血胸等；重度以上肺冲击伤，常有动脉血氧分压（$PaO_2$）明显下降。肺冲击伤的治疗包括充分休息、保持呼吸道通畅、吸氧，必要时行机械辅助通气。防治肺水肿的措施包括给予脱水、利尿和强心药物，早期大剂量应用类固醇皮质激素，补液时应避免输入大量晶体液和输入速度过快。严重肺破裂伴大出血时，应立即手术，缝合肺裂口或做肺叶切除术。此外，全身应用抗生素以预防肺部感染。对出现脑卒中、心肌梗死、失明、失聪、急腹症、脊髓伤、跛行的伤员，应高度怀疑肺泡－静脉瘘所致的空气栓塞。如有条件，伤员可用面罩或气管插管吸高浓度氧，取头低左侧卧位后至有高压氧治疗条件的医疗机构。听器冲击伤临床症状和体征主要表现为耳聋、耳鸣、眩晕、耳痛和头痛等。其他症状和体征包括恶心、呕吐、头痛和外耳道排出血性浆液或脓性液等。治疗的关键在于防治感染和促进鼓膜愈合。有内出血或严重内脏破裂者需手术治疗。其他治疗与一般创伤相同。

（周继红　赖西南）

chōngjībō chāoyā sǔnshāng

## 冲击波超压损伤（blast overpressure injury）

冲击波超压作用于机体而产生损伤。是冲击波致人体损伤的最主要原因。冲击波在空间运行过程中，其前沿空气被迅速压缩，形成冲击波外层的压缩区。在压缩区内，空气被压缩而密度大为增加，故该区域内的压力超过环境大气压，超过环境大气压的那部分压力称为超压（overpressure）。冲击波压力曲线见图1。

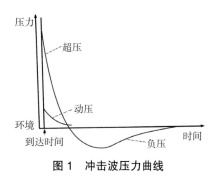

**图1　冲击波压力曲线**

**作用过程**　随着冲击波压缩区（前沿为一层厚度约0.025mm的波阵面）迅速向外扩张，压力值迅速超过环境大气压力达到最高点，随即很快回落至环境

大气压力水平。从超压开始上升到回落至环境大气压所经历的时间为超压持续时间。从开始受到冲击波作用至压力峰值所经历的时间为压力上升时间。超压又分为两种。①入射超压（incident overpressure）：或称入射压，是冲击波在空间运行中未遇到障碍物时的超压，与冲击波波阵面前进方向呈90°时，其压力值最高。②反射超压（reflected overpressure）：或称反射压，是冲击波运行中遇障碍物发生反射后的超压。反射超压的大小取决于入射超压、冲击波运行方向与障碍物表面间的夹角等因素。入射压越大，反射压增加的倍数越大（通常为入射压的2～9倍）。

**意义**　冲击波超压的致伤能力与其压力峰值、上升速度和持续时间密切相关。压力峰值是主要致伤参数，压力峰值越高，伤势越重。在一定时限内，正压作用时间愈长，伤势越重。而在其他条件相同的情况下，压力上升速度越快，即上升时间越短，伤情越重。

（周继红）

chōngjībō dòngyā sǔnshāng

## 冲击波动压损伤（blast dynamic pressure injury）

冲击波动压作用于机体而产生损伤。在炸药爆炸或核爆炸产生的冲击波运行过程中，随着其压缩区向外的迅速扩张，在前沿形成由爆心向外的高速气体流动的波阵面，其压力值高于环境大气压力，形成压力差，产生由爆心向外的高速气体流动，这种高速流动气体产生的冲击力称为动压（dynamic pressure）。冲击波在爆炸后的瞬间，其动压传播速度可达每秒数千米，随着距离的增加，波阵面的压力值迅速下降，传播速度也

迅速减慢，但作用时间却有所延长。冲击波的动压通常是由爆心向外方向的，但在受到障碍阻挡形成反射或折射时，动压方向可有改变。冲击波的动压导致人员抛掷位移、继发的撞击损伤等，导致严重的内脏和体表软组织损伤，甚至造成立即死亡。常见的损伤有肝脾破裂、肺出血水肿、心肌出血、胃肠出血、四肢骨折、肋骨骨折等。动压还可使环境中的石块、建筑物碎片等成为二次投射物，导致人员的损伤。

（周继红）

chōngjībō fùyā xiàoyìng

## 冲击波负压效应（underpressure effect of blast wave）

冲击波负压导致的机体组织器官损伤效应。冲击波的负压紧随在超压之后，与超压相比，其峰值较小，以往很少注意，但可导致肺出血和肺水肿等。冲击波负压下降速率、负压峰值和负压持续时间与负压致伤作用有关，其中负压峰值最为重要。多数组织器官承受挤压的能力远大于承受牵拉的能力。

冲击波负压通过机体时，含气的组织迅速扩张，产生强的牵拉力，导致组织结构撕裂。迅速扩张的肺组织急速撞击胸壁也是负压引起肺损伤的机制之一。有研究表明，-47.2～-84.0kPa的冲击波负压即可导致大鼠发生轻度至极重度肺损伤。

（周继红）

chōngjībō nèibào xiàoyìng

## 冲击波内爆效应（implosion effect of blast wave）

冲击波超压通过含有气泡或气腔的液体介质时其气体成分被迅速大比例压缩，超压通过后体液内被压缩的气体极度膨胀而造成组织损伤的效应。

冲击波超压波经过含气组织（如肺泡组织、胃肠含气的肠段）时，由于组织实体和液体部分基本不可压缩，而气体部分受到四周高压的作用，迅速被大大地压缩，体积极度缩小；冲击波超压通过以后被压缩组织周围的压力很快恢复到正常，甚至低于环境大气压力，组织内被压缩的高压气体迅速极度膨胀，呈放射状向四周传播能量，使包绕在气体周围的组织受到极大的牵拉，使组织被撕裂、破碎、出血。内爆效应是冲击波导致肺、肠道等含气器官损伤的重要机制之一。若能有效预防或减轻含气组织的压缩量、压缩速度及随后组织的膨胀速率和程度，都能预防和减轻人体遭受冲击波伤害的程度。

（周继红）

chōngjībō yāchā xiàoyìng

## 冲击波压差效应（pressure difference effect of blast wave）

冲击波作用于人体时因组织两侧的压力差所致的损伤效应。冲击波经过人体的过程中，因传播过程和途径不同，冲击波会在一些组织器官的两侧形成巨大的压力差，使组织发生变形、撕裂等。例如，冲击波超压在鼓膜内外造成的压力差可使鼓膜破裂，肺内液体部分（血管内血液）和气体部分（肺泡内气体）的压力差可使微血管撕裂。当血管壁内外存在压力差时，超压可迫使气体通过血管破裂口进入血管腔，形成气栓。冲击波的压差效应是冲击波导致人体某些特殊部位损伤的主要机制。

（周继红）

chōngjībō guànxìng xiàoyìng

## 冲击波惯性效应（inertia effect of blast wave）

冲击波作用于密度不同而又相互连接的组织后，因组织惯性差异而造成的不同密度组织相互连接处的损伤效应。

受到冲击波作用时，密度低的组织，其加速度高于密度大的组织，两者间将产生剪切应力；冲击波通过后，密度高的组织保持惯性的能力高于密度低的组织，此时又产生反方向的剪切应力。这种在密度不同的组织界面上产生的剪切应力将导致不同密度组织连接部位的撕裂损伤。

冲击波的惯性效应是导致不同密度组织连接部撕裂、出血的重要机制，常导致肋间组织与肋骨连接部、肠管与肠系膜连接部、气管与肺泡连接部等密度差异较大的组织连接部的撕裂和出血。

（周继红）

lúnǎo chōngjīshāng

## 颅脑冲击伤（craniocerebral blast injury）

冲击波作用所致颅脑损伤。其中，冲击波直接作用所致颅脑损伤被称为原发性颅脑冲击伤（primary craniocerebral blast injury），其轻者仅见脑膜及脑实质血管充血或点状出血，重者可见颅底出血和脑气栓存在；冲击波继发效应所致颅脑损伤被称为继发性颅脑冲击伤（secondary craniocerebral blast injury），主要为冲击波引起的固体物质抛掷撞击或颅脑碰撞于坚硬物体造成颅骨骨折、硬膜外和硬膜下血肿、脑挫伤和脑水肿等，是颅脑冲击伤中最为多见的伤类。

**临床表现与诊断**  常见的临床表现为持续数分钟或更长的意识丧失，伴有头昏、惊恐、失眠等神经精神症状，重者可出现共济失调和抽搐等脑血管气栓征象；脑实质损伤可出现颅内压增高或定位症状。晚期可有记忆力下降等神经衰弱症状。诊断主要依据

外伤史、临床症状和体征，CT和B超检查有助于颅内血肿的诊断。

**救治**  轻伤员的治疗主要为镇静、镇痛、卧床休息；怀疑有颅内血肿时应严密观察，症状加重时应钻孔探查，发现血肿时需及时清除，彻底止血，以减轻颅内压力；有脑水肿时可用脱水疗法，无效时改用手术减压；对昏迷伤员要注意呼吸道护理，防窒息和肺部并发症。开放性颅脑伤应及时处理创口，防治休克和感染，具体方法与一般创伤时相同。

（周继红）

tīngqì chōngjīshāng

## 听器冲击伤（auditory apparatus blast injury）

冲击波所致听器损伤。听器是对冲击波最敏感的靶器官之一。

**损伤特点**  外耳冲击伤主要表现为出血、流液或发生耳郭机械性损伤。中耳冲击伤主要表现为鼓膜充血、出血、穿孔，鼓室积血，听小骨脱位和骨折。鼓膜破裂好发于紧张部的前下象限或中央部，破裂口常呈裂隙状，也可呈三角形、圆形、卵圆形、扇形或肾形。听小骨损伤通常伴有大的鼓膜穿孔，但鼓膜完好的情况下仍可能发生听小骨的骨折或脱位；最常见的听小骨损伤是锤骨柄中央脱位和砧锤关节撕裂，其次是砧镫关节分离和镫骨上部骨折。

内耳冲击伤多伴有中耳的损伤，但弱冲击波也可在没有损伤中耳的情况下造成内耳损伤；内耳冲击伤包括耳蜗表面结构和毛细胞损伤、耳蜗血管纹损伤、耳蜗毛细胞传入和传出神经末梢的损伤、前庭器损伤等。

**临床表现**  听器冲击伤主要表现为耳聋、耳鸣、眩晕、耳痛、头痛、排液等。听器冲击伤伤员

的听力损失可能是暂时性的阈移、也可能是永久性的阈移，听力损失多在 30～50dB。通常，阈移在 40dB 以内者，恢复较快，产生暂时性阈移；而阈移在 40dB 以上者，恢复较慢，并可能残留永久性阈移；有 30% 的冲击伤伤员可发生永久性听力损失，其原因是毛细胞完全损害，迷路瘘或外淋巴瘘，基膜破裂等。大多数听器冲击伤均有耳鸣，且持续时间较长，中耳损伤时常为单侧，内耳损伤时，则多为双侧。眩晕以中耳损伤时较常见，但持续的时间比较短，数分钟至数小时不等，内耳损伤时不常见。少数伤员可发生一时性的恶心、呕吐或前庭功能障碍等症状。

**诊断** 主要依据受冲击波致伤的病史和相应的症状体征，耳镜检查及听力测定更有利于确诊。采用听性脑干反应测定可评价冲击伤后听力损失的类型及其预后。

**救治** 中耳冲击伤的治疗，关键在于防止感染和促进鼓膜愈合。禁止向中耳滴注油液和冲洗；防止水灌入耳内；勿用力擤鼻；预防性给予抗生素。中、小型的鼓膜穿孔，多在 2～3 周内自行愈合，较大的破裂则难以愈合，如伤后 3 个月破裂部仍无变化，则表明不能自行愈合。鼓膜破裂经 6 个月观察仍不能自愈者应进行鼓膜成形术。内耳损伤时，可给予地塞米松、磷酸川芎嗪、低分子右旋糖酐、维生素 $B_1$、维生素 $B_{12}$、山莨菪碱等。给予高压氧或高浓度氧吸入，对防治压力波引起的耳蜗及听觉中枢损伤有明显的改善作用。

（周继红）

xīnzàng chōngjīshāng

## 心脏冲击伤（heart blast injury）

冲击波所导致心脏损伤。心脏冲击伤分为原发和继发两种。心脏原发冲击伤由冲击波超压直接损伤心脏，发生率较肺损伤低，程度亦较轻，但重度冲击伤时常因大量血液突然流进右心而致其扩大。心脏继发冲击伤是因冲击波动压抛掷、撞击造成的心脏创伤，其主要病变为心壁出血，心肌纤维断裂或坏死；出血多发生在心内膜下，重者可累及肌层和外膜下；心肌纤维断裂多见于早期死亡的动物，经一定时间后可变为心肌坏死，坏死多见于右心室。

轻度心脏冲击伤（如心内膜下小片状出血）常无明显的症状和体征。冠状动脉供血不足可有心前区剧痛、胸闷、憋气感、出冷汗等冠状血管功能不全症状。严重者可发生急性左心衰竭，表现为突发性端坐呼吸、发绀、咳泡沫样或粉红色痰，两肺布满干性和湿性啰音等。冠状动脉气栓者可出现急性心肌梗死的各种征象，如心区剧痛、休克、左心衰竭、心尖区第一心音减弱或可听到舒张期奔马律。

依据受伤史、临床征象、心电图可诊断心脏冲击伤。血生化检查可见血清谷草转氨酶、肌酸磷酸激酶（CPK）及其同工酶（CPK-MB）活性增高。

心脏冲击伤常伴有更为严重的肺损伤，治疗时着重于保护心肺功能，如给予增加心肌收缩力的强心药物、利尿剂、脱水剂等。高压氧对冠状动脉气栓有较好的治疗作用。

（周继红）

fèichōngjīshāng

## 肺冲击伤（lung blast injury）

冲击波所致肺损伤。肺是最易受冲击波损伤的靶器官之一，病理改变主要为肺出血，其次为水肿和气肿，有时可发生肺破裂。肺冲击伤的出血由斑点状至弥漫性不等，重者可见相互平行的血性肋间压痕及肺实质内血管破裂而形成的血肿，甚至肺广泛的出血水肿实变。通常肺出血以朝向爆心的一侧和双肺下叶更明显。水肿常与出血同时存在，轻者为间质性，重者为间质性和肺泡性的混合性肺水肿。严重肺水肿者，气管和支气管腔内可见大量血性泡沫样液体，甚至在支气管和气管内形成血性栓子。脏胸膜撕裂可引起血胸或气胸。肺组织撕裂后，肺泡内的气体经破裂的小血管而进入肺静脉可导致气栓。

**临床表现** 因伤情而异。轻者仅有短暂的胸痛、胸闷或憋气感；稍重者可出现咳嗽、咯血或血丝痰，少数患者可出现呼吸困难，听诊有时可闻及散在的湿性啰音；严重者可出现明显的呼吸困难、发绀及口鼻部流出血性泡沫样液体，叩诊时发现局部浊音，听诊时有呼吸音减弱，并可闻及较广泛的啰音。肺冲击伤的临床征象在伤后 24～48 小时内可能会有所发展，有的伤员可发展成为急性呼吸窘迫综合征。

**诊断** 根据伤员的受伤史、临床征象、胸部 X 线片和 CT 检查一般均可作出正确诊断。肺冲击伤伤后立即就可以在 X 线胸片上显示出片状或云雾状阴影，X 线胸片还可显示气胸、血胸和空腔脏器破裂所致的膈下游离气体等证据；CT 对肺冲击伤的出血和水肿范围、程度以及发展的判断更为敏感和精确；其他如肺分流量测定、动脉血气分析、超声波检查，对判定肺冲击伤伤情方面均有一定帮助。

**救治** 重点注意以下问题。

**卧床休息** 疑有肺冲击伤的患者，都应卧床休息，以减轻心肺负担，防止伤情加重。冲击伤后早期剧烈活动可加重肺损伤，增加死亡率。

保持呼吸道畅通 有呼吸困难者应保持半卧位，气管和支气管有分泌物时，应及时吸出；有支气管痉挛者，可作颈部迷走神经封闭，或给予氨茶碱等支气管解痉药，以降低气管阻力；如有严重上呼吸道阻塞或有窒息危险时，应早做气管切开术。

吸氧 对有呼吸困难或氧分压有降低趋势的伤员，应用鼻插管或面罩吸氧。如吸氧仍不能纠正氧分压降低，全身缺氧情况也未见改善，达到以下任何一种情况时，则需采取机械辅助呼吸。①呼吸频率 > 40 次 / 分钟。②二氧化碳分压（$PaCO_2$）> 6.67kPa。③氧分压（$PaO_2$）< 8.0kPa。④肺内分流 > 15%。

机械辅助呼吸 冲击伤后肺潮气量变小，呼吸道阻力增加，肺顺应性降低，一般可采用间歇正压呼吸（IPPB），以提高有效肺泡通气量，减少生理无效腔和肺分流量及呼吸做功，改善氧合作用；可采用高频射流通气疗法，它提供的潮气量和气道压力都较低，有助于降低气栓的危险性。

高压氧 对于有气栓的伤员，可在高压氧舱内给予 6 个大气压的高压气（其中氧不超过 2.5 个大气压，以防对肺、脑的毒性效应），持续 2 小时，继之用 36 小时减压。

防治肺水肿和保护心功能方法与一般肺水肿和心功能不全的处理相同，可给予脱水、利尿和强心药物。早期大剂量应用类固皮质醇激素对冲击伤所致的间质性肺水肿有较好效果。

防治出血和感染 为防止继发性出血，可酌情给予止血剂，如对羧基苄胺、卡巴克洛等；如有严重肺破裂伴大出血，应立即手术，缝合肺裂口或行肺叶切除术；全身应用抗生素以预防肺部感染。

镇静镇痛 为减轻疼痛和烦躁不安，可用针刺、肌内注射哌替啶等镇静镇痛，胸壁疼痛者可作肋间神经封闭；伴有脑挫伤者禁用吗啡。

输血输液 如合并有外伤、失血引起低血容量时，需及时输血输液。多用血液或胶体溶液进行复苏，少用晶体溶液，输液的速度也不宜过快。如有条件，可行中心静脉或肺动脉插管，以监测血流动力学的变化。

防治弥散性血管内凝血 严重肺冲击伤可并发弥散性血管内凝血和低血钾，此时可酌情输注新鲜血浆、冷冻血细胞和血小板，并予以其他治疗措施。

（周继红）

fùbù chōngjīshāng

## 腹部冲击伤（abdomen blast injury）

冲击波所致腹部脏器损伤，以胃肠道和肝脾损伤多见。肝脾破裂的发生率与动压值大小及动物位移的距离有直接关系。胃肠道常见损伤为浆膜下出血，其次是黏膜层出血、浆膜面撕裂、浆膜下血肿，以至胃破裂和肠壁多处穿孔。胃损伤的发生率较低，结肠损伤较小肠更多见，以横结肠与乙状结肠的损伤多。肝脾的主要病变为被膜下出血、血肿、破裂以至碎裂。肝破裂有两种类型。①轻型：仅有数个浅层裂口，表面附有少许纤维蛋白及血凝块，裂口周围的被膜下也常有少量出血，裂口方向不一。②重型：破裂口较多较深，有的破裂口呈哆开状，部分肝被膜已撕脱，少部分肝组织呈豆渣样。腹部的含液脏器（如膀胱、胆囊、肾盂）也可发生冲击伤，但远不如含气脏器那样多见，病变为黏膜出血，充盈时可因腹壁直接受压而使膀胱破裂。

临床表现 因损伤部位及伤情而不同。①腹痛：最常见，多在受伤时突然发生，好像腹部被踢了一脚。轻度挫伤的伤员，3～4 天后症状逐渐消失；内脏破裂的伤员，短暂缓解后腹痛常再次发作，腹痛开始多出现在损伤部，继而弥漫至全腹。上段肠管和胆囊等穿孔时，溢出的内容物刺激性较强，故易引起弥漫性剧痛；结肠穿孔时，溢出的内容物刺激性较小，故疼痛较轻，且较局限。有的伤员当腹内出血或游离气体聚集于膈肌下时，会出现剧烈的颈部或肩部放散痛。有的伤员也可出现睾丸放散痛。②恶心呕吐：近半数腹部冲击伤伤员伤后有恶心和呕吐，短暂或持续不等。③休克：因腹腔内大量出血或严重的弥漫性腹膜炎可产生休克。内出血引起的休克，其严重程度与出血量大体一致，但在出血代偿期内，可不出现休克症状；腹膜炎引起的脓毒性休克，腹膜刺激征表现更为突出。④腹膜刺激征：内脏破裂的伤员可出现压痛、反跳痛、腹肌强直等腹膜刺激征。因内出血而引起腹膜刺激征者一般均较轻，肝破裂时因有胆汁溢出，腹膜刺激症状比脾破裂时重；胃和小肠穿孔时腹肌强直多较严重。⑤其他：肾脏和膀胱损伤可发生血尿，持续数天之久。肠黏膜损伤或肠穿孔可出现暗紫色或黑色血便；直肠有鲜血流出表明结肠或直肠损伤；肠穿孔可出现膈下积气、气腹和肝浊音界消失，同时可有肠鸣音消失、脉频、体温增高和中性粒细胞增多。盆腔脏器损伤可刺激直肠而有频繁的便意。

**诊断** 依受伤史、临床征象和辅助检查就可确定。如仍不明确，可继续观察或行剖腹探查术。下列辅助检查有助于诊断。① X 线检查：如发现有气腹，可确诊有胃肠道穿孔，但无气腹也不能否定胃肠道穿孔。X 线片上显示肾外形和腰大肌阴影模糊提示腹膜后血肿；脾阴影扩大，胃大弯由左移向中线，或出现凹陷状阴影，提示有脾破裂。怀疑肾及输尿管损伤时，可用静脉肾盂造影。有条件时，可采用经股动脉插管进行选择性造影，此法对诊断肝、脾、肾、血管等损伤有一定价值。② 诊断性腹腔穿刺术：怀疑有闭合性腹腔脏器损伤时可行此检查，如抽出血性液体即为阳性。此法简便，对闭合性创伤其阳性率可达 83% ~ 97.7%。③ 诊断性腹腔灌洗术：当腹腔内积血或渗液较少时，腹腔穿刺常为阴性，此时可采用灌洗术。若灌洗液呈淡红色，或镜下红细胞计数 > $0.1 \times 10^{12}$/L，或白细胞计数 > $0.5 \times 10^9$/L，或灌洗液中有细菌、胆汁、蔬菜纤维，则为阳性。④ B 超检查：此法简便、迅速、非侵入性，可在床旁进行，亦可反复动态观察，对肝、脾、肾、胰等实质性器官损伤和腹膜后血肿、腹内气体、液体的存在均有较大诊断价值。⑤ CT 检查：此法对实质性脏器损伤有较大诊断价值，在伤员血流动力学稳定而诊断不明确时，可考虑采用。⑥ 导尿：怀疑有膀胱损伤应作导尿检查。如导出的尿液澄清无血，表明膀胱无损伤；如有大量血尿，提示膀胱、输尿管或肾有损伤；如无尿导出或仅有少量血尿，可从导尿管内注入 50 ~ 100ml 无菌等渗液，数分钟后

再吸出，如吸出量明显少于注入量或带有血液，证明有膀胱破裂。⑦ 生化和血液检查：血清谷丙转氨酶活性在肝破裂后 2 小时内就急剧升高，伤后 12 小时可达伤前的 2 ~ 5 倍，伤后 72 小时仍维持在较高的水平。早期测定谷丙转氨酶对诊断肝破裂有一定意义。血常规检查对诊断也有帮助。发生进行性内出血时，血红蛋白逐渐下降；有腹膜炎时，中性粒细胞剧增，并有核左移。

**救治** 腹部冲击伤的治疗原则主要包括：未确定诊断前不要经口给饮食。有麻痹性肠梗阻者，在有效肠蠕动恢复以前，需持续进行肠内减压。对于未穿孔的腹内损伤伤员，经保守治疗后症状迅速缓解时，仍应观察 1 周左右，注意有无迟发性穿孔的征象，对于曾有血便的伤员尤其要注意。需手术者，应尽早进行。因腹内实质性脏器损伤或大血管损伤而发生休克时，应边抗休克边手术止血。对未合并空腔脏器损伤的伤员，可将腹腔内出血收集起来，经滤过后行自体血回输。若空腔脏器破裂，其内容物流入腹腔，刺激腹膜后引起休克，需直至收缩压回升至 12kPa，脉压大于 2.7kPa 再进行手术。

（周继红）

shuǐxià chōngjīshāng

**水下冲击伤**（underwater blast injury） 水面以下爆炸产生的冲击波所致水中人员损伤。为冲击波的直接损伤。首次有记录的水下冲击伤发生于第一次世界大战。第二次世界大战中，该类伤员超过 1 500 人。水的密度约为空气的 800 倍，且无明显压缩性，故冲击波在水中传播速度为空气冲击波的 3 ~ 4 倍，且传播距离远，也无典型的压缩区与稀疏区之分。水

下冲击波的杀伤范围大，致伤严重，含气脏器比含液脏器损伤重。肺和肠道为主要损伤靶器官。肺损伤可有肺泡破裂、出血，表现为咳嗽、咯血、呼吸困难，甚至窒息；肠道损伤多为淤血、血肿，甚至撕裂、穿孔。头部损伤较少，肺撕裂伤可造成脑血管气栓。体表外伤和四肢骨折极少发生，外轻内重的伤情特点更为明显。该伤治疗与空气冲击伤相似。

（周继红）

gùtǐ chōngjīshāng

**固体冲击伤**（solid blast injury） 冲击波经固体传导作用于人体而造成的损伤。冲击伤之一。多发生于舰艇和装甲车辆内人员，通常由水雷、深水炸弹或地雷引起。经固体传导的冲击波振幅较小，但加速度很大，作用时间短，常在数毫秒内。该伤以下肢与关节损伤为主，可发生跟骨、趾骨、胫骨下端、腓骨下端骨折或踝关节损伤，以跟骨骨折较常见。冲击加速度可使内脏器官位移和变形，致伤器官与骨骼、韧带、肌肉之间或器官之间发生碰撞、挤压或牵拉而引起脏器损伤，常见于肝、脾实质器官损伤。冲击波经固体传导时还可导致人员被抛掷或水平方向移位，撞击周围物体而发生间接性损伤，包括软组织挫伤、骨折或脑震荡等。固体冲击伤的发生通常与人员体位有密切关系。站立时易发生下肢伤，如骨折和血管损伤，且损伤多偏于足着地一侧；坐位时易致脊柱损伤，可出现脱位或脊椎压缩性骨折等。

（肖　南）

gāoyuán chōngjīshāng

**高原冲击伤**（plateau blast injury） 高原地区冲击波所致人员损伤。与平原冲击波相比，高原冲击

波传播速度稍慢，超压峰值略低，正压持续时间较长，冲量稍大。

随海拔高度升高，机体对冲击波的耐受性降低，表现为冲击伤的伤情更重，死亡率升高。主要表现：①肺损伤发生率高。同平原冲击波一样，肺仍是高原冲击波致伤的靶器官。在同样强度冲击波暴露条件下，高原地区肺损伤的发生率较平原地区明显增高。②伤情重。在高原地区和平原地区经受同样冲击波强度暴露，高原地区的生物不仅肺损伤的发生率较平原地区高，而且肺损伤程度更重，大致可加重 1～2 级，且随海拔高度升高，这种加重效应更为明显。③死亡率升高。经受同样强度冲击波暴露，在平原 6 小时死亡率接近于零的中、重度冲击伤，到海拔 3 000 米左右高原时，其死亡率可高于 7%；到海拔 5 000 米左右高原时，其死亡率可高达 30% 以上。随海拔高度升高，冲击伤的死亡率逐渐升高。

在常规冲击伤治疗的基础上，加强对肺出血水肿的监测和治疗，采用高压氧治疗结合山莨菪碱 1mg/kg 和地塞米松 1mg/kg 治疗，可明显改善氧分压（PaO$_2$），提高存活率。

(周继红)

fángdàn zhuāngjùhòu xìngshāng

## 防弹装具后钝性伤（behind armour blunt trauma, BABT）

枪弹或破片等投射物未穿过防弹装具时对人体造成的非穿透性损伤。又称防护后效应。多见于枪击或爆炸时。防护装具通常为防弹衣（背心）、防弹头盔、防爆服等。在采用高性能纤维制成的软体防弹衣应用不久后，1978 年，即出现了第一例防弹衣未被击穿，但其使用人员却因钝性损伤入院治疗的伤例。20 世纪 90 年代，随着

12.7mm 口径武器的采用，尽管穿着了防弹衣，仍有士兵因钝性损伤死亡。进入 21 世纪后，以高强模纤维及高性能防弹陶瓷为代表的防弹材料的迅猛发展，使防弹头盔及防弹衣的质量和厚度在逐步降低。同时，所能防住的子弹的速度也越来越高，这意味着通过装备传递到人体的能量也在增加，从而使人体出现较严重钝性损伤的概率也随之提高。

**致伤机制** 致伤机制仍未探明，较公认的假说是防护装具虽阻挡了枪弹或破片等投射物的穿透，但投射物和防护装具之间的相互作用使防护装具发生局部变形和整体位移，对防护装具后的人体局部产生冲击作用，并生成应力波传递至人体，导致人体表面和体内的钝性损伤。其严重程度与投射物的冲击能量、侵彻能力和防护装具的防护性能密切相关。人体在动态载荷的作用下产生变形的程度以及变形的速率是决定防弹装具后钝性伤损伤程度的主要因素。和变形量、变形速度或加速度相关的损伤评估标准被广泛应用于考察和分析 BABT 的损伤严重程度。常用的标准主要包括：① HIC 准则（head injury criterion）。应用较多的头部损伤评价指标，与冲击加速度的持续时间和冲击加速度随时间的变化相关。②黏性标准（VCmax）。胸部变形速度和胸部变形量的瞬时值的乘积的最大值，通过测量肋骨或胸骨变形确定，是汽车碰撞试验中胸部损伤评价常用指标。③钝性伤标准（BC）。基于动能冲击的指标，与子弹能量、子弹口径、人体质量和人体胸腔厚度相关。除上述标准，胸腔内应力波脉冲的大小与胸腹部 BABT 的伤情也密切相关。

导致防弹装具后钝性伤的弹道冲击与运动冲击、交通冲击、非致命动能武器冲击以及空气冲击波的冲击之间具有一定的相似性，但也存在着明显的区别。相对于运动冲击和交通事故冲击，弹道冲击的速度更高，冲击物的质量则很小，属于动量低而动能高的冲击过程。非致命性动能武器尽管同属于弹道冲击范畴，但其冲击速度较低，通常在 200m/s 左右。空气冲击波的冲击作用一般分散地作用在整个人体上，弹道冲击则作用在人体局部，产生的局部应力和变形更为明显。

**临床表现** 防弹装具后钝性伤的种类主要包括：①腔壁伤，如表皮伤、颅骨/肋骨骨折、硬膜外血肿、肋膜/胸膜撕裂。②器官损伤，如脑挫伤、局灶性脑损伤、弥散性脑损伤、肺挫伤、肺出血、气胸、气栓、血胸、心肌挫伤、心壁撕裂、大血管撕脱以及肝、脾、肾脏等实体器官的损伤。③生理临床效应，如呼吸暂停、心律失常、高血压等。

**诊断** 对头部 BABT 伤员可进行头部 CT 或 MRI 检查；在对弹击点在胸部的伤员可进行胸部 X 线照片；对弹击点在心脏部位的伤员可进行心电图检查并检测血清心肌酶；对弹击点在腹部的伤员可按照腹膜刺激征进行系列检查。

**防护** 防护或减轻防弹装具后钝性伤的主要途径是减小防护装具受到弹击时的背面变形。英国、美国、法国等国家将防弹衣的背面变形值限定在 2～4.4cm，中国则以 2.5cm 为安全限值。但由于不同人体的身体素质和胖瘦不同，承受能力有很大差异，人体实际能够承受多大的变形量，还难以给出明确的衡量标准。在相

同的弹道冲击条件下，选择高强度的防弹材料、采用软硬材料复合结构以及在防弹衣与人体接触的表面增加缓冲衬垫等措施有助于装甲后钝性伤的防护。高强度的防弹材料和软硬材料复合结构可以将枪弹的冲击力分散到较大的面积上，减小了局部的变形量。缓冲衬垫可以显著降低弹道冲击产生的压力、加速度和变形量。

（肖　南　张治钢）

chōngjīshāng fánghù

## 冲击伤防护（blast injury protection）

冲击波来到前为防避或减轻冲击伤伤情所采取方法和措施。关键是避免冲击波作用于人体，或是当冲击波作用于人体时，大幅度削弱或减轻其致伤效应。包括：①使用掩蔽设施。各种野战工事、人防工程、坚固的房屋、山坡背面均能屏蔽冲击波动压的作用，并可阻止冲击波进入，降低其超压峰值。坦克装甲车辆和舰艇舱室等大型武器装备具有一定的屏蔽作用和密封性能，同时具有足够的强度和抗压性能，对冲击波有不同程度的防护效果。应注意避开门、窗和孔洞，避免工事破坏、倒塌，装备位移、翻转造成人员的间接损伤。②选择合理防护姿势和动作。暴露在空气冲击波中时应采取俯卧位，足向爆心，并掩耳张口，减轻冲击伤。张口有助于平衡鼓室内外的气压，减少鼓膜穿孔的发生。对于水下冲击波，应尽可能采用水平仰卧位，并使身体尽量露于水面之上，降低胸腹腔脏器的损伤程度。水下爆炸时，船上人员采用足尖着地行走，可大幅降低下肢、脊柱和脑冲击伤的发生率。③使用单人防护装备。可通过屏蔽、衰减、吸收、偏置冲击波而为人体提供防护。单独或复合使用橡胶耳塞、泡沫塑料耳塞、耳罩、防护帽等，通过对耳道的密闭，可削弱冲击波对听器的损伤作用。使用防雷鞋、防冲击鞋等能有效地防止或减轻下肢冲击伤的发生。全身性的冲击波防护装备一般由头盔、面罩、防护服、护胸插板、通风换气设备、通讯组件等组成，除能够防护一定当量的爆炸冲击波外，对一定速度范围的破片也有防护作用。

（肖　南　张治钢）

zhànshí rènqìshāng

## 战时刃器伤（war-time blade injury）

战时冷兵器所造成的创伤。亦称冷兵器伤。狭义上冷兵器是指不带有火药、炸药或其他燃烧物，在战斗中直接杀伤敌人、保护自己的近战武器装备。广义的冷兵器则指冷兵器时代所有的作战装备。火器时代开始后，冷兵器已不是作战的主要兵器，但因具有特殊作用，故一直沿用至今。现代常用的冷兵器有大刀、匕首、刺刀、剑、箭、弩等。

**损伤类型**　砍伤伤口长而浅。刺伤是武器沿长轴刺入受害者身体，皮肤伤口小，深度不可知。刺伤强调使用刀，刺穿指较大的武器进入躯干。如果致伤因素仍在体内，则只能在手术室内拔出。刺伤若伤及大血管和心脏，可导致较高的死亡率。刺透伤常常是坠落于刺穿的物体上，或机械、气压动力的工具致伤。也包括低能量非火器投射物，如箭、弩、标枪等。刺穿的物体可能压迫或损伤大血管，故只能在手术室里完全分离伤道、直视下取出。

**伤情特点**　损伤的严重程度和范围主要决定于伤口所在的部位、深度以及受伤组织的重要性，同时也与致伤物大小、长短和形态有关。损伤一般限于伤道及伤道周围组织。砍伤伤口大，易诊断。刺伤伤口小而深，很小的皮肤损伤也可导致深部体腔的内脏损伤。损伤的特点是在其伤道壁上有层薄薄的坏死组织带（原发性坏死区）。在伤口的周围组织中一般无病理改变，细菌污染也比较轻微。伤道壁内的组织血供仍良好。冷兵器伤较火器伤而言，污染较轻，较少引起严重感染。

**外科处理**　详细询问受伤经过，查对伤情记录（伤票等），认真检查局部和全身情况。遇见复杂的伤情（多处伤、多发伤、复合伤等）或同时处理多位伤员，必须分清轻重缓急，作合理安排。积极防治休克，尽可能迅速消除休克病因（如出血、张力性气胸等），输液、输血、给氧等，以备及早手术处理。为防治感染，尽早给予抗生素和破伤风抗毒血清。表浅的皮肤裂伤，伤口清创后，直接缝合。对于心脏、穿透胸腔后，如出现大量血气胸、心脏压塞或心脏损伤、食管伤或进行性纵隔气肿等，应及时行开胸手术。穿透腹腔后，如出现腹膜炎或内出血，应及时行开腹手术。术后监护伤员的呼吸、脉搏、血压、意识状态等，注意防治休克，继续用抗菌药。伤员应取适当的体位，伤肢须抬高。注意敷料包扎的松紧度、外表有无渗血、渗液和肢端血液循环情况。神经、血管、肌腱损伤，如及时清创，伤口未感染，应争取一期缝合。如合并有骨损伤，或有软组织的广泛损伤，未能进行彻底的外科学处理者，可使伤口敞开，以后再行延期缝合。

（屈纪富　何家庆）

jǐyāshāng

## 挤压伤（crush injury）

肌肉丰富部位长时间受压所致损伤。多

发生于四肢，以下肢常见，躯干部位亦可发生。通常由建筑物倒塌或重物压迫、填埋所致，长时间固定体位不变也可发生。罹患部位长时受挤压致使肌肉等软组织发生缺血、缺氧性损害，解除压迫恢复血供后发生在灌注损害，形成缺血／再灌注的恶性循环，最终导致筋膜室内的肌肉缺血、变性、坏死。受挤压部位压痕或擦伤，渐进性肿胀，感觉迟钝，运动障碍和明显压痛；可逐渐出现伤部无痛、苍白、感觉异常、麻痹及肢体远端脉搏消失、甚至发生休克或战伤后挤压综合征等。肌肉缺血2~4小时则发生功能障碍；4~8小时出现肌红蛋白尿，循环恢复3小时后达高峰，可持续12小时。缺血12小时以上，则发生神经肌肉不可逆损伤。诊断一般根据受伤史、症状、体征，结合血液、尿液肌红蛋白水平和电解质、酸碱平衡状态检查，筋膜腔内组织压测定可辅助诊断。治疗应及时解除压迫，减少肢体活动；补充血容量防治休克，早期抗感染；及时切开筋膜间隙减压，清除坏死组织，必要时果断截肢挽救生命；同时应碱化尿液，纠正酸中毒及高钾血症，避免使用肾毒性药物，防治急性肾衰竭等并发症。

(张连阳)

zhànshānghòu jǐyā zōnghézhēng

## 战伤后挤压综合征（crush syndrome after war wound）

战时因倒塌工事和建筑、其他重物和身体、火器伤及严重感染等原因，使机体肌肉丰满部位（如肢体）受到一定压力的持续挤压后，发生肌肉缺血、缺氧、坏死与溶解，最终导致肌红蛋白尿和急性肾衰竭而危及生命的损伤并发症。挤压综合征的死亡率可高达50%。

如仅有肌肉挤压损伤，无肌红蛋白尿和急性肾衰竭者称为挤压伤或筋膜间室综合征（compartmental syndrome）。

**病理特点** 受压局部组织肿胀，皮肤张力显著增高，甚至发硬、发亮，有的有片状红斑、皮下淤血和水疱；伤部远端皮肤因动脉受压和痉挛呈现苍白、温度下降。肌肉组织苍白、易碎或呈死鱼肉状，与周围健康肌肉分界明显，肌肉张力较低、对刺激反应消失或减退，切开筋膜后肌肉可从高压的筋膜腔内膨出；解除压迫后，血液循环部分恢复，肌肉可转为暗红色或红色，多有点状出血；较晚解除压迫的肌肉呈苍白色，严重肿胀，甚至坏死，有大量浆性液体渗出。与此同时，光镜下肌肉组织也发生一系列程度不同的细微结构变化。

肾损害是以大量肌红蛋白小宫内沉积为特点的急性肾衰竭。肉眼观察可见肾脏明显增大，肿胀，皮质发白，切面潮湿、发亮，髓质暗红，皮髓质界限不清，髓质内淤血。光镜下可见肾间质和肾小球明显充血肿胀以及肾小管上皮细胞肿胀、脱落和坏死等结构变化。电子显微镜观察可显示肾小管上皮细胞和基膜有系列超微结构病变。

挤压综合征可引发全身多器官功能障碍综合征，包括肝脏的水肿、淤血、细胞变性、细胞肿胀，甚至灶性坏死；肾上腺皮质缺血坏死，甚至发生肾上腺皮质出血；肺水肿，甚至脂肪栓塞；胃肠道可发生应激性溃疡或糜烂，甚至消化道出血；心肌细胞缺血，间质水肿，心肌弥漫性小出血灶和渐进性坏死灶等。

**临床表现** ①病史：大部分患者均有明确伤肢或其他肌肉部

位长时间受压迫史，受压时间多为数小时以上，也有部分患者仅受压0.5~1小时就发生挤压综合征。②局部表现：有五大症状和体征：无脉、苍白、麻痹、感觉异常和疼痛；受压部位常有压痕，迅速肿胀，并持续加重，一般伤后4~5天达高峰。严重者皮肤张力显著增加，皮肤变硬，可有片状红斑、皮下淤血和水疱或皮肤坏死、肢体肿胀、增粗、变硬，但肌张力下降。伤员常诉受压肢体麻木，严重者运动失灵，远端皮肤发白、冰凉。在肌肉丰富处可触及肿块和明显的局限性压痛，被动活动牵拉肌肉时可引起伤肢剧痛。伤肢脉搏早期多可触及，以后渐弱；当伴有动脉损伤或组织间压力超过穿行其间的动脉收缩压时，远端动脉搏动消失，肢端色泽花白，有的局部皮肤可破溃，甚至有大量血性渗液，并可见坏死组织。少数患者虽然伤肢局部症状不明显、伤肢仍然可以活动、血循环也基本正常，但仍可发生肌肉缺血坏死。清醒患者早期主诉为疼痛，如缺血时间过长，神经缺血坏死，传导功能丧失，疼痛反而减轻或者消失。严重肢体挤压，发生重度肿胀者可压迫肢体主要血管及侧支循环，导致肢体湿性坏疽。③休克表现：早期表现脉压变窄，脉率增快，或面色苍白，皮肤发凉，尿量减少；后期出现明显的休克症状，血液明显浓缩，血压下降，脉搏细速，中心静脉压降低，周围浅静脉萎缩，表情淡漠，尿量明显减少。④肌红蛋白尿和急性肾衰竭表现：主要为肌红蛋白尿（尿液呈茶褐色、红褐色或酱油色）、少尿或无尿以及急性肾衰竭临床表现。

**诊断** ①病史：有长时间受

重物挤压史，挤压时间一般在 2 小时以上；肢体使用止血带史；股断肢再植史；有昏迷引起的单一体位长时间自身压迫肢体史等。②症状体征：肢体受压后数小时逐步出现痉挛、肿胀、皮肤变硬、血循环障碍、脉搏变弱、肢端血循环差、局部肌肉挤压痛。被动牵张肌肉可引起剧痛。进一步出现无脉、苍白、麻痹、感觉异常和与损伤程度不相称的剧痛。③组织压测定：组织间压力升高超过舒张压 10~30mmHg 时即可导致显著的肢体循环障碍。④伤肢动脉血供监测：伤侧收缩压与健侧肢体收缩压之比 < 0.9 时提示肌肉组织受压或动脉血管损伤，对于挤压伤有辅助判断的价值。⑤休克：早期血压可能并不降低，但可发生脉压小、面色苍白、四肢冰冷、尿量较少；伤员晚期表现为典型的低血容量休克。⑥肌红蛋白尿：尿呈棕褐色或酱油色，潜血试验为阳性，有色素管型，而红细胞甚少。⑦急性肾衰竭：肌红蛋白尿诊断成立，并伴有少尿（< 400ml/24h）或无尿（< 100ml/24h）、高钾血症、高磷血症、低钙血症、高尿酸血症、代谢性酸中毒、水肿等，即可诊断为挤压伤引起的急性肾衰竭，即挤压综合征。

**救治** ①快速解除局部压力改善循环，减少有害物质吸收入血，预防发生感染。②筋膜间隙切开减压，一般要求在伤后 6~12 小时内早期切开减张。③抗休克：补液量的多少，应根据患者挤压伤发生时间、发展程度、是否有肌红蛋白尿和尿量所确定。④碱化尿液和利尿：可给予 NaHCO₃ 静滴，胃肠功能正常患者也可采用口服 NaHCO₃。对于早期肌红蛋白尿尚不明显的患者，单独输入平衡液即可达到碱化尿液目的；如果尿液 pH 仍在 6.8 以下，还需要分次加用碱性药物，最多可用到 NaHCO₃ 40g/d。如肌红蛋白尿来势凶猛，可快速静脉推注 5% NaHCO₃，以快速碱化尿液，纠正酸中毒，提高血清中 Na⁺ 浓度，抑制高钾血症，但要及时进行血气分析和尿液 pH 值检查，防止医源性代谢性碱中毒的发生。⑤防止感染：加强伤口处理和保护，及时使用破伤风疫苗，防止气性坏疽和厌氧菌等特殊感染发生；在不知道细菌种类情况下，先选用强大的广谱抗生素，明确病原后及时换用大剂量敏感抗生素；如有脓肿形成，要及时切开引流；一旦发现坏死肌肉和组织，要彻底切除。⑥注意合并伤、中毒和并发症的防治：挤压伤常同时发生合并伤或中毒，这些因素可以加速休克的发生，加重肾脏缺血缺氧过程，促使急性肾衰竭的发生，因而应对肺部感染、急性呼吸功能障碍、全身感染加强防治，减轻肾脏功能损害。⑦急性肾衰竭的治疗：早期改善肾脏血液循环、利尿限水、碱性药纠正酸中毒、纠正高钾血症等常规内科处理；及时血液净化，可采用腹膜透析、血液透析、血浆置换、血液灌流、血液滤过、连续性肾脏替代治疗等方法。⑧其他：制动、营养神经肌肉药物、高压氧等治疗。恢复期应加强功能锻炼。

（周继红）

zhànshí zhuàngjīshāng

**战时撞击伤**（war-time impact injury） 战时车辆事故、士兵高处坠落，被滚石击中等直接碰撞因素所致机体损伤。多见于非战斗损伤。

**损伤分类** 可按体表有无伤口进行分类。依据体表结构的完整性是否受到破坏即体表有无开放的伤口将创伤分为开放性和闭合性两大类。开放性创伤容易诊断，易发生伤口污染而继发感染，常见的开放性损伤包括：擦伤、撕裂伤、切割伤、刺伤；闭合性创伤诊断有时相当困难（如某些内脏伤），常需要一定时间的临床密切观察或一定的检查手段才能排除或确诊。多数闭合性损伤可无明显感染，但某些情况下（如空腔脏器破裂）也可以造成严重的感染，常见的闭合性损伤包括：挫伤、挤压伤、扭伤、震荡伤、关节脱位和半脱位、闭合性骨折、闭合性内脏伤。另外，可按照人体的受伤部位、致伤因素等进行分类。

**伤情特点** ①发生率高，在临床医学上属常见病、多发病。②伤情复杂，往往是多发伤、复合伤并存，表现为多个部位损伤，或多种因素的损伤，战时往往合并火器伤、冲击伤和烧伤。③发病突然，病情凶险，变化快，常有批量伤员出现。④现场急救至关重要，往往影响着临床救治时机和创伤的转归。⑤休克、昏迷等早期并发症发生率高；致残率、致死率高。

**防治意义** 就撞击伤而言，由于受伤者所处的具体条件的不同，伤情可有很大差异。撞击伤重伤的发生率较高，约占创伤的 40%。撞击伤受伤机制复杂、伤情危重，多为多发伤，常有延误处理、漏诊，并发症发生率高、死亡率高等情况。临床应注意预防其发生，并对伤员加强救治，尽可能避免战斗减员。

（屈纪富 何家庆）

shāoshāng

**烧伤**（burn） 热力引起的组织损伤。电能、化学物质、射线等所致损伤与热力烧伤相似，也称为烧伤，但通常冠以致伤原因，如电烧伤、放射烧伤等。常规战争中，烧伤占战伤总数的10%~30%，装甲车辆、舰船被击中时，烧伤数可达30%~70%。1945年日本受原子弹袭击的伤员中，烧伤数达60%~85%。

**分类**　可分为四类。①热力烧伤（heat injury）：热能所致的组织结构的破坏。最常见，占各类烧伤的85%~90%。包括火焰烧伤、烫伤和灼伤。火焰烧伤（flame burn）由燃烧火焰引起。热液、蒸气等所引起者为烫伤（scald）。灼伤（contact burn）一般为直接接触高热固体引起。②电烧伤（electric burn）：包括电弧烧伤和电接触烧伤。电接触烧伤（electric contact burn）为人体与电源直接接触后，电流进入人体并转变为热能而造成大量的深部组织如肌肉、血管、神经、内脏和骨骼等的损伤；在体表电流的出入口处可形成深度的烧伤创面。电弧烧伤（electric arc burn）则由电弧直接引起体表损伤。③化学烧伤（chemical burn）：化学物质导致的组织损害。损害程度与化学药品的性质、剂量、浓度、物理状态（固态、液态、气态）、接触时间和接触面积的大小，以及当时急救措施等有着密切的关系。化学物质可使局部细胞脱水和蛋白质变性，有些可产热而加重烧伤，有些被吸收后可发生中毒。④放射烧伤（radiation burn）：放射性射线（如医用X线、放射性核素如钴、镭等射线）和原子、核子、中子、激光武器所产生的光辐射直接作用于人体体表引起。

**病理生理过程**　病理特点为热力作用部位组织中心变性坏死，

紧邻组织毛细血管内血液凝滞，其周围毛细血管扩张充血。大面积的烧伤诱发局部和全身的炎症反应，产生全身性炎症反应综合征（systemic inflammatory response syndrome，SIRS）。炎症引起创伤部位周围甚至全身血管通透性增加，大量的血浆外渗至组织细胞间，造成有效循环血量下降，导致休克、细胞缺血缺氧损害和器官功能损害，甚至衰竭。严重烧伤时，肠黏膜通透性增高，可发生肠道细菌易位，导致早期肠源性感染。烧伤皮肤失去了防止细菌感染的屏障功能，创面大量的细菌定植、繁殖而导致全身性细菌感染。烧伤可引起组织分解、蛋白质丢失，能量消耗增加，代谢率升高，并可持续数周。通常将烧伤病理过程分为体液渗出期、急性感染期、创面修复期、康复期（图1）。也有将后二期合并而分为三期。但各期之间有内在联系，且相互交错，难以完全截然分开。

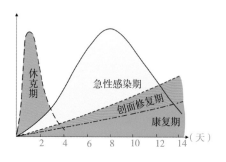

**图1　烧伤病程分期**

**严重程度划分**　主要根据烧伤深度和烧伤创面面积划分。①轻度：总面积10%以下的Ⅱ度烧伤。②中度：总面积在11%~30%或Ⅲ度烧伤面积在9%以下。③重度：总面积在31%~50%之间或Ⅲ度烧伤面积在10%~19%，或烧伤面积不足31%，但存在下

列情况之一：全身情况严重或有休克；复合伤；波及喉以下区域的中、重度呼吸道烧伤。④特重度烧伤：总面积50%以上或Ⅲ度烧伤面积达20%以上。

国内外也有机构采用烧伤指数（burn index，BI）表示其严重程度。公式为BI=Ⅲ度烧伤面积+1/2Ⅱ度烧伤面积。该法强调了Ⅲ度烧伤的严重性，但深Ⅱ度或浅Ⅱ度烧伤在严重程度和预后等方面存在着较大的差异，二者均占1/2的比例。因此，有人提出应以改良公式判断严重程度，即BI=Ⅲ度烧伤面积+2/3深Ⅱ度面积+1/2浅Ⅱ度面积。

**救治原则**　①立即灭火，迅速脱离火源或热源，除去着火衣物。②创面污染重、化学物及放射烧伤者用大量水冲洗，并用清洁敷料包扎创面。③及时口服或静脉补液，防治烧伤休克。④口服或静脉给予抗生素，防治感染。⑤保持呼吸道的通畅。⑥镇痛。⑦根据烧伤深度，及时清创、削痂、切痂，促进创面愈合。⑧营养支持，发送全身情况。

（罗奇志）

níng gù qì yóu shāo shāng

**凝固汽油烧伤**（napalm burn）　凝固汽油燃烧所致组织损伤。常见于凝固汽油弹爆炸时。该弹出现于1942年，首次用于第二次世界大战，抗美援朝战争和越南战争中也大量使用。汽油中加有能与之结合成胶状物制成，有些加入磷、镁、铝等活泼碱金属助燃。爆炸时向四周溅射，可产生1 000~2 000℃高温，并黏附于人体表面长时间燃烧。还可产生大量一氧化碳和二氧化碳，造成人员中毒和窒息。现为国际公约限制使用的武器之一。

烧伤可呈片或点状分布，面

积较大，多为Ⅱ度或Ⅲ度。创面一般呈酱紫色或蓝黑色，组织水肿发展快，创面易感染。可有呼吸道吸入性烧伤和窒息等表现。烧伤休克发生率较高。燃烧物在人体表皮燃烧后会残留毒性化学物质，通过烧伤创面吸收造成中毒。急救时应迅速脱离爆炸环境，除去燃烧的衣物，勿用手拍打或奔跑、呼叫，以免造成或加重呼吸道损伤。注意保持呼吸道通畅，必要时行环甲膜穿刺或环甲膜切开。创面用大量水冲洗，并保护包扎。后期根据烧伤面积、烧伤深度，积极处理烧伤休克、呼吸道损伤和烧伤创面。

（罗奇志）

### línshāoshāng

## 磷烧伤（phosphorus burn）

磷燃烧所致组织损伤。一种特殊的化学烧伤。除热力直接损伤局部皮肤及黏膜外，还可燃烧形成五氧化二磷和三氧化二磷，由局部创面和 / 或呼吸道黏膜吸收，造成全身中毒和肝肾等主要脏器损害。磷是战时主要的化学烧伤致伤因素，也是凝固汽油弹的主要成分。

**损伤特点** 磷有黄磷与赤磷，二者为同素异构体，烧伤均由黄磷引起。黄磷为蜡样固体，不溶于水而溶于脂肪，熔点低，34℃时即可自燃，并形成五氧化二磷和三氧化二磷，对皮肤和黏膜具有脱水、夺氧作用，吸入后可致气道黏膜损伤，遇水后形成磷酸和次磷酸，可引起皮肤化学烧伤。磷主要以元素形式或磷酸形式自创面吸收，即使烧伤面积不大，也能造成全身中毒，影响细胞的氧化代谢过程，破坏细胞内多种酶的功能，导致心、肝、肾重要脏器的毒性损害，严重者可发展为肾衰、急性重型肝炎、心律失常或传导阻滞。

**临床表现** 烧伤创面呈棕褐色或黑色，边界清楚，剧痛，干燥无水疱，常伴有大蒜样臭味，随磷颗粒的分布创面呈点状或片状。磷烧伤不论面积大小，多数伤员早期可出现头痛、头晕和全身乏力等症状，一般在 3 ~ 5 天后消失。许多伤员在伤后 2 ~ 4 天出现黄疸、肝区疼痛、肝大、血红蛋白尿及各种管型，严重者可发生急性重型肝炎和急性少尿型肾功能不全。

**诊断** 实验室检查可同时伴有低钙、高磷血症，心电图提示为 QT 间期延长，ST 段下降，心率慢或心律不齐。有吸入性损伤时可出现呼吸增快伴有哮鸣音，两肺可闻及大量湿罗音，严重者可发生窒息。

**救治** 急救和治疗原则包括 4 点：①立即脱去污染衣物，用大量清水冲洗创面及周围正常皮肤，最好将伤部浸入水中，以阻止磷颗粒继续燃烧。若现场缺乏水源，可用浸水的湿布包扎创面，或用碳酸氢钠溶液湿敷，禁用油质敷料包扎，以免磷溶解后被吸收。②尽快清除沾染创面上的磷颗粒，可用 1% 硫酸铜溶液涂抹创面，使磷颗粒表面形成黑色的硫化铜，便于清除，但时间勿超过 20 分钟，以免发生铜中毒。③无论烧伤面积大小，均应急诊手术切除创面，并将脂肪组织一并去除，这是防治磷中毒的最根本措施。④注重脏器功能的维护，有呼吸困难或肺水肿时，及时行气管切开，并应用解除气管支气管痉挛的药物，如静注氨茶碱，雾化吸入异丙肾上腺素等，必要时应用呼吸机辅助呼吸；有血红蛋白尿时，及早应用甘露醇、山梨醇等渗质性利尿剂，维持尿量在 50 ~ 70ml/h，并注意碱化尿液；有

低钙血症、高磷血症时，可静注 10% 葡萄糖酸钙 20 ~ 40ml，每日 2 ~ 3 次；合理应用一些营养心肌和保护肝脏的药物。

（罗奇志）

### lǚrèdàn shāoshāng

## 铝热弹烧伤 （ thermite bomb burn）

铝热弹燃烧所致皮肤及组织结构的破坏。铝热弹为燃烧性武器的一种，常见的铝热弹有铝热剂、手雷、燃烧弹和穿甲弹。主要通过铝热反应破坏武器装备或建筑物。人员烧伤多为燃烧或喷溅物所致。铝热反应十分激烈，所以点燃后难以熄灭，可产生 2 000℃ 以上高温。大面积致接触部位毁损，肢体内部的蛋白质将在高温下凝固致死亡，小面积接触部位中心呈毁损坑洞，可深达肌肉、骨骼，以此为中心向外形成碳化环—Ⅲ度焦痂—Ⅱ度烧伤区。处理原则与一般烧伤相似，头面部、手部、会阴部烧伤应早期切开减张，后期多需皮瓣修复治疗。

（罗奇志）

### shāoshāng xiūkè

## 烧伤休克（burn shock）

烧伤后发生的有效循环血量急剧减少、血液灌流量严重不足，组织器官缺血缺氧及功能代谢紊乱和结构损害病理过程。为低血容量性休克。严重烧伤的重要病理过程。烧伤面积超过 20%，或Ⅱ度以上烧伤面积＞5% 即可引起。

**发病机制** 20% 以上面积的烧伤可造成局部及全身微血管通透性增高，大量循环内体液渗出。伤后 6 ~ 8 小时可达高峰。伤后大量液体自烧伤创面渗出或蒸发，造成有效循环血容量减少。交感神经兴奋，肾素 - 血管紧张素分泌增多，造成外周血管收缩，毛细血管前括约肌先收缩后扩张，

加之局部组织细胞缺血缺氧，大量酸性代谢产物堆积、内皮细胞损伤等，最终导致微循环障碍，组织器官缺血缺氧及功能紊乱，心泵功能障碍发生较早。

**临床表现**  常见口渴、心率加快、血压下降，严重者烦躁不安，神志改变，尿量减少，电解质和酸碱平衡紊乱。

**治疗**  主要措施是伤后及时补液，恢复有效循环血容量。面积20%以下的轻、中度烧伤，且无休克表现和胃肠功能障碍者，可行口服补液以防止休克发生。但勿大量饮用开水，因可导致细胞外液低渗，并发水中毒。无静脉补液条件时，严重烧伤者也可行口服补液。通常为含盐饮料，少量多次口服。

补液治疗输液量大，持续时间长，应建立可靠的静脉通道。丢失的体液类似血浆，量与烧伤面积、深度和体重有密切关系。通常采用补液公式计算补液量。①伊文思（Evans）公式。伤后第一个24小时总量为每1%Ⅱ度、Ⅲ度烧伤面积，每千克体重补充胶体和电解质溶液各1ml，另加基础水分2 000ml。当烧伤面积超过50%时，以50%计算。保证伤员尿量达到每小时50ml。估计量的一半于伤后8小时内输入，另一半于伤后16小时输入。伤后第二个24小时补给量为第一个24小时输入量的一半，另加基础水分2 000ml。②帕克兰（Parkland）补液公式。伤后第一个24小时只补给电解质溶液，第二个24小时再补充血浆和水分。具体方法为伤后第一个24小时每1%Ⅱ度、Ⅲ度烧伤面积，每千克体重补充乳酸钠林格溶液4ml，于伤后8小时输入总量的一半，后16小时输入另外一半。伤后第二个24小

时不再补给电解质溶液，而按每1%Ⅱ度、Ⅲ度烧伤面积，每千克体重补给血浆0.3～0.5ml，并适量补充等渗糖水。此法较适用于血浆供应困难的地区和成批烧伤早期现场救治。③第三军医大学公式。要求伤后第一个24小时内，每1%Ⅱ度、Ⅲ度烧伤面积，每千克体重补充胶体液0.5ml，电解质1ml，基础水分2 000ml。伤后8小时内补入估计量的一半，后16小时补入另一半。伤后第二个24小时电解质和胶体液减半，基础水分不变。④南京公式。伤后第一个24小时补液量为每1%Ⅱ度、Ⅲ度烧伤面积×1 000±1 000（体重轻者减1 000，重者加1 000），其中水分2 000ml，其余1/3为胶体，2/3为电解质溶液。较适用于中、青年烧伤患者，也适合战时急救及成批烧伤的救治。

伊拉克、阿富汗战争中，美军采用简易补液公式估算输液速度，即烧伤面积乘以10为初期补液速度（毫升/小时），体重超过80kg者，每10kg每小时增加100ml，并根据伤员对补液治疗的反应调整输液量。该法以输液速度而不是输液总量估算，适合非烧伤专业人员使用。

除补液治疗外，还应采取镇痛、抗感染、维持电解质和酸碱平衡、保护器官功能等综合治疗措施。

（罗奇志）

shāoshāng chuāngmiàn
**烧伤创面**（burn wound）  热力损伤的一定面积的皮肤及深层组织。烧伤基本病变之一。

烧伤创面面积和烧伤深度与烧伤严重程度紧密相关。烧伤面积以烧伤创面所占伤者体表面积的百分比计算，但Ⅰ度烧伤通常不计算在内。由于人种的体型差

异，人体各部所占体表面积的比例不同，有不同的计算规律。中国九分法（Chinese Rule of Nines）计算方法：成人头部体表面积为9%（1个9%）；双上肢为18%（2个9%）；躯干（含会阴1%）为27%（3个9%）；双下肢（含臀部）为46%（5个9%+1）。小面积烧伤可根据伤员单手掌面积（5指并拢）占体表面积1%估算。华氏九分法（Wallace rule of nines）按外国人身材，将人体体表面积以9%或9%的倍数表示，具体为头颈部9%，双上肢18%，躯干（含臀部）36%，下肢各18%，会阴1%。

烧伤创面处理是治疗的关键环节，贯穿于烧伤治疗整个过程中。早期应以去除致伤原因、减少污染、清洁及保护创面为目的，可行清创术。有严重休克时，应在休克基本控制后再清创。肢体、颈部及躯干环形焦痂应予切开，解除压迫。中小面积烧伤也可立即切除焦痂。清创后，创面可用包扎、暴露、湿敷或浸泡等方式处理。局部可给予抗菌药物，通常为磺胺类霜剂或膏剂。也可用生物敷料（同种异体皮，猪皮）、合成敷料（半透膜、水凝胶、水胶体）或生物合成敷料（表皮细胞膜片、组织工程真皮、组织工程复合皮）覆盖。较大面积的深度创面后期可行皮肤移植。

（罗奇志）

shāoshāng shēndù
**烧伤深度**（burn depth）  烧伤损害皮肤及皮下组织的程度。烧伤基本病变之一。

烧伤深度和烧伤创面面积与烧伤严重程度紧密相关。准确判断烧伤深度对评估烧伤严重程度，制定合理的治疗方法具有重要作用。分度方法较多，国际常用的

表 1　烧伤深度划分及临床表现

| 深度 | 损伤深度 | 外观特点及临床体征 | 感觉 | 拔毛试验 | 温度 | 创面愈合过程 |
|---|---|---|---|---|---|---|
| Ⅰ度（红斑性） | 伤及角质层、透明层、颗粒层等，基底层健在 | 局部似红斑。轻度红、肿、热、痛、无水疱，干燥，无感染 | 微过敏，常为烧灼感 | 痛 | 微增 | 2~3 天内症状消退，3~5 天痊愈、脱屑、无瘢痕 |
| Ⅱ度 | | | | | | |
| 浅Ⅱ度（水疱性） | 可伤及基底层，甚至真皮乳头层 | 水疱较大，去表皮后创面湿润，创面鲜红、水肿 | 剧痛、感觉过敏 | 痛 | 温度增高 | 如无感染 1~2 周痊愈，不留瘢痕 |
| 深Ⅱ度 | 伤及真皮层网状层 | 表皮下积薄液，或水疱较小，去表皮后创面微湿，发白，有时可见许多红色小点点或细小血管支，水肿明显 | 疼痛、感觉迟钝 | 微痛 | 局部温度略低 | 一般 3~4 周后痊愈，可遗留瘢痕 |
| Ⅲ度（焦痂性） | 伤及全皮层，甚至皮下脂肪、肌肉、骨骼 | 创面苍白或焦黄呈炭化，干燥、皮革样，多数部位可见粗大栓塞静脉支 | 疼痛消失、感觉迟钝 | 不痛、且易拔除 | 局部发凉 | 3~4 周后焦痂脱落，需植皮后愈合，遗留瘢痕或畸形 |

是三度四分法（表 1），即Ⅰ度、浅Ⅱ度、深Ⅱ度和Ⅲ度。图 1 三度四分法的组织学划分。此法简便，且较实用，特别是成批收容伤员时，有利于选择治疗措施。

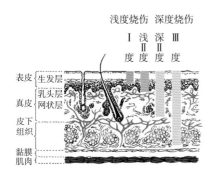

图 1　三度四分法的组织学划分

Ⅰ度烧伤。又称红斑性烧伤。病变较轻。一般包括表皮角质层、透明层、颗粒层的损伤，偶可伤及棘状层，但生发层健在，因而增殖再生能力活跃，常于短期内（3~5 天）脱屑愈合，不遗留瘢痕。表现为局部干燥、疼痛、微肿而红、无水疱。3~5 天后局部由红转为淡褐色，表皮皱缩、脱落、露出红嫩光滑的上皮面而愈合，可有短暂色素沉着或改变。

浅Ⅱ度烧伤。又称水疱性烧伤。伤及整个表皮和部分真皮乳头层。由于生发层部分受损，上皮的再生有赖于残存的生发层及皮肤附件，如汗腺及毛囊等的上皮增殖。如无继发感染，一般经 1~2 周愈合，亦不留瘢痕。表现为局部明显红肿，有大小不一的水疱形成，内含黄色（或淡红色）血浆样液体或蛋白凝固的胶冻物。水疱破裂后，可见潮红的创面，质地较软，温度较高，疼痛剧烈，痛觉敏感，并可见无数扩张充血的毛细血管网，呈脉络状或颗粒状，伤后 1~2 天更为明显。愈合后可有时间不等的色素沉着。

深Ⅱ度烧伤。烧伤深及真皮乳头层以下，但仍残留部分网状层。由于真皮内毛囊、汗腺等皮肤附件的残存，仍可再生上皮，成为修复创面的上皮小岛。表现为局部肿胀，表皮较白或棕黄，间或有较小的水疱。去除坏死皮后，创面微湿，微红或红白相间，质地较韧，感觉迟钝，温度较低，拔毛痛。可见针孔或粟粒般大小的红色小点，伤后 1~2 天更为明显。如无感染，一般需 3~4 周创面自行愈合。如发生感染，破坏了皮肤附件或上皮小岛，创面需手术植皮方能愈合。愈合后可存留不同程度的瘢痕和瘢痕组织收缩引起的局部功能障碍。

Ⅲ度烧伤（图 2）。又称焦痂性烧伤。一般除表皮、真皮及皮肤附件全部毁损外，有时可深及脂肪、肌肉甚至骨骼、内脏器官等。局部表现可为苍白、黄褐、焦黄。严重者呈焦灼状或炭化，皮肤失去弹性，触之硬如皮革，创面干燥，无渗液、发凉，针刺无痛觉，拔毛不痛。可见粗大的栓塞的血管网（系真皮下血管丛栓塞），如树枝状，多在伤后即

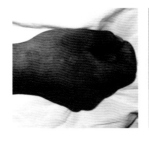 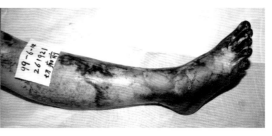

图 2　Ⅲ度烧伤

可出现，尤以四肢内侧皮肤薄处多见。但有时需待 1~2 天，特别是烫伤所致者，需待焦痂干燥后方显出。创面修复有赖于手术植皮或上皮自周围健康皮肤长入。

临床上习惯将Ⅱ度烧伤的坏死组织称为"痂皮"，Ⅲ度者为"焦痂"。它们与机体分离脱落的过程称为自溶脱痂。开始溶痂的时间因烧伤部位、深度及有无感染而异。一般来说，已感染或潮湿受压部位自溶脱痂较早；深Ⅱ度较Ⅲ度为早。Ⅱ度烧伤，特别是浅Ⅱ度，如无感染，且痂皮保持干燥，可形成痂下愈合，无自溶脱痂的过程。Ⅲ度烧伤的创面，因无上皮再生，不能形成痂下愈合，脱痂后为肉芽组织。烧伤深度划分及临床表现见表。

（罗奇志）

## lěngshāng

## 冷伤 ( cold injury )　　一定条件下寒冷作用于人体引起局部乃至全身的损伤。亦称冻伤。包括急性低体温症和局部组织损伤。广义的冷伤可分为冻结性冷伤和非冻结性冷伤，狭义的冷伤即指冻结性冷伤。在寒冷地区不论平时战时均可发生冷伤，尤其在战时，源于饥饿、疲劳、野外作业，或战斗持续时间较久，以及夜间长途行军，御寒设备不足或鞋袜不适等，冷伤往往急剧增多，甚至成批发生，造成非战斗减员，对部队战斗力影响很大。

**发病因素**　　低温是发生冷伤的主要原因，但是寒冷能否致冷伤，尚与下述环境、伤员状态及作业性质等因素有关。①浸泡与潮湿：由于水的导热系数为空气的 23 倍，身体浸泡于低于体温的水中以及处在寒冷气候下的潮湿环境，均可导致体热散失增加。②气候状况：最重要的是风速。

空气是热的不良导体，停留在体表和衣服之间的空气层呈相对静止状态，具有良好的保温作用。风使空气对流加速，破坏保温层，导致体热散失。③机体情况：保暖不足、过度疲劳、睡眠不足、饥饿、外伤和休克等，均可使机体对寒冷的抵抗力降低，而积极的耐寒锻炼则可增强对寒冷的抵抗力。

**病理及临床特点**　　冷冻导致组织细胞内或细胞间形成冰晶；红细胞和血小板凝集阻塞毛细血管，引起缺血性损害。血管收缩以减少皮肤及周围组织的散热。很多损害发生于复温时（再灌注损伤）。受累区冷而发硬及发白，无感觉。当温暖时，转为斑状发红、肿胀、疼痛，在 4~6 小时内形成水疱，若水疱充满清亮的血清并且位于远区的手指，则表明表浅损害；若水疱内充满血液并且位于近端，则表明深部损害并且有组织坏死。表浅损害愈合后不残留组织丧失，深部组织冷冻可引起干性坏疽，在健康组织上盖有黑色硬壳；灰色水肿，软性的湿性坏疽发生较少见，组织坏死的深度取决于冷冻的期限和深度。各种程度的冷伤都可产生长期症状：对寒冷过敏、出汗过多、断层指甲生长和麻木。

**防治原则**　　做好防冻的宣传教育，提高思想认识，加强锻炼，增强体质，提高耐寒能力：①有计划地循序渐进地组织耐寒锻炼。②掌握冻伤规律，抓住防冻重点。③加强行政管理，做好物资保证。④积极改善伙食，饮食时间合理安排，注意质量，并保证吃热食。⑤运送伤员途中注意防寒保暖。⑥切忌立即用火烤或用雪搓受冻部位。

（屈纪富）

## dòngjiéxìng lěngshāng

## 冻结性冷伤 ( freezing cold injury )　　人体接触冰点以下的低温，组织冻结所致的冷伤。常简称为冻伤，包括局部性冻伤，全身性冻伤。全身性冻伤又称为冻僵（见急性低体温症）。冻伤是寒区部队非战斗减员的最主要原因，其治疗的疗程较长，且严重时还可导致畸形、残废等永久性后遗症。如能在战时冻伤发生早期恰当处理，可明显改善冻伤的转归及预后。

**发病原因**　　①衣着单薄，肢体活动受限：在寒冷环境中长时间不活动及衣着单薄时，局部组织血液循环减慢，血液分布量减少，导致局部低温，引起小血管、神经、组织细胞变性，发生冻伤。②皮肤及受伤部位外露：头面部、双手外露致直接冻伤；3% 是因战伤、训练伤不及时予保暖措施所致。③对寒冷的敏感性等：从温带初到寒区或缺乏耐寒锻炼的人，机体对寒冷比较敏感，耐受力差，易发生冻伤。

**病理生理**　　冻结性冷伤发生和发展过程可分为以下 3 个阶段。

**生理调节阶段**　　寒冷刺激之初，人体为了调节产热与散热之间的动态平衡，主要表现为产热增加和散热减少。产热增加主要表现为肌肉紧张度增加，随之出现寒战，使代谢增高。如寒冷继续增加，肝脏代谢活动也增强。散热减少主要表现为皮肤血管收缩，使血流减少，皮肤温度降低，以减少散热。如果寒冷持续时间较长，皮肤血管往往出现短暂的扩张，使局部血流增快，皮温回升，循环暂时得以改善。此后，皮肤及肢端血管出现持续性收缩，皮肤和肢体末端组织就可能发生冻结。

组织冻结阶段 组织温度降至冰点以下，就会发生冻结。首先使细胞外液的水分形成冰晶，随着时间延长，冰晶逐渐增大，导致细胞外电解质浓度和渗透压升高，细胞内水分向细胞外大量渗出，组织脱水，蛋白质变性，酶活性降低，细胞皱缩，造成细胞内能量代谢物质的耗竭和丢失，使细胞线粒体呼吸率下降，造成大量中间产物的堆积。此阶段的损伤系在组织冻结时造成，通常称为原发性损伤。

复温融化阶段 在复温后，如系表浅的皮肤冻结，局部只呈现一般炎性反应，而无严重组织坏死，一般在 1～2 周后痊愈。如系深部组织发生冻结，复温后伤区的血流暂时恢复，血管扩张，而冻结阶段血管壁已被损伤，严重者可致破裂，故毛细血管通透性和渗出增加，局部出现水肿和水疱，继而出现血流减慢和血液淤滞，血液有形成分堆积，以致血栓形成。此种复温后的改变称为冻溶性损伤或继发性损伤。

**临床表现** 按严重程度分为三度。

Ⅰ度 伤部充血及水肿，皮肤呈红色或紫红色，复温后皮肤热而干燥，自觉症状为患部痒感、灼热、麻木。消肿后皮肤外表无明显变化，可有上皮脱屑。不经治疗数日后可自愈。后遗症为对寒冷敏感、多汗。

Ⅱ度 表现为水疱形成，疱液为呈浆性澄清状，水疱周围组织充血、水肿。Ⅱ度冷伤只波及皮肤，不累及皮下组织，也不发生组织坏死。主观感觉疼痛较严重，如不治疗亦可自愈。水疱吸收后形成较薄痂皮，脱落后露出粉红色柔嫩的表皮，因其角化不全而易损伤，需要注意保护。后遗症为冷刺激敏感、多汗。

Ⅲ度 冷伤波及皮肤全层及皮下组织，伤部形成壁较厚的水疱，多呈血性，水肿更为严重，有渗出。皮肤呈紫红、紫绀或青紫色。严重者组织损伤波及肌肉和骨骼，皮肤呈紫蓝色、青灰色，无水疱或出现少数小的血性水疱，呈暗红色，水肿出现较晚，但很明显。局部组织温度很低，触之冰冷，痛觉及触觉均丧失。伤后 2～6 周，冷区逐渐变黑，干燥，呈干性坏死，最后脱落，形成残端。如合并感染发生组织腐烂或形成湿性坏死，甚至气性坏疽，以致危及生命。

**防护** ①防护知识的宣教。②加速冷习服：为适应性锻炼中重要的方法，提高严寒条件下作业能力的有效措施。较大体力负荷的锻炼和较强的冷刺激强度能缩短冷适应的时间。合理的训练方法包括户外锻炼、早晚用冷水（5～10℃）洗脸，泡手和泡脚，连续 1 个月，可明显改善末梢循环功能，达到较好的冷习服水平。③防寒保暖原则的制定：保持服装清洁、保持服装干燥、保持服装多层、注意鞋袜和手套的穿着使用。④防寒保健原则的制定：保持健康的身体，足够的饮食和良好的营养，充足的休息和睡眠，这些对于在寒区的指战员都是非常重要的。

**急救和治疗原则** 迅速脱离寒冷环境，防止继续受冻；抓紧时间尽早快速复温；局部涂敷冻伤膏；改善局部微循环；抗休克，抗感染和保暖；应用内服活血化瘀等类药物；Ⅱ度、Ⅲ度冻伤未能分清者按Ⅲ度冻伤治疗；冻伤的手术处理，应尽量减少伤残，最大限度地保留尚有存活能力的肢体功能。

快速复温 尽快使伤员脱离寒冷环境后，如有条件，应立即用 42℃温水进行快速复温，复温后在充分保暖的条件下后送。如无快速复温条件，应尽早后送，后送途中应注意保暖，防止外伤。到达医疗单位后应立即进行温水快速复温。特别对于救治仍处于冻结状态的Ⅱ度、Ⅲ度冻伤，快速复温是效果最显著而关键的措施。救治时严禁火烤、雪搓、冷水浸泡或猛力捶打患部。

改善局部微循环 Ⅲ度冻伤初期可应用低分子右旋醣酐，静脉点滴，逐日给药 500～1 000ml，维持 7～10 天，以降低血液黏稠度，改善微循环。必要时可采用抗凝剂或血管扩张剂。

局部处理 ①局部用药：复温后局部立即涂敷冻伤外用药膏，并以无菌敷料包扎，每日换药 1～2 次，面积小的一、二度冻伤，可不包扎，但注意保暖。②水疱的处理：应在无菌条件下抽出水疱液，如果水疱较大，也可低位切口引流。③感染创面和坏死痂皮的处理：感染创面应及时引流，防止痂下积脓，对坏死痂皮应及时蚕食脱痂。④坏死痂皮的处理：早期皮肤坏死形成痂皮后，对于深部组织生活能力情况，往往不易判断，有时看来肢端已经坏死，但脱痂后露出肉芽创面，经植皮后痊愈。因此，对冻伤后截肢应取慎重态度，一般任其自行分离脱落，尽量保留有活力的组织，必要时可进行动脉造影，以了解肢端血液循环情况。肉芽创面新鲜后尽早植皮，消灭创面。

预防感染 严重冻伤应口服或注射抗菌药物，常规进行破伤风预防注射。

（屈纪富）

## 非冻结性冷伤（non-freezing cold injury）

10℃以下至冰点以上的低温，多兼有潮湿因素所致冷伤。包括冻疮、战壕足、浸渍足等，常见于战时或平时执勤，作业或施工等情况，长时间和反复暴露于寒冷、潮湿条件下，机体血液循环障碍、组织营养不良所致。

**病理生理** 冻疮多发生在肢体末端、耳、鼻等处，一般发生于冬季和早春。战壕足、水浸足、水浸手、防空壕足均系手或足长时间（12小时以上）浸泡在寒冷（1~10℃）、潮湿条件所致。其发生过程尚不十分清楚，可能因低温、潮湿的作用，使血管处于长时间收缩或痉挛状态，继而发生血管持续扩张、血流淤滞，血细胞和体液外渗，局部渗血、淤血、水肿等。有的毛细血管甚至小动脉、小静脉受损后发生血栓。严重者可出现水疱、皮肤坏死。受冻温度都在组织冰点以上，受伤部位广泛，除有皮肤损伤和血管变化外，尚有广泛的炎性反应，特别是肌肉和神经的损伤和变性。

**临床表现** 在反应前期，由于血管收缩和痉挛，血管的搏动减弱或消失，足部开始潮红后转为苍白，受冻者足部沉重不适，继之麻木疼痛，尤以足弓部及足底部较著。反应期症状更明显，首先是血管的极度扩张，充血和水肿，局部发热和动脉明显搏动，间或产生水疱及渗血现象。其次感觉神经紊乱，足部疼痛，活动或下垂位置时加剧。反应后期，足部水肿消退，但对寒冷非常敏感，而且易出汗，活动时水肿又可出现，且疼痛，影响持久站立，严重者有时可遗留足部肌肉萎缩，

骨质疏松。

**冻疮** 好发于身体暴露部位和末梢处，以手、足多见，初起时皮肤红斑、发绀、发凉、肿胀，并出现大小不等结节，感觉异常，有灼热、灼痛、局部温暖时尤甚。有时出现水疱，破裂后形成浅表溃疡，并可继发感染。如无感染，一般在离开低温环境后可自愈。每日用温水浸浴或局部用1%呋喃西林霜剂可加速治愈。愈后无后遗症，但往往易复发。

**浸渍足** 下肢在10℃左右水中长时间浸泡，且缺乏活动所发生的损伤，病程缓慢，可分为4期。①缺血期：主要表现为足背发凉、肿胀、有沉重和麻木感，此时足背动脉搏动很弱以至消失。②充血期：表现为红、肿、热、病等炎症反应。此时血管扩张，患部有时出现水疱，患肢出现功能障碍症状，严重者可有肌无力和肌萎缩。③充血后期：患肢肿胀和炎症反应症状逐渐减轻，但皮肤温度下降，严重者可发生组织坏死和脱落。④后遗症期：患部对寒冷敏感、疼痛和多汗，可维持数月甚至数年。

**战壕足** 战斗人员长时间在低温潮湿的战壕或防空洞中停留，且体位长时间不变而发生的脚和小腿的非冻结性冷伤。除湿冷的基本因素之外，长时间的不活动或取蜷曲姿势影响下肢血液循环、鞋袜潮湿、脚汗过多等常促进这种损伤的发生。战壕足的症状与浸渍足相似。早期可表现为局部冷感、麻木，进而红肿，形成水疱。严重者甚至在肢端形成溃疡或坏疽。

浸渍足和战壕足的治疗可参照冻疮和冷伤疗法，原则为早期治疗，预防感染和对症治疗。

（屈纪富）

## 急性低体温症（acute hypothermia）

寒冷环境数分钟至数小时引起中心体温低于35℃以下所致以神经系统和心血管损伤为主的严重的全身性疾病。常发生于突然降温或遭遇暴风雪时，尤其是衣着单薄，饥饿，疲劳，迷路，醉酒等意外情况下容易发生。

**发病因素** 身体长时间暴露于寒冷环境中，致全身新陈代谢功能降低，热量大量丧失，体温无法维持，最后昏迷，全身冻僵。人体受寒之初，一方面增强代谢产生热量，肌肉收缩，心跳加快，血压上升，呼吸次数增加；另一方面外周血管收缩，减少散热。如继续受冻，散热超过产热，体温开始下降，至32℃以下，寒战不再发生，代谢逐渐降低，血压、脉搏、呼吸也开始下降；至30℃以下，进入昏迷状态，全身木僵。若不及时抢救，终将导致死亡。冷水浸泡性冻僵的发生与水温有密切关系，在5℃水中裸体浸泡20~30分钟即可发生冻僵；在15℃水中通常存活不越过6小时。人体长时间在24℃水中浸泡时不能维持恒定的中心体温。直肠体温在28~30℃以上时，复温的可能性很大，25℃以下时则有死亡危险，即可发生冻亡。严重的心功能不全、心室纤颤、急性肾衰竭、代谢性酸中毒、脑水肿、肺水肿等，常是冻僵致死的主要原因。

**病理生理** 机体对寒冷反应的病理生理过程分为功能代偿和功能衰竭两方面，主要表现如下。

**神经系统** 体温在34℃时可出现健忘症，低于32℃时触觉、痛觉丧失，而后意识丧失，瞳孔扩大或缩小。

**循环系统** 体温下降后，血液内的水分由血管内移至组织间

隙，血液浓缩，黏度增加，20℃时半数以上的外围小血管血流停止，肺循环及外周阻力加大；19℃时冠状动脉血流量为正常的25%，心排出量减少，心率减慢，出现传导阻滞，可发生心室纤维性颤动，逐渐进入"假死状态"。

呼吸系统 呼吸中枢受抑制，呼吸变浅，变慢，29℃时呼吸比正常次数减少50%，呼吸抑制后进一步加重缺氧，酸中毒及循环衰竭。

肾脏 肾血管痉挛，肾血流量减少，肾小球滤过率下降。体温27℃时，肾血流量减少一半以上，肾小球滤过率减少1/3。如果持续时间过久，导致代谢性酸中毒，氮质血症及急性肾衰竭。

临床表现 伤员皮肤苍白，冰冷，有时面部和周围组织有水肿，神志模糊或昏迷，肌肉强直，肌电图和心电图可见细微震颤，瞳孔对光反射迟钝或消失，心动过缓，心律不齐，血压降低，可出现心房和心室纤颤，严重时心搏骤停。呼吸慢而浅，严重者偶尔可见一、二次微弱呼吸。

诊断 如有受冻病史只要测量肛温和做心电图检查可确定诊断。不必做过多的化验。但应注意，普通的体温计不适用（只能测到35℃）。可用水温计插入肛门，最少5cm。直肠温度在28℃以上，多可复苏，25℃左右即有死亡的危险。

急救与治疗 急救的基本原则是迅速恢复患者中心体温，防止并发症。冻僵的死亡指征不应以临床死亡指征来判定，而应以复温后能否救治为准。

迅速而稳妥地将患者移入温暖环境，脱掉衣服、鞋袜，采取全身保暖措施，盖以棉被或毛毯，并用热水袋、水壶加热（注意用垫子，衣服或毯子隔开，不要直接放在皮肤上以防烫伤），放腋下及腹股沟，有条件用电毯包裹躯体，红外线和短波透热等，也可用温水，将患者浸入40~42℃温浴盆中，水温自34~35℃开始，5~10分钟后提高水温到42℃，待肛温升到34℃，有了规则的呼吸心跳，停止加温。

如患者意识存在，可给予温热饮料，静脉滴入加温10%葡萄糖液（液体温度38~40℃），以助改善循环。

除体表复温外，也可采用中心复温法，尤其是那些严重冻僵的伤员。可用体外循环血液加温和腹膜透析。腹膜透析在一般医院都能进行，透析液为40~42℃含1.5%葡萄糖的等张溶液，每40分钟换液1次，复温效果更佳。应用时要注意监测血钾和血糖水平，可连续透析5~6次。每小时可使肛温升高2.9~3.6℃，有助于改善心、肾功能。

其他治疗，包括纠正心律不齐和酸中毒，注意并发症（肺炎、多器官功能不全、脑、肺水肿）的防治等。如伴有局部冻伤，应先抢救冻僵后，再按冻伤治疗原则处理。对有心室纤颤、心搏骤停、呼吸停止的患者应施行心肺复苏术。

(屈纪富)

xīngàiniàn wǔqìshāng

**新概念武器伤**（new concept weapon injury） 与传统武器不同的新型武器系统所致损伤。新概念武器主要包括激光武器、微波武器、声能武器、动能武器、粒子束武器等，其工作原理、杀伤机制、作战样式都有别于传统武器，是继冷兵器、热兵器、核武器之后，作战兵器发展史上的又一新里程碑。新概念武器采用现代高新技术、应用新的杀伤原理、使用新的能源，并能产生新的杀伤因素对生物体造成损伤。新概念武器伤表现出对生物体敏感器官、效应特点及救治原则上的独特性，同时在防护手段上也有其特殊性。

新概念武器的概念形成于20世纪80年代初，是冷战时期超级大国军备竞赛的产物。20世纪80年代初，美苏两个超级大国的战略核武器数量和质量处于均势，军备竞赛走入了死胡同。此时美国政府立项开发了"反弹道导弹防御系统的战略防御计划"，该计划的核心内容：以各种手段攻击敌方外太空的洲际战略导弹和外太空航天器，以防止敌对国家对美国及其盟国发动的核打击。其技术手段包括在外太空和地面部署高能定向武器，如微波、激光、高能粒子束、电磁动能武器等。由于该类武器在作用原理、使用技术、破坏机制、杀伤效能、作战使用上都有别于传统的以火、炸药为动力的武器，称为新概念武器。新概念武器在作战性能和毁伤效能上所体现的倍增作用是常规武器所无法比拟的。新概念武器所造成的人员损伤称为新概念武器伤。

**致伤类型** 由于新概念武器所涵盖的内容广、因素多、机制新，新概念武器的致伤作用过程取决于不同的武器类型及其所产生的致伤因素，从致伤因素上分，大致可归结为以下几类。①动能作用：是常规武器致伤的主要因素之一，在新概念武器中，动能作用远超出了常规武器的作用范畴。主要体现在超高速作用与非致命动能失能作用两方面。超高速是指投射物飞行速度大于2 000m/s，可直接命中生物体致伤，也可打击舱室靶板产生后效损伤。非致命动能失能作用以橡皮弹为主要代表，主要表现为广泛性皮损所致的失能作用。②热能作用：激光、高能爆炸物、微波等多种武器都具有热损伤效应，主要表现为局部温度增高、蛋白凝固，以及组织烧伤。③声能作用：声波通过产生高声压及共振波等物理因素导致生物体力学、热学、光学、电学等物理效应的出现，以及相关化学效应的发生而产生损伤效应。④电磁作用：电击器与电磁波等新概念武器可通过电磁波、电化学效应等生物体的生理性功能变化，以及病理性损伤效应的出现。

致伤效应 新概念武器的致伤效应也十分复杂，从致伤效应上分类，主要包括以下几种。①致痛效应：以动能打击为主要形式，动能打击导致皮肤损害，从而产生致痛效应。②拒止效应：以微波热效应为主要形式，热灼伤致痛而限制人员的活动。③致盲效应：以强激光源为主要致伤因素，激光作用造成眼角膜与眼底的损伤。④炫目效应：以弱激光源为主要致伤因素，视觉刺激致人眩晕、恶心等不适反应。⑤认知失能效应：以声能、微波等为主要刺激源，通过作用于神经系统影响人员的记忆、分析判断能力。

新概念武器是未来战争的主要发展趋势，了解新概念武器伤的特点、致伤机制，明确致伤因素与生物效应的量效关系，对于新概念武器的研发，以及新概念武器伤的防治均具有十分重要的意义。

（王建民）

jīguāngwǔqìshāng

## 激光武器伤（laser weapon injury）

高能激光对远距离人员或生物目标进行射击所产生组织器官损伤。激光武器依据其应用方向不同而分为3类。①激光失能性武器：如激光眩目器。该类武器主要作用于人员视觉系统，引起视觉与前庭功能的混乱，使人员产生恶心、眩晕等症状，不会对人员视觉系统产生永久性损害。②激光致盲性武器：该类武器也主要作用于人员视觉系统，但可引起人员视觉功能的永久性损害。③强激光武器：由于该类武器的激光强度较强，不仅能对人员的视觉系统产生损伤，而且会引起身体其他部位的严重烧灼伤。

形成过程 第一台红宝石激光器产生于20世纪60年代，主要用于激光对人体的治疗作用。激光武器的发展相对较晚，1978年3月，世界上第一支激光枪在美国诞生，改型激光武器属于战术激光武器类，其样式与普通枪支没有太大区别，主要由激光器、激励器、击发器和枪托4部分组成。虽然眼是激光作用的敏感器官，但激光武器不仅对眼有损伤，它还能在距离人员几十米之外，烧毁衣服、烧穿皮肉，于无声响、不知不觉中置人于死地。

致伤机制 激光辐照对生物体的损伤效应与生物体组织器官的特性以及激光波长、剂量等物理参数有关。

对人体皮肤的损伤作用 激光波长和辐照量一定时，皮肤颜色和色素数量是决定其激光辐照损伤程度的重要因素。皮肤吸收激光能量后，光斑区局部温度升高，严重时发生烧伤。持续时间500μs的红宝石激光束聚焦照射志愿者皮肤，光斑直径1~1.5mm、光束能量0.84J，部分人皮肤层就会出现变化；光束输出达5J时，光斑区皮肤就会发生明显灼伤性色素沉着；光束能量达到数十至上百焦耳时，皮肤就会受到严重损害。

对人眼的损伤作用 眼是最易受到激光损伤的器官，通过眼睛曲光介质的聚焦作用，视网膜上光斑直径约为10μm量级，光强可达到入射光束的$5×10^5$倍。因此，眼睛内部最易受损的组织是视网膜。不同强度的激光对人眼损伤所产生的不同量级现象依次为：①致眩。很低激光能量即可导致视觉对比度的敏感性下降，持续数秒至数十秒，称为致眩。致眩是视网膜受激光作用的热化学或光化学反应，使得视觉功能暂时失常，但对人眼没有永久性损害。②闪光盲。原来适应较暗环境的人眼在强光刺激下暂时失明。视觉功能的完成，有赖于视网膜组织中光色素的化学反应，当强激光照射眼部时，可使光色素受到损害，产生脱色效应，使视网膜组织暂时丧失感受光线的能力，从而导致闪光盲。闪光盲一般持续数分至数十分钟，光色素再生后视力即可恢复。③损伤。聚焦激光束作用于视网膜，使之升温发生局部烧伤或光致凝结，即感光细胞发生凝固性变性、坏死而失去感光作用，使视觉功能受到不可恢复的永久性损伤，产生不同程度的部分失明。④破坏。更高强度的激光辐照可导致视网膜和玻璃体出血，若激光光斑落入黄斑部位使感光细胞烧伤和出血，可能导致永久失明。在超高强度激光作用下，视网膜迅速产生汽化，急剧膨胀，甚至引起所谓的眼球爆炸，使整个眼球受到破坏。

对其他组织器官的损伤作用 某些波段的激光辐照可能穿透皮肤直接刺激动物和人体的神经

末梢，引起神经生理功能改变，有时则会引起血管反应不稳定、血压波动等现象。激光也会刺激视觉系统，反复作用的结果可能影响大脑神经的功能，或者引起血流动力学变化。激光直接照射大脑，也可能引起中枢神经系统伤害，但其致伤阈值要比眼睛高得多。动物或人体表面受到很强的激光照射时，心、肺、肝、胃、肠等内脏器官也可能受到烧伤。尤其是可见和红外激光照射，皮肤对其穿透性较好，故有时在皮肤表面尚未明显损害时，深层组织却已有严重损害。在内脏组织器官的损伤效应中，心血管系统的伤害尤其要引起重视，主要危险是血管内皮细胞的损伤和红细胞的破坏，可引起局部栓塞形成。在长期效应中，紫外激光照射还可以诱发皮肤癌。

**损伤效应**　激光对生物体损伤效应的机制主要有以下几方面。①激光加热作用：生物组织吸收了激光束的能量，转化为热量使温度升高，高于正常组织温度。激光加热作用机制与入射激光光子能量有关，低能量光子可使生物组织直接加热，高能量光子则往往需要经过中间转换过程。激光加热对生物组织的损伤效应主要通过对蛋白质、酶、DNA、神经细胞、血液循环的影响而发挥作用。②激光生物化学作用：生物组织在激光的作用下可产生生物化学反应，即生物光化效应。人体内的氨基酸、蛋白质等许多化学物质都对光具有特定的吸收波长。在光化学过程中，会产生自由基、离子和其他一些不稳定的中间产物，这些中间产物大多具有高度化学活性，在激光作用下，它们可能会过度生成，产生损伤效应。③光致压力作用：激光照射生物组织可直接或间接对组织产生压力作用，包括由激光加热引起组织汽化导致的气流反冲压、内部汽化压、热膨胀超声压、等离子体压力以及因激光强电场引起的电致伸缩压等。当激光功率密度为 $10W/cm^2$ 时，光压约为 $3.33 \times 10^3 Pa$；当激光能量密度为 $1J/cm^2$、脉冲宽度 50ns 时，则组织中产生的热膨胀超声压力约为 0.8MPa。④激光强电场作用：激光的电场强度取决于激光束的功率密度。当激光束的电场强度大到可以与生物分子的固有场强相比拟时，激光电磁场就可对生物组织产生明显作用。这些作用包括光学谐波和光致生物发光作用、受激拉曼散射作用、电击穿与等离子体作用。⑤弱激光对生物体的刺激作用：辐照的激光剂量太低不会发生刺激作用，太高则损伤组织，大于刺激阈值和小于损伤阈值之间的激光剂量才是引起生物刺激作用所需的适当剂量，其中较小剂量可引起兴奋，较大剂量则可引起抑制。

**救治**　激光武器伤的治疗以对症处理为主，防护主要是佩戴激光防护镜。

（王建民）

wēibō wǔqìshāng

**微波武器伤**（microwave weapon injury）　高功率电磁波辐射对目标攻击所致机体组织器官损伤。微波是一种高频电磁波，波长范围在 1mm～1m，频率 0.3GHz～300GHz。高功率微波武器是指频率在 1GHz～300GHz，发射功率在 100MW 以上的可重复使用的电磁波发生器。微波武器通常在远距离对军事目标和武器的光电设备进行干扰，在近距离可达到对有生力量的杀伤作用。微波武器所造成的人员损伤称为微波武器伤。

**形成过程**　美国从 20 世纪 80 年代开始研制微波武器，微波发射类型分为：①单脉冲微波武器，是指发射单脉冲的微波武器，又称微波弹。②平台型微波武器，是指发射重复脉冲的平台型微波武器。根据微波发射源又可分为核电磁脉冲与非核电磁脉冲两种。至 2007 年，美国已研制出了系列定向能微波武器，在此期间开展了 6 500 多次试验，被试验人体模拟科目超过 70 个，较严重的一次损伤效应是导致一名空军士兵腿部的二度烧伤。

**致伤机制**　微波武器的致伤机制主要通过电效应、热效应和生物效应实现破坏、杀伤作用。作为高频脉冲（HPM）武器的高频脉冲源，其带宽可分为窄带（$\Delta f/f_0 < 5\%$）、超宽带（$\Delta f/f_0 > 25\%$）两种类型。窄带、超宽带两类高频脉冲源都可在峰值功率密度 $\geq 65W/cm^2$ 条件下造成明显损伤，但伤情则是窄带重于超宽带高频脉冲。窄带高频脉冲的致伤作用以热效应为主，整体致伤，动物受照后经历先出现功能、代谢损伤，继之病理形态改变的典型损伤过程。辐照后体温升高显著，并与组织病理损伤程度相一致。而超宽带高频脉冲致伤则以非热效应为主，损伤效应以功能变化为主，适合在细胞水平研究损伤的动态变化过程。

**损伤效应**　微波武器的损伤效应以中枢神经系统最敏感，但对心、肝、肺、眼、生殖系统也有损伤效应。

**中枢神经系统**　高频脉冲损伤的早期表现为学习记忆等神经行为学功能障碍。高频脉冲对短时记忆有显著影响而对长期记忆没有显著影响，因神经行为与学习记忆障碍而表现的失能效应是海马脑区损伤出现早而重的临床表现。对高频脉冲致学习记忆障碍发生机制的研究发现，高频脉冲可致皮质体感诱发电位（ESP）各波峰潜伏期出现延时，峰值减低，并且影响海马脑区神经细胞长时增强（LTP）的形成。中枢突触信号传递功能的一过性障碍，是影响学习记忆能力造成神经行为障碍的电生理基础。海马组织病理损伤表现：突触结构破坏，囊泡明显减少，星形胶质和小胶质损伤重，两类细胞的严重损伤既造成由其释放的炎性介质与细胞因子介导的继发性损伤，又由于减弱吞噬、清除坏死细胞与支持营养作用而削弱了损伤修复过程。

**心血管系统** 高频脉冲辐照致心肌收缩单位损伤是心肌收缩性能下降的重要原因。病理学上可见心肌充血、出血以及退行性变。高频脉冲辐照可抑制左心室功能，受照后左室最大舒张压（LVDP）降低出现早，提示舒张功能的抑制较之收缩功能抑制出现早而重，而左室收缩末期压（LVESP）的变化始终不显著，提示高频脉冲辐照后左心室舒张末充盈状态变化不大，心泵功能降低并非由血容量不足所引起。高频脉冲辐照后即刻心肌细胞胞质与线粒体游离钙浓度上升，细胞与线粒体均处于钙超载状态，胞质游离钙主要来自肌质网钙释放，而线粒体主动摄钙过程增强。

**肝** 高频脉冲辐照致肝病理形态学变化以胞质疏松、空泡变性为主，严重损伤出现肝灶性坏死和点状坏死；肝细胞超微结构损伤以线粒体肿胀嵴断裂、空泡化和内质网数量减少为特征。组织病理学损伤呈明显的量效反应关系。热效应对肝细胞的损伤的机制主要包括3个方面：①促进胞膜脂质过氧化，并造成胞内自由基等活性氧代谢产物（ROS）的蓄积，抑制了细胞内抗氧化系统的功能，如还原型谷胱甘肽耗竭、超氧化物歧化酶（SOD）表达下调等。②造成DNA损伤与诱导肝细胞坏死。③诱导肝网状内皮细胞合成释放肿瘤坏死因子α（TNF-α）、白细胞介素-1（IL-1）、白细胞介素-6（IL-6）等致炎细胞因子。

**肺** 高频脉冲致肺组织病理形态损伤特点表现：①肺微血管水肿套形成；提示微血管损伤是形成液体外渗的主要原因。②肺泡间隔增宽，肺泡腔内有水肿液积聚。③肺毛细血管扩张、充血、出血。④Ⅰ、Ⅱ型肺泡上皮细胞均有损伤，嗜锇性板层小体减少、胞质空化。

**眼** 高频脉冲致眼与视觉系统的损伤程度取决于微波强度和暴露时间，引起眼损伤的阈剂量条件是峰值输出功率65W/cm²，暴露15分钟。高频脉冲对眼的主要损伤表现是从眼后囊膜开始形成晶状体混浊（形成微波白内障），视网膜神经元在低剂量暴露时可诱导凋亡增多，而高剂量暴露则变性坏死，可形成视网膜剥脱。

高频脉冲作用后的长期效应主要表现为生殖与遗传方面的效应，高频脉冲亚急性辐射可诱导小鼠精子畸形发生率增高。

**救治** 微波武器伤的治疗以对症治疗为主，防护以屏蔽防护为主。屏蔽是高频脉冲武器物理防护中最有效的方法，采用钢、铁、铜、铝等金属制作的防护头盔、背心等防护器材均有良好的防护作用。

（王建民）

**次声武器伤**（infrasound weapon injury） 发射频率＜20Hz次声波的高技术武器发射的次声波与人体发生共振，导致共振的组织、器官发生位移、变形、甚至破裂所造成的损伤。频率为0.0001～20Hz的声波作用于人体，引起人体强烈的共振，造成人体组织器官的损害。次声武器是利用次声波与人体组织器官的共振特性，用于人员杀伤的一种高技术武器。次声武器具有隐蔽性强、传播速度快、传播距离远、穿透力强，不污染环境和破坏设施等多种特点。次声武器所致的人体损伤特性与组织器官的共振特性有关。

**形成过程** 次声是一种低于可听声、频率范围在0.0001～20Hz的声波。关于次声的记载，最早见于19世纪。其中最著名的是1883年8月27日印度尼西亚的喀拉喀托火山爆发，它产生的次声波传播了十几千米。第一次世界大战前后，火炮和高能炸药的出现，提供了较大的声源，促进了次声在大气中传播现象的研究。核武器的发展对次声接收、抗干扰、定位技术、信号处理等方面起了更大的推动作用，核爆炸时可形成强大的次声源，它产生的次声波可在大气中传播到非常远的距离。鉴于次声波作用于人体，可引起组织器官强烈的共振，造成极大的损伤，20世纪80年代以来，世界各国争相研发次声武器，按照次声对人体不同感官刺激的分类，次声武器可分为神经型和器官型两种。神经型次声武器的频率与人脑α节律相近（约5Hz），能强烈刺激人的神经使人眩晕头痛、神经沮丧或神经错乱。器官型次声武器的发射频率与人体内脏固有频率相当（4~8Hz），可使人出现恶心呕吐、胃痛、呼吸困难等症状。

**致伤机制** 次声武器的生物致伤机制主要包括：①生物共振。生物共振是次声对生物体作用的始动机制。生物体可以看作是一个机械振动系统，某些器官及其构成部分的振动频率在次声频率范围内，例如：头部为8~12Hz、胸腔为4~6Hz、心脏为5Hz、腹腔为6~9Hz、盆腔为6Hz。当生物体处于次声环境时，若声压级水平达到一定程度，其作用频率与生物体组织器官的固有频率相同时，就会发生共振反应，此时产生的次声刺激最大。次声引发的共振既可在机体各器官产生，又可在机体细胞内产生，不同器官的细胞以及质膜结合的酶对次声作用的反应有差别，这与机体不同部位构成成分的固有频率不同有关。次声通过共振可直接作用到各种组织和细胞的原生质膜和线粒体膜，改变细胞膜的通透性，影响某些酶与质膜的结合状态及酶的活性，影响生物氧化过程和能量代谢与合成，降低机体抗氧化系统的功能；次声还可通过共振导致微循环障碍，影响组织器官的营养。次声作用引起的内脏器官的共振性颤动可刺激躯体本体感受器和内脏感受器，这些类型的感受器将振动信息传递到中枢神经系统，可进一步反射性地引起相应器官和系统的反应；在一定强度的次声作用下，较早出现中枢神经系统功能障碍及交感 – 肾上腺素系统功能的变化。②生物体内物质的物理性能变化。若次声作用的声压较强，除引起线性效应外，还可引起非线性效应。次声在传播过程中会引起物质的性质和状态的变化，导致力学、热学、光学、电学等物理效应的出现。③化学效应。次声引起生物体内的化学效应是多方面的，如促进氧化还原、促进高分子物质的聚合或分解、引起化学发光等。这些化学反应可使体内自由基产生增多、引起脑组织谷氨酸浓度及代谢型谷氨酸受体（mGluR）mRNA 表达水平的变化、导致细胞内钙离子浓度增高甚至钙超载、使血管内皮细胞分泌功能发生改变等。

**损伤效应** 次声的生物效应特点主要有精神损伤与器官损伤两方面，精神损伤主要通过刺激大脑，使人员产生神经系统损伤，表现为头痛、头晕、心悸、恐慌、烦躁、步履蹒跚、定向力下降、注意力减退、精神错乱、甚至失去知觉；后者主要引起心、肺、肝、肾等内脏器官损伤。10Hz、135db 次声波可使小鼠的内脏变性坏死；0.5Hz、170db 左右的次声波可使狗的呼吸困难，甚至死亡。人体受试者 10Hz 和 135db 次声作用 15 分钟后，鼓膜和脏器有震动感，主诉有头痛、头晕、口干、吞咽困难、恶心、食欲缺乏、疲劳、心率加快、血压升高、听阈值下降。小鼠暴露于次声波后可见学习记忆能力下降，促肾上腺皮质激素（ACTH）、皮质酮等应激激素升高，听毛细胞损害、听力阈值升高、视功能视网膜电图（ERG）a 波、b 波波幅下降，脑皮质、肺和肾损害。

**救治** 人员对次声的防护包括两个方面。①物理防护：主要是屏蔽，但难度较大，因为次声波传播速度快，作用距离远，在空中、水中和地面障碍物中传播的吸收效应小，吸声材料又难以屏蔽。有报告用高强度声（如音乐）"掩盖"次声，可能使次声引起的症状有某些缓解。研制新型能防次声波的屏蔽材料是解决次声防护的重要任务之一。②医学防护：主要是增强机体的抵抗力，减轻次声对机体的作用。有报道动物在给予复合抗氧化剂（α – 生育酚、维生素 C 和 2,3– 二巯基丙磺酸钠合剂）和咪唑衍生物（Ethymizok 和 α – 苯基苄基咪唑衍生物 T–5）能减轻次声引起的脑损伤和脂质过氧化。给予尼莫地平能改善次声对动物引起的学习记忆功能下降。

（王建民）

pínyóudànshāng

**贫铀弹伤**（depleted uranium munitions injury） 以贫铀为主要原料制作的炸弹、炮弹、枪弹所致人体伤害。贫铀弹为打击装甲目标、坚固工事的弹药，如使用贫铀药型罩的破甲弹、以贫铀合金制作弹芯的穿甲弹等，其中贫铀穿甲弹是战场使用量最大的弹药。贫铀弹伤包括击穿装甲后弹片对人员的杀伤、贫铀燃烧造成的烧伤、吸入低放射性氧化铀尘埃导致的内照射和重金属毒性作用等。

贫铀（depleted uranium，DU）是从金属铀中提炼出铀 –235 以后的副产品，99.8% 以上为铀 –238，辐射强度是天然铀的 40%，以 α、β 辐射为主，半衰期长达 $4.468 \times 10^9$ 年。贫铀密度 $19.07g/cm^3$，是钢密度的 2.5 倍，以贫铀合金制作弹芯的穿甲弹，具有密度高、硬度强、韧性大的特点，且在穿甲的过程中贫铀弹芯可发生"自锐"现象，不但不会像其他金属合金穿甲弹变钝，反而更尖锐，其穿甲能力更胜一筹。破甲弹采用贫铀药型罩后，破甲深度可提高近 1 倍。贫铀弹粉末在冲击和摩擦生成的高温作用下可燃烧，产生上千摄氏度的高温，并可产生大量放射性氧化铀气溶胶。

美军、北大西洋公约组织（简称北约）联军已在现代战争中大量使用贫铀弹。据统计，海湾战争、伊拉克战争以来美军在伊拉克应用的贫铀弹已超过400吨。1999年，北约联军轰炸南斯拉夫联盟共和国共使用了3.1万枚贫铀弹。

**损伤特点** 贫铀弹伤可以分为杀伤和毒性效应两大类。杀伤效应包括破片伤和烧伤、吸入伤。贫铀弹在打击装甲目标过程中形成的大量弹片，对人员的杀伤范围、程度取决于弹片动能、数量、命中部位等因素。贫铀弹烧伤除见于高温贫铀弹片对人体皮肤直接烧伤，燃烧弹片也可能引起击中目标内可燃物和易燃物的燃烧，导致间接烧伤。除体表烧伤外，伤员可能吸入大量高温有毒气体，发生吸入性损伤。毒性效应分为辐射危害和化学毒性效应。贫铀弹在穿甲的过程中，由于撞击、燃烧产生氧化铀气溶胶，主要成分为八氧化三铀、二氧化铀。贫铀气溶胶具有放射性，可经呼吸道、消化道、皮肤黏膜和伤口等途径进入体内，造成内辐射损伤。吸入的铀氧化物进入血液后24小时，除经肾脏排除外，25%～50%到达器官，主要沉积在肾、骨骼、肝和脾等处，使蛋白质结构发生不可逆改变，造成脏器组织结构的重金属化学毒性伤害，严重者发生急性肝肾衰竭。铀在肾脏的沉积量的多少与机体酸碱代谢有密切关系，碱性条件下铀沉积少，酸性条件下铀沉积多。贫铀引起的生物学远期后果最严重的是其潜在的致癌、致突变效应。如铀长期存留于骨骼可诱发骨肉瘤，接触贫铀弹的美国参加海湾战争的复员军人染色体畸变发生率为未接触人群的14倍，出生儿童缺陷的发生率为未接触人群的1.8倍（男性军人）、2.8倍（女性军人）。

贫铀弹爆炸产生的破片、铀氧化物以及遗弃的贫铀弹头可造成土壤、水源以及食物链长期污染，导致贫铀弹毒性效应可存在相当长的时间。有研究报告贫铀弹爆炸地点的土壤铀水平比世界平均浓度（2～3mg/kg）高2～3倍，显著高于世界卫生组织（WHO）的最大允许水平，人群的尿中铀浓度高于未使用地区人群200倍。

**救治** 战场抢救贫铀弹伤员时，救护人员应戴口罩，使用外科手套，尽可能防止皮肤暴露，急救措施同爆炸伤。

体内贫铀弹片是否取出应根据异物大小、对机体功能的影响、远期生物学效应、技术条件等因素确定。手术取出时机可分为早期和晚期。早期取出多在火器伤清创手术中完成。如野战条件下无法开展X线检查，对远离伤道异物不宜盲目探查和摘取，可留待后续治疗中酌情处理。晚期取出多在医院内进行。

对已污染伤员，应尽早采取去除污染和药物促排的措施。去除体表污染的措施以冲洗为主，可用清水冲洗污染皮肤、鼻腔、口腔、眼，交替用生理盐水和4%碳酸氢钠溶液冲洗伤口/创面。冲洗污染皮肤时，冲洗液可加入表面活性剂、螯合剂枸橼酸钠、二乙基三胺五乙酸（DTPA）等。在全身麻醉下灌洗肺叶（洗肺）仅限于抢救一次性吸入大剂量铀的伤员。疑有贫铀气溶胶吸入的伤员，可服用祛痰剂。对已摄入贫铀伤员，在4小时内可催吐或插管洗胃。对超过4小时时，可采取导泻措施。药物促排是应用可与血液、组织内铀结合成溶解度大、解离度小、扩散能力强的药物，以促进铀排出，减轻辐射危害和化学毒性作用，保护脏器功能。较有效的促排药物有碳酸氢钠、乙酰唑胺、喹胺酸、氨羧型络合剂、氨烷基次膦酸型络合剂、苯酚类螯合剂双酚氨酸（7601）及其衍生物（8610、8102）等。邻苯二酚类、苯酚胺羧基类、异黄酮类、羟基吡啶类化合物也具有较好的促排效果。定期监测伤员血、尿中重金属离子浓度，如持续升高，可采用螯合治疗，对出现肝、肾功能损伤的伤员进行对症治疗，应用保护肝脏功能的药物，碱化尿液，行全身支持疗法等。

（赖西南）

## dòngwù yǎozhēshāng

**动物咬蜇伤**（bite injury by field animal） 动物袭击人类造成的损伤。自然界可致人类损伤的动物很多，常见与军事行动较为密切的主要是蛇咬伤、蜈蚣咬伤、蜘蛛咬伤和蜂蜇伤、蝎蜇伤等，某些海洋类动物也可致人损伤。

**损伤类型** ①局部机械性损伤。动物利用其牙、爪、尾刺、钳、锥刺等，除造成不同程度的咬、蜇（刺）伤外，严重者可有大块软组织撕裂毁损。②全身中毒。常见的是节肢动物中的黄蜂、蝎子、蜈蚣、黑蜘蛛的蜇（刺）伤；爬虫类动物以毒蛇咬伤多见；水中动物如水母、海胆、海星等也可刺伤引起中毒症状。动物咬蜇伤时，有的动物有毒液注入，毒液的种类因动物种类不同而不同，常见的有神经毒、血液毒和两者皆有的混合毒。③继发性感染。除受伤后环境污染外，更重要的是动物口腔、唾液、爪牙污垢等的污染。动物口腔尤其是哺乳动物口腔中菌种杂、菌量大，泥土、衣服、动物牙齿、毛、爪、尾刺等异物也可带进伤口。常见的是化脓性细菌感染，还可引起破伤风和气性坏疽等特殊感染。

**临床表现** 动物咬蜇后临床表现因致伤动物不同而异，常为局部软组织损伤及炎症；有毒动物损伤可有局部或全身中毒症状；晚期可出现感染。诊断多根据受伤史、局部或全身表现；最好能拍照识别致伤动物，以利明确诊断和处理方式；必要时可行实验室检查明确全身情况。

**救治** 致伤原因不同伤情迥异，急救处理必须根据具体情况进行。主要包括：①详细询问受伤史。尽可能了解受伤时间、地点，何种动物所致损伤。发生咬蜇伤时，应将致伤动物拍照识别，以供医疗人员参考或鉴定，例如是否狂犬、毒蛇等。不推荐将致伤动物打死或活捉，以免再次受伤。②如果一时无法识别动物种类，可按以下基本原则处理：咬伤（包括爪伤或撞击伤等）应尽早进行彻底清创，清除一切失活组织和异物。常规应用有效抗生素，特别注意厌氧菌感染的防治。常规注射破伤风抗毒素。蜇（刺）伤特别是昆虫尾针刺伤，应仔细检查刺入处有无折断的尾针，无菌条件下将其去除。急救时可用肥皂水或淡醋液中和毒液。如无法判断昆虫种类，一般用肥皂水洗涤伤口即可，因为大多数蜇（刺）伤的毒液为酸性。局部用碘酊和乙醇消毒后包扎。不排除狂犬或毒蛇咬伤以前，一律按狂犬或毒蛇咬伤处理。给予镇痛、镇静药。迅速送至附近医疗单位进行后续治疗。

（寒华胜）

shéyǎoshāng

**蛇咬伤**（snake bite） 蛇类攻击人体造成的损伤。多见于热带、亚热带和温带地区。以下肢损伤较常见。

**损伤和中毒机制** 蛇分无毒蛇和毒蛇两类。毒蛇的头多呈三角形，颈部较细，尾部短粗，色斑较艳，牙齿较长。蛇毒含有毒性蛋白质、多肽和酶类，按其对人体的作用可归纳为三类：①神经毒。为低分子蛋白多肽类，主要作用于延髓和脊神经节，并可阻断神经肌肉接头。可使伤处发麻，并向近心侧蔓延，甚而引起头晕、视物模糊、上睑下垂、语言不清、肢体软瘫、吞咽和呼吸困难等；严重者导致呼吸循环衰竭。②血液毒。主要为蛋白溶解酶和磷脂酶A。有强烈的溶组织、溶血和抗凝血作用。除引起局部组织损伤外，对心血管系统、凝血纤溶系统、神经系统和肺、肾等均有毒性作用。可使伤处肿痛，并向近心侧蔓延，邻近淋巴结肿痛；可引起畏寒发热、出血和心律失常、烦躁不安或谵妄，还有皮肤紫斑、黄染、血尿和尿少等；最后可导致心、肾、脑等的衰竭。③细胞毒。蛇毒中的透明质酸酶可使细胞间质溶解和组织通透性增加，除引起肿胀疼痛外，还促使蛇毒入血。心脏毒素（膜毒素、肌肉毒素）引起细胞破坏，局部肿胀，重者引起心肌细胞变性坏死，心肌损害。④混合毒。兼有神经毒、血液毒和细胞毒的作用，但有所偏重。如眼镜蛇以神经毒为主，蝮蛇以血液毒为主。毒液通过淋巴管或直接进入血液，分布于全身组织器官，以肾脏最多，脑最少，6～24小时达高峰，主要在肝脏分解，经肾排出，一般72小时后体内蛇毒含量极少。

**临床表现** 与蛇的种类和大小、咬伤的深度和范围、注入毒液量多少，以及伤者身体情况和对蛇毒的敏感性等因素有关。普通的蛇咬伤只在伤处皮肤留下细小的齿痕，轻度刺痛，有的可起小水疱，无全身性反应。毒蛇咬伤在伤处可留一对较深的齿痕，局部有疼痛、麻木、感觉减退、肿胀，并向躯体近心端蔓延，常伴有出血和组织坏死。全身症状有发热、寒战、头晕、头痛、乏力、恶心、呕吐、嗜睡、腹痛、腹泻、视物模糊、鼻出血，严重者惊厥、昏迷、心律失常、呼吸困难、麻痹、心肾衰竭。

**诊断** ①有蛇咬伤史。②局部或全身中毒表现。③实验室检查：可有白细胞增多，红细胞减少，血尿，血红蛋白尿，肌红蛋白尿，血便，肝功能异常，黄疸指数增高，凝血功能异常，电解质紊乱等。重点是确定是否为毒蛇咬伤。毒蛇咬伤在受伤处可见一对深而大的齿痕，并伴有局部或全身中毒症状。无毒蛇咬伤伤口可见多个细而浅的齿痕，排列成排或两排或椭圆形锯齿状，无明显局部肿胀，也无麻木，呼吸困难等全身症状。通常可根据蛇的形态体征、栖息环境、活动规律、地区分布，结合伤后局部或全身表现判断是否为毒蛇咬伤及哪一种毒蛇咬伤。有条件时可行特异性蛇毒抗原检测，取伤口渗出液、血清、脑脊液或其他液体，用相应的单价特异性抗蛇毒素，通过酶联免疫吸附、放射免疫或乳胶凝集抑制等方法测定，可判断出蛇毒种类。不能确定是否毒蛇咬伤时，应按毒蛇咬伤处理。

**救治原则** 被毒蛇咬伤后，病程进展迅速，伤者应保持安定，避免惊慌奔走，以免加速蛇毒吸收和扩散。在明确毒蛇种类后，采取相应救治措施，维持生命体征的稳定，迅速使用抗蛇毒血清等有效药物中和体内蛇毒，防治可能发生的并发症。

**局部处理**　①防止毒液扩散和吸收。伤者应保持安静，勿惊恐奔跑，脱离受伤环境，解除受伤部位的限制物，如戒指、手镯，以防肢体肿胀卡压。绷带加压包扎是唯一推荐用于神经蛇毒伤的急救方法，其他蛇毒伤可用加压垫方法和绷带加压包扎法。②迅速排除毒液。立即用凉开水、泉水、肥皂水或1∶5 000高锰酸钾溶液冲洗伤口及周围皮肤，以洗掉伤口外表毒液。如伤口内有毒牙残留，应予取出。然后从肢体的近心端向伤口方向及伤口周围反复挤压；边挤压边用清水冲洗伤口，冲洗挤压排毒一般可持续20～30分钟。有条件时，也可用负压吸引装置等方法吸出毒液。

**解毒措施**　①局部封闭。局部注射胰蛋白酶2 000～4 000U，并用地塞米松5mg加入2%的利多卡因5～10ml中，在伤口周围及伤肢近心端进行环状封闭，必要时可在12～24小时后重复注射。②抗蛇毒血清应用。越早应用效果越好，可口服蛇药片。如能确定毒蛇种类及毒素性质，可用该种单价抗蛇毒血清，否则须用多价抗蛇毒血清。一般应静脉注射，肌内注射效果差，注射前须做过敏试验。

**对症支持治疗**　防治窒息和呼吸衰竭。防治休克和急性肾衰竭。早期激素治疗。常规使用破伤风抗毒素，及其他对症支持治疗。有坏死和脓性分泌物的应予抗感染治疗。

（寒华胜）

fēngzhēshāng

**蜂蜇伤**（wasp bite）　毒蜂尾刺刺入人体所造成的损伤。常见蜇人的蜂有胡蜂、细腰蜂、蚁蜂、黄蜂和蜜蜂。蜂的尾部有毒腺和与之相连的尾刺。雄蜂不蜇人。雌蜂和工蜂蜇人时尾刺刺入皮肤，将毒液注入人体，引起局部反应和全身症状。蜂毒具有神经毒性、溶血、出血、肝或肾功能损害等作用，也可引起过敏反应。蜂蜇伤一般只在蜇伤的部位出现红肿、疼痛、数小时后可自行消退。如果被成群的蜂蜇伤后，可出现头晕、恶心、呕吐，严重时可出现休克、昏迷甚至死亡。

**蜂毒类型**　根据不同蜂类毒液的酸碱性不同，可分为两类。①碱性蜂毒（如胡蜂毒液）：主要含组织胺、5-羟色胺、缓激肽、磷脂酶A、磷脂酶B和透明质酸酶等分子量较大的毒性蛋白，除可引起蜇伤处红肿疼痛等局部症状外，严重者还可引起溶血、出血、恶心呕吐、呼吸困难、休克，甚至昏迷死亡等全身中毒反应。②酸性蜂毒（如蜜蜂、黄蜂）：是一种较强的可引起变态反应的混合物，含透明质酸酶、磷脂酶A、磷脂酶B和多肽溶血毒素，分子量较小，毒性较弱。

**临床表现**　轻症伤员仅出现局部疼痛、灼热、红肿、瘙痒、皮肤风团或水疱，被蜇伤处有淤点，数小时后可自行消退，无全身症状。毒蜂或蜂群多次蜇伤后伤情较严重，可产生大面积水肿、剧痛，出现淤点和皮肤坏死。全身症状可有头晕、头痛、畏寒、发热、恶心、呕吐、胸闷、烦躁等。严重者可出现肌肉痉挛、晕厥、嗜睡、溶血、休克、多器官功能障碍，可于数小时或数日后死亡。对蜂毒过敏者即使单一蜂

蜇伤也可引起荨麻疹、水肿或过敏性休克。

**救治**　被蜂蜇伤后，应仔细检查伤口局部，如创口内有折断的蜂刺，可用消毒的针、镊子或小刀片挑出。蜜蜂蜇伤时，可用弱碱性溶液（肥皂水、5%碳酸氢钠溶液、3%淡氨水等）洗敷伤口，以中和酸性毒素。黄蜂、胡蜂蜇伤可用弱酸性液体（如1%醋酸或食醋）中和。也可用季德胜蛇药片开水化开调成稀糊状敷于皮损处。冷湿敷可减轻疼痛，或用抗组胺药、镇痛药，皮质类固醇乳膏外敷可减轻红肿。局部症状重者可采用2%利多卡因在蜇伤近端或皮下注射局部封闭。出现全身症状者，应根据病情予以不同处理。轻症者对症治疗或输液，10%葡萄糖酸钙注射；重者应迅速应用肾上腺皮质激素、抗组胺药；发生休克应积极抢救休克；发生溶血、血红蛋白尿者，应用碱性药物碱化尿液，补充液体，呋塞米、20%甘露醇等利尿，如出现酱油色尿，并出现多器官损害，可行血液净化治疗；无尿少尿患者，按急性肾衰竭处理；对群蜂蜇伤或伤口感染的患者应加用抗菌药物。

（寒华胜）

xiēzhēshāng

**蝎蜇伤**（scorpion bite）　蝎子尾部毒刺刺入人体皮肤释放毒液引起的伤口局部损伤及全身反应。蝎毒素为低分子量，无色的酸性蛋白质，主要成分为神经毒素、溶血毒素、出血毒素、凝血毒素和酶等。神经毒素可与神经细胞钠离子通道结合，使神经突触接头、副交感神经、肾上腺素能神经末梢和肾上腺髓质突触前活性增强，产生胆碱能和肾上腺素能作用。其他毒素可引起溶血，

出血，心肌收缩乏力，心动过缓，低血压等。

**临床表现** 典型的局部症状为感觉异常和烧灼样疼痛，多伴有红肿、水疱或组织坏死。全身症状可于伤后2小时出现，包括发热、头痛、头晕、烦躁、流涎、流泪、无力、恶心、呕吐、出汗、肌肉痉挛和抽搐等。严重者可出现呼吸窘迫、急性心功能衰竭、肾衰竭、肺出血或肺水肿等。偶有过敏性休克。实验室检查可有蛋白尿、尿糖增高、血糖升高，凝血功能障碍，血尿淀粉酶升高及粪便潜血阳性。

**救治** 蜇伤后挤出伤口内含有毒液的血水，迅速拔出毒刺，有条件时负压吸引减少毒素吸收。绷带加压包扎或加压垫压伤口，用1∶5 000高锰酸钾或苯扎溴铵冲洗。局部可用明矾粉调醋或雄黄加水调成糊状敷于伤口上，疼痛者蜇伤处注射3%依米丁。全身处理包括给予葡萄糖酸钙缓解肌肉痉挛和抽搐，严重者可行肾上腺皮质激素治疗。有呼吸窘迫、休克、心力衰竭、肾衰竭、肺水肿等并发症者，应按相应治疗原则处理。

（寒华胜）

dúzhīzhū yǎoshāng

**毒蜘蛛咬伤**（spider bite） 毒蜘蛛叮咬人体皮肤注入毒素所致损伤。常为皮肤及邻近组织的损伤，重者可出现全身症状。蜘蛛有一对角质螯，可分泌少量毒液。毒液含有两种毒素：①神经毒素。可作用于神经肌肉突触结合膜，引起周围神经、自主神经和中枢神经系统症状。②溶解毒素。可导致组织坏死、血管炎性改变和全身中毒症状。蜘蛛咬伤对人的危害与蜘蛛种类和被蜇咬者的易感性有关，一般成人很少致死。致命红蜘蛛的毒液含有胶原酶、

蛋白酶、磷酸脂酶和透明脂酸等，毒性强，作用于神经系统，引起运动中枢麻痹，严重者导致死亡。

**临床表现** 伤后局部症状轻者最初可无自觉症状，直到出现局部症状后才回忆有叮、刺经历。较重者有短暂剧刺痛，局部出现一对小的红色点状痕迹，其周围充血，轻度水肿、荨麻疹等，短时间内可自行消失。重者，可发生局部皮肤组织变黑坏死。全身症状可有头痛、眩晕、恶心、呕吐、出汗、流涎、烦躁、上睑水肿并下垂。有腹肌痉挛，颇似急腹症，胸肌痉挛可致呼吸困难。急性症状在咬伤后几小时可达高峰，1~2天内缓解，短期内仍软弱乏力或精神萎靡。

**救治** 确认为毒蜘蛛咬伤后，应在伤口外加压包扎，给予封闭或外敷蛇药，亦可用冰袋冷敷减轻疼痛，或切开伤口用1∶5 000高锰酸钾溶液冲洗。咬伤后2小时内，可将局部组织切除，预防或减少毒素吸收，外敷新鲜中草药，如半边莲、七叶一枝花、紫花地丁等。如有局部坏死或感染，应预防注射破伤风抗毒素或应用抗生素。另可口服蛇药片，给予肾上腺皮质激素，静脉注射葡萄糖酸钙暂时缓解症状。解除肌肉痉挛可用地西泮等抗惊厥药。

（寒华胜）

wúgōng yǎoshāng

**蜈蚣咬伤**（centipede bite） 蜈蚣钩状毒爪刺入人体皮肤造成的损伤。蜈蚣生活在阴暗、潮湿处，其第一对足中空呈钩状，咬（刺）伤后，毒液经此注入皮下。毒液腺分泌的毒液呈酸性，主要成分组胺、溶血蛋白和蚁酸，可作用于末梢神经，对中枢神经系统也有抑制作用。受损皮肤周围红肿、疼痛，蜇伤部位皮肤出现

两个瘀点，周围呈水肿性红斑，常继发淋巴结和淋巴管炎。重者可出现头痛、发热、眩晕、恶心、呕吐，甚至谵妄、抽搐、昏迷等。偶有过敏性休克或急性肾衰竭。蜈蚣越大，注入毒液越多，症状越重，一般经数日后症状缓解，严重者可危及生命。治疗可局部搽弱碱性溶液（如3%氨水或5%碳酸氢钠溶液，肥皂水等），以中和损伤处的酸性毒素。疼痛剧烈者可用0.5%~1%的普鲁卡因伤口周围局部封闭。可用口服蛇药，新鲜蒲公英或鱼腥草捣烂外敷于患处。局部皮肤组织坏死感染或淋巴管炎可用抗生素治疗。

（寒华胜）

fùhéshāng

**复合伤**（combined injury） 两种或两种以上不同性质的致伤因素同时或相继作用于机体而造成的损伤。这里强调的是致伤因素必须是不同性质的，而且是两种或两种以上的。有时人们把复合伤和多发伤混为一谈，概念上混乱，模糊不清。中华创伤学会首届全国多发伤学术会议上，对多发伤与复合伤相区别达成了以下共识可：①多发伤（multiple trauma）是相对单发伤（isolated injury）而言的。②多发伤是单一致伤因素造成两个或两个以上解剖部位的损伤。

古代使用冷武器的战争中，就偶发复合伤，如箭头浸有毒剂，可造成毒箭射伤复合局部或全身中毒。发生大批复合伤则是在近代大规模杀伤武器，特别是核武器出现以后。现代复合伤伤员可出现在多种环境和条件下，如常规武器战争、核战争、自然灾害、人为事故、恐怖袭击等；即可发生于平原、高原、沙漠、空中、水下，也可发生于热区、寒区，

出现多种损伤类型。

**致伤因素** 复合伤致伤因素多种多样，主要包括机械因素、热力因素、电、化学、核辐射等。致伤因素可能由一种武器产生，如核武器爆炸产生的核辐射、冲击波和光辐射同时杀伤造成复合伤；也可由不同各类的武器分别产生，如兼受火器伤和化学毒剂伤害而造成和复合伤。

**分类** 复合伤的分类方法，一般按主要损伤的特殊性，区分为放射复合伤、化学复合伤和烧伤复合伤等主要类型；有时按是否复合有放射损伤而区分为放射复合伤和非放射复合伤；使用生物武器时可发生生物伤害复合伤等。按主要和次要损伤为序分别称为放烧冲复合伤、烧放冲复合伤、烧冲复合伤（含海水浸泡烧冲复合伤，高原环境下烧冲复合伤，燃料空气炸弹所致烧冲复合伤，意外事故所致烧冲复合伤）等。

**特点** 复合伤的基本病理特点是"一伤为主""复合效应"。"一伤为主"是指复合伤中的主要致伤因素在疾病的发生、发展中起着主导作用。"复合效应"是指机体遭受两种或两种以上致伤因素的作用后，所发生相互影响的损伤效应，见复合效应。

由于复合伤致伤因素多，机制复杂，基本临床特点常表现为伤情重，变化多，并发症或脏器功能损害发生率高；诊断困难，容易漏诊误诊；治疗需求多，措施复杂，相互干扰甚至矛盾；需要在救治过程中根据多种机制和病理时程变化，抓住主要矛盾，分轻重缓急，不断调整综合治疗策略。

（宗兆文）

**fùhé xiàoyìng**

**复合效应**（complex effect）机体遭受两种或两种以上致伤因素的作用后，致伤因素间相互作用并造成组织细胞损伤的过程及结果。出现复合效应是复合伤病理机制的基本特点之一。复合效应可表现在整体效应、组织脏器和细胞效应上或分子水平效应上；复合效应也可表现在重要的病理过程中，不同病程、不同脏器表现可不尽一致。多个致伤因素之间相互影响，多种致伤机制相互作用的结果常不是单一损伤效应的简单相加，而是出现不同于原单一伤的新效应，常表现为相互加重，为复合伤最重要的特点。复合效应也可表现为减轻，或不加重，因原单一伤的伤情轻重、致伤次序与间隔、病程阶段和病变部件等因素不同而异。如放烧复合伤肠上皮的复合效应特点是早期加重，后期减轻；放烧复合伤血清可以促进体外造血集落形成，而单纯放射损伤血清则抑制其形成。所以，复合效应常使得整体伤情也变得更为复杂，影响诊断治疗过程和最终的疗效。

（宗兆文）

**shāochōng fùhéshāng**

**烧冲复合伤**（burn-blast combined injury） 烧灼和冲击波两种杀伤因素同时或相继引起的损伤。通常情况下，整体伤情中起主导作用为烧伤，冲击伤一般为轻度或中度。临床经过和转归主要取决于烧伤的严重程度。基本病程特征与烧伤相同，即经历休克期、感染期和恢复期。主要临床表现是休克和呼吸系统症状。局部创面和全身感染也较严重。重症以上常出现肝、肾功能障碍。

**损伤特点** ①休克发生率高：重度以上烧冲复合伤伤员，在烧伤引起液体丧失和疼痛的基础上，又附加了冲击伤所致的出血和疼痛，更容易发生休克，比单纯烧伤时发生得早且程度重。极重度伤员可以立即出现严重的早期休克，尤其是合并颅脑损伤和重度脏器出血时，休克就更加严重。中度以下烧冲复合伤一般无明显休克。②感染发生早、程度重：重度以上烧冲复合伤，伤后均有持续性发热，全身感染严重，常出现继发性休克。③肺功能障碍重：肺部受冲击伤后，血管通透性增加，所发生的肺出血、肺水肿较易并发肺部感染，出现严重支气管肺炎、成为这类伤员致死的重要原因。④肾脏损伤严重：严重烧冲复合伤，肾功能障碍十分突出。常出现少尿、血尿、无尿、血中非蛋白氮增多，发生肾衰。⑤造血功能变化明显：烧冲复合伤时，可见骨髓幼稚细胞肿胀、局灶性熔解。伤后3天有核细胞减少，变得稀疏。骨髓巨噬细胞退变，中性粒细胞进入巨核细胞胞质进行噬食，即巨核细胞被噬现象。这些变化是严重创伤时血小板数量减少、功能降低的主要原因之一。外周血白细胞变化随伤情而不同。中、重度烧冲复合伤常先增加、后减少，而后再升高。但严重伤情时，伤后白细胞计数可一直处于低下状态。烧冲复合伤时，血红蛋白值在休克期一般均有所升高，而且比单纯冲击伤或单纯烧伤更为显著。随着病程发展，血红蛋白值持续下降，贫血也比较严重。

**治疗原则** 以针对烧伤治疗的措施为主，同时兼顾冲击伤的处理。

（宗兆文）

**fàng-shāo fùhéshāng**

**放烧复合伤**（radiation-burn combined injury） 电离辐射和烧灼两种杀伤因素同时或相继作用所致损伤。为复合伤中常见的类型，多发生于核武器打击或核事故时。其伤情轻重取决于辐射剂量和烧伤的严重程度。以放射损伤为主的放烧冲复合伤，其临床经过及转归以放射损伤起主导作用，具有明显的放射病特征。具有初期（休克期）、假愈期（假缓期）、极期和恢复期的病程阶段性；有造血功能障碍、感染、出血等特殊病变和临床症状。随受照射剂量增大，伤情严重，死亡率升高，存活时间缩短。而以烧伤为主的放烧复合伤，其临床经过及转归以烧伤起主导作用。治疗须参照急性放射病的治疗原则，结合烧伤的情况积极地进行有计划的综合治疗。

损伤特点：①存在明显的复合效应。放烧复合伤伤员较单纯放射病和单纯烧伤者死亡率高。放烧复合伤的假愈期比受同等剂量照射的单纯放射病缩短，极期提早出现，而恢复期并不提前。放射损伤的各种主要症状如出血、发热等，在放烧复合伤时比单纯放射病时发生早、较严重，持续时间也较长。②休克的发生率增加。在单纯放射损伤时，早期休克比较少见。只有在受到很大剂量照射后，由于中枢神经系统和心血管系统的功能严重障碍，方出现休克。而在放烧复合伤时，休克发生率增加，程度加重。严重的休克常是放烧复合伤早期死亡的重要原因之一。③感染发生率高，出现早、程度重。感染在单纯放射病、烧伤和冲击伤中都比较突出，但放烧复合伤时感染发生更早、更多、更重。复合伤时发热和感染灶开始时间均早于单纯放射病。在极重度复合伤中，常见休克刚过，感染接踵而来，甚至休克期和感染期重叠，发生早期败血症。在伤后 2~3 天内死

亡者，心和脾等组织内均能培养出细菌。从感染在死亡原因中地位看，骨髓型放射病约有 75% 的动物主要死于感染，而相应剂量的放烧复合伤，则约有 90% 主要死于感染。需强调指出，在实战条件下，放烧复合伤并发厌氧菌感染机会增多，伤情明显加重，预后严重。④出血明显。放烧复合伤时，血小板数下降比单纯放射病更快，也更低。在血小板数下降的同时，可见毛细管脆性增加和凝血障碍逐渐明显。胃肠出血严重，胃肠黏膜常发生斑片状出血。肠道有钩虫感染处出血更为严重。渗出的血液积留在肠壁，并从大便排出，形成血便，从而加重贫血的发生。出血处黏膜常陷于坏死，在此基础上更易发生肠道感染。复合伤时，临床出血综合征一般也比单纯放射病提早出现，且更为严重。⑤重要脏器的损伤加重。

（宗兆文）

*pòpiàn yǔ chōngjībō fùhéshāng*

## 破片与冲击波复合伤（fragments and blast wave combined injury）

破片和冲击波两种致伤因素同时或相继作用导致的损伤。是爆炸性武器的主要致伤因素。破片与冲击波复合伤的发生受诸多因素的影响，如战斗部装药量、爆高，是否含有半预制或预制破片、与爆心距离、被击中的随机性等。

**损伤特点** 破片与冲击波复合伤的伤情具有以下特点：①发生率高。②伤型和伤类复杂，除破片与冲击波复合伤外，多处伤、多发伤发生率高。③伤情重，死亡率高。破片与冲击波复合伤，不仅有体表损伤，而且有内脏损伤，不仅有冲击波超压引起的心、肺和胃肠道损伤，而且有动压抛

掷位移所致的肝、脾、肾和颅脑损伤，有时还可由冲击波引起建筑物、工事倒塌而合并创伤。因此体表的创伤极易掩盖内脏损伤，如不进行全面检查和仔细观察，易漏诊和误诊而导致严重后果。④治疗矛盾突出。

**治疗** 破片与冲击波复合伤病程经过对康复的影响基于上述破片与冲击波复合伤的伤情伤类特点，在处理爆炸伤伤员病程经过中，应注意：①不仅要看到体表损伤，还应考虑存在内脏损伤的可能性，要仔细检查和严密观察，以免漏诊误诊引起严重后果。②要抓住早期救治的时间窗，给予积极有效的处理。要把伤后 6~18 小时作为救治的时间窗，进行积极有效的处理。③对有肺损伤的病例进行液体复苏时应适当控制输液量，多给全血、血浆等胶体，少给晶体液，输液的速度也不宜过快，如有条件，最好进行血流动力学监测，以免输液量过多或速度过快而加重肺损伤，甚至导致急性呼吸窘迫综合征等内脏并发症的发生而影响预后和康复。

（宗兆文）

*dújì fùhéshāng*

## 毒剂复合伤（chemico-combined injury）

有毒物质与其他致伤因素同时或相继作用所致损伤。毒剂，亦称军用毒剂、化学战剂或毒气，是化学武器的杀伤因素。常见的毒剂为化学性毒物，某些生物毒素也可造成中毒。战时，敌方如使用常规武器的同时又使用化学武器，则人员有可能既发生火器伤，又发生毒剂损伤。

**损伤特点** 毒剂复合伤的主要病理特点有：①毒剂中毒合并创伤时，较少量毒剂就可引起较重的中毒，并可影响整个机体及创

伤过程。②容易发生休克。③创伤部位容易出血及再生修复过程延缓，伤口愈合慢；容易继发感染和各种并发症等。

**治疗原则** ①急救。对中毒者，要强调自救、互救。使用制式防毒面具或就便防护器材，迅速撤离染毒区。如发现眼睛、皮肤或服装染毒时，应尽快消毒。对伤口及周围皮肤上的毒剂液滴，可用纱布等蘸吸，然后包扎后送。四肢的伤口，尤其是怀疑有染毒时，应在其近侧端扎上止血带，以防毒剂进一步吸收。发现有全身中毒症状时，应及时给予相应的抗毒剂和其他急救措施。②对有全身中毒症状者，除采取各种对症性措施外，特别要注意保持呼吸道通畅，保护心肺功能。对路易剂和窒息性毒剂中毒的伤员，要积极防治肺水肿，如给予氨茶碱、甘露醇、高渗葡萄糖等；心功能减弱者可给予毒毛花苷 K 等强心剂，以增加心肌收缩力。大面积芥子气烧伤时要早期补充足量液体，输注全血。

（宗兆文）

gāoyuán zhànshāng

# 高原战伤（plateau war wound）

高原作战时武器及环境因素造成参战人员的损伤。通常发生于海拔 3 000m 以上地区。除火器伤外，冻结性冷伤和非冻结性冷伤也较常见。高原特殊环境还可造成雪盲症。从总体上看，高原战伤在发生、发展和转归与低海拔地区有着相似的规律。但由于高原特殊的环境因素，如低氧、低气压和低温等的影响，可使人体发生一系列病理生理改变，在此基础上发生战伤特有其自身的一些特点。火器伤是高原战伤的主要伤类。

**特点** 高原战伤仍以火器伤为主要伤类。

**投射物的飞行速度加快** 海拔 3 000m 以上高原，大气压力仅为海平面的 71%。由于高原空气稀薄，投射物的飞行阻力减小，飞行速度比平原快。在海拔 3 685m 的高原，5.56mm M193 弹撞击速度比平原快 36%，撞击能量高 5%。

**投射物传递能量多** 在海拔 3 058m 的高原，以制式 5.56mm M193 弹射击犬后肢，测定伤道吸收能量为（374.3±80.1）J，较平原高 49%，伤后 6 小时坏死组织量为（42.6±8.6）g，较平原致伤组（23.8±10.6）g 增加 78%。显微病理观察显示伤道周围组织变性坏死以及间质水肿程度较平原组明显，挫伤区宽度达 1cm 左右，比平原组增宽约 1 倍，震荡区呈片状肌肉坏死。

**战时火器伤软组织修复与愈合比平原地区慢** 由于高原气压低，空气密度低，枪弹、弹片等投射物飞行阻力小、速度快，击中组织时造成的损伤重。有报告称，高原外伤创面愈合时间比平原延迟 3～7 天，骨折愈合比平原延迟 1 个月。

**伤口感染发生率高** 高原地区虽因太阳辐射及紫外线强，温度低，不利于细菌生长，平时的一般性化脓感染率低于平原地区；但战时战斗人员多处于高度应激状态，在高寒缺氧条件下作战，高原病、冷伤发病率高，连续作战、营养缺乏、体质下降、动脉血氧分压低且局部血流减少，伤部保温不佳，冻伤多，加之后送困难、难以彻底清创，使创伤感染概率明显增多。

**休克发生率高** 由于伤情重，战伤伤员失血量大，同时高原缺氧，红细胞增多，虽然血红蛋白浓度增高，但携氧能力低下，血液浓缩，血小板聚集增强，血栓形成，加上高原空气干燥，大量脱水，故高原战伤时休克的发生率高。

**冻伤加重局部伤情** 海拔每升高 150m，气温降低约 1℃。青藏高原寒冷季节长，气温低。边防地区多处海拔较高的山区，每年 9 个月以上处于严寒时期。战时对伤员救护常难以做到良好的保温和及时后送，伤员致伤部位易合并冻伤，加重血液循环障碍，使战伤局部伤情加重。

**缺氧与高原反应** 随着海拔高度的升高，空气中氧分压下降。海拔 3 500m 的高原，空气中氧分压为 102.4mmHg，为海平面值的 64.4%，急速进入高原或较低海拔高原到更高地区，可因低气压缺氧而出现高原反应。缺氧导致的外周以及肺动脉收缩，毛细血管通透性增加，组织细胞水肿，进一步加重战伤导致的局部和全身的损伤。

**全身反应重，并发症多** 高原缺氧环境可使机体的应激能力和各系统的代偿及储备能力下降，在此基础上发生火器伤，不仅局部组织损伤重，休克发生率高，而且全身反应剧烈，内环境紊乱更为明显。因此，常可因内环境紊乱和休克作为诱因，再灌流后易发生肺水肿、脑水肿和右心功能不全，甚至发生多器官功能障碍综合征。

**救治原则** 包括下列 4 项。

**尽早急救、后送** 现场急救时应严密止血，妥善包扎固定，保持呼吸道通畅，失血量大的伤员应边运送边吸氧边输液。为了缩短后送时间，可将一线医院尽量前伸或用直升机快速后送伤员。

**初期外科处理** 在局麻下适

当扩大伤道的出入口；仅清除伤道表面污染和失活组织，对不易辨别是否坏死的组织予以保留；切开深筋膜减压以保证引流充分；伤道内用过氧化氢、1∶5 000 苯扎溴铵、生理盐水反复冲洗清除组织碎块、异物等；放置引流管引流渗出液和坏死组织。

维护脏器功能，防止多器官功能障碍　在做好火器伤局部处理的基础上，要注意脏器功能的维护，如积极有效地复苏、清除和引流感染灶，维持水、电解质和酸碱平衡，呼吸、循环和代谢支持及免疫调节等，防止多器官功能障碍的发生，尤其要注意肺水肿、脑水肿、右心功能不全和应激性溃疡的有效防治。

使用抗生素　选用伤道细菌敏感的抗生素防治感染。在高原，对革兰阳性球菌和革兰阴性杆菌同时具有广谱抗菌的药物有阿米卡星、庆大霉素、卡那霉素、诺氟沙星等。伤后应用抗生素，可使初期外科处理时间延后，对预防感染也有重要的作用。

（屈纪富）

gāoyuán zhànshāng xiūkè

**高原战伤休克**（plateau war wound shock）　海拔 3 000m 以上地区战伤后发生的创伤性休克。高原地区空气稀薄，氧分压低，大多数临时进驻者存在不同程度的急性和慢性高原反应，内脏器官的储备功能下降，对战伤和失血的应激能力和耐受能力降低，使战伤失血性休克有着许多不同于平原和低海拔地区的特点。

**特点**　包括 4 个方面。

休克发生早、程度重　高原作战，大都在海拔 3 000m 以上，低氧环境，地形复杂，交通不便，当地人力物力有限，部队快速行军，加之作战疲劳，参战人员体能势必大量消耗而加重缺氧，伤员后送延迟，不能得到及时救治或救治不完善，战伤休克发生率增加，并使休克快速进入缺血缺氧期、淤血性缺氧期以及弥散性血管内凝血期，危及伤员生命。

容易并发肺水肿、脑水肿和右心衰竭　在平原地区，给战伤失血性休克患者输注 3 ~ 4 倍失血量的平衡盐溶液，不致引起肺水肿和肺功能不全。但在高原地区，输注 3 倍失血量的平衡盐溶液很容易导致肺水肿、脑水肿和右心衰竭。这一特点与输液的量和速度有关，输液的量越大、速度越快，越易发生；同时与休克的程度和发生时间也有关，休克的程度越重、发生的时间越长，越易发生。

多器官功能障碍综合征发生早、程度重　初上高原者心肺功能储备比久居高原者低，遭受较严重的战伤时易发生多器官功能障碍综合征。

高原战伤休克对氧的需求量大　高原低氧环境导致机体的低氧血症，而战伤休克又加重机体的缺氧，对机体产生更大的危害，故在救治过程中需较长时间给氧。如果有肺水肿、急性呼吸窘迫综合征（ARDS）等并发症，给氧时间应延长，以利于纠正低氧血症，保证组织、器官对氧的需求。

**救治原则**　包括以下 8 项救治原则。

现场急救，紧急后送　现场急救和后送比平原地区更紧迫。现场急救除有效止血、包扎、固定和保持呼吸道通畅外，应立即给氧，有条件时应建立静脉通道输液，在出血未控制之前，采取限制性液体复苏。现场急救处理后，迅速送到就近的救治机构，后送途中继续吸氧和输液。

充分供氧　在休克早期应大流量（6 ~ 8L/min）给氧，以迅速改善缺氧状态。然后根据动脉血气分析结果调整给氧量，给予间断吸氧或较长时间吸氧，必要时需吸入 40% 氧 3 天以上。

输液输血，扩充血容量　分阶段控制输液，第一阶段即静脉输液的第 1 小时，仍按平原的快速输液方法快速输液输血；第二阶段以监测结果指导输液，如无肺水肿和脑水肿发生的先兆，仍快速补液，同时应采用防治肺水肿和脑水肿的措施；第三阶段生命体征稳定并接近正常时，宜放慢输液速度，并继续采用防治肺水肿和脑水肿的措施。一般 24 小时内输入电解质和平衡盐液的量高原世居人可按 3 ~ 4 倍失血量补给，移居人以失血量的 1.5 ~ 2 倍补给，而急进高原者以失血量的 1 ~ 1.5 倍补给为宜。但由于个体差异较大，补液量掌握上应个体化。应尽早适量输入新鲜血液或浓缩红细胞，可与晶体液复苏同时进行，使血红蛋白含量达 100g/L 以上，血细胞比容达 0.30 以上，以改善缺氧状态。高渗盐液治疗高原创伤失血性休克有液体用量少，复苏效果好，不易诱发肺、脑水肿等特点，特别适用于高原院前急救。

纠正代谢性酸中毒　在积极容量复苏前提下，谨慎应用碳酸氢钠等碱性药物，然后根据血气分析结果，及时调整酸碱平衡情况。

维护心功能，防治右心衰竭　高原战伤失血性休克患者，心脏负荷重，在大量快速输液输血抗休克时，很容易发生右心衰竭，因此，在休克早期就应注重强心治疗，以支持心脏功能：在患者心率达到 140 次 / 分时，毛花苷 C

（西地兰）缓慢静脉推注，能较好地保护心脏功能。

合理使用血管活性药物　收缩血管药和舒张血管药伍用抗休克效果较好。临床上治疗严重的高原战伤失血性休克患者，采用间羟胺（阿拉明）与多巴胺配伍，既能增强心肌收缩力，升高血压，又能选择性地扩张血管，保证重要脏器的血液灌注。

其他治疗措施　包括早期大剂量短程应用糖皮质激素和大剂量维生素 C 保护细胞功能，预防性应用抗生素防止外源性和内源性感染，严密监测各器官功能变化，及早发现和治疗多器官衰竭等。

手术时机的选择　休克纠正后，对需急诊手术处理者应当是越早越好。但对于合并有胸、腹腔脏器损伤，大量内出血不止、虽经大力抢救而不见休克好转的患者，应当边抗休克边手术，尽快制止内出血，以争取时间，提高抢救成功率。

（屈纪富）

gāoyuán zhànshāng gǎnrǎn

# 高原战伤感染（plateau war wound infection）

海拔 3 000m 以上地区战伤后发生的感染。高原地区因海拔高、阳光辐射及紫外线强度大，寒冷、干燥，对细菌生长繁殖不利，致平时化脓性感染发生率较平原地区低。但高原边境作战的实践表明，高原战伤后感染的发生率明显增加。高原战创伤感染有其特殊性。

特点　包括 4 个方面。

常见病原菌　高原战创伤感染常见的病原菌为金黄色葡萄球菌、凝固酶阴性葡萄球菌和大肠埃希菌。

伤口细菌数量对伤口感染的影响　高原地区阳光辐射及紫外线强度大，气候寒冷、干燥，细菌生长繁殖缓慢。高原地区伤口感染的细菌临界数量较平原地区高，伤口细菌感染时限较平原地区长。平原地区伤口感染的细菌临界数量为 $10^5$ 菌落形成单位 /g 湿组织，感染时限一般在伤后 12 小时，高原地区伤口细菌数量需达到 $10^8$ 菌落形成单位 /g 湿组织才出现感染征象，感染时限可延长到伤后（48.8±9.4）小时。

特殊感染的类型　高原地区气性坏疽时有发生，即使在海拔 4 700m，仍有气性坏疽发生的报道。但在海拔 3 000m 以上地区破伤风感染很少见，海拔 3 700m 以上地区本病罕见。

感染发生率　高原战时伤口感染发生率较高，据统计可达 70% 以上。战时感染率高的原因可能与战伤的伤型伤类复杂、伤口污染严重、高寒缺氧条件下作战体力消耗大以及伤员后送困难、未能及时获得优良的初期外科处理等有关。

救治原则　包括以下 7 项。

急救包扎　伤后立即给予妥善的包扎、固定，减少外界环境对创伤的刺激和避免二次污染，还可起到一定的止血、镇痛作用。

预防性应用有效抗生素　针对高原常见病原菌，伤后早期预防性应用抗生素，减缓细胞繁殖的速度，延长初期外科处理时间。

彻底清创　清创是高原火器伤初期外科处理的重要内容，是防止伤口感染的根本措施，战时师救护所实施的清创术占手术总数的 90%。师救护所以及后方各级医院实施的清创术和再清创术占手术总数的 50%。清创原则：清创的目的是在伤口尚没有发生感染及侵入机体之前，充分切除坏死和无生机的组织，消除血肿、异物，控制伤口出血，切开深筋膜和肌束肌膜，解除组织压力，固定损伤部位，改善损伤部位的血液循环，以期为损伤组织愈合创造良好的条件。

感染伤口的处理　伤口未得到及时处理已发生感染时，不作彻底清创。手术仅限于扩大伤口，切开深筋膜，以解除深部组织的压力，并清除明显的坏死组织、血块、脓液和异物。术后要保持引流通畅，及时更换敷料，为二期缝合创造条件。基于高原地区细菌生长繁殖速度较慢，伤口感染时限延长，即使延迟至伤后 18～24 小时，如果全身和局部没有明显的感染征象，仍可进行清创术，术后辅以敏感的抗生素预防感染。

合理选择抗生素　处理战伤时，由于条件有限，往往无法确定是何种细菌将引起或已经引起感染，以及该细菌对抗菌药物敏感、耐药情况，预防性的使用有效的抗菌药物至关重要。首先，应根据受伤的部位和感染的临床表现，针对最为可能的病原菌选用有效的抗生素。其次，还应考虑到药物对创伤组织的渗透性。例如，颅脑开放性损伤，应选用能透过血脑屏障或炎症脑膜的药物，骨和关节损伤，最好选用能在骨骼组织和关节液中形成高浓度的药物。高原地区战创伤的初期污染菌中，少有耐药菌株，加上前方的药品配备有限，宜选用一般的、供应充足的抗生素。在后方医院，由于大量存在对多种药物耐药的菌株，应根据该医院的常见细菌耐药菌谱，选择抗菌作用较强、细菌对其耐药较少的品种。抗生素的使用要早，要有效足量，使其在短期内发生疗效；

疗程要够，一般须在体温正常后2~4天停药，以求彻底消灭有耐药菌的菌株；因战创伤感染多为混合感染，因此常常需要联合使用两种或三种不同的抗生素。

加强全身支持治疗　营养支持，维持水、电解质及酸碱平衡，纠正代谢紊乱，输注血液制品纠正贫血和低蛋白血症，增强机体免疫能力和维护重要脏器功能等，这对预防严重感染引起脓毒症和多器官功能障碍综合征均有重要的意义。

防治特殊感染　预防气性坏疽和破伤风的重要措施是彻底清创，切除一切失活和坏死组织，摘除异物，深筋膜切开减张，保持引流通畅，应用大剂量抗生素，避免止血带使用范围过宽和时间过长等。应遵守低海拔地区破伤风主动免疫和被动免疫的原则。一旦发生气性坏疽和破伤风感染，则按相应的救治原则处理。

(屈纪富)

hǎizhànshāng

## 海战伤 ( combat wound at sea )

海上作战发生的损伤。其伤情特点及发生率由海上舰艇等级和型别、敌我双方使用的武器种类、海洋因素、个人保护程度等条件综合决定。

损伤影响因素　除常规武器致伤因素外，海军舰艇战斗减员的结构与陆军部队有明显差别，主要是受以下3个因素的影响。①海战武器的不断发展导致海战伤的多样化和复杂化。②舰艇因素：包括舰艇大小、种类，其防护性能，以及舰艇在作战过程中产生的不利因素对战伤的影响，如摇晃、噪声、次声、振动、超高频辐射、激光辐射等。③海洋环境的复杂性：如海水本身性质（高渗、低温、含有大量细菌等）、

海洋气象多变、海况复杂、海岛及海岸的合理利用等因素。

损伤特点　海战具有作战区域特殊，舰船人员大多在具有一定防护能力的舱室内作战的特点。一旦舰船被高毁伤能力的导弹、炮弹、鱼雷、航弹等各类武器击中时，常发生大批量伤员，出现烧伤、弹片伤、冲击伤为特征的主要伤类。海战伤员一旦落水，可能面临海水浸泡的危险，对海战伤的处理具有与陆地战伤不同的特点，主要表现：①阵亡率高。与陆战相比呈现伤亡比例倒置的现象。舰船人员伤亡可能呈现阵亡人数多、轻伤员多、重伤员少的特点。②战伤伤类不同于陆战。弹片伤、烧伤、冲击伤、复合伤构成伤类主体。陆战时火器伤为战伤的主要伤类，单纯冲击伤少见，仅见于距爆点3~5m内阵亡人员；烧伤仅为1%~2%。海战时由于作战人员大多位于舰船舱室内，弹片伤的比例有所下降，但仍是存活伤员的主要伤类，与冲击伤、烧伤及复合伤构成伤类的主体。③以肢体伤和多部位伤为主。④落水人员致死率高，全身反应明显。在舰艇击毁的弃船落海，不仅面临水中爆炸的冲击波损伤，同时低温海水以及淹溺，常造成大批量伤员死亡。⑤合并海水浸泡继发损伤明显。

治疗及预防　海战伤的治疗在依托一般战伤救治办法的同时，应该充分考虑海战伤其独有的特点，考虑各种因素对海战伤救治带来的影响和帮助，强调伤员的自救互救及救治力量的前伸（医院船等），同时积极探索正确的防护措施，在舰艇设计和作战人员装备上注重海战伤预防及救治。

(宗兆文)

zhànshāng hébìng hǎishuǐ jìnpào

## 战伤合并海水浸泡 ( war wound combined with sea water immersion )

海战中伤员受伤部位与海水接触所致损伤。海战伤主要涉及舰艇部队及登陆作战部队人员，由于海上及登陆作战地域狭窄，人员集中且环境特殊，海战中弃舰或抢滩登陆时，伤员受海水浸泡的可能性极大，易发生该类损伤。

损伤特点　海水温度低于人体体温，无机盐类含量高，渗透压为人体血浆渗透压的4.4倍，pH为8.0~8.2，高于人体血浆pH 7.32~7.45。海水中微生物（真菌、细菌）对人体有不同程度的致病作用。

海水热传导率是空气的25倍，当伤员浸泡低温海水时，中心体温下降速度远大于暴露在冷空气中。落水人员中心体温降至35℃为低体温症，大多数人肌肉强直、动作笨拙，无法完成救生动作，常溺水身亡。中心体温继续下降，落水人员意识逐渐模糊，甚至完全丧失，可出现心室纤颤、急性肝肾衰竭、代谢性酸中毒、脑水肿、肺水肿，直至死亡。

高渗脱水是战伤合并海水浸泡较明显的全身效应。高渗海水可造成与海水直接接触的损伤组织脱水，进入胸、腹腔的高渗海水可通过胸膜、腹膜的透析作用，造成血液浓缩和循环血量急剧减少，出现高钠、高氯血症和代谢性酸中毒，加重伤后的血流动力学紊乱。海水浸泡后组织血液灌注差，伤口感染早，局部组织呈现过度炎症反应，继发损伤重。对肢体软组织火器伤合并海水浸泡的实验研究发现，单纯火器伤后6~12小时伤道震荡区的组织呈局灶性坏死，但若伤后合并海水浸泡，震荡区坏死组织面积扩

大，成片状分布。

海水浸泡带来的损伤与伤员浸泡海水的时间长短有密切关系，浸泡时间越长，损伤越严重。

**救治原则** 伤员在受伤后立即用防水敷料进行伤口包扎，防止海水浸泡伤口或进入体腔。应迅速打捞伤员出水，尽量减少在海水中浸泡的时间。打捞伤员出水的动作要尽量平稳，避免猛用力将伤员从水中挟出。尤其是腹部开放性损伤的伤员，快速出水可引起其血压骤然下降。伤员出水后立即采取复温、保温、给氧措施。尽量去除创腔（体腔）内海水，用加温的生理盐水或低张液反复冲洗伤口，避免海水损伤作用继续延续。对海水浸泡伤口清创时可采用 3Cs 法（切之不出血、触之软泥状、夹之不收缩）判定失活组织。浸泡组织颜色的改变不能作为判定组织活力的标准。对于有大面积创伤或体腔开放伤的伤员应注意有无高渗脱水，可根据伤情特点、伤员症状或急查血钠等方法确诊，一经确诊应尽快按高渗脱水救治输液公式予以纠正。伤员可能迅速发生严重的血流动力学紊乱、代谢性酸中毒、呼吸性碱中毒。应注意密切观察，及时处理。海水浸泡烧伤的输液量根据烧伤面积、深度、浸泡时间及临床化验结果而定，输液量按一般烧伤公式可酌情加大。海水浸泡颅脑伤所致的脑水肿更为严重，应注意纠正。对所有海水浸泡的伤员均应尽早、及时全身或局部应用抗生素以防治感染。在没有获得伤口（创面）细菌培养及药物敏感性的试验结果前，可采用四环素、喹诺酮类、磺胺类抗菌药物，而后依据药敏试验结果制订用药方案。

（宗兆文 赖西南）

kōngzhànshāng

**空战伤**（air war injury） 飞行器争夺制空权和运送人员物资的军事行动中出现的由武器或非武器因素所致空勤和地勤人员的损伤。致伤武器可能为地面的防御武器或空中的攻击武器，可能为近距离的枪炮，也可能为中远距离的导弹。非武器因素包括在起飞、降落、跳伞，以及空降各过程中的意外、事故或不当操作等。现代空战伤中，根据空战时发生的地点、环境及受伤机制的不同，现代空战伤可分为场站伤、弹射跳伞伤和飞机失事伤。

**特点** 空战中广泛使用各种高科技武器装备，造成空勤人员伤亡增多，前线抢救困难，且伤情复杂。

现代空战中，机场场站将遭到对方的猛烈打击，各种高新武器能量大，杀伤面积广，机场人员损伤将更加广泛，伤情和伤势将更加复杂，致伤多发性和感染性也随之更加严重，其中主要以爆炸伤和烧伤为主，且伤势较重，重伤比例可超过 50%。

空降作战通常突然攻击，战斗激烈，人员伤亡大，战斗减员可达 30%～40%；高技术战争的环境极为残酷，精神性减员等非战斗性减员将迅速增加。

失事飞机空勤人员伤情严重，多发伤、复合伤多。除了空战时火器直接伤及机上空勤人员外，飞机失事过程中的反复撞击常常导致机上空勤人员的同一部位的伤势加重，不同部位伤情增多，以头面部伤最重，发生率也最高。冲击力导致的撞击伤可引起躯干或四肢的广泛挫伤、裂伤，常可以导致脊柱的骨折、脱位，常合并脊髓的损伤，导致严重的伤残。

失事飞机爆炸和起火或掉入海中，也均可使致伤机制叠加，造成严重复合伤，使原有的伤情变得更复杂化和多样化。

**救治组织原则** 空战范围广阔，涉及多种作战环境和救治环境，空战伤救治保障要有高度机动性和灵活性，需要综合考虑各种救治资源，构建不同规模的卫勤保障力量，如流动野战医院、"空中医院"和"海上医院"等。空战卫勤中注重"模块化"，使模块人员编组合理，装备齐全，既能独立实施救治，也能根据需要加以各种形式的组合。

飞行人员在高空作战，严重的敌情威胁，复杂的战场环境，恶劣的生存条件，使得飞行员伤员的救治工作难以像平时可以有组织的实施。要求飞行人员具有较强的自救互救能力和呼叫救援能力，需要配备其他的陆地、山区、沙漠、丛林或海上的救生器材和通信工具，提高飞行员海上和野外生存的能力。在飞行员受伤，跳伞后可将求救信号和用户鉴别号码传入卫星，地面控制中心联络网可立即派出救援力量，快速实施救治。

空战时，为了保证及时有效组织救治，还必须建立起沿海、近海和远海的三级救护网络，形成由水面舰艇、潜艇、舰船、军用救护船、水上飞机、救护直升机、岸上机场、前线医院、后方医院等力量组织的综合救治组织。一旦空战中有飞行人员跳伞、负伤时，救治力量就能够迅速赶到现场，进行快速捞救或快速救治，减少传统海上空战中由于救护不及时而增加的伤亡，同时还可减少二次损伤。

空降作战难以得到该兵种以外的卫勤力量的增援，卫勤保障人员必须进行跳伞方能对前方空降部队实施救治和卫勤保障，这就要求空降作战，空降救护。同时敌后空降作战危重伤员的后送也必须及时和依靠快速的空中转运和救护。

**救治措施** 与陆上伤员救治不同之处主要是失事飞机伤员的现场救治和在空军场站的伤员救治和转运。

场站伤员救治 机场场站受到攻击，发生突然，地勤或空勤伤员相对集中，而且伤情很重，这就要求机场场站要迅速组织救治队伍，或迅速启动应急急救机制。救治人员快速到伤员比较集中的起飞线、指挥所、飞行人员集中地、机库等位置，同时组织好机场人员的自救互救。现场救治重点：①迅速维持伤员生命体征的稳定。②对心跳呼吸危急或停止的伤员，要立即展开心肺脑复苏，待稍稳定后，应迅速转移至场站卫生所或医院继续救治。③对活动出血和开放伤口的伤员，及时控制出血和包扎伤口。④对四肢骨折要现场简单有效固定，怀疑脊柱骨折的伤员一律要求适当固定转运，如充气固定担架或硬板担架。⑤及时扑灭伤员身上的火势，及时去除伤员身上残留的致燃物或易燃物，对已被烧伤或烫伤的患者，及时清洁包扎或敷盖创面，经过以上现场救治后，应立即将伤员安全送至就近的场站卫生队或场站医院。场站救治机构救治重点：迅速分诊，判定伤势和伤情，实施早期治疗措施。通过在机场场站早期和有效的系统救治后，此时伤情可得到初步控制，可有计划实施安全转运，使重伤员在设备和人员条件比较好的上级医疗单位继续得到治疗和修复。

飞机失事伤员救治 现场救治重点：①尽快使机上的空勤人员脱离失事飞机，关闭飞机发动机、切断氧源、断开无线电、取出代偿服和抗负荷服插头，解开飞行员伞带和救生船扣环，收回飞行员双腿，将飞行员迅速搬运出失事飞机。②飞行员出舱后，救护人员迅速将其转运离开失事地点，防止失事飞机的爆炸和起火等。③实施现场急救，保持呼吸道通畅，包扎、止血、固定妥当后，转送有条件的救治机构实施进一步早期治疗和专科治疗。由于失事飞机伤员常伤情复杂，伤势危重，损伤可能涉及神经外科、骨科、腹部外科、心胸外科、烧伤科等专业的范畴，因此，必须争取在早期治疗阶段开展多科协助救治，可利用现代远程医疗急救会诊系统，使急救医疗"前后方"一体化，充分应用整个战时医疗资源，提高诊断和治疗的质量。早期治疗阶段治疗重点：①及时纠正休克，维持血压稳定。②及时发现和处理颅脑伤的伤员，特别是开放伤，及时清创。对闭合颅脑伤伤员，要警惕颅内高压的发生，必要时紧急实施减低颅内压的外科手术。③及时发现和处理血气胸伤员，对影响有效呼吸的气胸伤员，要及时排气引流，改善缺氧状态。④及时发现和处理腹部损伤的伤员。及时开展损害控制性手术。⑤对烧伤伤员，要准确判定烧伤面积和深度，及时补充晶体和胶体，维持有效循环。⑥及时处理开发性骨折的伤员，彻底清创，有效固定，适时修复。通过以上处理，努力使飞机失事伤员达到生命体征平稳，伤情基本得到控制，符合进一步转运条件，为后期的处理提供保障和赢得时间。失事战机伤员的后期治疗主要应进一步处理伤情，

修复受伤组织和器官，最大限度恢复功能，并积极康复训练，为飞机失事伤员早日康复或回归部队创造条件。

(沈 岳 姚永杰)

qìdònglì sǔnshāng

### 气动力损伤 (aerodynamic force injury)

空战中飞行员弹射出窗瞬间，身体受到强大气流迎面冲击所致损伤。常见的损伤部位包括头面部、胸部、上肢、腹部、下肢等。现代高性能作战飞机的速度大幅度提升，飞机高速的飞行速度也可以加速气动力损伤的程度。

飞行速度越快，损伤程度越重。气流速度 $> 1\,000$ km/h 时，高速气流直接冲击头颈部，可造成颜面变形，皮下大面积出血、眼角、口角的撕裂伤。如果强气流从口鼻中强行进入内脏，可造成胃及肺部损伤。强大的气流还可吹袭飞行员的胸部、腹部，导致胸腹压增高，血流被挤向头部，出现颅内高压，脑桥延髓部压力增高造成损伤。

高速气流的直接冲击可造成飞行员腹部的冲击性损伤。减速过载的作用容易导致四肢产生摔打，摔打活动超出了飞行员活动范围或四肢与座椅碰撞可造成四肢损伤或骨折。强气流直接作用于飞行员头部，可引起头部、头盔及头靠之间的相互撞击导致脑震荡。飞行员头部受到高速气流吹袭时，对气动阻力耐受限值为 2.452kN，对气动侧向的耐受限值为 0.169kN。

(沈 岳)

tánshè tiàosǎn shāng

### 弹射跳伞伤 (ejection parachute injury)

高速战机飞行员应急脱离失事飞机弹射跳伞所致损伤。空战弹射救生的目的是在作战飞

机处于不同挽救状态下紧急拯救飞行员的生命。根据弹射过程和受伤方式的不同，空战弹射伤的受伤机制主要有弹射冲击损伤、气动力损伤、开伞冲击伤、着地冲击伤等。

**受伤特点** 第二次世界大战中德国人开始弹射座椅的发明和使用，全世界大约有15000名飞行员在各种条件下因弹射跳伞而获救，弹射重伤率一般15%~25%。在现代空战中，由于作战飞机的提升和换代，弹射装置得到的优化和改进，提高了弹射效能和弹射安全，减低了弹射死伤的危险。但现代作战飞机更加高速、高空、隐蔽、远程，各种空中武器更具杀伤力，弹射跳伞伤严重程度和救治环境更具有复杂性和艰巨性。

弹射跳伞伤受伤机制：①弹射瞬间人体承受的冲击负荷的急剧增加和头颈、脊柱四肢在各种飞行状态下的突然移位造成的弹射冲击伤。②弹射出驾驶舱后突然迎面而来的强大气流造成的气动力损伤。③降落伞打开时人体在各种姿势下承受的开伞负荷过载造成的开伞冲击伤。

**救援原则** 包括以下4项。

*航空救生和野外生存* 空战中，应急跳伞的飞行员弹射时，保持两腿并紧，两手抱在前胸，全身紧缩，肌肉紧张。着地时半蹲状态，两膝并齐内收稍弯曲，保持两足并拢同时着地，可以缓冲冲击力，减少肢体、关节和脊柱承受的冲击力。跳伞人员可能空中负伤、弹射损伤及着地损伤并存，有可能着落在海上、沙滩、寒冷地区、热带丛林、高原、山区、草原等自然条件恶劣的地区。首先要利用各种的通信装置如卫星定位系统等，发出救难信号，呼叫救援。有条件时应及时报告弹射人员相关情况，如着落点、人数、伤情，以便救援人员迅速组织展开搜索营救。降落后应保持冷静、清晰的反应和判断力，合理使用利用各种应急和生存必需物品，如氧气、食品、纯水等，应对各种危机，自力脱险或等待救援。遇险生存和战斗力保存的最大因素主要取决于环境的恶劣程度，个人生存力的强弱，救生装备的优劣程度，以及前沿营救和救治转运的速度和效果。

*自救和互救* 现代空战的全天候、全空域战场，跳伞人员可能在任何时候降落在各种恶劣的环境中，在第一时间里常常得不到专业卫生人员的及时救护。现场的自救和互救能力，特别是对威胁生命的重要情况进行紧急处置能力尤其重要，如保持呼吸道通畅，控制活动性出血等。

*航空航海营救* 空战中全面航空营救，已经成为现代空战的一个重要部分和标志。美军在近代空战中，都布置有航空营救值班飞机或海上营救值班舰艇在空战空域附近待命，一旦得到飞行员的呼救信号，立即测定飞行员的位置，及时引导和组织救援部队到达跳伞着陆地点，第一时间展开营救。空战中负伤的跳伞人员在自救互救基础上，经陆地、海上或空中救护人员的及时救护，保证气道通畅，缓解呼吸困难，完善出血控制，稳定伤情后，及时送往有条件的救治机构救治，包括医院船、岸基救护所和野战医院等进一步的早期治疗和专科治疗。

*早期和专科治疗* 进行检伤分类，初步判断伤情，采取抗休克，清创等早期治疗措施，保证伤情稳定。弹射跳伞损伤机制复杂，可导致跳伞人员的复合损伤或联合损伤，伤情容易遗漏，伤势容易误判。这就要求对伤员的受伤过程尽可能全面了解，同时进行必要的全面查体和相关的特殊检查，如系统的生命重要器官的超声检查，脊柱或四肢的标准体位或特殊体位的影像学检查，如X线检查、CT扫描、MRI等。在空战时，对于弹射伤员的总体治疗原则是保全生命，减少残疾，重点是及时发现和处理危及生命的重要损伤，如中枢神经损伤，胸腔脏器、肝、胆、胰、脾、肾、消化道的破裂和穿孔等。对于脊柱骨折的总体治疗原则是：复位、减压、固定和后续治疗，重点是防止脊髓损伤的继发性损伤。对于四肢骨与关节损伤的治疗原则是：止血、固定、修复创面、防止特殊感染和一般感染。在有条件的医院，应该专科损伤，专科治疗。配合远程医学救治和战伤医疗专家系统使用，可以全面提高现代化战伤救治水平

（沈 岳）

zhànshāng dàixiè fǎnyìng

**战伤代谢反应**（metabolic reaction of war wound） 战伤后机体组织和细胞所发生的旨在维持生命的有序化学反应。属全身反应之一。受神经内分泌反应影响。包括蛋白质、脂肪、糖，以及水和电解质代谢。

**类型** 战伤后的代谢主要有3个方面的反应：①细胞内成分的释放：细胞内蛋白分解，释放出氨基酸，细胞内电解质亦排至细胞外液中。②机体保持细胞外液特别是血容量（通过肾或肾外因素），保留水和钠盐，排出钾和磷酸盐。③动员能源，以适应伤后基础代谢增加的需要，主要是动员脂肪。战伤代谢反应主要包

括蛋白质代谢、脂肪代谢、糖代谢以及水和电解质代谢等几种类型的代谢反应。

**蛋白质代谢** 严重战伤后蛋白质分解代谢显著增强，合成代谢受抑制。即使伤后摄入大量蛋白质，仍会发生负氮平衡。每日尿氮排出量可达 30～50g，为正常排出量的 2～3 倍。尿氮排出量增高在受伤后很快出现，一周左右达到高峰。增高的程度与持续时间视损伤程度和性质而定，还与伤员受伤时健康状况有关。战伤后尿氮排出量增高时，肝、心、肾等主要器官的蛋白质含量并没有明显改变，而骨骼肌丢失蛋白质相当多。战伤可刺激肝细胞合成新的微粒体与信使核糖核酸，并加强细胞质内多核糖体的聚合，有利于清蛋白、急性时相反应蛋白的合成。但骨骼肌的蛋白质合成速度受到抑制，故肌肉组织出现合成代谢减慢，分解代谢增强，氨基酸释出增加，导致肌肉中大量丙氨酸释出。战伤后血浆蛋白的质和量也发生改变，白蛋白在受伤后合成速度可明显增高，但由于受伤部位的炎症反应，大量白蛋白进入血管外区间的渗出液中，故血浆白蛋白含量常下降。转铁蛋白水平亦常下降。另外，战伤可引起血浆急性时相反应蛋白含量明显增高，如纤维蛋白原、结合珠蛋白、$\alpha_1$ 酸性糖蛋白、$\alpha_1$ 抗胰蛋白酶等含量增高。正常血浆中不出现的 C 反应蛋白在受伤后数小时即可出现，并在 1～2 天内达到高峰。急性时相反应蛋白在受伤后也可因感染而增高。

**脂肪代谢** 脂肪是战伤后机体最主要的能量来源。战伤引起的儿茶酚胺、高血糖素、促肾上腺皮质激素、生长激素等分泌增多，在氢化可的松的协同下，通过脂肪膜上各自的特异性受体，引起细胞内环磷酸腺苷增多，加强了脂肪酶的活性，产生"脂动员"。贮存的脂肪被水解为甘油与脂肪酸释入血中，使血浆游离脂肪酸含量很快升高。甘油随血流回肝，糖异生的原料脂肪酸可作为外周组织的能量来源，也可在肝内转变为酮体。由于血浆游离脂肪酸、高血糖素含量增高与胰岛素作用受抑制，肝细胞线粒体的肉毒碱脂酰转移酶活性增强，脂肪酸进入线粒体增多，合成酮体量增大。但是因为受伤后机体对酮体的利用量同时增高，故血浆中酮体含量仅轻度增高或改变不明显。

**糖代谢** 战伤早期常出现高血糖，甚至糖尿，是交感神经兴奋和儿茶酚胺、高血糖素、氢化可的松、生长激素等"抗胰岛素激素"分泌增多，胰岛素分泌减少或胰岛素作用受抑制所致。儿茶酚胺和高血糖素可增强肝磷酸化酶活性，增加肝糖原分解，使肝释出更多的葡萄糖进入血液。氢化可的松、高血糖素使糖异生作用增强，除利用糖代谢的中间产物（乳酸和甘油）为原料外，还大量利用肌肉组织释出的生糖氨基酸（尤其丙氨酸）。伤后肝脏中葡萄糖生成量明显增高，糖异生作用增强是引起高血糖的重要原因之一。战伤后组织对葡萄糖利用受阻也是产生高血糖的原因之一。胰岛素作用下降，降低了脂肪细胞与肌肉组织对葡萄糖的摄取。氢化可的松与高血糖素水平增高，可抑制肝外组织对葡萄糖的氧化利用。血浆游离脂肪酸含量增高亦可抑制组织中葡萄糖的利用，战伤后葡萄糖的利用可下降 30%。高血糖对脑组织提供了充分的能量，对伤员早期存活

有利。高血糖有利于机体对休克的耐受性。当伤员出现严重休克或败血症时，可呈现低血糖，这是危重的征象。

**水和电解质代谢** 严重战伤伤部由于炎症反应，大量体液可移入组织间隙，引起局部水肿和血浆容量下降。随着炎症反应的减轻和消失，体液分布恢复到原有状态。伤后抗利尿素与醛固酮分泌增高，出现水钠潴留，尿量减少，尿比重增高，尿钠排出量明显下降。激素分泌增多持续数天逐渐恢复正常后，患者可出现明显的利尿。伤后尿钾排出明显增高主要是由于肌肉组织的蛋白质分解，醛固酮分泌增强也可刺激钾的排出。由于钾的排出增加，虽有大量细胞内钾转移到血浆，但血钾增高并不明显。

**作用过程** 一般而言，战伤代谢反应可随伤后的时间变化而分为三期，但期与期之间并非截然分开而是相互交错的连续过程。

**退潮或衰退期** 即早期短时间的基础代谢率下降，机体生理功能受到严重抑制的时期，在严重创伤后立即出现，可持续48小时以上；机体的所有反应均为维持生存而不是恢复功能，具有代谢功能抑制，交感神经系统兴奋、体温降低、组织血流灌注不良及血糖水平升高等特点。此时，组织摄取的葡萄糖量减少，即使有充足的营养素供应，也不能被机体吸收、利用。

**涨潮或代谢旺盛期** 出现于"退潮"期后，此期以机体代谢异常活跃，机体活力逐渐恢复为特征，体温回升，能量需要增加，组织内分解代谢普遍增强，机体蛋白质分解，造成体内负氮平衡，此阶段时间与战伤程度有关，可持续几天到几周。

合成代谢期 此阶段战伤大部分愈合，机体由过度分解状态转为合成反应，体重逐渐增加，机体恢复得正常，相当于临床康复期。

意义 战伤后机体的代谢变化从本质上说是机体对致伤因子的一种防御表现，是机体对外界刺激所表现出的一种保护性、适应性反应。它具有调节全身代谢及功能，动员机体代偿适应能力的作用，对伤情的转归具有重要意义，它不仅有利于保护机体的功能和维护机体内环境的相对稳定，而且也有利于促进战伤局部的愈合及身体的康复。

（严 军）

zhànshāng shénjīng-nèifēnmì fǎnyìng

# 战伤神经内分泌反应（neuro-endocrine response to war injury）

致伤因素作用于人体后引起一系列神经内分泌活动增强，并由此引发的各种功能和代谢改变的非特异性应激反应。

形成过程 恩斯特·夏雷尔（Ernst Scharrer）于1928年偶然在一个小硬骨鱼下丘脑室前核中发现一些高度特化的具有明显腺体细胞特点的神经细胞，并将其命名为"神经内分泌神经元"，称其分泌为"神经分泌"。后来证实神经分泌现象在其他动物中普遍存在。

1955年，英国学者杰弗里·哈里斯（Geoffrey Harris）成功观察到下丘脑通过垂体门静脉系统控制腺垂体的功能，并提出下丘脑释放因子理论。后来该理论得到罗歇·吉耶曼（Roger Guillemin）和安德鲁·V·沙利（Andrew V. Schally）的证实和发展并在此基础上发现了大脑分泌的多肽类激素。神经内分泌的调节方式将机体的两大调节系统——神经系统与内分泌系统有机地结合在一起，大大拓展了应激条件下机体的调节功能。

分类 战伤神经内分泌反应主要由弥散神经内分泌系统完成。弥散神经内分泌系统可分为中枢部和周围部。神经内分泌反应可分为中枢部神经内分泌反应和周围部神经内分泌反应。

弥散神经内分泌系统的中枢部包括下丘脑、垂体和松果体细胞。下丘脑小细胞分泌促肾上腺皮质激素、胰岛素、神经降压肽、去甲肾上腺素、释放激素、释放抑制激素、多巴胺等；下丘脑大细胞分泌生长激素释放抑制激素、加压素和缩宫素。垂体远侧部细胞分泌生长激素、黄体生成素、催乳激素、卵泡刺激素、促甲状腺素、促肾上腺皮质激素、神经降压肽和促胃液素等；垂体中间部细胞分泌促肾上腺皮质激素、降钙素、亮氨酸、脑啡肽等。松果体细胞分泌生长抑制素、精氨酸加压素、精氨酸加压缩宫素。

弥散神经内分泌系统的周围部包括分散在胃肠道、肺、脑、肝、心肌、泌尿生殖道、血管、血液等处散在的内分泌细胞。它们分泌的物质：胃分泌的促胃液素、促肾上腺皮质激素、高血糖素和生长抑素等；肠道分泌胃肠动素、肠高血糖素、促胰液素、缩胆囊素－促胰酶素、生长抑素、神经降压素等；胰岛分泌胰岛素、胰高血糖素、生长抑素、胰多肽、多巴胺等；肺分泌铃蟾肽素、多巴胺、去甲肾上腺素、降钙素基因相关肽等；泌尿生殖道分泌5-羟色胺；心脏的神经可产生和分泌降钙素基因相关肽和舒血管肠肽等；心肌细胞分泌心钠素、肾素、血管紧张素、脑钠素和抗心律失常肽等。血管内皮细胞分泌内皮素和内皮细胞生长因子等；血管平滑肌细胞分泌血管紧张素和肾素；血液红细胞分泌高血压因子、淋巴细胞分泌白介素等。

作用机制 战伤时，机体受到强烈刺激，应激反应的主要神经内分泌改变为蓝斑（LC）－交感－肾上腺髓质轴和下丘脑－垂体－肾上腺皮质轴（HPA）的强烈兴奋，多数应激反应为生理生化变化与外部表现皆与这两个系统的强烈兴奋有关。

蓝斑－交感－肾上腺髓质系统 该系统的主要中枢效应与应激时的兴奋、警觉有关，并伴有紧张、焦虑的情绪反应，该系统的外周效应主要表现为血浆肾上腺素、去甲肾上腺素浓度升高。交感－肾上腺髓质系统的强烈兴奋主要参与调控机体对应激的急性反应，介导一系列的代谢和心血管代偿机制以克服应激原对机体的威胁或对内环境的扰乱作用等。这些作用促使机体紧急动员，处于唤醒状态，有利于应付各种变化的环境。但强烈的交感－肾上腺髓质系统兴奋易引起耗能和组织分解、血管痉挛、组织缺血、致死性心律失常等。

下丘脑－垂体－肾上腺皮质激素系统（HPA） 战伤应激时引起HPA轴兴奋的中枢效应主要表现：HPA轴兴奋释放的中枢介质为促肾上腺皮质激素释放激素（CRH）和促肾上腺皮质激素（ACTH），CRH刺激ACTH的分泌进而促进糖皮质激素（GC）的分泌，是HPA轴激活的关键环节。应激状态下GC可能直接或通过对认知的影响间接参与情绪异常（如焦虑、抑郁）的发生，也可能通过其他神经递质和/或调质发挥作用，如5-羟色胺、CRH等。战伤应激引起HPA轴兴奋的外周效应：应激时糖皮质激素分泌迅速增加，对机体抵抗有害刺激起着极为重要的作用。GC升高是应激时血糖增加的重要机制，它促进蛋白质的糖异生，并对儿茶酚胺、胰高血糖素等的脂肪动员起容许作用；GC对许多炎症介质、细胞因子的生成、释放和激活具有抑制作用，并稳定溶酶体膜，减少这些因子和溶酶体酶对细胞的损伤；GC还是维持循环系统对儿茶酚胺正常反应性的必需因素，GC不足时，心血管系统对儿茶酚胺的反应性明显降低，严重时可致循环衰竭。

慢性应激时GC的持续增加会对机体产生一系列不利影响。GC持续增高对免疫炎症反应有显著的抑制效应，生长发育的延缓，性腺轴的抑制以及一系列代谢改变，如血脂升高、血糖升高，并出现胰岛素抵抗等。

**生理变化及意义** 在战伤条件下，当机体受到强烈刺激时，往往表现出以交感神经兴奋、儿茶酚胺分泌增多和下丘脑、垂体-肾上腺皮质分泌增多为主的一系列神经内分泌反应，以适应强烈刺激，提高机体抗伤病的能力。因此，从某种程度上讲，应激引起的神经内分泌反应，是疾病全身性非特异反应的生理学基础。

**神经内分泌系统变化** 伤后机体的应激反应首先表现为神经内分泌系统的改变，它起着调节各组织器官功能与物质代谢间相互关系的主导作用。通过下丘脑-垂体-肾上腺皮质轴和交感神经-肾上腺髓质轴产生大量的儿茶酚胺、肾上腺皮质激素、血管升压素、生长激素和胰高血糖素；同时，肾素-血管紧张素-醛固酮系统也被激活。上述三个系统相互协调，共同调节全身各器官功

能和代谢，动员机体的代偿能力，以对抗致伤因素的损害作用。

**代谢变化** 由于神经内分泌系统的作用，伤后机体总体上处于一种分解代谢的状态，表现为基础代谢率增高，能量消耗增加，糖、蛋白质、脂肪分解加速，糖异生增加。因此，伤后常出现高血糖、高乳酸血症，血中游离脂肪酸和酮体增加，尿素氮排出增加，出现负氮平衡状态。水、电解质代谢紊乱可导致水、钠潴留，钾排出增多及钙、磷代谢异常等。

**应用** 由于战伤神经内分泌反应是在战伤条件下，机体受到强烈刺激产生的一系列神经内分泌反应，是提高机体抗伤病能力的一种保护性防御反应；但其同时又是一把双刃剑，过度神经内分泌反应则会导致全身各器官功能和代谢紊乱。寻找有效调节战创伤神经内分泌反应的手段和药物干预是维持机体有效应激反应对抗致伤因素损害作用的关键。战伤早期存在显著的应激性高血糖，应尽快处理创伤部位，使机体脱离应激源。由于机体利用葡萄糖的能力降低，早期宜少输或不输含糖溶液，必要时可采用胰岛素、C肽及促肾上腺皮质激素释放因子（CRF）受体阻断剂等干预治疗，防止创伤应激后出现高血糖的可能。

（伍亚民　王永堂）

zhànshāng nèizàng fǎnyìng

**战伤内脏反应**（visceral reaction after war wound） 机体受到战伤后所出现的全身非特异性神经内分泌反应。有防御性保护性作用，但太过强烈对机体又有损害作用。主要包括神经内分泌系统反应、免疫系统反应、凝血系统反应、心血管系统反应和胃肠道反应等。

**神经内分泌变化** 战创伤后，机体处于应激状态，神经内分泌系统会发生一系列反应，其中以蓝斑-交感神经-肾上腺髓质轴、下丘脑-垂体-肾上腺轴和肾素-血管紧张素三个系统的反应最为重要。①蓝斑-交感神经-肾上腺髓质轴兴奋：可刺激肾上腺髓质释放大量儿茶酚胺。体内儿茶酚胺增多可加强心肌收缩力，加快心率，增加心排出量，增加外周血管和脾脏收缩，促进外周血向中心输送以增强心血管的代偿功能，利于保护机体。但若反应过度，由于心脏做功过度增加，耗氧增加，可致心肌供氧/耗氧失常，诱发心血管功能失常。②下丘脑-腺垂体-肾上腺皮质轴兴奋：可刺激腺垂体释放促肾上腺皮质激素，促肾上腺皮质激素可刺激肾上腺皮质大量生成和释放糖皮质激素，发挥强心、保持毛细血管的完整性，稳定细胞膜和细胞器膜的作用，同时可促进糖原异生，促进蛋白质分解，抑制蛋白质合成，促进脂肪分解，抑制脂肪合成。③肾素-血管紧张素系统兴奋：可通过肾素、血管紧张素调节血管紧张度和水电解质、酸碱平衡。

**免疫系统反应** 战创伤可导致非特异性防御反应，包括激活补体系统、激活磷脂酶A2及激活单核巨噬细胞等，产生炎症介质与抗炎介质，调节机体免疫功能和炎性反应。早期适度的炎性反应是机体的一种防疫性反应，对机体有一定的保护作用，过度的炎性反应可损害免疫功能，同时造成组织细胞损害。

**凝血系统反应** 严重战创伤后组织损伤和各种炎性介质释放可激活内源和外源凝血系统，包括升高血小板活力和损害纤溶系

统，导致严重战创伤早期的高凝状态，微小血管内血栓形成，加重局部组织的缺血缺氧。晚期由于大量的凝血因子和纤维蛋白原消耗，凝血功能会出现明显降低。

**心血管系统反应** 轻度战创伤或战创伤后早期，由于交感神经-肾上腺髓质系统兴奋，儿茶酚胺释放增加，儿茶酚胺一方面加快心率，增强心肌收缩力；另一方面收缩皮肤、肌肉、胃肠道血管，增加外周血管阻力，以满足心脏、脑等重要生命器官的血流量。血压可维持正常甚至略高于正常。严重战创伤时，患者可因大量失血和多种损害因素作用发生急性心功能不全，表现为心肌收缩力下降，甚至发展为急性心力衰竭。

**胃肠道反应** 战创伤后，胃肠道功能会发生严重应激。一方面，支配胃肠运动的交感、副交感神经功能紊乱可干扰胃肠肌电和机械活动，同时机体释放的 β 内啡肽、胃动素、缩胆囊素等可直接干扰胃肠运动，最后造成胃肠蠕动减弱甚至假性麻痹性肠梗阻。另一方面，严重战创伤后，由于血容量的丢失，全身血液重新分布，胃肠道血管收缩，其血液灌注和氧供明显下降，黏膜受损。胃肠黏膜受损一方面可引起细菌、内毒素移位，进入血液循环引起脓毒症或脓毒性休克。严重的胃肠黏膜损害可引起应激性溃疡。

（李 涛）

zhànshāng shuǐ-diànjiězhì pínghéng wěnluàn

**战伤水电解质平衡紊乱**（war wound induced-water electrolyte disorder） 战创伤后机体水和电解质代谢、调节和出入偏离正常的状态。为机体内环境紊乱，战

时较常见。许多器官、系统的损伤可以引起或伴有水、电解质代谢紊乱。恶劣的作战环境，某些医源性因素如药物使用不当，也可导致水、电解质代谢紊乱。如果得不到及时的纠正，可使全身各器官系统特别是心血管系统、神经系统的生理功能和机体的物质代谢功能发生障碍，严重时常可导致死亡。

战创伤后的水电解质紊乱主要有高渗性脱水、等渗性脱水、水肿、高钾血症和高氯血症等。高渗性脱水在战伤中最为常见，主要是战争环境大量出汗没有得到及时而足够的水分补充或海战伤员较长时间浸泡于海水中而引起的组织脱水，治疗上可通过饮水或输入等渗液体解决。等渗性脱水是指水和钠成比例丧失，血清钠仍在正常范围，细胞外液的也可保持正常，通常有急性失血或大量体液渗出所致如失血休克，等渗性脱水可造成细胞外液迅速减少。由于丧失的液体为等渗，细胞外液的渗透压基本不变，细胞内液并不会代偿性向细胞外间隙转移。治疗也可通过饮水或输入等渗液体解决。水肿是指血管内水分流向了组织间，导致组织间隙水分增多。主要是战创伤后缺血缺氧、全身炎性介质和细胞因子释放，损坏了血管内皮，引起毛细血管通透性升高，兼之战伤失血后的液体大量输注所致。高钾血症主要与大面积软组织损伤、组织受严重挤压或输入大量库存血，细胞内钾释放等有关，严重的高钾血症会影响心脏功能，导致心律失常，必须及时处理。高氯血症主要是抢救失血休克时输入过量高渗氯化钠或大量生理盐液所致，高氯血症可引起高氯性酸中毒，战伤失血休克在输高

渗氯化钠溶液或生理盐液要注意用量，同时应密切监测机体的水电解质平衡情况。

（李 涛）

zhànshāng zǔzhī xiūfù

**战伤组织修复**（tissue repair of war wound） 战伤伤口或创面通过增生或再生自身修复的一系列病理生理过程。

**类型** 组织修复有两种方式，一种是由结构与功能相同组织的再生而完成，修复后与原来组织相同或基本相同，这主要见于损伤范围较小或组织再生能力较强的情况下，如皮肤浅度烧伤创面的修复、放射损伤造血组织的再生等；多数情况下则是先形成肉芽组织而后转变为瘢痕组织来达到修复。不同类型的伤口，愈合过程中的组织和生化变化基本上一致。以皮肤软组织战伤组织修复为例，可分为三种类型。

**一期愈合** 最简单的伤口愈合类型，由组织的直接结合所致，多发生于组织缺损少、创缘整齐、无感染，经过缝合或粘合的手术切口。

**二期愈合** 又称间接愈合，伤口边缘分离、创面未能严密对合的开放性伤口所经历的愈合过程。由于创面缺损较大，且坏死组织较多，通常伴有感染，上皮开始再生的时间推迟；创面大，肉芽组织多，形成的瘢痕较大，常给外观带来一定影响。

**痂下愈合** 特殊条件下的伤口修复愈合方式。主要体现为伤口表面由渗出液、血液及坏死脱落的物质干燥后形成一层褐色硬痂所进行的二期愈合方式。硬痂的形成有保护创面的作用，也阻碍创面渗出液的流出，易诱发感染，延迟愈合。临床上常需采用"切痂"或"削痂"手术，以暴

露创面，利于修复。

**作用过程** 大致分为早期炎症反应、肉芽组织增生、上皮再生、伤口收缩和瘢痕形成5个时期，之间无截然界限，既相互联系，又各具特征。

**早期炎症反应** 主要发生于伤后即刻至48小时。创面变化的特征是炎症反应，受创组织出现水肿、变性、坏死、溶解以及清除等。该期的本质与核心是生长因子调控及其结果。组织受伤后，出血与凝血等过程可释放出包括血小板衍生生长因子、成纤维细胞生长因子和转化生长因子等在内的多种生长因子，它们在炎症反应期的作用是：①作为趋化剂，趋化中性粒细胞、巨噬细胞等向创面集聚，既释放多种蛋白水解酶溶解消化坏死组织，又释放新的生长因子调控创面炎症反应。②趋化与直接刺激成纤维细胞、血管内皮细胞分裂、增殖，为后期修复打下基础。此阶段还出现炎症细胞聚集和大量局部渗出，其作用：①聚集的白细胞能够吞噬和清除异物与细胞碎片。②局部渗出物能稀释存在于局部的毒素与刺激物。③血浆中的抗体能特异性中和毒素。④渗出的纤维蛋白凝固后形成局部屏障。⑤激活的巨噬细胞等不仅释放多种生长因子调控炎症反应，还影响后期肉芽组织中胶原的形成，为后期修复打下基础。

**肉芽组织增生** 肉芽组织的基本成分是成纤维细胞和新生毛细血管，成纤维细胞起源于创周的纤维细胞，也有人认为由血管外膜细胞转化而来；新生毛细血管则由该处毛细血管发芽而来。肉芽组织中有炎细胞浸润。肉芽组织表面往往呈细颗粒状，鲜红幼嫩如肉芽。约在伤后第3天，随着炎症反应的消退和组织修复细胞的逐渐增生，创面出现以肉芽组织增生和表皮细胞增生移行为主的病理生理过程。此时组织形态学的特征为毛细血管胚芽形成和成纤维细胞增生，并产生大量的细胞外基质。通常增生的成纤维细胞可以来自受创部位，也可以通过炎症反应的趋化，来自邻近组织。而新生的毛细血管则主要以"发芽"方式形成。

**上皮再生** 战伤时皮肤表皮和黏膜上皮往往与其下组织同时损伤，组织修复时除了形成肉芽组织外，还必须有上皮再生，这是临床愈合的标志。开放性伤口的上皮覆盖是通过伤口缘上皮细胞增生并向伤口内迁移而实现的，皮肤创面还可通过皮肤附件（主要是毛囊）上皮再生被覆表面而愈合，一些黏膜的腺体、腺管上皮也可通过增生、化生，参与黏膜被覆上皮的再生。皮肤和黏膜上皮层和其下结缔组织间形成基膜，上皮细胞依靠其分裂增生和移动，逐渐由创面边缘向中心生长。在良好肉芽组织基础上，上皮生长较快，反之则生长缓慢，甚至停滞，上皮覆盖创面以后，肉芽组织即不再生长。

**伤口收缩** 开放性伤口愈合过程中的一种生理现象，伤口收缩后使创面缩小，有助于伤口愈合，多发生于皮肤与皮下组织间比较松动的部位。有观点认为肌平滑肌细胞以及长入伤口的上皮细胞内的肌蛋白，均与伤口收缩有关。

**瘢痕形成** 战伤组织修复中肉芽组织增生后，成纤维细胞在合成胶原后变为纤维细胞，毛细血管内皮细胞逐渐演变为成纤维细胞，随着胶原纤维的增多，创面逐渐由细胞和血管多的肉芽组织变为细胞和血管少、纤维多的瘢痕组织。瘢痕组织内的纤维排列凌乱，缺乏弹性和活动性，张力强度低于正常皮肤。不同部位的瘢痕组织都可发生收缩或挛缩，瘢痕组织中的胶原纤维常发生透明变性，从而引起一些脏器组织的功能障碍。瘢痕的形成与消退常取决于胶原纤维合成与分解代谢之间的平衡。在创面愈合初期或纤维增生期，由于合成作用占优势，局部的胶原纤维会不断增加。当合成与分解代谢平衡时，则瘢痕大小无变化。当胶原酶对胶原的分解与吸收占优势时，瘢痕会逐渐变软、缩小，其时间视瘢痕的大小而异，通常需要数月之久。

**意义** 战伤组织修复属于战伤发生后机体对各种有害刺激物作用所造成损伤的一种重要防御适应性反应，它通过细胞再生等过程，修复遭到破坏而损失的组织，并通过组织修复，使损伤组织得以重建，组织的连续性得以恢复。组织修复前，通常经过或长或短的炎症阶段，致伤因素既引起组织损伤，也引起炎症反应，通过炎症消除感染源及其有害影响，清除坏死组织，为组织修复创造条件。而肉芽组织形成的意义在于填充创面缺损，保护创面防止细菌感染，减少出血，机化血块坏死组织和其他异物，为新生上皮提供养料，为上皮再生创造进一步的条件。而后者由创缘或创面底部残存的表皮细胞（包括干细胞）增殖、分化来完成。在一系列调控因素的作用下，新长出的表皮向创面中心爬行，最终覆盖创面。

（严 军）

zhànshāng bìngfāzhèng

**战伤并发症**（complications after war wound） 严重战创伤后

出现的一系列伴发和继发的器官功能损害或机体功能失常的病理状态。主要包括战伤休克、战伤感染、战伤后内脏器官如肝、肾损害、急性肺损伤，多脏器功能损害等。以休克和感染最常见。

战伤休克：一般战伤中休克发生率在 10% ~ 15%，合并有实质脏器损害、骨盆或股骨骨折时其休克发生率可高达 50% ~ 70%，战伤后的休克类型大多为失血休克或创伤失血休克，晚期伴发感染可出现感染 / 脓毒性休克。

战伤感染：一般战伤感染率为 6.5% ~ 20%，严重的创伤或在环境较为恶劣的地方感染率会更高。

战伤后内脏并发症：包括急性肺损伤或急性呼吸窘迫症（ARDS），急性心功能不全，急性肾衰竭、急性胃溃疡和急性肝功能不全等，这些内脏并发症通常是严重战伤后，机体大量失血、组织器官缺血缺氧，或严重战伤后机体严重的炎症反应，大量炎症介质和细胞因子作用导致组织细胞损害，引起器官功能不全或衰竭，或由于严重骨折导致脂肪栓塞而引起器官功能损害。

战伤颅脑并发症：包括脑水肿、脑脓肿和脑脂肪栓塞综合征，战伤后脑水肿可因直接的颅脑创伤所致，也可为严重战伤后毛细血管通透性升高加上大量液体输注后所致。脑脓肿多为全身感染的并发症，因全身感染没有有效清除，细菌进入颅内感染而致。脑脂肪栓塞综合征多为较为严重的骨盆或股骨骨折后的并发症，多与肺栓塞等并发。

多脏器功能损害：是战伤后期的严重并发症，包括多器官功能障碍综合征，主要原因是机体严重受损后，机体各器官系统包

括免疫系统、神经内分泌系统等出现严重紊乱，机体出现严重的代谢障碍、严重的炎性反应甚至内源性感染，最后导致多个器官组织同时或序贯性受损，出现多脏器功能障碍综合征。战伤并发症发病率，对战伤的转归影响较大，机体受伤后应严密观察、及时处理。

（刘良明）

zhànshāng xiūkè

## 战伤休克（war wound shock）

战伤后因失血、失液或感染引起机体有效血液循环量下降、组织器官灌流不足，导致细胞缺血缺氧而引起全身组织器官功能障碍的临床综合征。战伤最常见的并发症之一。一般战伤中休克发生率为 10% ~ 15%，当合并有实质脏器损害、骨盆或股骨骨折时其休克发生率可高达 50% ~ 70%。是战伤早期死亡的主要原因，占战伤死亡的近 50%。

**特点与类别**　战伤休克一般发生在比较恶劣的环境，包括山岳丛林、高原或海上，常为大批伤员涌现，伤员常常经受强烈的寒冷、高热、缺氧、疲劳、紧张、饥饿或脱水等刺激。诱发因素可能是火器伤、爆炸伤、烧伤、冲击伤等单一或复合因素。战伤休克最主要的类型有失血性休克，创伤性休克和烧伤性休克，由于战时的恶劣环境和机体免疫功能损害，在战伤后期感染性休克也较常见。战时心源性休克和神经源性休克较少见。

**程度判定**　战伤休克通常分为轻度休克、中度休克及重度休克。轻度休克：失血量占全身血容量的 15% ~ 30%，血压可保持在正常范围或稍低，< 15% 的失血量机体通常可以代偿，不表现出明显的休克症状。中度休克：伤

员失血量占全血量的 30% ~ 40%。收缩压在 70 ~ 90mmHg。重度休克：伤员失血量达全身血容量的 40% ~ 50%。收缩压 < 70mmHg 或测不到。失血量超过全身血量的 50% 认为是极重度休克，脉搏难触及，无尿，昏迷，重度发绀。

**现场急救**　止血：肢体有活动性出血应在伤口近侧上止血带或用止血钳夹闭活动性出血点。有条件时给予限制性液体复苏或抗休克裤，并尽快后送以做进一步处理。保持呼吸道通畅：保持良好的通气功能是急救复苏的关键措施之一，各种原因引起的呼吸骤停或呼吸道阻塞可用口对口呼吸、使用口咽呼吸管呼吸、气管内插管或紧急环甲膜切开、穿刺予以解除。骨折固定：股骨骨折失血量可达 1 500ml，骨盆骨折失血量可达 2 000ml。必须予以妥善固定，四肢骨折固定一般用木制或钢丝夹板，但这只能达到固定骨折，无法止血。使用充气夹板除能充分固定骨折端外，还具防震镇痛及止血作用，骨盆骨折时可使用抗休克裤充气固定，具有良好的止血固定、防震的作用。

**容量复苏**　战伤休克和其他原因引起的休克均存在有效血容量不足及微循环灌流不足的共同特点，容量复苏是休克治疗首先需要解决的问题，而且是必不可少的基本措施，以往曾提出"恢复丢失的容量"，现在认为对控制出血休克，以恢复有效循环血量为指导原则，对于有活动性出血者（非控制性出血休克），应尽快止血，手术彻底止血前，给予适量液体，以保持机体基本需要。

对出血已控制的休克：无休克表现者，建立静脉通道，伤情稳定（桡动脉脉搏强）者，可不予输液，但密切观察，同时提倡

口服补液。对有休克表现的（桡动脉脉搏微弱或缺失），可用乳酸林格液或6%的羟乙基淀粉维持收缩压90～100mmHg及以上。若无其他液体可选择，必要时可用7.5%的高渗氯化钠。对出血未控制的休克：给予小剂量（限制性）补液，可选晶体液，也可选胶体液，最好是晶胶2:1比例混合液。复苏的标准是桡动脉脉搏可触及，收缩压80～90mmHg或平均动脉压50～60mmHg。在早期（院前）考虑到液体携带的问题，也可用7.5%NaCl和6%右旋糖酐（高渗氯化钠右旋糖酐，HSD）250ml（缓慢输注，至少10分钟），如伤员无反应再给250ml，总量不超过500ml，其后根据情况可给一定量的等渗溶液。

**血管活性药物应用** 缩血管药物：以往常用缩血管药物来提升患者的血压，用得较多的有去甲肾上腺素，间羟胺，麻黄碱等。大多数休克患者用药后血压有所增高，临床症状有所改善，但组织灌注明显减少，动脉血压的升高是以减少组织灌注为代价换来的，仅为权宜之计。因此对战伤休克早期缩血管药物只能用于血压急剧下降、危及生命时先用缩血管药物，为输血、输液赢得时间。必须应用时，宜用小剂量、低浓度。舒血管药物：使用血管扩张剂的目的是在充分输液、输血扩容的基础上适当扩张毛细血管前括约肌以增加微循环灌流，使外周组织得到充分的血液灌流。值得注意的是在使用血管扩张剂后腹腔脏器（包括肾脏）灌流压下降，灌流量减少；氧耗量下降但氧债增高，有可能加重酸中毒，故使用扩血管药物时应及时监测各项指标如血气、心功能等，需要时应及时采取相应的措施。

**纠正酸中毒** 首选5%碳酸氢钠，24小时用量：轻度300～400ml，重度600ml。有心、肾功能不全或忌用钠者可用3.5%的氨基丁醇，用量：轻症300～400ml，重症500～800ml，使用目标是使碱缺失<2，血清乳酸盐<2.5mmol/L。

（刘良明）

xiànzhìxìng róngliàng fùsū

**限制性容量复苏**（limited fluid resuscitation） 出血未控制的休克伤员予满足基本需求的适量液体以维持较低血压，降低出血速度并避免血液过度稀释的液体复苏方法。战伤或创伤休克在获得手术彻底止血前给予适量液体复苏以满足机体的基本需要，以便为后续的确定性处理赢得时间。严重战（创）伤休克传统的复苏方法是使用大量的液体输注或使用血管活性药物以尽快恢复血压，称为积极（正压）复苏或即刻复苏，但随着对休克病理生理研究的不断深入和对组织体液和氧代谢研究的深入，特别是对战创伤休克临床病理过程的了解，发现大部分的临床休克，包括战伤和创伤休克都是非控制性出血休克，止血前大量快速液体复苏会引起严重的血液稀释，恶化复苏效果，因而提出了战创伤休克新的复苏方法即限制性容量复苏方法，包括容许性低压复苏、延迟复苏和辅助的低温复苏。

**容许性低压复苏**（permissive hypotensive resuscitation） 休克后快速恢复血压的传统复苏概念主要源于维格斯（Wiggers）控制性出血性休克模型。对于非控制出血休克患者在手术彻底止血前大量快速液体复苏可增加血液丢失，引起稀释性凝血功能障碍和代谢性酸中毒。同时大量快速液体输注可影响血管收缩反应，导致血栓易位或引起伤口再次出血。非控制性出血休克采取限制性低压复苏其效果优于积极／正压复苏。容许性低压复苏的目标复苏压力以收缩压控制在80～90mmHg，平均动脉压控制在50～60mmHg为宜，低压复苏时间不宜过长，最好不超过90分钟，若超过90分钟，应考虑器官功能保护措施。

**延迟复苏** 传统观点认为，创伤休克患者，应立即进行液体复苏，使用血管活性药物，尽快提升血压。但现在的概念却是延迟复苏，即对创伤失血性休克，特别是有活动性出血的休克患者，不主张快速给予大量的液体进行即刻复苏，而主张在到达手术室彻底止血前，只给予少量的平衡盐液维持机体基本需要，在手术彻底处理后再进行大量复苏。若过早的使用血管活性药物或大量液体提升血压，并不能提高患者的存活率，事实上有增加死亡率和并发症的危险。

**低温复苏** 低温复苏一直是一个有争议的课题，认为低温复苏有害的人认为创伤休克后本身就容易低温，再用低温复苏会影响代谢，影响凝血功能和心血管功能，认为低温复苏有益的人认为适宜的低温可通过降低机体代谢，起到一定的器官功能保护作用，为后期的救治赢得时间。越来越多的研究表明，对于创伤失血休克，实施低温复苏，一是从伤后到彻底手术前这段时间实施，时间要短，二是要用轻度低温，一般不要低于34℃。多数实验报道低温复苏优于常温复苏，低温可降低组织细胞代谢率，降低对氧的需求，延长休克的黄金抢救时间，同时低温可防止毛细血管通透性升高。

美国塞弗（Safer）复苏中心和第三军医大学野战外科研究所实验室的研究表明，对出血未控制性休克，在复苏时通过表面冷却的方法实施轻度低温（34～35℃）复苏，可提高动物的72小时存活率，降低组织损伤程度，提高低压复苏效果。对于大出血致心搏骤停的伤员，美军还研究了"假死"治疗方法，即在心搏骤停后尽快（2～5分钟）给予4℃液体，迅速使脑部温度降到10℃左右，1.5小时后进行心肺复苏仍可使动物存活，且无神经系统的明显损伤。采用低温复苏的方法可使"黄金时间"延长2～3倍。此处所说的治疗性，控制性的低温与发生在创伤患者的自发性、非控制性低温是不同的，前者对创伤患者的治疗是有益的，而后者是有害的。

（刘良明）

*fùsū yètǐ*

## 复苏液体（resuscitation fluid）

用于休克等临床疾病补充有效循环血量的治疗液体。包括晶体液、胶体液、晶胶混合液和人造血液等。晶体液有等渗盐液和高渗盐液。胶体液有白蛋白、右旋糖酐和羟乙基淀粉等。晶胶混合液有高渗氯化钠右旋糖酐（HSD）和高渗醋酸钠右旋糖酐（HAD）等。选用何种液体复苏休克，争论较多，比较一致的看法是根据患者具体情况和患者所处的阶段晶体液与胶体液两者兼补为宜，比例根据具体情况调整。单纯葡萄糖液或生理盐水不能作为扩容剂，单纯输注葡萄糖可导致肺脑水肿、高血糖，低钾和低钠血症。而单纯输注生理盐水可导致高氯血症，加重酸中毒。平衡盐液及高渗盐水有较好的效果，但不能长期单纯使用，应及时补充血液制品和胶体溶液等。

**平衡盐液（乳酸林格液）** 为等渗晶体液，其配方为氯化钠6g，氯化钾0.3g，氯化钙0.2g，乳酸钠3.1g，加注射用水至1000ml。其渗透压，电解质，缓冲碱含量及pH值与血浆相似，是一种有效的维持循环量，提高血压，降低血黏度，改善微循环防止不可逆性休克的溶液。但它并不能代替输血，其输注效率仅为全血或血浆的25%。单纯大量输注平衡盐液以抗休克，最后会导致血红蛋白急剧下降，对危重伤员是不利的，必须及时补充胶体溶液。

**高渗氯化钠** 为高渗晶体液。常用的浓度为7.5%的高渗氯化钠，常用于急救失血性休克的急救，为临时急救措施，不能替代常规治疗措施。其特点是输注量少，仅4～6ml/kg即有效，它提升血压效果好，心率减慢，尿量增加，神志恢复清醒较快。输入250ml其效果相当于输注等渗液2000ml的复苏效果。其作用机制为输注后使血浆渗透压明显升高，把组织间隙及肿胀细胞内的水吸出，扩充血容量，改善微循环及脏器灌流，增强心功能，特别在高原使用时不易发生肺、脑水肿等并发症。高渗氯化钠输注抗休克存在的缺点是少数病例输注后有出血倾向，过量输注会导致高氯性酸中毒，因此应注意监测其出凝血参数和酸碱平衡参数。

**高渗氯化钠右旋糖酐（HSD）** 为7.5%的高渗氯化钠与6%的分子量7万的右旋糖酐混合液，为晶胶混合液。其抗休克效果较单纯高渗氯化钠效果更好而持续时间更长，输注量仍为4～6ml/kg体重，但对维持机体平均动脉压（MAP）、心排出量、血浆容量、氧耗量、脏器血流量及存活率均较单纯等量的7.5%NaCl为好，且其用量仅为乳酸林格液的1/10。应急条件下使用时其优点为易制备和储存，体积小，效果好。存在的缺点是右旋糖酐输注后有少量患者可发生过敏反应或休克，此外输注右旋糖酐后干扰配血，因此必须在输注前即抽取血标本配血。

**右旋糖酐** 具有较强的胶体渗透压，常用的为中分子右旋糖酐（分子量为7万～8万）。每输注1g可使20～25ml的组织间液渗入血管内，并能较长时间维持其胶体渗透压。中分子右旋糖酐在血循环内的半衰期为12～24小时，因此具有良好的扩容作用。而且输注后可降低血黏度及血小板的黏附性，有利于疏通微循环，因此右旋糖酐已是临床抗休克常用的胶体溶液。右旋糖酐输注的缺点是有少量患者对输注右旋糖酐有过敏反应，输注后在血循环内可改变Ⅷ因子和血小板的特性而影响血凝，使部分战创伤伤员特别是有广泛软组织损伤的伤员易引起渗血，所以输注量一般不超过1500ml，以免出现出血倾向。

**羟乙基淀粉** 具有良好的血浆增容作用，减少血浆黏稠度，改善微循环，输注后过敏反应的发生率远比右旋糖酐低，且不影响配血。临床已有多个高分子量（20万，13万）羟乙基淀粉产品。从现有的液体来看，复苏战伤失血休克较好的液体选择是乳酸林格液配合6%的羟乙基淀粉，比例为2:1。以前认为羟乙基淀粉不影响凝血和肾脏功能，但现有的资料显示，羟乙基淀粉对凝血和肾脏功能也有一定影响，应用时要注意检测凝血功能和器官功能指标。

**红细胞代用品** 理想复苏液体应无明显的副作用，如无免疫反应和过敏反应，易储存和运输，且价格便宜，有携氧功能和抗炎功能等。但休克复苏液体不具备携氧功能。全血应为最好的携氧载体，但由于全血存在血源不足，血型复杂需要交叉配血，且储存困难，还有免疫反应和疾病传播的危险，战时大量应用不现实。修饰血红蛋白溶液的出现为战时和平时急救提供了一个良好携氧载体，它不需要交叉配血，避免了病毒感染的危险，其保存时间长，运输也方便，是战时理想的红细胞代用品。美国、加拿大、日本和中国多家研究所和公司正投入大量精力研究开发这类产品，许多产品已进入Ⅱ期和Ⅲ期临床，美国 BIOPURE 公司的产品已在南非上市用于创伤急救。随着技术的进步，产品质量的提高，这些产品将在不久的将来全面服务于社会，用于战创伤休克的治疗。

**新型复苏液体** 有研究证实，乳酸林格液（LR）中的乳酸成分是其激活中性粒细胞（PMN）的主要原因。LR 含有 L- 乳酸和 D- 乳酸各 14mmol/L，D- 乳酸是中性粒细胞激活的主要原因。美军建议改进 LR，去除 D- 乳酸，降低 L- 乳酸的总量，加入酮体作为能源物质。已研制出一种酮体林格液，并证明有良好的抗休克作用。

（刘良明）

*zhànshāng shīxuè xiūkè*

# 战伤失血休克 （hemorrhagic shock after war wound）

机体在伤后因急性失血而引起有效循环血量与心排出量减少，组织器官血液灌注不足，组织细胞缺血所致的全身器官功能障碍的病理生理过程。战伤失血性休克是战伤常见的并发症之一，一般战伤失血休克发生率为 10%～15%，伴有实质脏器损伤或严重骨折时其发生率可高达 50%，战伤失血休克所引起的死亡占战伤死亡的近 50%。及时有效的止血和容量复苏是战伤失血休克的主要治疗措施。

**临床表现** 战伤失血休克发病原因为战伤后的大量出血，常见于内脏实质器官破裂、大血管损伤、心脏损伤或骨盆骨折等。其主要临床表现如下。

**一般情况及神志变化** 战伤失血休克早期主要表现为烦躁、口渴、头晕、畏寒、皮肤苍白、出黏汗、呼吸浅而快等，收缩压可降至 80mmHg。随着失血增多休克加重，血压降至 50mmHg 以下时，精神状态由兴奋、烦躁转为淡漠、抑郁，反应迟钝，意识模糊以至昏迷。

**皮肤** 皮肤颜色和肢体末梢温度的变化可反映外周微循环的灌流状态，为诊断休克的主要依据之一，应仔细观察和检查。常用的观察部位为面颊、口唇、甲床等。若这些部位由红润转为苍白则为休克的重要体征，反映了外周血管收缩，末梢血流量明显减少；如口唇和 / 或甲床呈现发绀则说明微循环淤滞，休克正在继续恶化。在前额或胸骨柄部位的皮肤上用手指按压 2～3 秒钟，移开手指观察皮肤由苍白逐渐恢复红润所需的时间。正常 5 秒钟内即完全恢复红润，如恢复时间明显延长说明休克较严重而且正在恶化。

**脉搏和动脉血压** 随着休克的发展，脉搏有不同的变化。休克早期动脉压未出现下降前脉搏已加快，进而发展为快而细弱。

主要是血容量严重不足，中小动脉收缩，外周阻力增高，儿茶酚胺分泌增多的结果。休克更为严重时，心排血量进一步下降，中小动脉严重痉挛，甚至在桡动脉处摸不到脉搏。因此应检查颈动脉或股动脉。

**尿量** 尿量的变化可直接反映肾脏的血液灌流情况。对休克伤员应及时留置导尿管，记录每小时尿量，并测定其比重、pH 值及有无蛋白及管型等。尿量 30～40ml/h 及以上时表明肾脏有较充分的血液灌流，也有利于判断其他脏器的灌流和循环血量的变化。如动脉收缩压已正常而尿量仍少且尿比重下降，应警惕急性肾衰的发生，并应控制输液量。

**诊断与程度判定** 战伤失血休克诊断并不困难，依据受伤史和临床表现一般均能诊断。战伤失血休克一般分为三度：轻度、中度及重度。

**轻度休克** 伤员失血量为全身总血容量的 15%～30%，伤员的意识仍可处于清醒状态，定向能力尚好，但有时可出现激动甚至意识可出现模糊。瞳孔大小、对光反应仍正常。脉搏较正常略快，约 100 次 / 分，脉搏强度仍正常或稍低。平卧时仍可见颈动脉充盈。以手指压迫前额或胸骨部位的皮肤引起的苍白可在 5 秒以上才恢复。血压可保持在正常范围或稍低，脉压可较正常值稍低（30～40mmHg）。尿量 6～8ml/10min（36～50ml/h）。低于 15% 的失血量通常机体可以代偿，不表现出明显的休克症状。

**中度休克** 伤员失血量为全血量的 30%～40%。伤员常烦躁，诉口渴，呼吸急促，有时说话较含糊，反应慢。瞳孔大小及对光反应仍正常，脉搏已明显增快，约 120 次／分或更快，但脉搏强度较弱。颈动脉充盈不明显或仅见充盈形迹。肢体末端厥冷。收缩压 70～90mmHg。尿量仅 4～6ml/10min（24～30ml/h）。

重度休克 伤员失血量达全身血容量的 40%～50%。伤员意识常模糊，丧失定向能力，无法正确对话，也可处于昏迷状态。瞳孔大小仍可正常，但也可扩大，对光反应迟钝。脉搏快而弱（大于 120 次／分），不易数清。颈静脉不充盈，前额及胸骨皮肤压迫后始终苍白，肢端厥冷范围向近端扩大，冷汗。收缩压 70mmHg 以下或测不到，脉压进一步缩小。尿量更少（小于 3ml/10min 或小于 18ml/h）甚至无尿。

超过 50% 的失血量可认为是极重度休克，脉搏难以触及，无尿，昏迷，重度发绀。

救治 关键在于及早去除休克病因，控制出血，尽快补充有效血容量，改善组织血液灌注和氧供，恢复细胞功能。主要包括以下 7 项措施。

控制出血 对四肢骨折、大血管破裂出血的伤员，可用止血带止血。对头部或躯体出血的伤员，可采用绷带加压包扎止血。怀疑有骨盆骨折出血，手术彻底止血前可使用抗休克裤，裤内充气使内压达到 13.3kPa（100mmHg）以压迫止血，直至补充血容量后才解除抗休克裤，或做开腹急救。为了防止肾脏长时间缺血，充气时间最好不超过 1 小时。当不能止血时，应当机立断，进行紧急手术。

维持气道畅通和吸氧 对上呼吸道不畅的伤员，应及时清除口腔和咽部的血块、黏液或异物，保持呼吸道通畅。如果阻塞不能清除，或伤员陷于昏迷，则应作气管插管或气管切开。可予以鼻管或面罩吸氧，3～6L/min，必要时使用呼吸机辅助呼吸。

补充血容量 容量复苏是休克治疗首先需要解决的问题，而且是必不可少的基本措施，以往曾提出"恢复丢失的容量"，现在认为对控制性出血休克，以恢复有效循环血量为指导原则，对于有活动性出血者（非控制性出血休克），应尽快止血，手术彻底止血前，给予适量液体，以保持机体基本需要。

已控制出血休克 对无休克表现者，建立静脉通道；伤情稳定（桡动脉脉搏强）者，可不予输液，密切观察，同时提倡口服补液。对有休克表现的（桡动脉脉搏微弱或缺失），可用乳酸林格液或 6% 的羟乙基淀粉维持收缩压 90～100mmHg 及以上。若无其他液体可选择，必要时可用 7.5% 的高渗氯化钠，剂量不超过 6ml/kg。

未控制出血休克 给予小剂量（限制性）补液，可选晶体液，也可选胶体液，最好是晶胶 2∶1 比例混合液。复苏的标准是桡动脉脉搏可触及，收缩压 80～90mmHg 或平均动脉压 50～60mmHg。在早期（院前）考虑到液体携带的问题，也可用 7.5%NaCl 和 6% 右旋糖酐（HSD）250ml（缓慢输注，至少 10 分钟），如伤员无反应再给 250ml，总量不超过 500ml，其后根据情况可给一定量的等渗溶液。

纠正酸碱平衡紊乱 失血性休克时，由于组织灌注不足和细胞缺氧而存在不同程度的代谢性酸中毒，这种酸性环境对组织细胞的正常功能有损害作用，严重时可致低血压、心律失常和死亡。一般情况下，伤员在补充血容量、改善微循环后，酸中毒会逐渐得以纠正，不需要使用碱性药物。但是，严重失血性休克在经过扩容治疗后，如果仍然存在严重的代谢性酸中毒时，则需要使用碱性药物，通常使用 5% 碳酸氢钠。用药后 30～60 分钟，应动态监测动脉血压变化，调整用药方案。

使用血管活性药物 早期积极液体复苏常能迅速逆转有效循环血量不足带来的一系列病理生理变化。但是在补足血容量后，伤员的血压如果仍然不能回升、血流动力学指标不稳定，为防止组织低灌注对重要内脏器官的损害，可以适当应用血管活性药物维持血压、改善血流动力学指标，以保证重要内脏器官血液灌注。一般主张在充分扩充血容量的基础上，应用血管扩张药物，扩张微小动脉，改善微循环，减轻组织缺血缺氧。当应用血管扩张药物效果不佳时，可加用适当剂量的血管收缩药物，提高血管张力、维持足够的灌注压。

用于抗休克的血管活性药物种类繁多，以多巴胺的使用最常见。多巴胺具有兴奋 α 受体、β 受体和多巴胺受体等多种作用，其药理作用与剂量有关。小剂量多巴胺 [低于 10μg/（kg·min）] 主要兴奋 β 受体和多巴胺受体，加强心肌收缩力，增加心排出量，扩张胃肠道、肾脏等内脏器官血管，增加尿量。大剂量多巴胺 [超过 15μg/（kg·min）] 则主要兴奋 α 受体，收缩血管，增加外周阻力。多巴胺应用于失血性休克治疗时，主要是利用其强心和扩张内脏血管的作用，所以使用剂量不宜过大。多巴酚丁胺是 β 受体激动剂，其药理作用主要是增强心肌收缩力，增加心排血量，同时扩张血管，常用剂量为 2.5~10μg/(kg·min)。去甲肾上腺素主要兴奋 α 受体，是最常用的血管收缩药物，常用剂量为 0.5μg/(kg·min)。

其他血管扩张药物有 α 受体阻滞剂如酚妥拉明、酚苄明，β 受体激动剂异丙基肾上腺素，直接血管扩张剂硝普钠、硝酸甘油，抗胆碱能药物阿托品、山莨菪碱和东莨菪碱等。血管收缩药物有间羟胺（阿拉明）、去氧肾上腺素（新福林）等。这些药物各有其不同的药理作用，可以根据失血性休克伤员的病理特点，单独使用或联合使用。

使用肾上腺皮质激素 肾上腺皮质激素的生物学作用十分广泛，其对失血性休克治疗的作用主要有：①增强心肌收缩力，增加心排血量。②扩张血管，降低外周血管阻力，改善微循环。③保护细胞功能，防止细胞内溶酶体破裂。④促进糖异生，促使乳酸转化为葡萄糖，减轻代谢性酸中毒。对于充分扩容、血管活性药物治疗效果欠佳的难治性失血性休克，可以在短时间内大剂量使用肾上腺皮质激素，如使用地塞米松静脉滴注，一般使用 2~3 天。

使用细胞保护药物 能量物质 ATP 能够提供细胞能量，保护细胞功能。ATP-MgCl$_2$ 具有增加细胞内能量、恢复细胞膜钠 - 钾泵功能的作用，可以防止细胞肿胀。1,6- 二磷酸果糖是葡萄糖代谢的中间产物，在无氧糖酵解时比葡萄糖多产生 2 分子 ATP，可以减轻细胞损伤。极化液葡萄糖 - 胰岛素 - 氯化钾可以改善细胞代谢，稳定细胞膜。能量物质腺苷和磷酸肌酸，营养底物肌酐、烟酰胺、草酰乙酸和 α 酮戊二酸等，均能改善细胞代谢，对失血性休克有一定的治疗作用。别嘌呤醇为黄嘌呤氧化酶抑制剂，阻止嘌呤向尿酸转化，从而减少氧自由基产生，保护细胞结构和功能。

（刘良明）

zhànshāng gǎnrǎnxìng xiūkè
**战伤感染性休克**（infectious shock after war wound） 战伤后因感染导致全身炎症反应伴血压下降和组织灌流降低引起的器官组织功能障碍的临床综合征。战伤的常见并发症之一。

**病因** 包括外源细菌感染和肠道细菌 / 内毒素移位。

外源细菌感染 战伤环境恶劣，战伤伤口多为污染伤口。战伤后由于机体抵抗力下降，常常引起全身感染甚至感染性休克。早期普遍认为革兰阴性菌为脓毒性休克的主要原因，由革兰阳性细菌引起者较少见。但后来研究认为，两者均可引起感染 / 脓毒性休克，常见的细菌主要为大肠埃希菌、变形杆菌、肠球菌、铜绿假单胞菌、葡萄球菌、链球菌等。

肠道细菌 / 内毒素易位 肠道是体内与外界相通的最大空腔器官，与呼吸道、泌尿道相比，肠道中所含菌量最高，高达 $10^{14}$ 细菌 /g 粪便，细菌种类多达 500 种以上。肠道内细菌和内毒素通过肠黏膜侵入肠道以外的部位，如肠系膜淋巴结、肝、脾、血液以至全身的感染过程，称为微生物易位（microbial translocation）或肠源性感染（gut origin infection）。易位的细菌内毒素是感染 / 脓毒性休克的主要诱发原因，肠道细菌 / 内毒素的易位与战伤后肠黏膜机械性屏障的损害、肠道正常菌群的失调及全身与局部免疫功能下降密切相关。

**临床表现** 包括以下 5 个方面的内容。

血流动力学改变 高动力状态是感染 / 脓毒性休克的典型特征，且多见于因含荚膜的革兰阴性细菌感染患者，并通常伴有心动过速、心排出量增加以及全身血管阻力下降。

心肌抑制 受到细胞因子作用，心肌的收缩力可发生改变。在早期，甚至在心排出量正常或偏高的情况下也可发生。在这种情况下，高心排出量是心动过速的结果。心室扩张，可导致心室射血功能的下降。感染 / 脓毒休克患者左、右心室的喷射能力均受到抑制。

器官灌注改变 休克相关的组织灌注障碍以器官功能的改变为其主要表现。大多数严重患者皮肤血液灌注不足，出现皮肤苍白。但对于高动力状态的患者，皮肤灌注可能仍保持在正常范围内。尿量减少是常见的一种早期表现，肾灌注减少以尿钠的减少和尿渗透压升高为特征。感染 / 脓毒性休克时也可出现精神障碍，并以反应迟钝、不能辨别方向及烦躁为多见。约有 70% 的患者可出现精神障碍。

细胞能量代谢障碍 感染 / 脓毒性休克时，由于微循环动脉血的灌流量减少，引起组织严重缺氧，可严重影响能量代谢。

器官功能不全 / 衰竭 感染 / 脓毒性休克如果持续较长时间，可出现器官功能不全，最终出现多器官功能障碍综合征（MODS），后者引发极高的死亡率（80%~90%）。

**检查与诊断** 感染 / 脓毒性休克的发展过程可分为两个阶段，第一阶段为脓毒血症（sepsis）阶段，第二阶段为脓毒性休克阶段。其诊断主要依赖临床表现和实验室检查，主要实验室检查指标：血压（平均动脉压）< 70mmHg；

体温＞38℃，偶尔见低体温（体温＜36℃）；心动过速（超过90次/分）；呼吸性碱中毒（PaCO₂＞4.67kPa，35mmHg），呼吸急促（超过20bpm）；体循环血管阻力下降，心排出量增加；白细胞增多（＞12×10⁹/L），有时可见白细胞减少（＜4×10⁹/L）；沉降系数增加，C反应蛋白增多，纤维蛋白原水平增高等；细菌血培养呈阳性。

**治疗**　包括3个方面。

**抗菌药物的应用**　抗生素是治疗细菌感染的有效手段，但应用不当，也会带来不少副作用：如过敏反应、毒性反应、肠道正常菌群失调、抑制机体正常防御功能等。用药必须合理。合理用药的前提就是所选的药物必须能针对致病菌。临床致病菌日趋复杂，必须勤作细菌学检查与药敏试验。在未获得细菌培养结果以前可结合创伤部位进行菌种分析，以选择相对合适的抗生素。

**尽量避免和减少肠源性感染的发生**　由于创伤后肠道黏膜屏障极易受损，使肠道成为最重要的内源性感染源，因此保护胃肠及其黏膜，应是感染控制内毒素休克治疗的重要部分之一，具体措施包括：①争取尽可能早期经肠道摄食。早期肠道营养可促进肠黏膜屏障功能的恢复，减少肠源性感染的发生。②在静脉或口服营养液中添加黏膜上皮细胞所特需的营养物质，如谷氨酰胺，有利于肠黏膜的修复。③维持肠道菌群的微生态平衡，避免菌群紊乱和某些致病菌的优势生长，因此，要慎用口服或主要经肠道排泄的广谱或有抗厌氧菌活性的抗生素。④尽早让患者半卧位或早期下床活动，以促进胃肠功能恢复。⑤选择性消化道去污术，即采用口服非肠道吸收抗生素（多黏菌素，妥布霉素和两性霉素）清洁肠道，防止细菌及其产物进入体内，预防肠源性感染发生。

**拮抗细菌内毒素**　口服新霉素可杀灭肠道细菌，抑制肠道内毒素的产生和吸收。多黏菌素类抗生素能杀灭多种革兰阴性杆菌，中和内毒素。据报道，多黏菌素B的作用大于多黏菌素E。但由于这类抗生素副作用大，尤其是对肾脏的毒性也限制其临床上的使用。一种低毒性的多黏菌素B九肽已研制出来，但尚未见临床应用报告。血液透析，可选择性地清除血中内毒素和细胞因子，减轻炎症反应。

（刘良明）

**zhànshānghòu shénjīngyuánxìng xiūkè**

**战伤后神经源性休克**（neurogenic shock after war wound）战伤后因剧烈疼痛或脊髓损伤所致休克。多见于受伤后的剧烈疼痛或过度恐惧；头部战伤或战伤后脑栓塞直接累及血管运动中枢；脊髓损伤后，肌肉瘫痪、血管扩张促使静脉容积扩大和血流缓慢，回心血量减少。正常情况下，血管运动中枢不断发放神经冲动沿传出的交感缩血管纤维到达全身小血管，使其维持着一定的紧张性。严重颅脑或神经脊髓损伤时，血管运动中枢发生抑制或传出的交感缩血管纤维被阻断时，全身血管紧张性调节丧失，血管扩张，周围血管阻力降低并淤滞大量血液，全身有效血容量减少，回心血量急剧下降，血压下降，最终诱发休克的发生。

临床表现往往病情发展迅速，常合并呼吸衰竭，病情危重，危及生命。

临床治疗效果良好。一旦发生，应马上就地抢救，具体的治疗原则与措施：①去除神经刺激因素、立即平卧。②立即皮下或肌内注射肾上腺素，消除血管扩张。③迅速补充有效循环血量，可选用右旋糖酐或羟乙基淀粉。④应用糖皮质激素，病情较重者可应用地塞米松。⑤维持正常血压，收缩压＜80mmHg，可用多巴胺或间羟胺。⑥酌情使用镇痛药物。

（李　涛）

**zhànshānghòu xīnyuánxìng xiūkè**

**战伤后心源性休克**（cardiogenic shock after war wound）战伤后因心脏收缩、舒张功能受限，心排出量骤减而发生的休克。多见于胸部伤后血胸、气胸造成的胸膜腔内压增高压迫心脏；心脏或心包受损引起心包压塞；或心肌本身挫伤。发生大面积心肌梗死、心肌炎、心律失常等也可导致心肌收缩功能下降、心排出量下降而诱发休克。

**特点**　①心脏的舒缩功能障碍，心排出量，组织器官缺血缺氧重，患者常在早期因缺血缺氧死亡。②多数患者由于应激反应和动脉充盈不足，交感神经兴奋和儿茶酚胺增多，小动脉、微动脉收缩，外周阻力增加，致使心脏后负荷加重；但也有少数患者外周阻力降低，其原因可能是心脏的舒缩功能障碍，心血排出困难，心室容量增加，刺激心室壁压力感受器，反射性地引起心血管运动中枢抑制。③由于交感神经兴奋，静脉收缩，回心血量增加，而心脏不能把血液充分搏入动脉，因而中心静脉压和心室舒张期末容量和压力升高，常比较早地出现较严重的肺淤血和肺水肿，严重的肺淤血和肺水肿反过来又进一步加重心脏的负担和缺氧，加重心脏功能衰竭。

**治疗原则与措施** ①在抗休克的同时尽快去除病因，若有心脏压塞，应尽快手术解除，若有血胸、气胸或血气胸应尽快引流、处理气胸，消除反常呼吸。②适量使用心功能改善药物，异丙肾上腺素：剂量为 1～5μg/min 总量 1mg 加至 500ml 糖盐水中。多巴胺：20mg 加入 5% 葡萄糖液 250ml 中静滴，每分钟 15 滴，如效果不明显，可逐渐加大剂量。多巴酚丁胺：0.5μg/（kg·min）即有效，常用剂量为 2.5～10μg/（kg·min）。洋地黄制剂：常用毛花 C 丙（西地兰）0.2～0.4mg 加入 50% 葡萄糖液 20ml 内静脉缓注。休克时心脏有一定程度缺氧，故对这类药物特别敏感，用药后易发生心律失常，这类药物应缓慢谨慎使用，剂量应较通常为小，并应作心电图监测。胰高血糖素：可中等度提高心肌收缩力，对外周阻力无明显影响，也不易引起心律失常，剂量 1～3mg，或每小时 3～4mg 静脉滴注。③使用血管扩张药物，降低外周阻力。④吸氧，改善组织氧供。⑤补充低分子右旋糖酐或羟乙基淀粉，扩充有效循环血量，改善微循环。⑥纠正酸中毒，保护器官功能。

（李　涛）

zhànshāng gǎnrǎn

**战伤感染**(combat-related infection)　作战环境下病原生物通过伤口进入机体并在其中生长繁殖，形成局部或全身性炎症反应或脓毒反应的病理过程。病原生物包括病原微生物和寄生虫。多数情况是细菌感染。

**发展简史**　对于创伤感染的认识，人类曾经走过一个大大的弯路，公元 2 世纪罗马著名的医学家克劳迪亚斯·盖伦（129～199 年）认为，化脓是创伤愈合过程的必然组成部分，并且试图寻找一种促进创口化脓的药物来加速愈合。直到 13 世纪后，以奥多利赫（1205～1296 年）为代表的医学家彻底否定了这一统治医学领域长达一千年的错误观念，将感染作为创伤并发症提出加以重视。17、18 世纪爆发的各种战争，使得军医们对感染和化脓的危险性有了更深刻的认识，为挽救伤员生命，常常不得不将已严重感染的肢体截去，致使截肢术占有相当高的比例。

创口感染、化脓的原因直至 19 世纪路易斯·巴斯德（Louis Pasteur，1822～1895 年）发现细菌与化脓的关系后才得以明确。随着无菌术的应用，脓液的引流技术，以及清创概念的提出，创伤感染率明显下降，但对于已发生的创伤感染，外科医生仍感到束手无策。1928 年，亚历山大·弗莱明（1881～1955 年）发现青霉素，开创了抗生素治疗细菌感染的先河。抗生素的出现，一度使临床学家惊喜万分，似乎千年的梦想已经实现，但随着大量抗生素的应用，细菌出现了耐药性，使得医学家重新陷入苦恼。

自巴斯德发现细菌引起感染以来，人类与感染病菌间的斗争从未停止过。在抗生素发明以前，溶血性链球菌为最常见的致病菌，此外尚有金黄色葡萄球菌等其他一些革兰阳性的化脓球菌。当青霉素大量和广泛使用后，化脓性链球菌得到了控制，金黄色葡萄球菌感染率一度也受到极大削弱，但耐药性的金黄色葡萄球菌很快成为院内感染的主要病原菌。20 世纪 60 年代后头孢菌素和经修饰后对抗耐药性金黄色葡萄球菌的新型青霉素的出现，降低了金黄色葡萄球菌的感染率，革兰阴性杆菌感染率则明显上升。据越南战争美军伤口感染情况分析，革兰阴性杆菌感染率达 40% 以上，其中以铜绿假单胞菌和大肠埃希菌感染为主，二者总计约占 35%。近年来，创伤后多脏器功能障碍综合征成为创伤患者死亡的主要原因，该综合征多源于感染，多重耐药菌株则是感染最主要的病原菌。真菌、病毒也成为创伤感染较常见的病原微生物，这在战伤治疗后期较常见。

**感染原因**　此段叙述以细菌为例。细菌进入伤口后是否发生感染取决于三个方面的因素。①致病菌：致病菌毒力越强、释放的毒性产物越多以及细菌数量越多，造成战伤感染的机会越大。一般认为当每克组织含有的细菌数量超过 $10^5$ 时，可引起感染。②机体抵抗力：皮肤黏膜为机体免疫防御的第一道防线，战伤造成的创口可以使细菌轻易突破机体的第一道防线进入体内，伤口内破碎坏死的组织细胞、血液凝块等不仅降低了机体局部的免疫防御功能，而且还为病原菌的定植生长创造了良好的条件。③环境因素：开放性的战伤伤口都是污染伤口，火器投射物，如弹丸击中机体时形成的瞬间负压，除弹丸本身携带的病菌外，还可将周围土壤、空气、衣物，以及皮肤表面的细菌吸入伤口，造成对伤口的污染。细菌进入伤口，甚至细菌在伤口内发生一定程度的增殖，但尚未造成局部或全身的毒性反应时，仍然属于污染伤口的范畴，可称为污染。细菌进入体内并不立即导致机体的感染，通常污染菌需要 6～8 小时才能完成其定植生长，造成感染，这期间也是外科清创的黄金时间。但在高温、高湿环境下，这一时间段可减少至 4～6

小时，甚至更短。

**病原菌类型** 战伤感染的病原菌多为革兰阳性化脓菌，尤又以金黄色葡萄球菌最常见。一些革兰阴性杆菌，如大肠埃希菌、铜绿假单胞菌、克雷伯菌等也是战伤感染较常见的病菌；若创口较深，且清创不彻底，也可见厌氧菌感染，尽管当前发病率较低，但可给伤员造成极大危害，如产芽胞的破伤风梭菌和产气荚膜梭菌等。

**临床表现** 战伤感染早期多为局部感染，可通过创口疼痛，周围组织肿胀，伤口附近皮肤发红、发热，局部有压痛，创面充血、肿胀，覆盖有不同数量和颜色的脓性渗出物或坏死组织，并伴有功能障碍等典型症状进行诊断，但这些症状并不一定全部出现，可因感染程度、位置、深浅、受累范围和病程等而异。

若细菌侵入血液，或有细菌栓子脱落，并在血液中生长繁殖、产生毒素，即可发展成为全身性感染，即脓毒症。此时，病情急而重，通常以寒战开始，体温迅速上升，可达40℃以上，并伴头痛、全身不适、乏力、恶心呕吐、食欲减退、脉率加快等症状。特别是革兰阴性菌产生的内毒素可促使机体血管活性物质如缓激肽、组胺、5-羟色胺等释放，使血压下降（收缩压＜90mmHg）；引起白细胞和血小板减少，激活凝血、纤溶系统，产生出血倾向，患者可出现皮疹或出血点、肝脾肿大等。加之创伤失血，导致组织灌流严重不足，发生缺氧及代谢性酸中毒，甚至发生感染性休克、弥散性血管内凝血和多器官功能障碍综合征等。

**诊断和治疗** 在条件许可的情况下，利用简单的实验室手段，可有助于战伤感染的确诊，如细菌标本的革兰染色检测等。

战伤感染创口初期处理原则为早期清创，延期缝合、预防性应用抗生素。早期清创，以清除坏死破碎组织、异物、血凝块，闭合无效腔是防治战伤感染最有效的手段。即使战伤感染已经发生，彻底清创，充分引流，敞开创口，有针对性的使用抗生素，仍然是战场条件下最有效的战伤感染治疗措施。

(李 磊)

zhànshāng huànóngxìng gǎnrǎn

**战伤化脓性感染**（combat-related pyogenic infection） 化脓性病菌侵入战伤伤口，造成局部出现以红、肿、热、痛、功能障碍，以及脓性分泌物渗出为特征的病理反应过程。

**病原菌类型** 通常造成战伤化脓性感染的病原菌包括革兰阳性的化脓性球菌，如化脓性链球菌，金黄色葡萄球菌，肠球菌等，以及革兰阴性菌，如大肠埃希菌、假单胞菌等。其中以化脓性链球菌最常见，大约占战伤化脓性感染70%，对机体危害较大的是金黄色葡萄球菌。

**发病机制** 当化脓菌侵入伤口，并在伤口中定植生长后，病菌可分泌大量毒素刺激机体局部产生炎症作用。革兰阳性菌主要

通过分泌的代谢产物外毒素，革兰阴性菌主要通过菌体死亡裂解释放内毒素造成对机体产生损害。革兰阳性菌的外毒素因其病菌种类不同，其致病性也各有差异，如金黄色葡萄球菌的致病物质主要包括酶和毒素两类。如透明质酸酶、脂酶、纤维蛋白溶酶等，其中透明质酸酶通过消化皮下组织给自己提供养料；毒素包括细胞溶素、杀白细胞素、表皮剥脱素，以及肠毒素等，在细胞溶素中对人体具有致病作用的主要为α-溶素。α-溶素不仅对人体红细胞具有溶血作用，而且还对白细胞、血小板、干细胞、皮肤细胞等具有损伤破坏作用。金黄色葡萄球菌是对人体危害最大的化脓性感染病菌。相对于革兰阳性菌而言，革兰阴性菌的主要致病物质比较单一，主要通过细菌外膜产生的内毒素对机体造成炎症性损害。外毒素和内毒素的主要差异见表1。

病菌在伤口内通过释放大量的毒性物质，可刺激机体的免疫防御系统反应，导致局部血管扩张充血，同时吸引大量的炎症细胞，如白细胞到达细菌周围，与侵入的细菌展开"殊死"搏斗。到达局部的白细胞还可释放大量的炎症物质，参与细菌与机体免疫系统之间的"战争"，导致局

**表 1 内毒素与外毒素主要特性的差异**

| 区别要点 | 外毒素 | 内毒素 |
| --- | --- | --- |
| 来源 | 多来源于革兰阳性菌 | 革兰阴性菌 |
| 存在部位 | 活菌分泌，少数菌裂解后释放 | 细胞壁成分，裂解后释放 |
| 化学成分 | 蛋白质 | 脂多糖 |
| 稳定性 | 60～80℃，30分钟被破坏 | 需160℃，2～4小时被破坏 |
| 毒性程度 | 毒性强 | 相对较弱 |
| 毒性特征 | 对组织器官有选择性作用 | 对组织器官无特异选择性 |
| 毒性效应 | 神经毒：肌肉痉挛或麻痹等；细胞毒：器官损伤，皮肤坏死等；肠毒：呕吐，腹泻等 | 可见发热、白细胞增多、弥散性血管内凝血、休克等共性表现 |

部皮肤发红、发热及肿胀，并对神经末梢产生强烈的刺激作用，导致疼痛。在双方交战过程中，机体细胞、细菌留下的"尸体"，以及细菌和白细胞释放的蛋白酶对组织形成的液化作用，再加上血管的液体渗出，形成一些呈灰黄或黄白色的浓稠状液体，就是所谓的脓液，而变性坏死，失去吞噬杀菌作用的白细胞就是所谓的脓细胞。

**临床表现** 致病菌进入人体组织处发生急性的炎症反应，局部出现充血、水肿、坏死等病理变化。表现为伤口疼痛，周围组织肿胀，伤口附近皮肤发红、发热，局部有压痛，创面充血、肿胀，覆盖有不同数量和颜色的脓性渗出物或坏死组织，并伴有功能障碍等典型症状。但这些症状并不一定全部出现，可因感染程度、位置、深浅、受累范围和病程等而异。感染可发生以下三种结局：①局限化、吸收或形成脓肿。②转为慢性。③感染扩散引起全身毒性反应。若局部形成浅部脓肿，则波动感征是诊断脓肿的主要依据。

局部症状也因致病菌种类的不同而有差异。金黄色葡萄球菌的感染脓液量较多，呈浅黄色或白色，一般无臭味，感染呈局限倾向，但易发生迁徙性脓肿；大肠埃希菌的感染脓液黏稠，创面主要是组织的坏死，感染组织呈灰褐色，被覆一层污秽的假膜；铜绿假单胞菌的感染脓液常呈绿色，有"生姜味"，创面外观呈坏死性溃疡，被覆淡绿色沉积物，肉芽松弛，大量渗液。如伤口有恶臭味，应考虑伴有厌氧菌感染。

如果细菌侵入血液，或有细菌栓子脱落，并在血液中生长繁殖、产生毒素，即可发展成为全身性感染。病情急而重，通常以寒战开始，体温迅速上升，可达 40℃ 以上，并伴头痛、全身不适、乏力、恶心呕吐、食欲减退、脉率加快等症状。特别是革兰阴性菌产生的内毒素可促使机体血管活性物质如缓激肽、组胺、5-羟色胺等释放，使血压下降（收缩压 < 90mmHg）；引起白细胞和血小板减少，激活凝血、纤溶系统，产生出血倾向，患者可出现皮疹或出血点、肝脾肿大等。加之创伤失血，导致组织灌流严重不足，发生缺氧及代谢性酸中毒，甚至发生感染性休克、弥散性血管内凝血和多器官功能障碍综合征等。

战伤早期的感染菌谱与受伤时所处的环境有关，不同部位战伤其感染的病原菌也有差异。四肢及软组织战伤金黄色葡萄球菌感染率较高，腹部伤时革兰阴性杆菌如大肠埃希菌感染率较高，颅脑伤或伤道较深的战伤则应考虑厌氧菌感染的可能。要查明真正的病原菌，必须借助实验室检查来确定。

**诊断和治疗** 对于疑似感染的伤口应及时采集标本，进行微生物检验，以便尽早发现病原菌，并结合病原菌种类以及药物敏感试验的结果给予抗感染药物治疗。细菌标本的革兰染色是野战条件下最快速、最简便的检测方法，细菌标本经染色后，除能观察细菌的形态外，还可以根据染色反应的不同将细菌鉴别为革兰阳性菌和革兰阴性菌两大类，初步识别细菌，缩小范围，有助于进一步鉴定。如果发现大量白细胞及某种细菌形态，如革兰阳性链状排列的球菌，就能早期推测可能存在链球菌的感染。救治中可根据初步的检测结果，选择特定经验抗菌药物的治疗。配有全自动微生物鉴定仪的实验室，其诊断价值更大。

（李　磊）

zhànshānghòu pòshāngfēng
**战伤后破伤风**（tetanus post war injury） 战伤后破伤风杆菌侵入人体开放伤口增殖并分泌毒素所致感染性疾病。局部症状少，中枢神经系统严重受罹，表现为不断加重的强直性痉挛、缺氧、心肺功能紊乱。

**损伤类型** 战伤感染的一种特殊类型。破伤风杆菌是一种革兰阳性厌氧性梭状芽胞杆菌，属严格的厌氧菌，革兰染色阳性，长 3~5μm，有繁殖体和休眠体（芽胞）两种形态。后者对外界抵抗力极强，在煮沸和150℃干热中可存活 1 小时。一般条件下它可存活数十年。

破伤风杆菌在自然界分布广泛，粪便和泥土是该菌的重要传染源。发生破伤风的外伤通常多为深刺伤、枪弹伤、动物咬伤、开放性骨折、挤压伤、大面积烧伤、创面污染严重或有混合感染者，其共同特征：创面深、坏死组织多、污染重。

破伤风的症状和体征由破伤风杆菌所产生的强烈外毒素所致。外毒素有两种—痉挛毒素和溶血毒素。痉挛毒素可损及神经系统，溶血毒素可破坏红细胞。痉挛毒素对中枢神经系统有特殊的亲和能力，是引起肌肉紧张、痉挛的直接原因。

**临床表现** 可分为全身性和局部性两种。后者较少见，在伤肢侧伴有长期强直，它不危及生命，随着创口的治疗强直会自行消退。

全身性破伤风的临床分期及并发症如下。

潜伏期　长短不一，大多数为 5~14 天，个别伤员也有短于 1 天或长达几个月乃至数年，或仅在摘除遗留多年的异物时才发病。潜伏期越短，病程越急重，预后越差。如伤后 2~3 天内即出现症状，死亡率极高。

前驱期　大多在 12~24 小时之间，其症状有全身乏力、头晕、头痛、烦躁、咀嚼无力、局部肌肉紧张、扯痛、下颌僵硬、张口不便、吞咽困难、咀嚼肌和颈项肌紧张或酸痛等。

发作期　一般在最初症状后 24~72 小时发作，受累肌肉呈阵发性痉挛。咀嚼肌最先受累，出现牙关紧闭；随后累及面部表情肌、颈、背、腹、四肢肌肉；最后是膈间肌和肋肌；面部肌肉群的持续性收缩可形成特征性的"苦笑面容"，伤员蹙眉、口角下缩；颈部强直、头后仰，背、腹肌同时收缩，因项背肌肉较腹侧的强大，躯干因而扭曲成弓、结合颈、四肢的痉挛状态，形成"角弓反张"或"侧弓反张"；出现典型的破伤风三联征，即牙关紧闭、吞咽困难和项部肌肉强直。膈肌受影响可使呼吸失调，咳嗽加剧，严重时可致呼吸停止。痉挛也可导致心血管系统功能紊乱，表现为脉搏、血压和心律均不稳定。任何轻微的刺激如光、声、震动、饮水、注射等均可诱发强烈的痉挛发作。在两次发作期间肌肉紧张始终存在。但无论是发作期还是缓解期，伤员意识始终清楚。

恢复期　病程一般为 3~4 周，严重者在 6 周以上。自第二周后，随病程的延长，症状逐渐减轻。在破伤风治愈后的一段较长时间内，某些肌群仍可有紧张和反射亢进现象。

并发症　肺不张、肺炎是常见并发症，50%~70% 伤员的死亡源于肺炎。也可能在一次痉挛发作中出现致死性呼吸停止——窒息性危象。

检查及诊断　症状较典型者，诊断一般并无困难。若有外伤史并出现伤后肌肉紧张、牙关紧闭、颈项强直、阵发性全身肌肉痉挛发作等，应考虑此病的可能。若早期仅有一些前驱症状诊断较困难，应密切注意病情变化。

临床上有些疾病表现常与破伤风相似，应注意鉴别。颞颌关节炎、扁桃体或咽后壁脓肿、牙齿及齿龈病变均可因局部的肿痛引起张口困难；脊椎及肌肉病变可引起局部肌肉强直；脑炎时常有颈项强直及全身抽搐，但伤员意识不清，脑脊液检查异常有别于破伤风；狂犬病有其特征，临床上鉴别不难。

救治　战伤后破伤风的治疗原则如下。

控制并解除肌肉痉挛　是治疗的中心环节。伤员应隔离在安静的避光室内，减少声、光的刺激。根据病情可使用下列镇静、解痉药物，以减少和控制痉挛的发生，如地西泮、氯丙嗪、水合氯醛、冬眠合剂（由氯丙嗪、异丙嗪、哌替啶组成）、硫喷妥钠以及肌肉松弛药等。

保持呼吸道通畅，防止窒息　应尽早给予气管切开术，气管切开一方面可以预防喉痉挛引起的窒息，另一方面也为呼吸肌痉挛时应用肌松药及呼吸机做准备，不至于发生窒息时措手不及。常用药物是硫喷妥钠，辅以短时间人工呼吸，伤员即可恢复自主呼吸。也可使用肌松药及呼吸机控制呼吸。同时并注意吸出分泌物，清洁导管，吸入雾化气体和定期滴入抗生素溶液。

中和游离毒素　原则上应用小剂量破伤风抗毒素（TAT），由于静脉用药不能有效地透过血脑屏障，常配合蛛网膜下腔注射（鞘内注射）。鞘内注射的优点是控制抽搐快、疗程短、用药少。有条件者可采用深部肌内注射人体破伤风免疫球蛋白（TIG），其疗效远远超过 TAT，且无过敏反应的危险，仅需一次用药。

预防并发症　包括肺部感染、心脏损害、营养不良及水电解质平衡紊乱。

（梁华平）

zhànshānghòu qìxìng huàijū

## 战伤后气性坏疽 (gas gangrene post war injury)

战伤后梭状芽胞杆菌引起的急性特异性软组织感染性疾病。气性坏疽，又称梭状芽胞杆菌性肌炎或肌坏死。多见于创伤后伤部肌肉组织严重开放性挫伤。在战伤感染中，气性坏疽占有特殊地位，因为它的特点是感染经过特别严重，病死率极高，康复者中伤残率也高。

损伤类型　病原菌是一组革兰阳性梭状芽胞杆菌，主要为产气荚膜梭状芽胞杆菌、败血梭状芽胞杆菌、恶性水肿梭状芽胞杆菌、产芽胞梭状芽胞杆菌和溶组织梭状芽胞杆菌等，以产气荚膜梭状芽胞杆菌最常见和最重要，其生物特性是易在缺氧、失活的组织中生长繁殖。这类细菌在人体的胃肠道、胆管和阴道内常年生长繁殖。其突出特点是有形成芽胞的能力，而芽胞对环境条件十分耐受，因而广泛存在于泥土和人畜粪便中，极易污染创伤伤口，在适宜的条件下，可在局部生长繁殖并产生多种外毒素和酶损害人体。各种梭状芽胞杆菌均能分泌外毒素，它们可引起溶血、血管血栓形成、肾损害和肌肉损害。梭状芽胞杆菌毒素的主要特点是破坏结缔组织和肌肉，并使之发生坏死。其生化结构十分复杂，由多种成分组成，每一组分均有一定的致病作用。

**临床表现** 战创伤后并发气性坏疽的时间一般在伤后 1～4 天，但也有短至 6 小时以内者。

**局部表现** 伤口局部剧痛是最早出现的症状。早期感伤肢沉重，以后由于气体和液体迅速浸润组织致压力增高而出现胀裂样剧痛，用镇痛药无效。伤口周围水肿，皮肤苍白、紧张和发亮，皮肤表面可出现大理石样斑纹。伤口中有大量恶臭味的浆液性或血性渗出物，并出现气泡。触诊肢体有捻发音（又称握雪感）。伤口肌肉大量坏死，呈砖红色，无弹性，切割时不收缩、不出血，最后成黑色腐肉。

**全身表现** 主要是毒素引起的严重毒血症。在局部症状出现不久，伤员就出现口唇皮肤苍白，脉快，表情淡漠，神志恍惚，烦躁不安，呼吸急促，脉快无力，节律不整，体温与脉搏不成正比，体温不高但脉搏很快。由于毒血症加重，体温可高达 40℃ 以上，进而昏迷，严重贫血并发生多脏器功能障碍综合征。

**实验室检查** 伤口渗出液涂片可见大量革兰阳性短粗杆菌，白细胞很少。血常规检查伤员明显贫血，红细胞计数降至 $(1.0～2.0)×10^{12}/L$；血红蛋白下降 30%～40%；白细胞计数升高，但一般不超过 $(12～15)×10^9/L$ 范围。出现血红蛋白尿。厌氧培养可明确诊断，但需时较长（2～3 天），无助于早期诊断。

**诊断** 早期诊断很重要。由于病变进展非常迅速，耽误诊断 24 小时足以致命。早期诊断的三项主要依据是：伤口周围有捻发音、伤口渗出液涂片可见革兰阳性短粗杆菌、X 线片检查发现肌群内有积气阴影。也可采用间接免疫荧光法进行早期诊断。诊断时应注意：临床上组织间积气并不限于梭状芽胞杆菌的感染，应予区别。厌氧性链球菌和脆弱类杆菌在感染组织内也可产生气体，体检也可出现皮下气肿和捻发音，甚至筋膜坏死，但病情发展较慢，疼痛和全身中毒症状较轻，预后也较好，伤口渗出液涂片检查可发现链球菌和革兰阴性杆菌。

**救治** 包括以下 5 项措施。

**手术治疗** 诊断一经确立，立即作急诊手术。即使伤员处于濒死状态，也应在抢救休克的同时立即进行手术，彻底地清创引流、最大限度地切除坏死组织和切开筋膜减压是治疗的关键。术前静脉给予大量抗菌药（青霉素＋甲硝唑），输血，输液，纠正酸碱失衡。术前准备时间尽量缩短，一般不超过 45 分钟。手术采用全身麻醉（如氯胺酮静脉给予），伤肢严禁用止血带。手术方法是在病变区域作广泛、多处的纵行切开，迅速切除所有坏死不出血的组织，直至颜色正常、出血良好的正常组织。因感染的范围常超出肉眼病变的范围，所以应整块切除肌肉，包括其起止点；如果感染限于某一筋膜间隙，可将受累的肌肉和肌群从起点到止点全部切除；如整个肢体的肌肉均已受累，即应在健康部位进行高位截肢，残端开放，不予缝合。术中用大量 3% 过氧化氢溶液或 1:4 000 的高锰酸钾溶液反复冲洗创腔，以改善无氧状态。术后伤口保持开放状态，并用过氧化氢和高锰酸钾溶液浸泡的纱布宽松覆盖，每日更换数次，直至伤口感染控制为止。

**抗菌药治疗** 术后继续应用大剂量青霉素和甲硝唑治疗。抗生素对这类感染有特殊的治疗作用，因这类感染属于急性扩散型的感染。厌氧菌的培养特别是药物敏感试验，需要专门的设备与技术，很难普遍做到，而且时间不允许。根据多数实验室的材料，抗菌药中可选青霉素、甲硝唑或其他广谱抗生素。青霉素剂量要大，每天应在 1 000 万 U 以上。氨基糖苷类抗生素（如卡那霉素、庆大霉素等）对此类细菌无效。

**高压氧疗法** 应在术后最早期起用。目的是提高组织间的含氧量，造成不适合细菌生长繁殖的环境。可作为手术的辅助疗法。

**其他疗法** 应用较多的是用过氧化氢持续滴注伤口，以增加组织间的含氧量，一般为 3～5 天至伤口感染控制为止。全身支持疗法包括多次少量输血；维持水、电解质和酸碱平衡；给予三高（高热量、高蛋白、高维生素）饮食；保护心、肺、肝、肾功能。气性坏疽抗毒血清防治效果不佳，且有过敏反应，现已不用。

**污物处理** 伤员接触过的污物、敷料应单独收集或消毒或废弃（焚烧）。有芽胞细菌的煮沸消毒，需 1 小时以上。

（梁华平）

zhànshānghòu huàisǐxìng jīnmóyán

**战伤后坏死性筋膜炎**（necrotizing fasciitis post war injury）战伤后细菌入侵皮下组织和筋膜引起的急性坏死性软组织感染性疾病。坏死性筋膜炎又称食肉细菌感染。这种疾病在临床上较少见，但发病急，进展较快，破坏力强，病死率较高，并会造成严重的残疾。临床表现为沿深浅筋膜播散的感染，累及血管内形成血栓，引起相应皮下组织、皮肤和筋膜坏死。可发生在全身各个部位，四肢多见，尤其是下肢；其次是会阴、颈部、面部、腹壁和背臀部等。严重时受感染部位的内部组织完全暴露在体外，坏死部分形成凹陷。战伤后伤口感染也可导致坏死性筋膜炎。

**损伤类型**　分为两型。Ⅰ型：为多种细菌的混合感染，包括革兰阳性的溶血性链球菌、金黄色葡萄球菌、产气荚膜梭菌、创伤弧菌、脆弱类杆菌和厌氧菌等。Ⅱ型：多为 β 溶血性链球菌所致，常伴休克及多器官功能障碍综合征，死亡率极高。金黄色葡萄球菌的一株变种，对多种抗生素抗药的金黄色葡萄球菌引起的坏死性筋膜炎有增多的趋势。感染的细菌沿着筋膜组织迅速广泛地潜行蔓延，引起感染组织广泛性地充血、水肿，继而皮肤和皮下的小血管网发生炎性栓塞，组织营养障碍导致皮肤缺血性坑道样坏死甚至发生环行坏死。

**临床表现**　多为急性发作，局部症状类似一般组织感染，常因发病较轻且隐匿，得不到患者注意，使感染在 24 小时内波及全身。主要分为以下 3 个阶段。

早期　皮肤红肿、发热、变硬，肿胀呈紫红色片状，边界不清，且伴强烈疼痛感。可伴流感样症状，包括发热、寒战、腹泻、呕吐、四肢无力、心动过速及肌肉酸痛。此时皮下组织已经坏死，因淋巴通路已被迅速破坏，故少有淋巴管炎和淋巴结炎。这一阶段一般持续数小时至数天。有些会被误诊为其他疾病，如蜂窝织炎。

中期　病灶部位的感觉神经被破坏后，则早期感染局部的剧烈疼痛可被麻木或麻痹所替代，

疼痛缓解，患部出现麻木感。感染局部变得更加鲜红，皮肤颜色逐渐发紫、发黑，血管栓塞和营养血管被破坏而导致的含血性液体水疱和大疱逐渐增多，疼痛和肿胀加剧，全身症状变得严重。

终末期　表现为持续高热，白细胞明显增多，全身有明显的中毒症状：低血压、弥散性血管内凝血、中毒性休克、反应迟钝或意识丧失、酸中毒和多器官功能障碍综合征。血管梗阻的结果导致皮肤出现干性坏疽和表皮分离，出现四周绕以红晕的坏死黑色焦痂，类似三度烧伤。若中毒症状逐渐加重，多数患者终因脓毒症或休克而死亡。

**检查及诊断**　镜检可见血管壁有明显的炎性表现，真皮层深部和筋膜中有中性粒细胞浸润，受累筋膜内血管有纤维性栓塞，动静脉壁出现纤维素性坏死，革兰染色可在破坏的筋膜和真皮中发现病原菌，但肌肉无损害的表现。

**救治**　治疗关键是彻底手术清创，迅速切除坏死组织，同时对肿胀组织给予多次广泛切开达深筋膜并充分敞开引流，必要时进行多次扩创。创面用过氧化氢纱布湿敷，以阻止厌氧菌繁殖，联合应用大剂量敏感抗生素。其他治疗方法包括纠正休克及多器官损伤、抗凝剂、免疫球蛋白、高压氧、营养支持疗法、伤口修复以及择期行植皮术等。

（梁华平）

hǎizhànshānghòu hú[jūn gǎnrǎn

# 海战伤后弧菌感染（combat related vibrio infecion at sea）

海战战伤后海洋弧菌入侵所致感染性疾病。弧菌属是革兰阴性菌的一种，属兼性厌氧菌，多存在于水中，其中有许多种类具有致病性。创伤弧菌（Vibrio

vulnificus）是普遍生存在海洋中的一种细菌，一旦感染，发病急，病情发展很快。创伤弧菌为全球重要的海洋致病菌，与霍乱弧菌、肠炎弧菌并列为造成人类感染疾病的三大弧菌。其自然生存于河海交界之处，又称海洋弧菌，是需要较高盐分才可生长的一种革兰阴性的嗜盐性弧菌。海战环境下，如果伤员的伤口暴露在含有这种细菌的海水中，创伤弧菌会在伤口上繁殖，可能引发溃烂，甚至组织坏死，严重者导致死亡。

**损伤类型**　创伤弧菌大多生长在热带及亚热带的海洋地区，它与霍乱弧菌属于同一类病菌，所需的温度是 20℃左右，还需较高盐分的海水，夏季（8 月 ~10 月）较常见，出现此种病例的国家和地区有中国大陆沿海、中国台湾、泰国、马来西亚、澳大利亚、日本及美国纬度较低的地区。发生于上述海域的战伤如果合并海水浸泡，则易发生创伤弧菌感染。

**临床表现**　临床最常出现的两种表现为伤口感染以及原发性脓毒症。如果伤口接触到海水、贝壳或鱼类，便有可能感染到此弧菌。一般来说，这样的感染通常很轻微，但在高风险的族群如肝硬化、慢性肝炎、酗酒、遗传性血色（铁）沉着病及其他慢性疾病（包括糖尿病、风湿性关节炎、地中海型贫血、慢性肾衰竭、淋巴瘤等）患者，此类弧菌感染的伤口迅速溃烂并蔓延开来，进一步导致战伤后坏死性筋膜炎，严重者引发菌血症而死亡。

**检查及诊断**　标本采取伤口分泌物，直接分离培养于 SS 琼脂平板或嗜盐菌选择平板。如出现可疑菌落，进一步作嗜盐性试验与生化反应，最后用诊断血清进行鉴定。已发展了基因探针杂交

及 PCR 快速诊断法，可直接从标本中检测耐热毒素基因。

**救治** 感染海洋弧菌的死亡率高达 55% ~ 57%。治疗可用抗菌药物，如庆大霉素或磺胺类药物，严重病例需输液和补充电解质。若短时间内没有效果，就必须将溃烂部分切除甚至截肢。

(梁华平)

chuāngshānghòu yìngjīzhàngài

**创伤后应激障碍**（posttraumatic stress disorder, PTSD） 与创伤性事件及心理应激密切相关的神经精神疾病。常表现为遭受过强烈心理创伤或经历了重大突发事件后发生的延迟性和 / 或持久性精神病理性反应的应激障碍或临床综合征。在最新的第五版《精神障碍诊断与统计分类手册》中，PTSD 被归纳入创伤相关和应激相关障碍，其症状包括再体验、唤醒、回避、认知情绪负性持续的改变。精神创伤后即刻发生的严重应激反应，病程在一个月之内，称之为急性应激障碍；一个月以上或更长时间发生与创伤事件相关的应激障碍，则称为 PTSD。

**病因和发病机制** PTSD 最初是以战争参与对象所表现出的特殊精神行为异常而引起关注的，从第一次世界大战时的"炮弹休克"、第二次世界大战时的"战争应激"再到美军越战后的"退伍老兵综合征"，直到 1980 年美国精神障碍诊断与统计手册第三版（DSM-3）才正式将 PTSD 确认为独立病症。而在最新 2013 年的美国精神障碍诊断与统计手册第五版（DSM-5）则 PTSD 被归纳入创伤相关和应激相关障碍中。但国际学术界关于 PTSD 第五版的诊断标准依然存有争议。

早期 PTSD 的研究主要是关于战争中的退伍军人、战俘或二战集中营幸存者的患病率。在近期的研究中美军越战退伍兵 PTSD 发病率为 22.5%，海湾战中美军 PTSD 患病率为 15.5%。以常年参加世界各种局部战争的美国军队为例，据报道美军越战退伍兵及其他高危群体中 PTSD 发病率最高可达到 58%；而在中国军人 PTSD 患病率为 15.2%。

在现代社会中，除战争外，越来越多的局部社会动荡、恐怖袭击、暴力事件、重大交通事故和自然灾害以及个人所经历的应激伤害并引发极大痛苦的事件都可能成为 PTSD 的发病原因及诱因。虽然创伤性事件是 PTSD 诊断的必要条件，但不是 PTSD 发生的充分条件。虽然大多数人在经历创伤性事件后都会出现程度不同的反应，但只有 5% ~ 10% 的人最终成为 PTSD 患者。有关危险因素：精神障碍的家族史与既往史、遗传性易感因素、童年时代的心理创伤（如遭受性虐待、10 岁前父母离异）、性格内向及有神经质倾向、创伤事件前后有其他负性生活事件、家境不好、躯体健康状态欠佳、病前精神状况、创伤后无有效社会、家庭支持和干预等。

有许多理论解释 PTSD 的发病机制，主要有认知理论（社会认知理论、信息加工理论和双重表征理论）、神经生物学理论（下丘脑 – 垂体 – 肾上腺素轴功能紊乱、神经递质与受体功能异常）、神经解剖、影像学理论（大脑组织结构、代谢改变）、神经电生理理论（神经突触可塑性、长时程增强 / 抑制、诱发电位、脑电图异常等），但其系统全面的病理机制尚待阐明。

**诊断与鉴别诊断** 《中国精神障碍分类与诊断标准》第三版（CCMD-3）是中华精神科学会于 2000 年颁布的。在创伤后应激障碍的诊断标准中，2008 年 7 月由卫生部修改，其诊断标准如下。

**主要表现** ①反复发生闯入性的创伤性体验重现（病理性重现）、梦境，或因面临与刺激相似或有关的境遇而感到痛苦和不由自主地反复回想。②持续的警觉性增高。③持续的回避。④对创伤性经历的选择性遗忘。⑤对未来失去信心。少数患者精神障碍延迟发生，病程可长达数年。

**症状标准** ①遭受对每个人来说都是异乎寻常的创伤性事件或处境（如天灾人祸）。②反复重现创伤性体验。③持续的警觉性增高。④对与刺激相似或有关的情境的回避。

**严重标准** 社会功能受损。

**病程标准** 精神障碍延迟发生，符合症状标准至少已 1 个月。

**排除标准** 排除情感性精神障碍、其他应激障碍、神经症等。

**注意事项** 创伤后应激障碍诊断不宜过宽。必须有证据表明其发生在极严重的创伤性事件后的 6 个月内，具有典型的临床表现，或者没有其他适宜诊断（如焦虑症、强迫症，抑郁症等）可供选择，但事件与起病的间隔超过 6 个月，症状表现典型，亦可诊断。

**治疗** 主要有心理治疗（包括心理动力学方法、认知行为治疗、眼动脱敏和再处理、应激预防训练等），药物治疗（包括抗抑郁药物、抗惊厥药、5- 羟色胺再摄取抑制剂、及 5-HT$_{ZA}$ 受体拮抗剂、抗焦虑药、非典型性抗精神病药等）、虚拟现实技术、脑深部电刺激、经颅磁刺激、家庭综合治疗、中国特色的道教调养疗法、印度瑜伽、冥思疗法等，都对患者有非常明显的改善和疗愈作用。

**预防** 建立危机干预机制（包括认知行为方法、心理疏导、严重应激诱因疏泄治疗、想象回忆治疗以及其他心理治疗技术等）对预防疾病、缓解症状、减少共病、阻止迁延具有重要的社会意义。对于个人而言，最有效的方式是保持乐观的心态和建立有效的社会家庭支持系统。

(伍亚民)

zhànshāng jíxìng hūxī jiǒngpò
zōnghézhēng

## 战伤急性呼吸窘迫综合征

（acute respiratory distress syndrome in war, ARDS in war） 严重战伤后出现的以肺泡毛细血管损伤为主要表现的临床综合征。属急性肺损伤（acute lung injury，ALI）的严重阶段或类型。其临床特征呼吸频数和窘迫，进行性低氧血症，X线表现为弥漫性肺泡浸润。此症与婴儿呼吸窘迫综合征相似，但其病因和发病机制不尽相同。1972年阿什博（Ashbaugh）提出成人呼吸窘迫综合征（adult respiratory distress syndrome）的命名。现在注意到此征亦发生于儿童，故欧美学者协同讨论达成共识，以急性（acute）代替成人（adult），称为急性呼吸窘迫综合征，缩写仍是ARDS。婴儿呼吸窘迫综合征则改称为婴儿肺透明膜病。

**病因** 战时诱发ARDS的原发病或基础疾病或始动致病因子很多，归纳起来大致有以下几方面：出血性休克，严重多发伤，肺挫伤，颅脑外伤，烧伤，吸入有毒气体等。

**发病机制** 战伤与非战伤造成的ARDS虽然病因不同，但其基本病理生理和临床过程并不依赖于特定病因，共同基础是肺－毛细血管的急性损伤。爆炸烟雾

和燃烧时有毒气体的吸入，冲击伤，胸部挫伤可直接导致内皮或上皮细胞物理化学性损伤。间接损伤更常见，现已确认它是全身炎症反应综合征的一部分。在肺泡毛细血管水平由细胞和体液介导的急性炎症反应，涉及两个主要过程即炎症细胞的迁移与聚集，以及炎症介质的释放，它们相辅相成，作用于肺泡毛细血管膜的特定成分，导致通透性增高。ARDS和多器官功能衰竭具有共同的发病机制，由于肺毛细血管床特别丰富，往往成为炎症最先损伤的靶器官。ARDS早期抢救有效或引起全身炎症反应的病因被控制，则病程仅表现为ARDS而不出现多器官功能衰竭。ARDS发展或演变为多器官衰竭，感染可能是最重要的触发或推动因素。

**病理改变** 与非战伤所致的ARDS病理变化基本相同，可以分为渗出、增生和纤维化三个相互关联和部分重叠的阶段。①渗出期：见于发病后第一周。肺呈暗红或暗紫的肝样变，可见水肿、出血。重量明显增加。24小时内镜检见肺微血管充血、出血、微血栓，肺间质和肺泡内有蛋白质水肿液及炎症细胞浸润。若为感染性病因引起者，肺泡腔中性粒细胞聚集和浸润更为明显。72小时后由血浆蛋白凝结、细胞碎化、纤维素形成透明膜，灶性或大片肺泡萎陷不张。在急性渗出期I型细胞受损坏死。②增生期：损伤后1~3周，肺II型上皮细胞增生覆盖剥落的基膜，肺泡囊和肺泡管可见纤维化，肌性小动脉出现纤维细胞性内膜增生，导致血管腔截面积减少。③纤维化期：生存超过3周的ARDS患者肺泡隔和气腔壁广泛增厚，散在分隔的胶原结缔组织增生致弥漫性不

规则纤维化。肺血管床发生广泛管壁纤维增厚，动脉变形扭曲，肺部血管扩张。即使非感染性病因引起的ARDS，后期亦不可避免地合并肺部感染，常见有组织坏死和微小脓肿。

**临床表现** 典型的急性呼吸窘迫综合征常呈现阶段性。第一期：创伤复苏阶段，肺刚受损，数小时内呼吸系统症状不明显，除与病因有关的征象外，或仅有创伤后的反应性呼吸增快。第二期：逐渐出现呼吸急促、胸闷、青紫。但体格检查无明显异常，肺部或可听到吸气时细小湿啰音。X线肺部检查（图1），显示肺野清晰，或有肺纹理增多模糊，提示血管周围液体聚集。动脉血气分析示氧分压（$PaO_2$）和二氧化碳分压（$PaCO_2$）偏低。此时如获及时治疗，有望迅速恢复。第三期：表现为进行性呼吸窘迫，胸部紧束感，吸气费力，发绀，常伴烦躁、焦虑。X线检查两肺呈弥漫性浸润阴影，可伴奇静脉扩张，胸膜反应或少量积液。由于低氧血症引起过度通气，出现$PaCO_2$降低，呼吸性碱中毒。即使吸入高浓度氧气也不能缓解。第四期：上述病情继续恶化，呼吸窘迫和发绀继续加重，X线胸片示肺部浸润阴影大片融合。呼吸

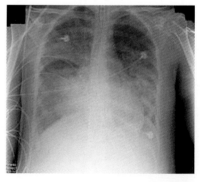

图1　战伤急性呼吸窘迫综合征X线肺部检查

肌疲劳，通气衰竭，有严重缺氧和二氧化碳潴留，合并酸中毒，最终导致心脏停搏。

**辅助检查** 肺功能测定。

**肺量计测定** 呼吸无效腔增加，若无效腔量／潮气量（VD/VT）> 0.6，提示需机械通气。

**动脉血气分析** $PaO_2$降低，是 ARDS 诊断和监测的常用指标。根据动脉血氧分析可以计算出肺泡动脉氧分压差［$P_{(A-a)}O_2$］、静动脉血分流（Qs/Qt）、呼吸指数［$P_{(A-a)}O_2/PaO_2$］，氧合指数（$PaO_2/FiO_2$）等派生指标，对诊断和评价病情严重程度十分有帮助。氧合指数参照范围为 53.2～400～500mmHg，ARDS 时降至 200mmHg。

**血流动力学监测** 通过通入四腔漂浮导管，可同时测定并计算肺动脉压（PAP）、肺动脉毛细血管楔压（PCWP）、肺循环阻力（PVR）、静脉血氧分压（$PvO_2$）、静脉血氧含量（$CvO_2$）、颈动脉血分流（Qs/Qt）及热稀法测定心排出量（CO）等，对诊断、鉴别诊断有价值，对机械通气治疗，特别是呼气末正压（PEEP）对循环功能的影响，亦为重要的监测指标。

**诊断** 欧美学者 1994 年在杂志上发表的关于 ALI 和 ARDS 定义和诊断标准，被广泛介绍和推荐。ARDS 的诊断标准除规定 $PaO/FiO \leqslant 200mmHg$ 外，其余指标与 ALI 相同。中华医学会呼吸病学分会 1999 年制定的诊断标准：①有 ALI/ARDS 的高危因素。②急性起病、呼吸频数和／或呼吸窘迫。③低氧血症：ALI 时动脉血氧分压（$PaO_2$）／吸入氧分数值（$FiO_2$）≤ 300mmHg；ARDS 时 $PaO_2/FiO_2 \leqslant 200mmHg$。④胸部 X 线检查显示两肺浸润阴影。⑤肺动脉楔压（PAWP）≤ 18mmHg，

或临床上能除外心源性肺水肿。

同时符合以上 5 项条件者，可以诊断 ALI 或 ARDS。鉴别诊断此病应与大片肺不张、自发性气胸、上呼吸气道阻塞、急性肺栓塞和心源性肺水肿鉴别，通过询问病史、体检和胸部 X 线检查等可作出鉴别。

**治疗** 关键在于原发病及其病因，如处理好原发火器伤，尽早找到感染灶，控制炎症反应进一步对肺的损害；及时纠正严重缺氧，赢得处理原发伤和始动因素的时间。呼吸支持治疗包括以下措施。

**氧疗** 可采用经面罩持续气道正压（CPAP）吸氧。一般认为 $FiO_2 > 0.6$，$PaO_2 < 60mmHg$，$SaO_2 < 90\%$ 时，应对患者采用呼气末正压通气（PEEP）为主的综合治疗。

**机械通气** ①呼气末正压通气（PEEP）：已被作为抢救 ARDS 的重要措施。PEEP 改善 ARDS 的呼吸功能，主要通过其呼气末正压使陷闭的支气管和闭合的肺泡张开，提高功能残气。②机械通气并发症的防治：机械通气本身最常见和致命性的并发症为气压伤。由于 ARDS 广泛炎症、充血水肿、肺泡萎陷，机械通气往往需要较高吸气峰压，加上高水平 PEEP，增加 MAP 将会使病变较轻、顺应性较高的肺单位过度膨胀，肺泡破裂。据报告当 PEEP > 25cmH₂O，并发气胸和纵隔气肿的发生率达 14%，病死率几乎为 100%。一些学者主张低潮气量、低通气量，甚至允许有一定通气不足和轻度的二氧化碳潴留，使吸气峰压（PIP）范围在 15～40cmH₂O，必要时用压力调节容积控制（PRVCV）或压力控制反比通气压力调节容积控制

PIP 范围在 30～35cmH₂O。也有采用吸入一氧化氮（NO）、体外膜氧合器（ECMO）或高频通气，可减少或防止机械通气的气压伤。

**维持适宜的血容量** 创伤出血过多，必须输血。输血切忌过量，滴速不宜过快，最好输入新鲜血。库存 1 周以上血液含微型颗粒，可引起微栓塞，损害肺毛细血管内皮细胞，必须加用微过滤器。

**其他** 为促进水肿液消退可使用呋塞米，每日 40～60mg。对刺激性气体吸入、外伤骨折所致的脂肪栓塞等非感染所致 ARDS，早期可以应用激素。纠正酸碱和电解质紊乱与呼吸衰竭时的救护原则相同。ARDS 患者处于高代谢状态，应及时补充热量和高蛋白、高脂肪营养物质。应尽早给予强有力的营养支持，鼻饲或静脉补给，保持总热量摄取 83.7～167.4kJ（20～40kcal/kg）。免疫治疗是通过中和致病因子，对抗炎性介质和抑制效应细胞来治疗 ARDS。研究较多的有抗内毒素抗体，抗 TNF、IL-1、IL-6、IL-8，以及抗细胞黏附分子的抗体或药物。临床上不断出现新的治疗方法，有些是抑制炎症因子，减轻炎症反应的，有些是改善氧合，纠正缺氧，有些是促进肺内液体的吸收。所药物和方法有酮康唑、己酮可可碱、利索茶碱、抗氧化剂、集落细胞刺激因子、表面活性物质、液体通气、一氧化氮（NO）、活化蛋白 C 等，需要更深入研究，进行大型的临床试验来验证。

（朱佩芳）

zhànshāng jíxìng shèngōngnéng bùquán

**战伤急性肾功能不全**（post-traumatic acute renal insufficiency）多种战伤创伤因素导致肾

功能急剧减退所引起的临床综合征。通常亦称急性肾衰竭。战伤严重并发症之一。但出现后治疗困难，病死率较高。该征首次发现于第二次世界大战中，美国军队的发生率为42%。抗美援朝战争中，美国军队在战场设立急性肾衰竭治疗中心；在越南战争中，成立了专业治疗队，主要进行透析治疗。随着救治技术进步及伤员后送时间缩短，该征发生率已逐渐降低。急性肾功能不全多发生于严重的爆炸伤、枪弹伤、挤压伤和烧伤伤员。失血性休克，特别是长时间低血压是其主要致病原因。可使肾血流灌注不足，肾小球滤过率降低。严重感染、输血反应、横纹肌溶解、肾脏毒性物质也是重要的致病因素，可造成急性肾小管阻塞，甚至上皮细胞变性坏死。典型的急性肾功能不全多经历少尿期、多尿期和恢复期三个阶段。①少尿期：表现为尿量减少，甚至无尿，同时有全身水肿，代谢性酸中毒，高血钾、低血钠、低血钙，血浆尿素氮、肌酐升高，或有厌食、恶心、呕吐、腹泻、头昏、头痛、烦躁不安等症状。该期多为1~2周，亦有长达月余者。②多尿期：一般持续1~2周，上述各种表现逐步改善，尿量逐渐增加，可达每日6 000ml以上。③恢复期：长短不一，多为3~12个月，少数可发展为慢性肾功能不全。伤员出现少尿（<400ml/24h）或无尿（<50ml/24h），血肌酐、尿素氮水平升高，电解质和酸碱平衡紊乱，结合受伤史通常可作出诊断。治疗应积极处理原发损伤，去除病因；维持液体平衡，保持肾脏灌注；纠正电解质和酸碱平衡紊乱；并给予营养支持。必要时早期进行血液透析或腹膜透析

等肾脏替代治疗。该征重在预防。对重症伤员应早期复苏，维持有效血容量；尽快医疗后送，避免低血压持续时间过长；尽早控制感染，避免使用肾脏毒性药物；严密观察伤情变化，特别是尿量情况，以便及时发现该征并早期处理。

（肖 南）

zhànshāng xīngōngnéng bùquán

## 战伤心功能不全（war wound associated cardiac insufficiency）

战时心脏直接受伤、身体其他部位受伤导致机体产生的应激反应或为救治伤员实施的治疗措施影响等原因损害心脏功能，致使心脏不能为机体供应足够血液的临床综合征。

**病因及发病机制** 战伤后有多种原因可损害心肌舒张和收缩功能，增加心脏前后负荷，从而引发心功能不全。

心脏直接损伤 多见于心脏闭合性损伤。由于认识的进步和诊断水平的提高，其诊断率逐年增加。损伤的部位有心包、心肌、心脏血管或传导结构，出现心包积液/心脏压塞、心力衰竭、心绞痛/心肌梗死或心律失常的临床表现。其中以心肌挫伤最多见。

应激、休克、感染 严重创伤激活机体的自我防御功能，发生以体温升高，呼吸、心率增快为特征的全身炎症反应综合征（systemic inflammation response syndrome，SIRS），产生大量的细胞因子，机体处于严重的高代谢、应激性高血糖状态，对氧气和血液供应的需求增加；另一方面失血、休克使冠状动脉血供减少，心肌收缩力下降；全身感染时体内产生的心肌抑制因子等使心肌的功能进一步抑制，诸多因素作用于心脏可导致心功能不全。

急性心脏前后负荷增加 大量的复苏液体、血液制品或伤后疼痛等不良刺激导致的血压急剧升高，使功能本已下降的心脏不能泵出足够的血液，临床上可出现急性左心功能衰竭的症状。

内环境紊乱 严重的酸中毒，钾离子、钙离子代谢紊乱可以影响心脏的舒缩、传导或自主节律，使心肌收缩力降低，传导障碍或发生心律失常从而导致急性心功能不全。

肺栓塞 战伤患者经过早期积极救治存活后，凝血系统多处于高凝状态，加之卧床、活动受限，容易引起深静脉血栓形成并进而导致肺栓塞。大块或亚大块肺栓塞由于肺动脉压力急剧升高，右心后负荷亦明显增加，超过机体的代偿能力时即发生急性右心功能不全。

**临床表现** 由于致病因素众多，战伤后心功能不全的临床表现也各不相同，大体上可以归纳为以下几类。

心肌缺血或梗死症状 多为心肌挫伤引起，表现为不同程度的心前区疼痛，性质类似心绞痛，但服用硝酸甘油类扩张冠脉药物不能缓解。严重心肌挫伤或冠状动脉损伤后可发生心肌梗死，除剧烈疼痛外还可出现血压下降等循环功能不稳定的表现。

心包损伤 血液积聚于心包腔内，出现心率增快，血压下降，心音遥远等心脏压塞的症状，严重者发生心源性休克，脑缺血导致意识模糊，肾缺血导致少尿无尿，甚者可致心脏停搏。

急性心脏前后负荷增加 有效循环血量的绝对或相对过多（特别是在合并心脏基础疾病的患者），肺静脉压力急剧升高，液体从肺毛细血管渗漏到肺间质、

肺泡甚至气道内，出现心率增快、气促、全身大汗、频繁咳嗽、端坐呼吸、咳大量白色或粉红色泡沫痰等急性左心功能不全的症状。血压可正常、升高或降低，重症病例可合并轻重不等的低氧血症。

**肺栓塞** 视病情轻重可表现为胸部疼痛、极度呼吸困难、头昏、黑矇、短暂意识丧失、抽搐、呼吸暂停等心源性昏厥（cardiac syncope）的症状或心率加快、血压下降、面色苍白、皮肤湿冷、烦躁不安、表情淡漠等心源性休克（cardiac shock）的症状。

**内环境紊乱** 严重的酸中毒，钾离子、钙离子代谢紊乱可引发多种心律失常，影响心肌收缩力，导致急性心功能不全，主要是因为心脏丧失有效的机械泵血功能，而非心电活动完全停止，临床上患者突然出现意识丧失，呼吸停止，心音消失，抽搐。

**诊断** 要全面了解受伤机制及伤后的诊疗经过，结合患者出现的临床症状和辅助检查发现，判别心功能不全的病因，为治疗奠定基础。

**原发性心脏外伤合并心功能不全** 受伤部位是决定患者临床表现的决定因素，可以表现为：①心脏压塞。伤员烦躁不安、气急、胸痛，心率增快，血压下降或休克。部分伤员可出现中央静脉压升高，低血压和心音低弱，即典型的贝克（Beck）三体征，奇脉则是其具有特征性的表现。心电图多表现为低电压、ST段压低及T波的缺血性改变；X线胸片上可见"烧瓶样"心脏；超声心动图能确定积血量的多少以及有无其他心脏结构损伤，是非常有用的诊断工具。②心肌挫伤。患者有胸部特别是胸前区的外伤

史，出现不能解释的心动过速、期前收缩、胸前区心绞痛样疼痛且扩张冠脉药物不能缓解，心电图表现为心律失常和/或传导阻滞，以窦性心动过缓和房性/室性期前收缩多见，可以合并ST段和T波的变化。观察心电图的动态变化更有意义。血清肌酸激酶同工酶（CK-MB）和肌钙蛋白I（TnI）水平升高有助于诊断。

**急性左心功能不全** 发生呼吸困难或原有呼吸困难加重，端坐呼吸，大汗淋漓，频繁咳出（血性）泡沫痰，心率加快，出现心律失常，双肺满布湿啰音或哮鸣音等情况时，应该考虑急性左心功能不全。X线胸片上出现心影扩大，双肺有以肺门为中心的蝶状阴影；中心静脉压（CVP）> 15cmH$_2$O，肺毛细血管楔压> 18mmHg，血清脑钠肽（BNP）升高。重症病例的动脉血氧分压< 50mmHg。

**急性右心功能不全** 多由大块或亚大块肺栓塞引起。患者有突发胸痛，咯血性痰，呼吸窘迫，极度惊恐，肢端冷，晕厥等表现。查体可发现心率、呼吸明显增快，口唇、肢端发绀，颈静脉充盈明显或怒张。CVP可明显升高。胸片偶可见到膈肌升高，肺血管影减少，以胸膜为基底的楔形密度增高影；心电图可出现右束支传导阻滞、S$_I$Q$_{III}$T$_{III}$等右心负荷过重的表现，血清BNP、N-末端脑钠肽前体（NT-pro BNP）、TnI等标志心功能受损或心肌坏死的物质浓度常升高。螺旋CT肺血管造影是诊断的金标准。

**治疗** 积极去除心脏损害因素，减轻心脏负荷，提高心脏工作效能是基本治疗原则。

**去除心脏损害因素** 有心脏压塞症状者应及时行心包穿刺或

剑突下心包开窗引流；心脏破裂者需紧急剖胸探查；大量血胸行胸腔闭式引流。

**改善心脏负荷** 急性心脏后负荷增加，可以考虑使用苄胺唑啉、硝普钠、尼卡地平等药物扩张阻力血管，减轻后负荷。合并心排出量降低（主要见于肺栓塞引起的急性肺动脉高压），需要根据具体情况选择多巴胺、多巴酚丁胺、去甲肾上腺素、肾上腺素或联合应用，达到既能适当降低后负荷，又能维持重要脏器最低灌注压（一般定位平均动脉压 ≥ 70mmHg）的目的。对循环血量骤然增加，前负荷过重导致的急性心功能衰竭（主要见于左心），宜用利尿药（呋塞米、依他尼酸钠、布美他尼）和容量血管扩张药（硝酸甘油）减轻相对或绝对过多的血容量。如果合并低血压可以使用多巴胺或多巴酚丁胺，剂量随血压调节。

**改善心肌收缩力** 可以使用洋地黄类药物。一般用毛花苷C（西地兰）0.4mg，以10%葡萄糖溶液20ml稀释后缓慢静脉推注，必要时4~6小时可重复使用半量或全量。对血压不稳定者可以使用多巴胺。

**保证氧供** 肺栓塞导致的心衰多数需要行气管插管，呼吸机辅助通气；急性左心功能不全患者在积极强心、利尿、扩血管后仍存在低氧血症可使用无创呼吸机辅助通气。随着心功能的改善，呼吸机可望在短时间内停用。

**纠正内环境紊乱及心律失常** 有严重的电解质紊乱特别是钾和钙紊乱者应作为急症立即处理；严重的酸中毒（动脉血pH < 7.20）需要适量使用碱性药物将其纠正到安全的水平（pH > 7.20）；对血压影响明显的快速型心律失常

应立即纠正。

其他措施 保持病室安静，充分的镇静镇痛，保证患者休息；强化胰岛素治疗，防止应激性高血糖发生，血糖水平控制在7.8～10mmol/L；有心肌损害表现者可以给予二磷酸果糖或磷酸肌醇等心肌营养药物。

（周 健）

zhànshāng gāngōngnéng bùquán

# 战伤肝功能不全（war wound associated hepatic insufficiency）

战伤后各种损害因素导致肝细胞破坏和代谢功能障碍的临床综合征。多发生于伤后晚期，肝功能失代偿时。属战伤严重并发症之一。

**病因及发病机制** 战伤后肝功能不全的病因较多，发病机制复杂。

**缺血及缺氧损害** 应激时肝脏的代谢活动较正常增加，对缺血缺氧十分敏感。战伤常合并失血性休克及全身血流再分布（心脑血流增加，肠道、腹内脏器、皮肤血流减少），使肝脏血供明显减少，肝细胞能量代谢障碍，细胞水肿和胞内结构损伤。休克复苏后的缺血再灌注损伤使肝脏内积聚大量的炎症介质如TNF-α，IL-1和氧自由基，加重肝脏结构和功能的损害。战伤后严重的全身炎症反应常导致心肌收缩能力下降，休克时大量液体复苏短时间内超过心脏的承受能力可引起左心衰竭。如果并发急性呼吸窘迫综合征（ARDS）则肺动脉压力增高导致右心衰竭。左心衰竭影响肝脏的血液供应加重肝功损害；右心衰竭时升高的中心静脉压使肝静脉系统的压力升高，肝细胞水肿，肝酶活性降低，氧弥散障碍，最终导致肝细胞损伤，功能障碍；战伤后ARDS使机体处于持续缺氧状态，可加重肝损伤。

**感染** 全身性感染（脓毒症）时机体产生大量炎症介质，使肝细胞的结构和功能均受到损害；战伤休克影响肠道血供，使肠黏膜屏障功能受损，肠道细菌及其毒素经黏膜屏障、淋巴系统及门静脉进入肝脏，即肠道细菌易位（bacterial translocation）形成肠源性感染和/或内毒素血症，通过改变肝脏血流动力形成肝窦后门静脉高压及激活缓激肽系统，增加肝内小血管的通透性进一步加重肝脏损害。

**胆红素负荷增加** 机体受伤后常有组织坏死、出血及血肿形成，血肿吸收时血红蛋白被转化为胆红素；肝脏的缺血缺氧使肝细胞的胆红素代谢能力下降而发生黄疸；大量输入的库存血液中红细胞破坏使得胆红素负荷进一步增加，通过封闭肝脏库普弗细胞，降低肝脏的吞噬解毒能力加重肝损害。

**临床表现** 合并肝功能不全的伤员伤情多较严重，休克明显，早期肝功能不全的症状常为战伤的其他临床表现所掩盖。经过积极救治病情稳定后，虽然肝细胞形态上已有明显变化，但临床上除轻度的转氨酶及胆红素水平升高外几乎没有明显的症状。黄疸是组织破坏，血肿吸收，大量输血的结果，也是肝功能障碍最值得注意的症状，一般在伤后1～3天出现，5～14天达高峰，常见间接和直接胆红素同步升高。随着黄疸加重可伴有食欲缺乏，胃肠功能下降，腹胀等非特异性表现。如果发生急性肝功能衰竭可出现牙龈、皮下广泛出血，行为异常甚至意识障碍等凝血系统和中枢神经系统损害的症状。转

氨酶升高代表肝细胞的破坏，丙氨酸转氨酶（alanine transferase，ALT）升高提示肝细胞损害伤及细胞质；天冬氨酸转氨酶（aspartate aminotransferase，AST）升高表明肝细胞的破坏较重，已伤及线粒体。但两种酶升高的程度与病情及预后没有关系。一般情况下随着伤情的好转，转氨酶和血清胆红素同步恢复正常。但如果发生严重全身感染，ARDS或多器官功能障碍综合征（MODS）等严重并发症，可以出现黄疸加重而转氨酶逐渐降低甚至恢复正常的情况，即所谓胆酶分离，表示随着全身病情的恶化，肝功能不全进一步恶化。

**诊断** 伤员可有皮肤瘙痒，上腹饱胀、恶心、呕吐等症状。查体可发现肝大或压痛，皮肤巩膜黄染，尿色加深。肝功能检查可发现肝脏酶谱（ALT、AST、LDH、AKP、GGT等）水平普遍升高，血清直接胆红素和间接胆红素同步升高，亦可见到一种胆红素升高较明显的情况。肝廓清能力降低（用靛青绿测定）提示肝血液供应下降。动脉血酮体比值（指动脉血中乙酰乙酸与β羟丁酸的比值）降低，提示肝细胞内缺氧，氧化代谢能力下降。肝功能衰竭，可出现出血倾向、精神意识障碍、低血糖和内环境紊乱等情况。

**预防与治疗** 战伤后肝功能不全多为继发性脏器功能损害。肝脏血供丰富，代谢旺盛，对缺血缺氧敏感的同时又具有强大的代偿能力，在预防与治疗上只要注意及时纠正导致肝功能不全的病理生理紊乱，有效防止并发症发生，同时辅以适当的保肝治疗，肝脏功能多能逐步恢复正常。

纠正休克 及时液体复苏纠

正休克，恢复肝脏及肠道的正常血液供应，不但可以预防肝细胞损害继续加重，而且还可以保护肠黏膜屏障功能，防止肠道细菌及其毒素易位对肝脏造成损伤。纠正休克的同时要注意保持体液电解质成分正常和酸碱平衡。

**防治感染** 开放性伤口必须及时清创，脓肿和感染组织要及时充分引流；各种侵入性管道如气管插管、深静脉导管、导尿管操作时要严格无菌，植入后要加强管理，密切监测感染的征象，一旦发现立即采取有效措施，必要时应及时拔除导管；积极促进胃肠功能恢复，除非有禁忌，尽早恢复胃肠道功能并进行肠内营养以减少肠源性感染发生；针对不同伤情和部位合理选择预防性抗生素的种类，避免抗生素滥用造成的二重感染和抗生素相关性腹泻发生。

**清除自由基与抗氧化** 大剂量维生素 E 和维生素 C 具有抗氧化的功能，还原型谷胱甘肽有清除自由基的作用，异甘草酸镁具有抗炎、免疫调节的糖皮质激素样作用。常规补充维生素 K1 防止发生凝血功能障碍。

**全身支持** 尽早进行肠内营养支持，保证机体所需的能量及蛋白质供给；如因伤情不能行肠内营养，伤后一周内可只输入葡萄糖和氨基酸，超过一周则需进行正规的全胃肠外营养支持，营养液配方中注意增加支链氨基酸的量；对严重低蛋白血症者在保证热卡供应的前提下可适量输注人血白蛋白，维持其血清浓度在25g/L 以上；急性肝功能衰竭合并凝血功能障碍，全身广泛出血者应及时补充凝血因子。

**维护其他脏器功能** 急性肝功能衰竭并发肝性脑病的伤员多有脑水肿，可用甘露醇脱水治疗改善意识状况。积极采取措施预防心肺功能损害发生。对感染性休克、ARDS 等并发症需要采取强力有效的措施，力争使病情在短时间内能够逆转，否则 MODS 的发生不可避免，肝功能损害也会随之加重。

（周 健）

zhànshāng jíjiù jīběn jìshù

## 战伤急救基本技术（basic first-aid measures for combat casualty）

战时对负伤人员实施初步救护的方法和措施。用于挽救伤员生命，脱离危险环境，初步稳定伤情，防止继发性损伤和后续并发症发生。及时、正确地应用基本急救技术，是使伤员得到及时、有效救治的重要保证，也是减少阵亡率和伤死率，提高救治成功率的重要手段。包括战伤通气术、战伤止血术、战伤包扎、战伤固定、战伤搬运和战伤基础生命支持等，均是在长期的战争和平时创伤的救治中，根据伤员急救的需要和科技发展而逐步形成的。通常是徒手及利用简单器材或临时就便物品，非专业人员经短期培训即可使用。各国军队对其称谓有所不同，如美军称战术战伤救治（tactical combat casualty care），英军称战场高级生命支持（battlefield advance lift support），俄军称军医救治技术。

战伤急救基本技术通常在伤员负伤现场或附近，由连、营卫生战士、卫生员和军医等卫生人员使用，伤员自己或战友也使用部分技术开展自救互救。中国人民解放军规定，伤员负伤后 10 分钟内采用战伤急救基本技术进行急救。在医疗后送途中及各级救治机构内，当伤员出现紧急情况时，战伤急救基本技术也是急救的方法和措施。

战伤急救基本技术与平时创伤急救所使用的技术基本相同，但战时由于军事行动、地理环境、气候因素、伤员数量及医疗救治资源有限等因素的影响，其使用与平时略有不同，如在敌火力下对肢体大出血更强调使用止血带止血，对颈部穿透伤者行通气术时一般可不必考虑颈椎固定的问题。

各国都十分重视战伤急救基本技术的训练，要求所有士兵掌握除战伤基础生命支持和较复杂的战伤通气术之外的基础急救技术，并广泛开展训练和针对性演练。所有医务人员则应掌握全部基本急救技术，并能够指导士兵开展训练。

战伤急救基本技术是战伤救治初期的临时性措施，救治者应快速、准确运用和完成伤员的初步救护，并迅速后送伤员，使之及时获得确定性治疗。

（肖 南）

zhànshāng tōngqìshù

## 战伤通气术（airway management for combat casualty）

防止和解除伤员呼吸困难保证呼吸道通畅的方法和措施。又称气道处理（airway management）。战伤急救基本技术、战伤基础生命支持和战伤高级生命支持技术之一。是挽救伤员生命的重要措施。应迅速判断伤员呼吸情况，并立即实施通气术，尽快通畅呼吸道。公元前 3600 年，古埃及就有气管切开的记录，1788 年，出现了经口咽或鼻咽的气管插管，1833 年气管切开成为常用的解除呼吸道阻塞的方法。第一次世界大战中，战伤通气技术广泛使用。20 世纪 90 年代以后，各种呼吸道插管逐步出现，并广泛用于气道处理。

**适用范围** 战伤通气术适用于下列情况：气管、支气管损伤造成呼吸障碍；颌面部伤引起的咽喉阻塞；可能发生误吸的昏迷伤员；头面部烧伤及毒剂吸入导致气管、支气管黏膜水肿而影响呼吸；严重肺爆震伤造成呼吸道阻塞；颈部血管及软组织伤压迫呼吸道造成呼吸困难。

**常用方法** 常用的通气方法有手指掏出法、提颏法、托下颌法、口咽和鼻咽通气管通气法、喉罩和食管气管联合导气管通气法、气管内插管、环甲膜穿刺术和环甲膜切开术等。施救者应根据伤员情况选择使用，一般宜采用最熟悉的方法。

**手指掏出法** 适用于颌面部伤所致的口腔内气道阻塞，用手指或棉球等伸入口腔，迅速清除异物、血凝块、分泌物、组织碎片等。有条件时，可采用吸引器吸引。

**提颏法** 适用于舌根后坠引起的气道阻塞，且颈椎无损伤的伤员。一手轻压额部使头后仰，用另一手示指和中指将下颌轻向上提，从而打开呼吸道（图1），注意勿使伤员口唇闭合。

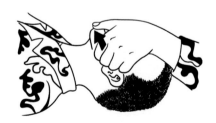

图1 提颏法

**托下颌法** 当伤员有颈椎损伤，或怀疑有颈椎损伤时，应使用托下颌法打开呼吸道，用双手分别托住伤员双侧下颌角，用示指将下颌角向上向前推，并用拇指使口唇张开（图2），但应注意勿抬起或转动头部。颈部穿透伤，特别是在火线救治时，可不必考虑颈椎固定的问题。

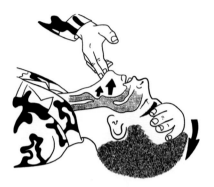

图2 托下颌法

**口咽通气管通气法** 主要用于预防和解除舌根后坠引起的呼吸道阻塞，并可防止误吸。一般用于昏迷伤员。插入时确保管的凹面对向口腔顶部，插入1/3后，旋转180度，再轻轻推进（图3）。当伤员清醒，牙及口腔广泛软组织伤，可有颅底损伤时，应使用鼻咽通气管通气法。插管时先涂以润滑剂，并将管口斜面朝向鼻中隔，缓慢轻轻插入（图4）。口咽通气管和鼻咽通气管通气法一般应由经过训练的专业卫生人员实施，并根据伤员体型选择正确的型号。口咽通气管长度与伤员口唇中部到下颌角长度相等为合适，鼻咽通气管长度与伤员鼻尖到耳根长度相等为合适。

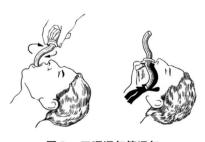

图3 口咽通气管通气

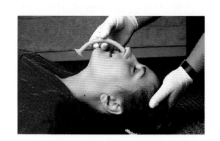

图4 鼻咽通气道通气

**喉罩和食管气管联合导气管通气法** 通常用于难以实施口咽和鼻咽通气管通气的困难呼吸道情况，均可盲插。喉罩插入后可在喉周形成一个密封圈，食管气管联合导气管则可封闭食道，防止误吸（图5）。一般均由经过训练的专业卫生人员实施，并根据伤员体形选择合适的型号。

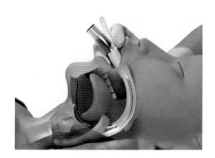

图5 喉罩通气

气管插管是一种确定性通气技术，一般由专业人员实施。

上述的通气方法均无效时，可进行环甲膜穿刺术或环甲膜切开术。

（肖 南）

huánjiǎmó chuāncìshù

**环甲膜穿刺术**（needle cricothyroidotomy） 用针头穿过环甲膜进入气管打通呼吸道的方法。战伤通气术之一。用于严重颌面部伤、吸入性损伤引起的上呼吸道梗阻，且口咽通气管、鼻咽通气管、食管气管联合导气管通气无效或无通气器械，而且情况紧急，须立即打通呼吸道时。用粗针头刺入甲状软骨和环状软骨之间的环甲膜进入气管，迅速打通呼吸道。必要时可刺入多根针头，改善通气效果。该法简便、快捷，可为气管切开赢得时间。通常应由经过训练的专业卫生人员实施。穿刺时勿用力过猛，刺入太深，以免损伤气管后壁和食管。环甲膜以下气管阻塞一般不宜行环甲膜穿刺术。此法为临时措施，而且通气量有限，应尽快改行环甲膜切开术或气管切开。

（肖　南）

huánjiǎmó qiēkāishù

## 环甲膜切开术（surgical crico-thyroidotomy）

切开环甲膜打通呼吸道的方法。战伤通气术之一。用于严重颌面部伤、吸入性损伤引起的上呼吸道梗阻，口咽通气管、鼻咽通气管、食管气管联合导气管通气无效或无通气器械，而且情况紧急，须立即打通呼吸道时。用刀片切开甲状软骨和环状软骨之间的环甲膜，并放入气管导管，迅速打通呼吸道（图）。该法简便、快捷，可为气管切开赢得时间。通常应由经过训练的专业卫生人员实施。切开时勿用力过猛，切入太深，以免损伤气管后壁和食管。此法为临时性措施，一般应在 24 小时内改行气管切开。

（肖　南）

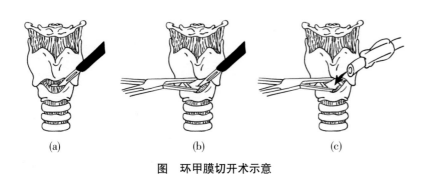

(a)　　　(b)　　　(c)

**图　环甲膜切开术示意**

zhànshāng zhǐxuèshù

## 战伤止血术（control bleeding for combat casualty）

控制创伤外出血的战伤急救基本技术。防治战伤休克，避免伤员早期死亡和后期并发症的重要措施。外军将控制致命性外出血列为急救技术之首。

战伤止血术包括指压止血、加压包扎止血、填塞止血、止血带止血、钳夹止血和外科止血等方法。首先应判断出血的部位和性质。动脉出血速度快，出血量大，呈喷射状，血色鲜红。静脉出血血色暗红，持续涌出。毛细血管出血多为渗血，血色鲜红。

指压止血：是用手压迫某些部位骨骼表面经过的动脉而达到止血的措施。可用于头、颈、面、上肢和下肢大出血的紧急止血，颈部出血不同时压迫两侧，以免发生脑缺血或心脏停搏。指压止血法是应急止血措施，一般需压迫 10～20 分钟才能够止血，通常用于其他止血措施之前，以减少出血。

加压包扎止血：是用战伤包扎的方法，压迫出血部位而止血。用于小动脉和静脉出血的止血。

填塞止血：是用无菌敷料填入伤口并加压包扎而止血的措施。通常用于深部伤口的出血，但止血不够彻底，并可能增加伤口感染的机会，取出填塞物时可能发

生再出血。

钳夹止血：是用止血钳夹闭出血的血管而止血的措施。通常用于损伤血管可见，易夹闭的伤口，不宜盲目钳夹血管。夹闭后止血钳置于伤口内，外加包扎。

外科止血：是通过手术而止血的措施。非急救技术。用于内出血的止血，由专业人员在有外科能力的机构实施。

（肖　南）

zhǐxuèdài zhǐxuè

## 止血带止血（control bleeding with tourniquet）

用止血带控制肢体创伤出血的战伤止血术。是防治战伤休克，避免伤员早期死亡的重要措施。

公元前 2 世纪，古希腊和古罗马将止血带用于截肢术中止血。1674 年，法军外科医生莫瑞尔（Morel）首次声称将止血带用于战场止血。1718 年，法国外科医生珀蒂（Petit）发明了螺旋止血带。1873 年，德国外科医生埃斯马赫（Esmarch）发明了绷带止血带。1881 年，德国骨科医生发现止血带可造成神经麻痹。止血带止血方法一直存在争论，第二次世界大战之前的历次战争中，止血带在止血的同时造成大量的止血带损伤，之后即较少使用。1987 年，以色列军队重新在战场上使用止血带止血。美军在分析以往战伤相关资料的基础上，于 2004 年在伊拉克和阿富汗战争中广泛使用该方法，并取得肯定性结果。外军将止血带止血列为战场肢体大出血的标准止血方法。

止血带止血主要用于肢体血管出血，肢体毁损和创伤性截肢。应在伤ள 后尽快由连、营卫生人员、伤员自己或战友实施。制式止血带包括橡皮止血带、充气止血带、卡式止血带和旋压止血带等。无

制式止血带时，可用三角巾、绷带皮带或毛巾等替代，但禁止用电线或细绳索充当止血带。将止血带置于伤口近心端，扎紧或用绞棒绞紧。上肢出血通常在上臂上 1/3 处扎止血带，不应用于下 1/3 处，以免损伤桡神经。下肢出血通常在股中、上 1/3 交界处扎止血带。必要时，可在止血带下垫以衬垫。

止血带不宜缚扎太紧，以能止住出血为度。使用时间不宜超过 4 小时，期间每隔 1 小时可放松 1~2 分钟。放松时，采取指压止血或加压包扎止血（见战伤止血术）临时止血。用于创伤性截肢的止血带可不放松。确认止血带远端肢体已坏死时，不宜松开止血带。使用止血带的伤员应有明显标记，记录开始使用的时间，并优先后送。放置的止血带不应遮盖。

（肖　南）

zhǐxuèdài sǔnshāng

## 止血带损伤（tourniquet injury）

止血带使用不当造成的肢体组织结构或功能异常。是常见的止血带应用并发症。止血带使用已近 500 年历史，1861~1865 年美国内战时期，由于过度使用止血带而造成大批伤员截肢。1881 年，德国骨科医生发现止血带可造成神经麻痹。第二次世界大战后，止血带使用逐渐减少。20 世纪 80年代以后，人们对止血带进行了改进，并加强了教育和训练，止血带损伤也明显减少。

**损伤类型**　止血带损伤主要包括神经麻痹和肢体缺血。神经麻痹：通常为暂时性，严重者可为永久性。肢体缺血：短暂肢体缺血一般不会导致功能异常，较长时间缺血在松解止血带后可造成捆扎止血带部位以下的肢体缺血再灌注损伤或筋膜间隙综合征，

甚至导致全身性损害及肾功能损伤。严重的肢体缺血可导致肢体坏死而最终截肢。

**形成原因**　止血带损伤的原因：①使用时间过长。研究表明，止血带使用 2 小时，肌肉功能、生物电和结构改变是可逆的，超过 4 小时容易引起肢体损伤。②压力（捆扎松紧）。压力过大或捆扎过紧，可造成神经损伤。压力与止血带类型及设计有关。止血带宽度与阻断动脉血流所需的压力呈反比。细绳索等类似临时替代物品止血所需压力很大，很容易造成组织损伤。充气止血带由于压力分布均匀，通常比其他止血带损伤的危险性要小。

**预防**　①缩短使用时间。对止血带最佳使用时间尚无统一标准，通常建议的安全使用时间是 2 小时以内，超过 2 小时，应放松 10~20 分钟。对使用止血带的伤员应注明开始使用的时间，以便其他人员判断使用期限。②使用正确的止血带。应使用制式标准的止血带，必要时，可在止血带下垫以衬垫保护皮肤组织。严禁使用细绳索作为止血带。③正确使用止血带。以控制出血为度，不宜捆扎过紧或充气压力过高。④防止过度使用。掌握使用的适应证，可用其他方法止血的伤口，不宜使用止血带。其他止血方法无效时，才使用止血带。

**救治**　已发生的止血带损伤，如肢体缺血不严重，应改善循环，防治感染。如已发生筋膜间隙综合征或可能发生时，应及时行筋膜间隙切开。确认止血带远端肢体已坏死时，应行截肢术。

（肖　南）

zhànshāng bāozā

## 战伤包扎（wound dressing for combat casualty）　用包扎材料

覆盖和包裹战伤体表伤口的战伤急救基本技术。也是伤口处理的基本方法。通常使用制式敷料和绷带或临时包扎材料。目的是保护伤口、减少污染、预防感染、止血和镇痛。

公元前 1500 年，古埃及和古希腊人用软麻布包扎伤口。19 世纪 70 年代，罗伯特·伍德·约翰逊开始将含碘敷料用于现场伤口包扎。20 世纪 50 年代，尼龙、聚乙烯等合成材料的出现为伤口包扎提供了更好的材料。20 世纪 90年代，生物材料广泛用于伤口包扎，并具有止血、抗感染、镇痛等作用。21 世纪初，伤口负压包扎方法得到广泛应用。

战伤急救包扎通常在伤员负伤地或附近，由连、营卫生人员实施，也可由伤员自己或战友进行初步包扎。使用的包扎材料包括制式的三角巾、绷带、止血包扎敷料等，无上述物品时，可用干净毛巾、被单或衣物等临时包扎。三角巾包扎（图 1）可用于身体各部位及较大面积伤口的包扎，绷带包扎（图 2）主要用于四肢伤口包扎和固定敷料。

接触伤口的包扎材料应清洁、无菌，并充分覆盖整个伤口及周围皮肤 5~10cm；伤口内有内脏脱出时，不应还纳，应加以保护后再包扎；刺入伤口深部的异物不应取出，以免引起大出血和继发损伤，应用敷料在异物周围进

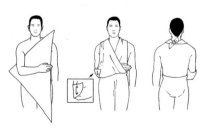

**图 1　三角巾包扎示意**

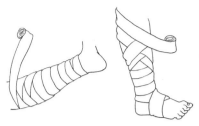

图2 绷带包扎示意

行保护、固定，再包扎伤口；包扎不宜过紧及过松，以免影响组织血液循环或敷料脱落；包扎材料不能覆盖口、鼻和手指、足趾端，以便伤口呼吸及观察肢体血液循环。

战伤包扎是基本的急救技术，世界各国军队均要求所有部队参战人员和医务人员掌握、使用，并在平时开展训练。

（肖 南）

zhànshāng gùdìng

**战伤固定**（immobilization） 骨、关节战伤临时包扎制动的战伤急救基本技术。战时骨、关节损伤多为开放伤，及时固定可避免骨折断端造成血管、神经继发损伤，并可减轻疼痛，预防休克发生，方便伤员后送。严重肢体挤压伤和大块软组织损伤时，通常也行临时固定。

古埃及人用衬以亚麻布的树皮制成木夹板固定骨折，古印度人则用竹片固定骨折。1852年，荷兰外科军医安东尼厄斯·马蒂森（Antonius Mathijsen）采用绷带加石膏粉行骨折固定，并成为20世纪80年代以前骨折的标准固定方法。

战伤固定通常在伤员负伤地或附近，由连、营卫生人员实施，也可由伤员自己或战友进行初步固定。木制夹板、纸质夹板、充气夹板、卷式可塑性夹板均为常用的固定器材，主要用于四肢骨

折临时固定（图1）。无上述器材时，可就地取材，用树枝、木棍、弹药箱板等固定。无任何器材时，上肢骨折可固定于胸部躯干上，下肢骨折可固定于另一侧未骨折的肢体上。颈椎骨折时，使用颈托或将卷式可塑性夹板固定，或在头两侧放置沙袋或鞋临时固定。胸、腰椎骨折时，可将伤员固定于硬板或铲式担架上。骨盆骨折时，可用三角巾或布单在腰骶水平环绕包扎固定，以减少出血，防治休克。

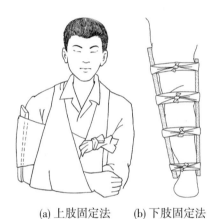

(a) 上肢固定法　(b) 下肢固定法

图1 上肢、下肢固定法

战伤固定前应先对出血伤口止血包扎。急救固定只是临时性措施，骨折错位不明显时，可不复位，错位明显的骨折大体复位即可，不宜强行准确复位，以免增加伤员痛苦。开放的骨折断端刺出皮肤时，不应还纳，行保护性包扎。夹板固定，宽度应适宜，长度必须超过骨折处的上、下关节。夹板不宜与皮肤直接接触，应在骨突出部位、关节和夹板两端加以软性衬垫，防止局部组织受压。固定应可靠，松紧适度，并将手指和足趾暴露，以便观察肢端血液循环情况，如出现肢端脉搏不能触及、指（趾）端苍白、发冷、麻木、疼痛加重、水肿或

青紫等循环障碍表现时，应立即检查，重新固定。

（肖 南）

zhànshāng bānyùn

**战伤搬运**（combat casualty transport） 将负伤人员从受伤地转移至隐蔽地或伤员集中点的战伤急救基本技术。主要是从敌火力、火焰、水中、废墟和其他危险环境下将伤员搬运到安全地点，防止发生再次损伤、及时实施救治或准备进一步后送。

战伤搬运方法主要有徒手搬运和使用搬运工具搬运，根据不同伤情和环境选择使用。

徒手搬运可单人或双人实施。单人搬运（图1）主要有扶、抱、背、掮、拖和侧身匍匐搬运等方法。搀扶适用于至少有一只脚可行走的轻伤员。抱、背和掮分别适应于短距离（50m左右）和中等距离（50～300m）搬运。拖运伤员可徒手，也可借用雨衣、雨布和绳带等辅助拖行。侧身匍匐搬运主要用于敌火力下低姿接近

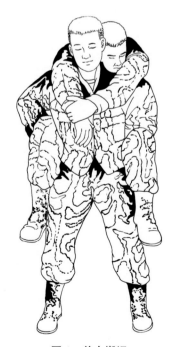

图1 单人搬运

和搬运伤员。双人搬运（图2）可采用扶持式、拉车式或椅托式搬运方法。拉车式适用于长距离（300m左右）搬运，椅托式适于中等距离搬运。

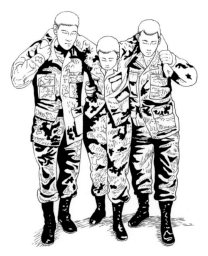

图2 双人搬运

担架是最常用的搬运工具。无制式担架时，可利用门板、树木、座椅和床单等用作简易担架搬运。可采用上述徒手搬运的方式将伤员安放于担架上，搬运途中保持平衡，通常以伤员脚的方向为前进方向，上坡时应使头部在前。如有下肢骨折，则上坡时应以脚在前，以防身体重量作用于伤部，增加疼痛或造成其他损伤。搬运道路条件较差时，宜将伤员固定于担架上。

搬运中应随时注意伤员伤情变化，遇有紧急情况，应立即处理。搬运昏迷伤员时应采取侧卧位或俯卧位，以保持呼吸道通畅。腹部伤员应取仰卧位，并屈曲下肢，减轻疼痛。骨盆骨折者宜垫高双膝使髋部屈曲。脊椎损伤者严禁一个抱胸、一个抬腿的搬运方法，应由3～4人一起协同，保持伤员身体平直，其中一人扶持及稳定头部，几人同时用均衡的力量抬起、滚动及安放伤员。

（肖 南）

zhànshāng jīchǔ shēngmìng zhīchí

## 战伤基础生命支持（basic life support for combat casuatly）

对战伤所致心脏、呼吸骤停伤员实施的急救技术和方法。又称心肺复苏术。是战伤急救基本技术之一。采用心脏按压、口对口（鼻）呼吸等方法尽快恢复伤员自主心跳和呼吸，并积极恢复及保护脑和神经系统功能。心肺复苏的方法最早见于16世纪。20世纪50年代出现口对口人工呼吸法，并被美军采用。随着20世纪60年代胸外心脏按压方法的建立，与口对口人工呼吸法结合形成现代心肺复苏技术。2005年，美国心脏学会提出心肺复苏指南，并多次更新。

战时，心脏、呼吸骤停多见于严重失血性休克、呼吸道阻塞和重度颅脑伤。当伤员由清醒突然丧失意识，大动脉脉搏不能触及，血压测不到，无自主呼吸动作，伤口出血或渗血停止时，应迅速判断，并实施基础生命支持。采用战伤通气术打通呼吸道，进行口对口或口对鼻人工呼吸，一般10～12次/分，每次不少于1秒，吹气量500～600ml，可见伤员胸部有起伏。有条件时，可用简易呼吸器行人工呼吸。如有气管插管时，人工呼吸频率为8～10次/分。如伤员无脉搏，应行胸外心脏按压。伤员须平卧于硬质表面上，施救者一手掌根部放在伤员胸骨中下1/3交界处，另一手掌呈直角交叉压于其上，两臂伸直，手指不接触胸壁，垂直向胸骨按压，按压深度为4～5cm，放松时，手掌不离开胸骨接触面，以免移位。按压频率为100次/分，尽量减少中断，若中断，时间不应＞6秒。每按压30次行2次人工呼吸。有条件时可行电击除颤。2010年，美国心脏学会急救心肺复苏指南建议先行胸外心脏按压，再行人工呼吸，按压频率至少100次/分，按压深度至少5cm（成人）。并提出，非专业人员可只行持续胸外按压，不必行人工呼吸，但对因淹溺、药物引起的心跳、呼吸骤停及婴幼儿的复苏除外。

经基础生命支持，伤员生命体征恢复后，应完成止血、包扎、固定等其他急救措施，然后迅速后送，并取侧卧位或俯卧位。

英军认为，在战（现）场急救时，经过正确的初步急救后，伤员仍无呼吸、脉搏等生命体征，通常被列为死亡或期待救治类别，一般不实施基础生命支持。

（肖 南）

zhànshāng gāojí shēngmìng zhīchí

## 战伤高级生命支持（advanced life support for combat casualty）

对严重战伤人员实施的进一步紧急救治的策略和方法。重点是首先救治致命的损伤，在详细了解受伤史及确定性诊断之前，迅速评估伤员，并采取必要的救治措施。来源于创伤高级生命支持（advanced trauma life support，ATLS），1976年由美国骨科医生J·史蒂纳建立，1978年被美国外科医生协会创伤分会采纳并推广，现已应用于全世界50余个国家，为伤员到达医院后1小时内实施救治的标准程序和技术方法，并成为创伤救治的标准培训课程。英军自20世纪90年代将其用于战伤救治，并根据战伤救治特点进行了修改，称战场高级创伤生命支持（battlefield advanced trauma life support，BATLS）。

战伤高级生命支持通常用于院内严重战伤人员的紧急救治。

对负伤人员迅速、准确评估，根据救治的优先性复苏及稳定伤情，决定伤员伤情是否超过本级救治机构的救治能力，从而安排后送或确定性治疗，以确保伤员获得合理的救治。通常分为初步评估和再次评估两个阶段。初步评估按控制致命性大出血、气道、呼吸、循环、神经和暴露程序进行，即 <C>ABCDE 检查程序。确定致命性损伤，并同时开始复苏，重点是保持呼吸道通畅，消除张力性气胸、开放性气胸、大量血胸、连枷胸和心脏压塞，抗休克，评价神经系统损伤，并防止低体温。再次评估时，应充分暴露伤员，从头到脚进行全面检查，包括必要的辅助检查和详细了解受伤史。此期间如伤员伤情恶化，应按初步评估程序迅速查明原因，及时救治，稳定伤情，最后给予确定性治疗。

战伤高级生命支持通常由院内急救医务人员实施，并以多专业救治团队密切配合的形式开展救治。其他非经常从事战创伤救治的医务人员也应掌握此技术和流程。该技术也将随着救治技术和装备的改善而不断完善。

(肖 南)

zhànshāng shūxuè
**战伤输血**（blood transfusion following war wound） 野战条件下为伤员输注血液或血液制品的方法和措施。战伤救治的基本技术和方法，包括血液保障和输血技术。主要用于休克伤员的复苏和手术治疗的血液补偿。历次战争中，20%～25%的伤员需要输血治疗，其中部分伤员需要战时大量输血。战时用血量大，输血条件简陋，必须做好血液保障，在保证输血安全的条件下采取灵活的输血方式，才能发挥野战输血

的作用，救治更多的伤员。

**简史** 1628 年，英国医生 W.哈维阐述了血液循环理论后，临床上开展了多次人体血液输注试验。1805 年，普法战争中出现了伤员输血的记载。1894 年，柠檬酸盐用于血液抗凝和保存。1901 年，奥地利医学家 K.兰德斯坦发现人类 ABO 血型后，提高了输血的安全性。第一次世界大战中，输血成功用于伤员救治。第二次世界大战时，血浆和全血被广泛应用，并成立了专门的输血保障组织。中国人民解放军野战输血开始于 1938 年。抗美援朝战争时期，中国后方建立了国内第一个大型血库向前线医院供血。西南边境作战时，在广西和云南开设了供血站。20 世纪 70 年代后，开展了军队和地方联合血液保障。

**适应证** 失血性休克，红细胞比容 < 25% 或血红蛋白 < 60g/L；大面积烧伤或严重感染；放射性损伤；创伤后凝血功能障碍。

**输血技术** 战时常用血液制品有全血、浓缩红细胞、新鲜冷冻血浆、浓缩血小板、冷沉淀等。原则上应输注相同血型的血液或其制品，输血前必须行交叉配血试验，试验合格方可输血。紧急抢救或不具备交叉配血条件时，可输注 O 型血，应先试输入 20～30ml 并严密观察，无不良反应后可缓慢输注，一般不超过 400ml。输入大量 O 型血，可能使受血者血型发生暂时性改变，表现为 O 型，如再继续输入与受血者同型的血液，有可能发生溶血反应。此时，应继续输注 O 型血或其制品，并详细记录用血情况。特殊情况下，可采取自身血回输（见伤员自身输血）的方法，但应采取适应的病原体和杂质去除或灭活措施。伤员需要大量输血时，

应采用等比例的血浆、红细胞和血小板制品，或输注全血。

通常选择四肢远端静脉穿刺输血，必要时也可采用中心静脉通道。一般用密闭式塑料血袋输入。开始慢输，密切观察有无不良反应，15 分钟后可以加快输注，根据血压，休克程度决定输注速度。严重失血性休克可加压输注或多通道输注。

**注意事项** ①输血前严格查对，确保血型无误。②严格遵守输血操作规程，密切观察，防止发生输血反应。③输注全血每 1 000ml 补充 1g 钙剂，输注红细胞每 3 000ml 补充 1g 钙剂。④大量输血时注意血液加温。⑤输注另一个供者血液时要输注少量生理盐水再接着输血。⑥输血过程中严禁在血液中加入任何药物。⑦血液离开血库后要求在 4 小时内输注完毕，并尽量使用新鲜血液或其制品。⑧详细记录有关输血情况。

**输血反应** 因输入血液或其制品而发生的与治疗目的无关的有害反应。可发生于输血过程中或输血结束后。主要与免疫反应、血源或输血用具污染相关。出现输血反应时，应及时正确处理。常见输血反应有：①发热反应。输血 1～2 小时内突然出现畏寒、寒战、发热、出汗，可伴头痛、恶心呕吐、皮肤潮红。应立即停止输血，保暖，给予退热剂及镇静剂，高热时可行物理降温。②过敏反应。输血中出现瘙痒、荨麻疹、血管神经性水肿、呼吸困难，甚至尿便失禁，休克。应立即停止输血，并给予肾上腺素或/和类固醇药物。③溶血反应。可出现突发性头痛、心前区压迫感、剧烈腰痛、寒战、发热、呕吐、呼吸急促、血红蛋白尿、溶血性黄疸、休克、昏迷等症。应积

极抗休克、碱化尿液、利尿，保护肾功能。④低钙血症。多见于大量输血时。可给予 10% 氯化钙或葡萄糖酸钙。⑤细菌污染性输血反应。轻者以发热为主；重者可有寒战、高热、恶心呕吐、呼吸困难、休克等表现。应予抗休克、抗感染、保护器官功能等治疗。⑥凝血功能紊乱。见于大量输血时，特别是输入大量库存血后。可输新鲜血、血小板或血浆。

**血源保障** 战时筹集和供应血液及其制品的组织工作和方法。野战输血的重要工作之一。包括战时血液采集、战时血液储备、战时血液运输等。对及时向战场提供合格血源，保证输血治疗的有效开展具有重要作用。

主要工作有：①根据战伤减员预计，估算血液需求总量、储备量、动员量，特别是战略血液储备。预计各级各类救治机构血液需求标准、消耗标准和携运行标准，以及各级采供血机构的规模与任务。②设立军队采供血站、采供血中心、战区血库、野战血站、医院船血库采供血机构，同时动员地方相关血液中心和血站，建立阶梯式、网络化战时血液采供体系，并尽可能靠近战场设立供血站。③组织血液采集，做好血液储备，及时通过多种方式向前线运输血液，保证运输过程相互衔接，形成连续冷链，保持血液制品温度稳定。④根据需要，组织战场就地采血。⑤建立可靠的通讯和指挥体系，实时掌握前线血液需求和使用情况，及时组织调配血源、装备和技术人员。⑥组织参战人员战前血型鉴定，并标注于指定位置。⑦培训输血相关技术人员，总结输血治疗的经验教训，改进和完善输血保障和治疗措施。

**发展趋势** 随着现代科学技术和医学的进步，野战输血也正不断改进和完善。输血地点正从救治机构向一线前伸，前线复苏技术已逐步形成。冻干血浆已用于现代战场伤员的救治，血制品深低温保存技术将使其保存时间显著延长；血液代用品的应用将克服人血采集和储存的不足，并减少输血的不良反应；干细胞技术的成熟将使血液生产成为可能，从而保证战时血源供应。

（文爱清　陈方祥）

shāngyuán zìshēn shūxuè

**伤员自身输血**（autotransfusion of wound soldier） 战时采集或回收伤员自己的血液或血液成分再回输的输血方法。自身输血已有近 200 年的历史，第二次世界大战期间，苏联军就提倡胸、腹腔手术行自体血回输。自建立血库后，输用库存血非常方便，自身输血率逐渐减少。由于输血可能传播肝炎、梅毒等疾病，特别是 20 世纪 80 年代输血传播艾滋病（AIDS）事故多发，自身输血又重新被关注。战时由于短时间内需要输血的伤员数量多，血液供应有时难以保证，自身输血可成为一种替代（备用）的输血方式，也是较安全的方式。

自身输血分为储存式、稀释式和回收式 3 种方式。战时多用回收式。将伤员手术野的出血或术后引流血回收，经处理后回输到伤员体内。适用于大手术和大量失血的伤员，一般用于无血液来源或血源不合适（匹配）时。主要用于胸、腹部损伤大量失血的伤员。脾破裂、异位妊娠破裂，以及脊柱手术、髋关节、膝关节等术中出血者超过 1 000ml 者，均可回收。但胸、腹部损伤有肠管破裂，积血中混有肠内容物或其

他污染物时不能回收。胸腔手术、矫形外科手术，术后 6 小时内伤口引流血液较多时，也可回收并处理后回输。

伤员自身血回收方法有洗涤和非洗涤式两种方式。①非洗涤式自体血回收：是通过负压吸引装置将自体血回收至含有抗凝剂的容器内，或直接用勺或杯等工具将血液转移至含抗凝剂的容器内，混匀、再过滤、收集、需要时回输，但须用标准输血器过滤输注。掌握好适应证，临床应用是安全的。此方法不需复杂设备，操作简单、方便，回收血液中含有血小板和血浆，回输后可以补充部分血小板和凝血因子。但由于回收血液没有洗涤，未清除抗凝剂、游离血红蛋白、碎屑、脂肪、钾离子、微粒等，回输后可能引起高钾血症、急性肾衰、微栓塞等并发症。②洗涤式自体血回收：分为手工和机器洗涤。手工方法通过负压吸引装置将自体血回收至含有抗凝剂的容器内，经过滤器过滤后离心，分离、去掉血浆部分，再用生理盐水洗涤 2～3 次，去掉洗涤液，收集红细胞加入注射用生理盐水，与红细胞等量混匀备用。机器回收法多用自体血回收机完成，回收的红细胞质量较好。洗涤回收方法清除了血液中的脂肪、游离血红蛋白、抗凝剂、钾离子、碎屑微聚物等，回输后并发症少，红细胞浓度高，纠正贫血效果好。但洗涤除去了血浆和血小板，丢失了凝血因子，输入量超过 3 000ml 以上，可能造成凝血功能障碍。

伤员自身输血须掌握适应证，严格无菌操作，防止污染、溶血等，怀疑有污染时可以加用广谱抗生素预防。

（文爱清　陈方祥）

shāngyuán chéngfèn shūxuè

## 伤员成分输血 ( component blood transfusion of wounded soldier )

为伤员输注一种或几种血液成分的治疗方法。战伤的重要治疗措施之一。通过物理方法将全血分离制备成血浆、红细胞、血小板等成分血，根据伤员的需要，选择相应的成分血进行输注。通常需去除血液中的白细胞成分。可节约血源，针对性强，疗效好，输血不良反应的发生率低，便于保存和运输。常用的血液成分有红细胞制品、血浆、血小板和凝血因子。

红细胞制品为全血经过离心处理，分离出血浆部分，再加入红细胞保养液而成。主要用于纠正贫血。浓缩血小板通常机器采集，主要用于补充血小板。冷冻血浆分为新鲜冷冻血浆（FFP）和普通冷冻血浆（FP）。采出的全血在 6 小时内离心分离提取的血浆或采血后最长不超过 18 小时分离并冻存的血浆为新鲜冷冻血浆，含有全部的凝血因子。全血在保存期内（CPD-A 全血 35 天内）分离出的血浆，或制作冷沉淀后剩下的血浆冷冻而成者为普通冷冻血浆，含有稳定的凝血因子，但 V 因子和 VIII 因子很少。新鲜冷冻血浆（FFP）放置于 2~4℃环境下融化后，离心其不溶解的部分可得冷沉淀，含有 VIII、XIII 和血管性血友病因子和纤维蛋白原、纤维连接蛋白等成分。战时，野战医院常规备有红细胞制品，冷冻血浆和凝血因子。

战时成分输血主要用于治疗战伤休克、严重感染、贫血等。当失血量达到全身血容量的 20%~30% 时，伤员可有明显休克表现，可输入红细胞制品，纠正贫血，使血红蛋白维持在 80g/L 以上；结合凝血象、血栓弹力图（TEG）检查结果，选择血小板、血浆等血液制品输注。当失血量达到全身血容量的 30%~50% 时，伤员处于重度休克状态，可输注红细胞制品，血浆等。根据血常规、凝血象和 TEG 检查结果，备血小板、冷沉淀、rF VIIa 等血液成分，根据病情，参考实验室检查结果选择血液成分输注。失血量达到全身血容量 50% 以上会危及生命，应立即输液、输血。对于大出血伤员尽早输入血浆与红细胞。

战地医院受条件限制，交通不便，血液成分制备和保存条件有限，可能有些血液成分不容易得到。常备的血液成分只有红细胞和血浆制品。要做好战伤救治，保证供血，应该具有就地采血能力，为严重创伤、大出血伤员选用全血或新鲜全血输注，而且战伤救治经验证实输注全血比成分血效果更好。

输血前检查生命体征，留取伤员血标本检查乙型肝炎、丙型肝炎、艾滋病毒、梅毒等，输注过程中密切观察输血不良反应，以便及时处理。

（文爱清　陈方祥）

zhànshí xuèyè cǎijí

## 战时血液采集 ( wartime blood collection )

战时从供血者获取血液或血液成分的组织和工作。战伤输血的重要工作之一。战时血液储备的前提和重要环节。血液用于战伤救治以来，多由后方进行血液采集供应，战场上采集只占较少部分，主要用于应急输血治疗。现代战争仍以后方供血为主，战场就地采血为辅。

后方采血通常由军队采供血站、采供血中心和地方血站等专门机构和专业人员实施。通过动员，选择健康合适的供血者，征得其知情同意后，进行必要体格检查和血型、血常规、肝功能以及病原菌等相关检测，最后对合格者进行采血。通常采集全血 200ml 或 400ml。通过全血加工分离制作得到红细胞悬液、新鲜冷冻血浆、浓缩血小板或者冷沉淀等各种血液制品。单采血小板通过血细胞分离机多次循环采集单采得到。必要时可直接采集全血使用。

战场就地采血一般用于无血液来源或现存血源不适用，而伤员又需紧急输血治疗的情况。通常由战场内具备采供血设备和人员的救治机构实施。献血人员来自部队指战员、救治机构医务人员或其他人员，称为步行血库（walking bank）。经体格检查和血液检查合格后，才能献血。多采集新鲜全血，也可制备成成分血。伤员自身输血可在术中采集。

采血前要准备各种输血用器材和使用专用的血袋。所用器材也必须保证无热原。在采血过程中，采血环境以及相关物品要严格无菌要求。采集的血液应进行相关实验室检测，以确保血液质量和输血安全。血液采集后应在规定的时间内进行处理、包装、储存，并及时运往血库或用血机构。同时，应做好相关记录，以备查询。战场就地采血时，如现场无全面血液筛查设备，应将献血者的血样后送到相关机构行正式检测并跟踪结果，以保障全血输注的安全。

（文爱清）

zhànshí xuèyè chǔbèi

## 战时血液储备 ( wartime blood reserve )

战时有计划准备和存储血液及血液制品的组织和工作。战伤输血、战时血液运输的前提和重要环节。现代战伤伤情复杂，需要输血治疗的伤员增多，血液保障成为战时卫勤保障的重要工作之一。

**储备原则** 从战时需要出发，根据战伤预计和输血需求，坚持军队储备与地方储备相结合、战备储备与平时周转相结合、实物储备与流动储备相结合的原则，既要满足战伤救治的需要，又要避免浪费。重点做好动员准备工作，确保血源。

**储备种类和形式** 主要包括红细胞、冷冻血浆和血小板。各种血型要按照一定比例储存，一般 O、A、B、AB 比例为 7：5：3：1。通常应储备可保障 5 天供应量的血液制品。储备形式有实物储备、经费储备、技术储备等。

**储备体制和布局** ①战略储备。一般由总部依据军事战略方针确定的主要方向和重要方向预定的作战规模、作战类型、作战环境和卫生减员情况，以及遂行的具体保障任务、野战储血环境及设备等因素确定。建立国家血液储备库、省级和地区中心血站和军队血液储备体系，突出重点方向，统筹考虑血液的使用，以现有军地血液供应体系为基础，建立平战结合的血液储备体制，梯次建立区域性战备血库。②战役储备。通常在主要作战方向上，由战区卫生勤务保障部门联合地方卫生和血液保障单位，以军队采供血站、采供血中心、战区血库和地方血站为基础，建立战时血液采集和供应体系。③战术储备。以参战部队为主，建立野战血站和步行血库，保障战时应急供血的要求。

血液储备与一般医疗物资储备不同，需要特殊的方法和设备，保持血液制品稳定的温度，并根据保存期限及时更新和流动，尽量保证战时使用新鲜血液及其制品。并根据科学技术的进步，不断研究和采用新型储备方法，如冻干和深低温储存，以延长血液及其制品的储备时限，保证野战输血。同时，完善战备血液储备库与野战血站和基层医疗机构的衔接。加强信息技术的应用，实现血液储备信息化管理。

（文爱清）

zhànshí xuèyè yùnshū

**战时血液运输**（wartime blood transportation） 战时向伤员发生地运送血液制品的组织和工作。战伤输血和战时血液储备的重要环节。第二次世界大战时，美军采用飞机和船舰自本土向欧洲作战部队运送全血。越南战争时，美军从后方运往前线的全血占供血量的 95%。抗美援朝战争时，中国人民志愿军在中国境内建有转运站，在战区设立前方分配站，通过公路、铁路，采用保冷车和自制木箱加冰的形式向前线运送血液。西南边境作战时，中国人民解放军利用飞机、直升机和野战运血车向野战血库和医院运输血液制品，满足野战输血需要。

空运、海运和陆运均为战时血液运输的方式。空运具有快速、安全的优点，常用于从战略区向战役区运输。随着技术的进步及野战输血需求增加，直升机运输血液逐渐增多，并且多用于战术地域。地面运输可采用铁路、公路的方式。铁路运输主要用于长距离或大量血液运输，一般比较安全，也可保证血液的质量。公路运输机动灵活，主要用于战场内血站、血库间或向医疗救治机构运输。通常需采用专用工具实施运输，如运血箱、运血车等。必要时，也可用各种冰箱或简易冻藏装置。各种血液制品一般混合运输。

血液及其制品不同于一般的医疗物资，对运输有较高的要求。运输过程需相互衔接，形成连续冷链，保持温度稳定。通常需维持全血和红细胞在 2～8℃，冰冻血浆低于 -20℃，血小板 22±2 ℃。储运血装置还要达到标准化要求，适应制式托盘、标准集装箱等货运装备和其他常用运输工具。同时需注意运输中震动和速度对血液质量的影响。

组织管理是血液运输的重要工作之一。通常由专门的机构或组织负责战时血液的储备和运输。主要工作包括及时了解战时血液使用需求，制订运输计划，协调运输工具，组织运输和交接等。并于战后总结运输保障相关经验。

（文爱清）

zhànshí dàliàng shūxuè

**战时大量输血**（wartime massive transfusion） 战时一名伤员 24 小时内输注 18U 以上红细胞所采取的技术和方法。损害控制复苏（见损害控制外科）的重要措施之一。多用于严重战伤休克救治。相当于国外 24 小时输注 10U 红细胞（中国 1U 红细胞为 200ml 全血制备，欧美等国为 400～450ml 全血制备）。以下情况也称为大量输血：① 24 小时内输血红细胞悬液超过 0.3U/kg 体重。② 24 小时内输血量等于或超过伤员总血容量。③一次连续输血超过伤员循环血容量的 1.5 倍。④短时间内连续输血超过伤者总血容量的 3/4。⑤ 6～8 小时内输血量相当于伤员总血容量。

**基本原理** 现代战伤组织损伤重，伤情复杂，多伴有严重失血性休克、酸中毒和低体温等症。传统大量晶体溶液复苏的方法易导致低体温、凝血功能障碍等不良后果。血液制品可更好地发挥复苏作用。据统计，现代常规战争条件下，需大量输血的伤员约占7%。大量输血的目的是恢复血容量、纠正贫血、维持组织灌注和供氧，治疗凝血功能障碍，控制出血，同时科学合理输血。

**适应证** 确切适应证尚不明确。一般认为出现下列情况时，可能需要大量输血治疗：①严重战伤，特别是穿透伤，创伤严重程度评分＞35。②失血量超过1 500ml，血红蛋白浓度＜100g/L，或血细胞比容＜32%。③凝血功能障碍（国际标准化比值＞1.5）。④酸中毒（碱缺失超过8）。⑤低体温（＜35℃）。

**输血方案** 用的血液制品包括红细胞悬液、新鲜冷冻血浆、血小板悬液、冷沉淀和重组活化因子Ⅶ等。通常应早期输注新鲜血浆和血小板，预防或纠正伤员凝血功能异常。一般输注红细胞悬液4U后，应加输新鲜冷冻血浆，并使其与红细胞悬液的比例达到1:1。输注红细胞悬液超过18U时，可输注血小板悬液，维持血小板计数不＜$75 \times 10^9$/L。有持续出血和/或颅脑损伤者，应使血小板计数维持在$100 \times 10^9$/L以上。早期输注高比例新鲜冷冻血浆、血小板悬液可提高伤员的生存率，并减少红细胞悬液的使用量。通常按1:1:1比例输入红细胞悬液：新鲜冷冻血浆：血小板悬液。出现弥散性血管内凝血（DIC）且血浆纤维蛋白原（Fib）＜0.8～1g/L时，可给予冷沉淀（125～250mg）和重组活化因子Ⅶ（80～100U）。早期使用新鲜全血可起到较好的复苏作用，使全血在严重战伤救治中的作用又重新引起的重视。

**注意事项** ①积极控制出血。②减少早期晶体溶液的输入。预计可能需要大量输血的伤员，可在伤后3小时内给予氨甲环酸止血。③加温输注血液制品，防止低体温发生。④尽可能使用保存时间短、新鲜的血液制品。⑤一般应每1～2小时监测一次血常规（血红蛋白浓度，血细胞比容，血小板计数）和凝血功能相关指标（血浆凝血酶原时间，国际标准化比值，血浆活化部分凝血活酶时间，血浆凝血酶时间，血浆纤维蛋白原）变化，有条件时可监测血栓弹力图、纤维蛋白（原）降解产物、血浆D-二聚体等改变，指导血液的使用。⑥监测钙离子浓度，并将其维持在正常范围内。⑦防止凝血功能障碍与弥散性血管内凝血、酸碱代谢紊乱、低体温、输血相关急性肺损伤、输血相关循环起负荷及高钾血症等并发症的发生。

战时大量输血仍有许多问题尚待解决，如适应证，晶体复苏液与血液制品的应用比例，红细胞、血浆、血小板输注比例及输注量和时机，伤员凝血功能状态的快速诊断和评估，全血在战时环境下的使用效果及安全性等。循证医学研究将有助于上述问题的解决。

（文爱清）

zhànshāng níngxuèbìng

**战伤凝血病**（coagulopathy of wounded soldier） 战伤后发生的以凝血功能障碍为主要表现的临床综合征。战伤后的一种严重并发症，多见于严重战伤并伴有休克的伤员。伊拉克和阿富汗战争中，25%～35%的伤员在到达野战医院时已发生凝血病。发生此病伤员病死率比未发生者高3～4倍，并多需要大量输血（见

战时大量输血），易并发多器官功能障碍综合征。

**发生机制** 为多因素共同作用结果，确切机制尚未阐明，但与组织损伤、休克、血液稀释、低体温、酸中毒和炎症反应等有关。组织损伤可致内皮细胞受损，胶原和组织因子暴露，并与血管性血友病因子、血小板等作用，激活凝血过程，并使纤溶活性增强；休克时组织低灌流使内皮细胞释放血栓调节蛋白增加，并激活蛋白C，造成抗凝活性增强；输液可使血液稀释，体液从细胞内和组织间隙向血管内转移，以及创伤后凝血因子消耗等均可致凝血因子减少；低体温通过影响血小板表面糖蛋白Ib/Ⅸ复合体的结合而抑制血小板的激活和聚集；酸中毒可抑制各种凝血因子的活性，也促进纤维蛋白原的降解；凝血过程和炎症反应之间存在着内在的交联关系，通过血栓调节蛋白-蛋白C途径激活抗凝系统，也可促使凝血病的发生。

**临床表现** 主要是创面渗血不止或伤口渗出、引流量较大，也可影响循环功能稳定和出现心动过速等。

**诊断及监测** 对损伤严重、休克、活动性大出血、预期会接受大量输血的伤员，要及早常规检查血常规和凝血功能。一般凝血酶原时间（PT）＞18秒，国际标准化率（INR）＞1.5，部分凝血活酶时间（PTT）＞60秒可诊断为凝血病。血小板计数、活化部分凝血活酶时间（APTT）、凝血酶时间（TT）、纤维蛋白原浓度、D-二聚体等也可辅助诊断。血栓弹力图（TEG）和旋转式血栓弹力图（ROREM）能够敏感地检测体内纤溶状态，并可用于早期诊断和监测。其判断标准为5分

钟内血凝块振幅＜40mm。可早期反映凝血酶和纤维蛋白溶酶激活情况的更敏感的指标，如纤维酶原激活物抑制因子、纤维蛋白肽A和纤维蛋白肽Bβ15－42等正受到关注。

应密切观察凝血病的伤员的出血情况，监测凝血功能状态，根据伤情每2～4小时重复检查1次。并监测体温和酸碱平衡状态。

**预防及治疗** 预防应迅速止血、积极防治休克、保暖、早期避免大量输注晶体溶液、防治酸中毒。

治疗通常采取损害控制复苏策略，主要措施包括：①积极处理原发损伤，控制活动性出血，必要时可行损害控制手术。②积极纠正休克，尽量恢复凝血功能。避免大量使用晶体和胶体溶液，尽早使用新鲜冷冻血浆。对预期需要大量输血的伤员，采用1:1:1的比例输注新鲜冷冻血浆、浓缩红细胞、血小板，必要时可输注新鲜全血。③环境加温、保暖或加温输液／输血，纠正低体温。④纠正酸中毒。⑤适时给予止血药物。对出血量大或预期需要大量输血的伤员，伤后3小时内可给予氨甲环酸；后期可给予重组Ⅶ因子（rFⅦa）等药物，但应警惕高凝状态和血栓形成，防止发生静脉血栓和肺栓塞的危险。

（文爱清　陈方祥）

zhànshāng mázuì

**战伤麻醉**（battlefield anesthesia） 用药物或其他方法可逆性地抑制战伤伤员中枢神经系统和／或周围神经系统功能，达到暂时性痛觉丧失的技术和方法。战伤救治基本技术之一。主要为战伤手术创造良好的条件。

**简史** 虽然有记载的战伤麻醉历史较为悠久，但真正意义上

的使用是1846年爆发的美墨战争，在战场上开始应用乙醚吸入麻醉。19世纪末，吗啡开始应用于战伤麻醉；19世纪末20世纪初，可卡因开始应用于战伤麻醉，应用范围包括眼部清创手术的局部浸润麻醉及神经阻滞麻醉；其后随着大量局麻药的出现，椎管内麻醉被广泛应用，到越南战争期间，脊髓麻醉是战伤麻醉的主要方式之一。局麻药的出现以及局部麻醉的广泛应用结束了以往伤员只能全身麻醉而没有其他选择方式的窘境。

**特点** 战伤麻醉与一般手术麻醉相似，但也存在明显的不同：较短时间内大量伤员需要麻醉；麻醉专业技术人员严重不足；前方医疗救治机构流动性大，器材、药品供应明显不足，早期救治的时间紧、任务重，救治困难更大。为确保伤病员的及时安全救治，需注意以下几个方面：①根据战伤分级救治原则，准确评估伤情，确定优先麻醉手术顺序。②对危重伤员，优先处理致命伤情，实施有效的气道和循环管理，尽可能维持伤员生命。③选择简便、安全、有效的麻醉药物和麻醉方法，为伤员提供必要的镇痛和镇静，满足手术要求。

**主要方法** 战伤麻醉方法通常分为战伤局部麻醉和战伤全身麻醉两大类；伤员选择哪种麻醉方法是根据伤情、受伤部位、手术方式，以及伤员的全身状况而定。同时，还受到战场救治条件的限制，包括战时麻醉设备以及麻醉专业人员的技术水平等因素的影响。

手术麻醉应具备良好的镇痛、充分的镇静、足够的肌松以及消除手术应激的不良反射。根据手术要求不同，对上述几个要素的

要求不同，通常可以从以下几方面考虑。对单纯肢体战伤伤员，通常选择局部区域阻滞或神经阻滞麻醉；病情较轻、生命体征和生理功能稳定的下肢和腹部创伤伤员可选择椎管内麻醉，但休克、意识障碍、呼吸困难和凝血功能较差的伤员禁用椎管内麻醉；全身麻醉适用于所有战伤伤员的手术，尤其是危重、多发伤伤员应作为首选麻醉方式，对于不确定手术或术中可能出现大失血风险的伤员，也应选择全身麻醉。由于战伤麻醉可能在极端气候和条件下开展，局部麻醉通常选区域神经阻滞麻醉，椎管内麻醉相对少用；全身麻醉时，单纯静脉麻醉更适合战场环境。氯胺酮由于镇痛作用强，对循环呼吸影响小，使用方便，曾经单独作为静脉麻醉剂在野战创伤外科清创术中广泛使用。麻醉专业技术人员还应根据当时的设备条件及自己的临床经验，对伤员的伤情进行综合判断后，采用自己最熟悉的麻醉方法进行麻醉，以确保伤员顺利度过围手术期。

**麻醉前的检查** 麻醉前检查的主要目：①立即处理威胁伤员生命的致命伤情。②确定外科手术优先顺序。③制定恰当的麻醉方案。麻醉前尽可能了解致伤原因、救治经过、基本生命体征和功能状态，采用"ABCDE法"简易评估顺序对伤员进行快速评估：气道（Airway）、呼吸（Breathing）、循环（Circulation）、功能障碍（Disability）和暴露（Exposure）。全面伤情评估、快速诊断技术的应用以及尽早手术是为严重战伤伤员争取最佳结局的关键。首先确认气道通畅和呼吸动力是否足够是最重要的步骤，缺氧是最急迫的生命威胁，伤员缺氧5到10

分钟即会出现永久性脑损伤和死亡，应立即建立安全气道和维持通气充足（如开放气道解除气道梗阻、张力性气胸立即行胸腔闭式引流等）。出血是第二紧急的情况，持续失血将不可避免地导致死亡。止血带能控制的四肢出血属于可压迫性出血，对不可压迫性活动性出血、收缩压持续低于100mmHg、离断伤或外出血未能控制的伤员，无论何种损伤机制，均直接送手术室进行复苏。呼吸循环评估和紧急致命伤情处理完后，接着评估患者的神经系统状况。最后伤情允许时，可完全暴露伤员，进行彻底检查，以排除隐匿的伤情。实验室和辅助检查方面，麻醉医师应注意评估以下内容：①血红蛋白水平和凝血功能状态。②评估内环境情况，血气、水电解质平衡、酸碱平衡、血糖水平。③常规监测体温等。

**麻醉前的准备** 麻醉前准备的目的是为手术麻醉提供安全保障。由于战伤伤员通常较少合并内科疾病，麻醉前准备除一般必备的麻醉药品、耗材和设备外，更侧重于战创伤休克急救的准备：①备好输血输液加温装置。②准备大口径外周静脉穿刺针、双腔或三腔中心静脉导管，必要时9F血管鞘和加压输液装置。③准备动脉测压和CVP测压装置，有条件时可备血流动力学监测设备。④基本气道管理装置，甚至可视喉镜、纤维支气管镜等困难气道处理设备。⑤麻醉诱导、维持用药，视伤情准备血管活性药等急救用药。⑥备好体温监测，自体血液回收机、超声诊断仪等设备。⑦完成血型鉴定和交叉配血，对中、重度失血性休克，或伴有活动性出血、血流动力学不稳定伤员，做好启动大输血方案的准备。

麻醉前简单的ABCDE快速评估，对威胁生命的伤情立即优先处理是提高手术麻醉安全的重要环节。优先处理威胁生命的伤情：如气道梗阻、张力性气胸、心包填塞、急性活动性大出血等。对于重症伤员的抢救，必须强调：①麻醉前应及时与外科医生团队沟通伤情并共同参与再评估，熟知手术范围和方式。②术前尽可能在有限时间内改善或纠正伤员全身状态，但重症伤员存在不可压迫性大出血时，应在允许性低血压复苏支撑下，尽快做好麻醉前准备，及时麻醉和手术，只有止血复苏才能挽救生命。

（陈力勇　陈　强）

zhànshāng quánshēnmázuì

**战伤全身麻醉**（general anesthesia for war wound）　战伤手术中可逆性抑制中枢神经系统功能，达到神志消失，全身痛觉消失，遗忘，反射抑制和骨骼肌松弛状态的技术和方法。战伤麻醉的主要方法之一。

**理论基础**　全身麻醉的关键是麻醉深度的控制，这取决于血液内药物浓度以及药物对中枢神经系统抑制的程度，药物被代谢或从体内排出后，伤员的神志及各种反射逐渐恢复。全身麻醉效果确切，能使手术创伤对机体的不良刺激（如疼痛、牵拉等）减轻到最低程度，而且能有效地管理呼吸和循环，并对手术中可能出现的变化及时进行调控，特别是对于严重战伤和休克的患者，全身麻醉较其他麻醉方法具有更多的优势。

**基本方法**　分为静脉麻醉和吸入麻醉两大类。

**静脉麻醉**　通过静脉注射麻醉药达到全身麻醉的方法。最突出的优点是不需要气道给药，避

免了手术室和环境的污染；不增加脑血流量，避免颅内压增高；诱导便捷、舒适，苏醒迅速平稳。缺点：①单一药物通常不能达到理想的麻醉深度。②可控性比吸入麻醉药差。③代谢受肝肾功能影响大。④用药个体差别大。目前常用的静脉麻醉药：硫喷妥钠、氯胺酮、依托咪酯、羟丁酸钠、异丙酚、芬太尼、瑞芬太尼、舒芬太尼。为了取得满意的肌松效果达到手术需要，全身麻醉通常合用肌松药。在使用肌松药时，麻醉者必须具备呼吸道管理经验。常用的肌松药：琥珀胆碱、潘库溴铵、维库溴铵、顺苯磺阿曲库铵、罗库溴铵等。

**吸入全麻**　将挥发性麻醉药物或麻醉气体以蒸汽或气体形式吸入战伤伤员肺内，经血液循环到达中枢神经系统从而产生全身麻醉作用的方法。麻醉深度可通过调节吸入气体中的药物浓度加以控制。麻醉过程中肺泡、血液和中枢神经系统间的麻醉气体始终保持着动态平衡，一旦停止吸入，大部分吸入麻醉药会经肺泡以原形排出体外。吸入麻醉的优点主要体现：①吸入麻醉药的作用广泛全面，即使单一吸入药物也可满足战伤救治需要。②给药途径简便易行。③容易控制深浅，麻醉的诱导、维持和苏醒之间易于转换。缺点是容易造成手术室的环境污染。常用吸入麻醉药：恩氟醚、异氟醚、七氟醚、氧化亚氮。使用吸入麻醉药，应警惕吸入麻醉药特别是含氟吸入麻醉药对个别伤员可能存在肝脏的损害作用，吸入麻醉药还可以不同程度地抑制心肌收缩力和降低心肌耗氧量，扩张外周血管和降低血压，并能降低压力感受器的敏感性，使内脏血流量减少，因此

在使用吸入麻醉药时要注意保护重要脏器的血供。

**应用及注意事项** 全身麻醉原则上适用于所有战伤伤员手术。对循环稳定的伤员，可按常规选用麻醉药物。对失血性休克伤员，任何静脉麻醉药物都可能诱发严重低血压甚至心搏骤停。应用时注意以下几点：①静脉麻醉药。首选依托咪酯，也可使用氯胺酮，循环不稳定时慎用丙泊酚。②适当减少芬太尼或舒芬太尼用量。③肌肉松弛药。可选用罗库溴铵、维库溴铵或顺式阿曲库铵，琥珀酰胆碱可升高胃内压及眼内压，增加误吸风险，应慎用。④循环稳定后宜追加咪达唑仑，加强镇静、遗忘作用。另外，野战环境条件下，一般不用吸入性麻醉药，常单用氯胺酮静脉麻醉做清创手术，但在后方医院氯胺酮一般不单独应用，而是作为低血压伤员的复合诱导麻醉药之一。

全身麻醉通常包括全麻诱导期、维持期和苏醒期3个阶段。全麻诱导期注意事项：①创伤后由于胃内容物排空减慢，存在反流、误吸风险，尤其是昏迷伤员更需注意，可采用快速序贯麻醉诱导。②对未排除颈椎损伤的伤员麻醉诱导和气管插管时，应始终维持颈椎的轴向稳定。③伴出血性休克的伤员，麻醉药诱导用量必须减小，对低血容量危及生命的患者，可单用肌松药甚至可以不用任何麻醉药物，完成气管内插管。④一般情况下，在紧急救治中优先选择经口气管插管。全麻维持期注意事项：①根据伤情做好术中监测，重症伤员术中监测有创血压、中心静脉压、体温、尿量、动脉血气等，有条件及伤情需要时可监测心排血量等血流动力学指标、血栓弹力图及

麻醉深度检测等。②对于活动性出血、循环不稳定伤员，重点是在允许性低血压下进行损伤控制止血；若主要出血部位以及被控制，重点是目标导向容量复苏和个体化治疗急性凝血病；若出血已完全控制，重点是改善终末器官灌注和优化生理状态。③合理输血输液，维持凝血功能，对大出血伤员主张早期输注新鲜全血，或按1:1:1输入浓缩红细胞、血小板、新鲜冰冻血浆。④维护重要器官功能，严重战伤伤员的术中管理早期复苏目标包括维持收缩压在80至100mmHg，红细胞比容在25%至30%，中心温度高于35℃，维持正常的脉搏血氧饱和度，维持凝血酶原时间和部分凝血活酶时间在正常范围，防止酸中毒恶化，维持血气pH高于7.2。全麻苏醒期注意事项：①掌握气管导管拔管指征，推荐清醒后拔管。②重症伤员转入重症监护病房治疗，若术后伤情稳定，应尽早后送至条件更好的综合性医院救治。③术后应对伤员伤情再评估，特别强调任何伤情再恶化都应再评估，并针对原因处理，稳定伤情。

（陈力勇　陈　强）

**zhànshāng júbù mázuì**

**战伤局部麻醉**（local anesthesia of war wound）　对战伤伤员周围神经系统功能进行可逆性抑制的方法和技术。战伤麻醉的主要方法之一。

**基本原理** 应用局部麻醉药选择性阻断身体某一部位的感觉和/或运动神经功能，达到无痛或肌肉松弛目的，为战伤伤员救治提供条件。这种阻滞作用是暂时的，一旦阻滞作用消退，神经功能将完全恢复，一般不遗留组织损害。局部麻醉简单易行，对伤

员生理干扰较小，安全性大，并发症相对较少，伤员始终处于清醒状态，便于观察伤情变化；术后还可以进行镇痛治疗，有利于伤员的恢复。

**基本方法** 大部分战伤伤员的救治可以通过局部麻醉解决。广义上的局部麻醉包括表面麻醉、局部浸润麻醉、区域阻滞、神经阻滞四类；静脉局部麻醉是局部麻醉的另一种形式，已基本不用。在实际战伤救治中，局部麻醉与全身麻醉可以联合使用，以达到取长补短的作用。

**表面麻醉** 是将渗透作用强的局麻药与局部黏膜接触，使其通过黏膜而阻滞浅表神经末梢产生无痛状态。表面麻醉使用的局麻药难以达到皮下的痛觉感受器，因此该方法的使用有较大的局限性，通常应用于眼科手术、鼻腔手术、咽喉、气管及支气管表面的麻醉；所用药物一般为利多卡因或丁卡因。在应用时需注意控制药物总量，避免中毒反应。

**局部浸润** 是将局部麻醉药沿手术切口分层注入阻滞组织中的神经末梢的方法。使用时需根据不同组织调整药物用量，特别是进入到肌膜、骨膜、肌膜位置时，由于存在较多神经末梢，通常需要加大局麻药的用量；而在肌纤维组织中，神经末梢分布较少，仅需注入少量局麻药便可以产生较好的麻醉效果；注意每次注药前均应抽吸，以防局麻药误入血管内，局麻药注入后应加压4~5分钟后再行手术。特别需要注意的是必须熟记每一种局麻药的最大用量，避免药物过量引起的中毒反应；对于局部有感染的伤口，一般不宜用局部浸润麻醉。

**区域阻滞** 可以认为是局部浸润麻醉的一种特殊情况，它是

围绕手术区域，在其四周和底部注射局麻药，以阻滞进入手术区域的神经干和神经末梢，其操作手法与局部浸润麻醉相同，它的优点在于可以避开局部感染组织，特别适用于手术区域较局限的创伤患者。

神经阻滞麻醉　是通过药物在神经干周围，使其传导功能受到阻断而使相应区域麻痹的方法。其麻醉范围更大，效果优于局部浸润麻醉。常用的阻滞方法有颈神经丛阻滞、臂丛神经阻滞、下肢神经阻滞、椎旁神经阻滞等。由于神经刺激定位仪和便携式B超的应用，神经阻滞麻醉的准确性和安全性明显提高，而且连续神经阻滞麻醉还可以用于伤员转运或术后的镇痛治疗，明显提高救治水平；不足之处在于该方法在应用时技术要求高，操作者需要具有非常丰富的临床经验才能顺利完成操作，所以该方法在伤员多、专业技术人员缺乏的战伤紧急救治中可能受到一定限制。

椎管内麻醉　是将药物（局麻药、阿片类）注入椎管内某一腔隙，可逆性阻断脊神经传导功能或减弱其兴奋性的一种麻醉方法。椎管内麻醉通常用于膈以下的各种腹部、腰部、盆腔和下肢的战伤救治，较少用于颈部、上肢和胸壁浅表手术及相应区域的战伤治疗；中枢神经系统外伤、休克、靠近穿刺部位皮肤感染、凝血功能障碍、脊柱外伤等均为禁忌证。常用的椎管内麻醉方法包括硬膜外麻醉、蛛网膜下腔麻醉（又称腰麻）以及通过硬膜外和腰麻联合穿刺技术完成的腰麻－硬膜外联合麻醉。椎管内麻醉常见的并发症有局麻药的毒性反应、神经损伤、硬膜外血肿或硬膜外脓肿，全脊髓麻醉等，其中全脊髓麻醉是硬膜外麻醉最严重的并发症，全脊髓麻醉产生的原因在于将硬膜外阻滞所用的局麻药全部或大部分注入蛛网膜下腔中所致，临床表现为伤员可在数分钟内出现呼吸停止、血压下降，甚至意识丧失，若发现不及时或处理不当可导致伤员心脏停搏。一旦发生全脊髓麻醉应立即施行人工呼吸，加快输液并静注血管收缩药以维持血压正常，若发生心搏骤停，应立即进行心肺复苏。预防措施包括经硬膜外导管注药前应回抽无脑脊液回流后方可注药；先给试验剂量3～5ml，观察5～10分钟，如无局麻药误注入蛛网膜下腔表现，再继续注药。

应用　伤员救治过程中麻醉方式及麻醉用药的选择，是按照分级救治的原则根据手术需要确定的。局部麻醉的实施与管理通常采用以下分级救治进行管理：①野战医院可根据其收治伤员的伤情、设备水平和开展手术的要求选用麻醉方式，麻醉处理以满足基本外科清创和紧急止血为原则，其麻醉方式的选择一般遵循以下几个方面：创伤较局限的战伤伤员，采用局部浸润麻醉就可以满足手术需要；指（趾）关节的战伤，可以采用区域阻滞；肢体战伤，通常可以选用神经阻滞；躯干局部损伤可选用椎旁神经阻滞；下腹部以下（包括下肢）的战伤，可以选择采用椎管内麻醉。②伤员转运中的麻醉管理：随着战伤救治水平的提高，医疗直升机、医疗列车、医疗舰（船）、航空母舰等战伤救治转运平台广泛运用，伤员可以在监护下采用连续神经阻滞或连续椎管内麻醉镇痛下进行转运，进入后方医院进行治疗。③后方医院的战伤麻醉管理：根据确切外科治疗的需要而定，其处理方法与通常的麻醉方法相一致。

（陈力勇　陈　强）

zhànshāng zhèntòng

**战伤镇痛**［analgesia（pain relieving）of war wound］　减轻或消除战伤伤员疼痛的技术和方法。战伤救治基本技术之一。用于战伤救治的全过程。不同阶段采取合理技术进行多层次镇痛，确保伤员在救治过程中基本无痛，以达到最少的战斗减员。及时有效镇痛可减轻疼痛对伤员躯体、心理及精神的影响，促进生理功能康复、改善预后和恢复战斗力。

**简史**　战伤镇痛始于第二次世界大战后，调查发现在32%的军队战伤伤员中疼痛是最主要的并发症。剧烈的疼痛不仅造成伤员躯体的创伤，引起循环、呼吸功能紊乱及代谢、应激、内分泌功能失调，严重者可影响伤病的转归，给现场救援增加很大的难度，使现场救援复杂化。战场上伤员得不到良好的镇痛，则直接导致短期内战斗力的极大下降。急性期疼痛没有得到良好控制则可能造成远期神经系统产生永久性退化导致慢性疼痛综合征，给伤员造成巨大的精神心理创伤，严重者可发生创伤后应激障碍（PTSD）。美军已将口腔崩解镇痛片和负压自动注射器给药装置装备单兵，枸橼酸芬太尼口腔黏膜吸收剂（OTFC）已成功用于美军特种兵的院前战伤镇痛，并正在研发激光、脉冲、微波等体积小、重量轻、便于携带的镇痛装置。

**疼痛测量与评估**　评估疼痛的强度及性质是制定和调整治疗方案的科学依据。通常使用数字评价量表（numerical rating scale，NRS）进行。将疼痛程度用0～10个数字依次表示，伤员根据个人感受选择。0 表示无痛，10 表示最剧烈疼痛。疼痛程度分为轻度疼痛（1~3）、中度疼痛（4~6）和重度疼痛（7~10）；战伤后疼痛评估应当遵循"常规、量化、全面、动态"的原则进行，持续、动态、准确评估疼痛变化，并详细记录疼痛评分、镇痛方式、镇痛时间，为下一级救治单位提供信息。

**镇痛方法** 可分为三类。①消除病因方法：主要减轻、缓解或去除产生疼痛刺激的原因，如骨折固定制动、控制炎症反应等。②提高痛阈，抑制疼痛反应方法：如镇痛药物、经皮电刺激、针刺镇痛等。③阻断疼痛传导途径：如使用局麻药进行神经阻滞等。

**药物镇痛** 最基本、最常用的战伤镇痛治疗手段。常用药物有：①阿片类镇痛药。主要作用于中枢神经系统，能够解除或减轻疼痛，并能改变对疼痛的情绪反应。常用吗啡、芬太尼、雷米芬太尼、丁丙诺啡、二氢埃托啡、美沙酮等，有即释、缓释、透皮贴剂等剂型。此类药物主要用于重度剧烈的急性疼痛，但有不同程度的成瘾性。②非甾体类抗炎镇痛药。主要通过环氧化酶抑制前列腺素合成达到镇痛、解热、抗炎作用。常用阿司匹林、对乙酰氨基酚、双氯芬酸钠、洛索洛芬钠、美洛昔康、塞来昔布等。多用于缓解轻度疼痛，或与阿片类药物联合用于缓解中、重度疼痛。③其他镇痛药。曲马多、可乐定、氢溴酸高乌甲素、神经妥乐平等，属中枢神经系统抑制药，具有镇静、镇痛作用，有的还具有解热、消肿、提高痛阈、神经修复和免疫调节作用。一般无成瘾性及耐药性。此类药物主要用于中重度急慢性疼痛。④镇痛辅助药物。包括抗惊厥类药物、抗抑郁类药物、皮质激素、N-甲基-D-天冬氨酸受体（NMDA）阻断剂。可增强阿片类药物镇痛效果或产生直接镇痛作用。常用于辅助治疗由于创伤引起的神经病理性疼痛如幻肢痛、骨痛等。例如，卡马西平、加巴喷丁、普瑞巴林等抗惊厥类药物可用于神经损伤所致的撕裂痛、放电样疼痛及烧灼痛；阿米替林、度洛西汀、文拉法辛等三环类抗抑郁药可用于中枢性或外周神经损伤所致的麻木样痛、灼痛，该类药物也可以改善心情、改善睡眠。

**神经阻滞镇痛** 主要有肋间神经阻滞、臂丛神经阻滞、椎旁神经阻滞、坐骨神经阻滞、股神经阻滞、硬膜外间隙连续阻滞和末梢神经阻滞等。用药量少，镇痛效果好，镇痛范围可控，对全身各系统影响较小，且操作简单易行，安全性高。通常使用局麻药或复合少量阿片类药物，可基本消除对阿片类药物成瘾性。神经阻滞对四肢创伤的镇痛较为理想。但需要专门的技术和一定的仪器。

**应用原则** 根据伤员疼痛的程度、性质、伤情合理选择药物和镇痛方法，个体化调整用药剂量、给药频率，防治不良反应，以期获得最佳镇痛效果和最小不良反应。自救互救时，可用口腔崩解镇痛片剂、含镇痛药的止血抗炎敷料等方法快速镇痛。紧急救治时，可以口服、鼻喷、肌注方式或神经阻滞方法镇痛。野战医院可由专门的麻醉或疼痛医师给予控释制剂以及采取区域阻滞、硬膜外阻滞等持久镇痛的方法对后送伤员进行完善镇痛。专科治疗时可组织麻醉和镇痛专家采用药物、介入神经调制、鞘内吗啡泵、理疗等多种手段进行镇痛治疗。对昏迷、呼吸循环不稳定性伤员，慎用阿片类镇痛药药。

（陈力勇 郭晓丽）

zhànshāng zhòngzhèng jiānhù

**战伤重症监护**（intensive care of war wounded） 集中观察和治疗严重战伤伤员的技术和措施。通常在相对独立的单元，由专业人员运用各种先进的技术和现代化的监护及抢救设备完成。武器杀伤效能提高使战伤伤情更为复杂，伤势更为严重，战伤急救及后送技术的发展使部分重症伤员能够存活到达救治机构。重症监护已成为严重伤员综合救治的重要环节和必要措施，也是提高重症伤员救治成功率，降低战伤死亡率和残废率的重要手段。

**简史** 战伤重症监护最早可追溯至 1853 年克里米亚战争时，南丁格尔通过控制感染和营养使伤员死亡率显著降低。第一次世界大战时，野战医院建立了"休克病房（shock ward）"，由经过训练的专业人员对重伤员进行处理。第二次世界大战中，军队将休克伤员进行集中治疗和护理，提高了伤员存活率，并节省了医疗资源。20 世纪 50 年代初，脉搏氧饱和度计和无创血压计用于伤员监测。1958 年，美国首次建立了重症监护治疗病房（ICU）。越南战争时，重症监护得到迅速发展，呼吸支持及肾功能维护技术得以应用。1982 年马岛战争中，英军在舰艇上设立了重症监护单元。1994 年，美军建立了重症救治空运队，开始了伤员途中监护。伊拉克战争中，美军机动外科机构中也包含具有重症监护功能的单元，使重症监护更靠近前线。中国人民解放军在师、旅救护所及以上救治机构均设立了抗休克或重伤救治室（组），对重症伤员实施抗休克和综合观察治疗。

**主要内容** 主要包括详细、全面伤情检查和评估，监测重要生理功能，积极复苏，器官功能支持，围手术期处置。

**循环系统** 监护的基本内容之一。包括心率、血压、心电、血氧饱和度、四肢末梢灌注等基本项目。根据伤员需要及设备条件，可监测中心静脉压、肺动脉压、肺毛细血管楔压、心排出量和混合静脉血氧饱和度等指标。重点是实时监测心血管系统功能变化，观察治疗效果，评估是否存在出血和其他影响循环系统稳定的伤情。同时采取输血输液或升压、止血、正性肌力、改善微循环等药物进行循环支持和治疗。

**呼吸系统** 监护的基本内容之一。包括呼吸频率、呼吸运动、肺容量、肺通气和换气功能、肺弥散功能、和气血改变，有气管插管者常需监测呼吸末二氧化碳浓度。重点是保持呼吸道通畅，维持和改善肺通气和换气功能，对重症伤员有时需行呼吸机辅助通气。

**神经系统** 主要用于昏迷、颅脑伤、多发伤等严重伤员。通常采用观察瞳孔大小及对光反应、神经损害定位等方法评估，也可用 AVPU（清醒、言语反应、疼痛、无反应）或格拉斯哥昏迷评分（GCS）法监测中枢神经系统功能变化。有条件时，还可监测颅内压力，结合计算机 X 线体层扫描（CT）和磁共振成像（MRI）检查评估颅脑损伤部位、程度及伤情变化。治疗重点是维持脑血液灌注量，控制脑水肿，防止继发损害。

**器官功能** 主要是肾功能监测。包括肾小球滤过功能、肾血流量和肾小管功能等，常用尿量、尿比重、血尿素氮、肌酐、血钾等作为评估指标。重点是维持肾脏血液灌注量和尿量，防止肾功能受损。有条件时，可采取透析治疗。同时，应防止和处理应激性溃疡出血等并发症。

**其他** 主要包括水、电解质平衡、酸碱平衡和凝血功能等。重点是血乳酸和电解质水平，出、凝血时间，血小板计数、凝血酶原时间、部分凝血活酶时间等，有条件时可行血栓弹力监测。同时注意酸碱平衡和体温改变。防止发生战伤凝血病、低体温和酸中毒"三联征"，并采取适当措施（如损害控制手术，损害控制复苏）积极处理。

**应用** 严重休克、呼吸功能障碍、器官功能紊乱、严重感染，以及心肺复苏和术后伤情不稳定的伤员一般需要进行监护。

战伤监护应贯穿于重症伤员救治的全过程。具备监护能力的救治机构应根据自身技术和设备能力，积极开展重症伤员的监测和治疗，尽早恢复生理状态，为适时手术或后送创造条件。并注意深静脉血栓、急性肺栓塞、机械通气相关肺炎的发生。伤员在后送途中也应加强监护，特别是循环和呼吸系统功能监测和治疗，维持伤情稳定。

(陈力勇)

qīngchuàngshù

**清创术**（debridement） 系统去除伤口中肉眼可见的污染、失活、坏死组织和异物，创造干净甚至是无菌环境的外科方法。又称伤口初期外科处理，简称清创。属于外科的基本操作技术。伤口初期处理的质量，对伤口愈合、受伤部位组织的功能和形态的恢复起决定性作用。

**简史** 清创术已有很久的历史。法国的乔利阿克（Guy de Chauliac，1300～1368 年）1363年主张清创并扩大伤口以促进引流。法国格斯多夫（Gersdorff）1517 年创制一种手术钳，可以去除伤口内枪弹和异物。法国著名军医巴累 1579 年发表文章，总结他 40 年经验，告诫外科医师必须清除伤口内所有异物，还应切开深筋膜，扩大伤口以利脓液的引流，否则伤口不能愈合。18 世纪末清创术在法国已经普遍应用。珀蒂（Petit）还主张扩大伤口直至伤口深处。1792 年法国医生佩尔西（Percy）建议用小刀切开伤口以消除积液和肿胀，还可防止因出血和化脓而加重的组织坏死。对污染伤口进行清创的完整概念应归功于法国慈善医院外科主任德索特（Pierre Joseph Desault，1744～1795 年）。他主张用刀修整挫灭创缘，切除所有失活组织和异物。俄国军医卡尔·赖厄（Carl Reyher，1846～1890年）1877 年主持 150 个床位的伤兵医院的救护工作，积极主张枪伤的清创手术。他还进行了前瞻性的临床对比研究，发现应用消毒剂与早期清创伤员的死亡率为 10.5%，而延期手术患者死亡率为 62.9%。1878 年他发表枪伤的初期清创术，阐明清创术和消毒剂可显著降低死亡率和截肢率。他主张清创后的伤口仅用敷料填塞，任其肉芽组织逐步生长而伤口闭合，不做延期缝合。他的早期清创主张的正确性直至第一次世界大战时才被人们所认识。1898 年德国莱比锡的弗里德里克（Friederic）通过动物实验证实污染伤口进行清创的最有效的时限为伤后 6 小时。他还证明切除坏死肌肉组织的重要性，伤口内存留坏死组织将加重感染。他的文章引起广泛注意，使早期清创的重要性有了科学实验的支持。1916 年杜菲埃（Tuffier）在国际学术会议上发表延期缝合的论文，受到多数人的赞同。1917 年协约国《战伤治疗原则》会议上确定切除坏死组织，去除异物，伤口敞开，不加缝闭。初期缝合只适用于 8 小时内的创口。一次大战后清创术作为一种基本的外科技术得到广泛应用。

**治疗目的** 正确有效的清创术，需达到以下的目的：①清除创面及其周围皮肤上的污物，包括创面和皮肤上沾污的尘土、油垢等污物，减少污染和细菌数量。②切除污染的组织。人们常在污染环境中受伤，凡被致伤物接触或暴露于空气中的损伤创面，均应认为已被污染。在清创过程中，不论伤口是一个宽阔的暴露创面或是一个深狭的小口，都应逐一寻到其伤断面，毫无遗漏地将断面切除一层，以达到彻底清除污染的目的。③切除失活的组织。受损伤无活力的组织，不但是细菌生长繁殖的培养基，易导致感染，而且由于失活的组织将健康的组织隔开，妨碍毛细血管和淋巴管等组织的再生，不利于伤口愈合。同时由于大量失活组织坏死液化，滞留于伤口内，产生毒性物质，使毛细血管通透性增加，体液外渗，引起伤口周围组织严重肿胀，影响血液循环，不利于创面的愈合，甚至引起全身中毒症状，危及生命。因此，彻底清除失活组织十分必要。④清除异物。开放性损伤创面甚至创口深部常存有异物，如金属、石块、木屑、泥沙、衣物等，这些异物上均存在着大量的微生物，很容易引起感染。因此，在清创术中

应该将其尽量清除。只有那些距伤口较远的深在的小异物，如土枪小弹丸或小的金属屑片等，可以暂不取出，留待观察后期处理。⑤清除血肿，消灭无效腔：伤口内的血肿或无效腔，不但容易感染，而且有碍组织接触，不利愈合。因此，在清创过程中，应彻底细致地止血，注意各种组织的对合，不遗留无效腔。

**适用范围** 原则上所有的开放伤口都应清创。但不同类型和受伤时间的伤口需采取不同的清创策略：①伤后 6~8 小时内新鲜伤口，污染伤口的细菌尚未侵入组织深部，也未大量繁殖，在患者全身情况许可的条件下，均应清创，并一期缝合伤口。②如果局部污染不严重，伤口整齐，受伤即使超过 6~8 小时，但在 24 小时内，感染尚未确立，伤后已应用抗生素，仍可争取作清创术。如损伤部位血运丰富（如头面）或某些浆膜腔（胸腔、腹腔、关节腔等）开放性创伤，伤口无明显感染，虽时间较长，也应尽可能彻底清创后缝合。③受伤时间已超过 24 小时，伤口已有感染，只作简单清理，通畅引流，不宜关闭伤口。④火器伤一般只作清创，不宜一期缝合伤口。

**操作方法及步骤** 清创的基本方法（图 1）。

**皮肤和伤口的准备** 先用无菌纱布覆盖伤口，对大伤口清创时应上气囊止血带，剃除伤口周围的毛发，遇有油垢时可用乙醚或汽油擦掉。然后用无菌刷蘸软肥皂液刷洗伤口周围皮肤，并用等渗生理盐水冲去肥皂液，擦干伤肢，去除伤口敷料。此时若见伤道内有明显的异物、血块、脱落的组织碎片可清除之。再用等渗生理盐水反复冲洗伤道至"洁

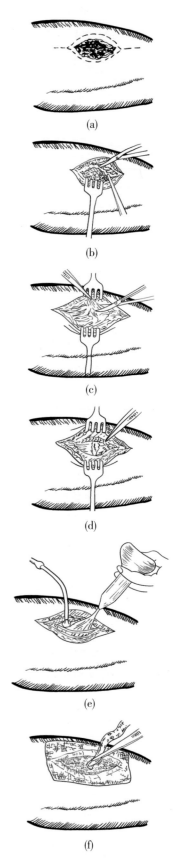

(a)

(b)

(c)

(d)

(e)

(f)

**图 1 清创基本方法**

注：a.切除创缘皮肤、皮下组织的范围；b.切开并切除深筋膜；c.切除失活的组织；d.清除创腔内碎骨片及异物等；e.彻底止血后，反复冲伤腔；f.创底铺好大纱布，疏松填入纱布条

净"为止，皮下和肌肉创面可先使用过氧化氢，再用生理盐水冲净。伤口无菌敷料覆盖后，伤口周围消毒铺巾。

**扩大伤口** 只有充分扩大伤口，才能彻底显露伤道，从而有利于探明伤道深部的组织损伤情况。扩大伤口时必然要切开皮肤，此时要注意切口的方向。肢体的伤口要沿肢体的长轴切开，经过关节时应做 S 形、Z 形或弧形切口，屈曲皱褶部位应沿皮肤纹理进行切口。

**切除失活组织** 要由浅入深、循序渐进地清除失活组织。各类组织在清创时的处理原则按上述执行。

**延期缝合伤口** "早期清创，延期缝合"是火器伤伤口的基本处理原则，原因已在前面叙述。这里再次强调，以避免沉痛的教训和重复以往反复出现的错误。

**充分引流** 清创完成后用生理盐水冲洗伤口，然后再用无菌纱布疏松地充填伤腔。如伤口过大，可用一块大纱布在创腔内铺开，然后再用纱布条填入，避免直接用小纱布块填塞，以免遗留在伤口深部而形成久治不愈的感染灶。如伤道很深引流不畅时，也可以在肢体对侧另作切口进行引流。

**包扎和制动** 伤口要用厚的吸水纱布垫覆盖，再用绷带或胶布固定。胶布固定时不能形成环形，以免组织肿胀时形成压迫，影响静脉回流和血循环。应当说明，清创后的制动不仅适用于伴有骨折的伤员，对于广泛的软组织损伤者也有防止感染扩散和减轻疼痛的作用。采用石膏和夹板进行制动时需要特别注意肢体的末梢循环。因此，管形石膏应该在其成形时剖为两半，外用绷带固定，以免术后肿胀压迫肢体的

血循环。

**术后处理** 注意保持有利引流的体位和关节功能位，并抬高伤肢，以促进静脉回流和减轻伤部肿胀。发现伤口有过多渗液或出血时，要立即移去敷料检查伤口，特别是伤口有恶臭伴有全身情况突然恶化，应特别注意有无气性坏疽。如早期清创不彻底出现化脓性感染时，要及时打开伤口，清除坏死组织，并进行充分引流，同时应用有效的广谱抗生素控制感染。大的继发性出血通常由感染造成，一般很难手术修复血管，应在血管健康平面结扎血管的远近断端。如在有效的抗感染条件下仍不见全身情况好转甚至恶化时，应注意寻找有无其他未被发现的创伤或并发症。

**应用** 过去十分强调清创要彻底，但由于早期很难分清坏死组织和可存活组织的界限，常常造成切除组织的范围过大，尤其按现代医学的标准来看，常难以接受一味大范围的切除和截肢，殃及未损伤或可恢复的组织。对于以肌肉为代表的软组织来说，究竟切除多少比较合适，尤西拉（Jussila J）等（2005 年）曾根据投射物的撞击能量、体内消耗能量、剩余能量以及伤道长度等参数，推导出了组织清创量和致伤能量间的关系式，部分解决了实验室内预测清创组织量的问题，但在实际病例中尚不现实。在初期清创时尚无法准确判断投射物致伤能量，故实际清创时主张"有限清创"或不要随意扩大清创。现代战争经验证明，较为实用有效的策略是分期分次手术，早期简化操作，伤口引流通畅，术后和在后送途中反复动态观察，一旦组织坏死界限清楚，及时再清创。不但减小了初期战场有限条

件下手术操作的压力，还为损伤组织外科修复争取了时间。

随着现代医学的进步，清创的手段越来越多，不仅仅靠手术刀切除，也有物理清创、酶学清创、生物学清创等方法。例如，物理的手段有国内外先后研制的多种创伤冲洗机。如压力式创伤冲洗机、涡旋自激震荡式创伤冲洗机、脉冲式创伤冲洗机、超声波式创伤冲洗机等。超声波创伤冲洗机是新近研制的一种，其主要原理是将超声波加载于冲洗射流，利用超声波的空化效应和热效应来清除细菌和改善局部血循环。临床应用表明，超声波创伤冲洗机的除菌、去污效果和冲洗后伤口愈合均强于单纯水冲洗，具有对组织损伤轻、不破坏机体的自身防御机制等优点。

酶学清创法是采用某些具有蛋白水解作用的外源性酶类进行伤口清创的非手术方法，在分解清除坏死或失活组织的同时，不损伤邻近正常组织，主要应用于烧伤、压疮和慢性创面的治疗。

蛆清创法也称幼虫疗法、生物疗法。蛆疗法一般是将蛆用筛网固定在伤口上，2~3 天后再将它取走。蛆分泌蛋白水解酶，使坏死组织崩解和液化，然后吞噬，不破坏正常组织。对不愈合的感染或坏死伤口，蛆清创是替代手术清创的好方法。有助于治愈顽固性溃疡、挽救肢体、消灭耐药微生物、缩短住院日。但不宜用于骨髓炎，因为蛆不能清除死骨。对于蛋类、大豆或蝇虫过敏者属禁忌，病灶靠近内脏器官处也应慎用。

（沈 岳）

sǔnhài kòngzhì wàikē

**损害控制外科**（damage control surgery） 对严重创伤伤员

分阶段、分步骤实施外科治疗的策略和方法。战（创）伤早期救治技术之一。包括损害控制手术和损害控制复苏。

**简史** 损害控制一词来源于美国海军，是指为了防止受损舰艇沉没并完成作战任务而采取的一系列临时相关性抢修和抢救措施。1976年，美国卢卡斯（C.E. Lucas）和莱杰伍德（A.M. Ledgerwood）等人对少数肝损伤伤员用海绵堵塞进行临时救治；1983年，斯通（H.H.Stone）等人对17例凝血功能异常的腹部伤者实施临时性剖腹探查和堵塞止血治疗，11例存活，并使用"优先手术（bail-out surgery）"一词描述该项技术的原则和过程；1993年，罗通多（M.F. Rotondo）等分析了腹部血管和脏器穿透伤伤例，发现采取分步骤手术可使伤者存活率从11%提高到77%，并借用海军损害控制理念提出损害控制手术（damage control surgery，DCS）一词。此后，该技术被逐步用于严重腹部创伤的救治，并于2000~2001年扩展到颈部、胸部、血管、骨科等其他部位的损伤，成为严重创伤，特别是多发伤救治的重要策略和技术措施。21世纪初，在伊拉克和阿富汗战争战伤救治的实践中，美国军队针对严重战（创）伤后低体温、酸中毒、凝血异常"死亡三联征"，采取早期止血、防止低体温、限制性液体输入等措施，结合血液制品输注和损害控制手术等技术，于2007年由霍尔库姆（J.B. Holcomb）等提出损害控制复苏（damage control resuscitation，DCR）方法，进一步提高了严重伤员的救治效果，并推广到平时严重创伤的救治。2013年，格哈特（R.T. Gerhardt）等又提出前伸损害控制复苏（remote damage control resuscitation，RDCR），要求在院前阶段对严重创伤者行DCR救治，以取得更好的救治效果。

**基本原理** 损害控制外科最基本的原则是优先恢复伤员生理和生化的稳定，而将组织损伤的完全解剖恢复放在次要地位。即首先控制致命损伤，稳定伤情，改善各系统生理功能，待伤员生理生化紊乱基本纠正，全身情况基本稳定后再行确定性手术治疗，从而提高手术耐受力，降低术后并发症，提高救治的成功率，改善治疗的最终结局。

损害控制手术的核心是分步骤、分阶段实施手术治疗。通常分为三个步骤：①通过简捷快速手术，控制实质脏器或血管损伤出血和空腔脏器破裂造成的污染。②在重症监护病房对伤员进行复苏，纠正生理和生化功能紊乱，同时再次评估伤情，发现遗漏或隐匿的次要损伤。③伤员伤情稳定后，实施确定性治疗，修复损伤的组织器官。

损害控制复苏是在DCS基础上发展而来的新策略，与DCS有密切的关系。主要针对存在创伤性凝血异常的严重伤员，治疗的目的是防止或纠正凝血障碍、酸中毒和低体温。基本原则包括低压复苏、止血复苏和采取DCS控制出血及污染，关键是低压复苏，即在院前救治阶段限制晶体液的输入，只给予少量胶体液将血压维持在一定水平（一般为收缩压80~90mmHg或可扪及桡动脉脉搏）。止血复苏则强调早期使用全血、血浆或血液制品，并按一定比例输入，同时在复苏过程中监测凝血功能状态，及时调整治疗策略。必要时，对严重出血或可能需要大量输血的伤员可给予药物辅助止血。

现代战创伤救治中，损害控制手术和损害控制复苏是相互联系的一个整体，很少单独应用，损害控制复苏包括了损害控制手术，并将其作为控制出血的终点措施之一。现代战伤救治的实践表明，损害控制复苏常先于损害控制手术开展，并持续到损害控制手术之后，而且可在手术室之外的地点实施。

**应用** 损害控制外科主要适用于伤情严重，不能耐受一次确定性手术治疗的伤员。通常应根据损伤类型、损伤部位，特别是损伤引起的病理生理变化进行综合判断。尚无统一标准，但一般认为下列情况应实施损害控制外科技术：严重创伤出血，估计需大量输血治疗；严重代谢性酸中毒（pH < 7.30 或血乳酸 > 5mmol/L）；低体温（中心体温 < 35℃）；凝血功能异常；血流动力学状态不稳定或严重低灌流；高能量钝性伤、多发性穿透伤、多个体腔损伤或脏器及血管损伤、手术时间超过90分钟。现有战创伤救治经验表明，严重创伤伤员中约10%需要损害控制外科治疗。由于现代武器杀伤效能提高，伤情加重，重伤员数量增加，损害控制外科已成为挽救严重战创伤伤员生命的规范性救治策略和措施，但应尽早实施，以获得最佳救治效果。

（肖 南）

**chuāngshāng pínggū**

**创伤评估**（trauma assessment）

伤后对伤员的受伤原因，伤情及其发展变化做出的判断。由于创伤后的诊断过程与其他疾病的诊断过程有所不同，常常不能将诊断和治疗截然分开。疾病诊断时可先按部就班进行各种检查，收集较详尽的信息后再进行分析判断，做出确定性结论或诊断，然后在此基础上再开始治疗。创伤常发生突然，伤情变化快，尤其在院外或在战场上检查条件有限，必须按照一定的程序一边判断伤情，一边做出相应的处置，否则贻误抢救时机，造成不可挽回的后果。创伤诊断过程的另一特点是判断有无创伤较为容易，判断损伤的程度和范围较为困难。换句话说就是创伤定性判断易，定量诊断难。所以，伤后的诊断重点往往是评价和估量损伤的严重程度，同时给予必要的急救措施。因此，伤后判断伤情的过程在创伤工作者中被称为创伤评估，而较少用创伤诊断。

在创伤救治实践中，逐渐形成了创伤评估的程序或流程，原则上应简化检查过程，分清伤情轻重，明确处置缓急。先评估和关注危及生命或肢体安全的伤情，稳定后再评估较次要的伤情。因此，创伤评估可能分为两次以上分期进行，包括初期评估，再次评估等。

**初期评估** 按系统有序、重点突出的方法快速查明威胁生命的损伤。目前广为接受的检查方法称为"ABCDE"初次评估法，即按 ABCDE 顺序进行检查的方法。所谓"ABCDE"代表 Airway（气道），Breathing（呼吸），Circulation（循环），Disability（失能），Environment（环境）等词的字头。该评估方法的检查顺序如下：（A）保持呼吸道通畅（包括颈椎的保护）。（B）呼吸（通气）。（C）循环（包括出血的控制）。（D）失能（神经系状态）。（E）暴露 / 周围环境控制。

有时，部分救治机构和医务人员在上述检查步骤后还要加上"F"（Full vitals）步骤，即生命体征的全面监测。这样一个系统有序的检查法能行之有效地帮助医务人员及时的处理可能导致不良后果的损伤。

**再次评估** 在初次评估完成和复苏开始，患者有稳定的生命体征后进行的评估。再次评估时须系统有序地了解病史，通常按"AMPLE"顺序进行，即询问过敏史（allergies），用药史（medications），手术史（previous surgical history），最后进食时间（last meal），受伤事件发生情况（events）等。在了解病史的同时可开始进一步检查，务必要做到从头到脚的细致检查以排除不明显或隐匿性损伤。这在不方便检查的患者（如头部损伤、重症中毒）尤其重要。检查应该包括头部，颌面部，颈（包括颈椎），胸部，腹部，会阴（包括直肠和生殖器），背部（包括脊柱），四肢（骨骼肌肉）等身体各个部位。并按各部位可能的损伤情况，在伤情允许的条件下选择 X 线片，超声，快速 CT 检查，以及穿刺，腹腔诊断性灌洗等辅助检查措施。

**创伤评分** 用科学的量化标准来评估伤员损伤程度的方法。评分时根据伤员解剖损害、生理紊乱的程度，结合年龄、伤前疾病等因素，综合评判损伤程度和生存的可能性，对救治决策、伤员转运、疗效评价和科研有重要价值。

创伤评分方法有多种，按适用场合不同可分为院前评分方法，院内评分方法和重症监护室评分方法。按评分指标的来源不同可分为生理评分法，解剖评分法和综合评分法。按评估对象或部位的不同又可分为战伤评分法，烧伤评分法，以及各损伤局部和组织器官的评分法如四肢开放伤评分方法等。

（沈 岳）

jiǎnyì zhànshāng jìfēnfǎ
## 简易战伤计分法（abbreviated battle injury score）

通过对伤员呼吸次数、收缩期血压、神志昏迷状况三项生理指标的客观检查与观察，采取评分与计算积分，对伤员全身状态进行评估的方法。是中国军队卫生部门规定的方法。利用该法获得的计分结果是在野战条件下评估战伤严重程度的有效依据，它能够帮助判定伤情的轻重，进而有助于决定救治的优先顺序。

**计分方法** 将伤员呼吸次数、收缩期血压、神志等三项指标分别分为五个等级，分别赋予 0 ~ 4 分五个分值，计算时分别评定三项指标的等级，再转换为相应分值，最后将三个分值相加，即得到总的分数，详见表。

**伤势判断** 按照中国军队战伤救治的要求，军医在救治初期最为重要的任务之一是对伤员的伤势做出判断，而并非一定要做出准确的解剖和病理诊断。伤势专门指伤情的轻重，按规定划分为四级，即轻伤，中度伤，重伤和危重伤。一般战伤总积分等于 12 分者为轻伤伤员，伤情比较稳定，不需要复苏，延迟手术不会影响生命和转归；中度伤伤员一般战伤总积分为 10 ~ 11 分，通常其伤情虽然不立即危及生命，但延迟处理可发生严重的内脏并发症，需要在 6 小时内手术，或同时需要复苏；重伤伤员一般战伤总积分为 6 ~ 9 分，通常有危及生命的损伤，不能耐受任何延迟，需立即复苏和手术；危重伤为战伤总积分 5 分以下的伤员，濒临死亡，

表　简易战伤计分对照表

| A. 呼吸 | | B. 收缩压 | | C. 神志 | |
|---|---|---|---|---|---|
| 呼吸次数（次/分） | 分值 | 收缩压（mmHg） | 分值 | 神志等级 | 分值 |
| 10~29 | 4 | ＞89 | 4 | 13~15 | 4 |
| ＞29 | 3 | 76~89 | 3 | 9~12 | 3 |
| 6~9 | 2 | 50~75 | 2 | 6~8 | 2 |
| 1~5 | 1 | 1~49 | 1 | 4~5 | 1 |
| 0 | 0 | ＜1 | 0 | 3 | 0 |

注：1. 神志等级为以下三项指标计分之和。①睁眼动作：自动睁眼4分，呼唤睁眼3分，刺痛睁眼2分，不睁眼1分。②语言反应：回答切题5分，回答不切题4分，答非所问3分，只能发音2分，不能语言1分。③运动反应：按吩咐动作6分，刺痛能定位5分，刺痛能躲避4分，刺痛后肢体能屈曲3分，刺痛后肢体过度伸展2分，不能活动1分。

2. 战伤总积分为A、B、C三项之和。

继续抢救存活的机会非常小。

作为确立优先顺序的依据：伤势判断清楚后，再参考手术和复苏等治疗的需求或紧急程度，确定伤员救治的优先顺序。其顺序按军队规定分为四类，按先后顺序依次为：紧急处置，优先处置，常规处置，期待处置。其中第一优先顺序为紧急处置，须立即进行，优先处置要求在6小时内进行。期待处置即在医疗资源相对有限的情况下，仅给予对症处理。伤势的轻重与处置顺序间有一定的对应关系：轻伤—常规处置；中度伤—优先处置；重伤—紧急处置；危重伤—期待处置。

（沈　岳）

lúnǎo zhànshāng

## 颅脑战伤 (craniocerebral war injury)

作战时敌人武器直接或间接所致的损伤以及战争环境所造成的颅脑损伤。"敌人武器"包括作战时敌人使用的各种武器如火药武器、燃烧武器、化学武器和核武器等，"直接损伤"指各种武器直接造成的损伤，"间接损伤"是轰炸或炮弹爆炸使房屋、工事、壕沟倒塌所致的损伤。可见，颅脑战伤的范畴比较广，即"间接损伤"所致的颅脑损伤与平时的颅脑损伤相似，因此不在此赘述。此条目重点简述颅脑火器伤（missile cracriocerbral injuries）：由火药、炸药等作为动力发射或爆炸产生的投射物如炮弹弹丸、各种碎片等所致的颅脑损伤。颅脑火器伤是一种严重的创伤，主要发生于战时，发生率仅次于四肢伤居第二位，但死亡率和致残率都居各部位伤首位。随着外科技术的进步和发展，转运方法的进步、抗生素的应用等，使得伤员能够尽早得到彻底清创，减少了并发症，降低了死亡率，尽管如此目前颅脑火器伤死亡率仍然在10%左右。

**损伤类型**　第二次世界大战中及以后时期，经过综合不同的分类方法整理简化出了较为实用统一的分类。

头皮伤　伤及头颅软组织，包括头皮、肌层、骨膜等损伤，颅骨和硬脑膜完整，受伤局部或对冲部位可能有脑损伤，但伤情一般较轻。

颅脑非穿透伤　头皮损伤、颅骨骨折（包括凹陷、粉碎骨折），硬脑膜仍保持完整，常伴有硬脑膜外出血和颅内出血。

颅脑穿透伤　头皮损伤、颅骨骨折和硬脑膜破裂，脑与外界相通，脑组织遭受不同程度损伤，常合并颅内血肿。可进一步分为：①非贯通伤（又称盲管伤）：头部仅有入口，枪弹或弹片仍存留于颅腔，没有出口。②贯通伤：头部有射入口和出口，多见于枪伤，是火器性颅脑损伤最严重的一种。③切线伤：投射物呈切线飞行由头颅擦过，造成头皮、颅骨、硬脑膜和脑组织的损伤，伤口呈沟槽状。④反跳伤：枪弹或弹片与颅骨撞击造成颅脑穿透伤，而投射物被反折回或存留于颅腔内，头部仅有一伤口，造成头皮、颅骨、硬脑膜和脑组织损伤。

**临床表现**　颅脑火器伤的临床表现与非火器性颅脑损伤相似，但因其伤情复杂，合并出血性休克多，颅内出血和血肿的发生率高，伤口污染严重颅内感染发生率高，有其自身特点。

意识障碍　发生率和严重程度与投射物的种类和能量有关。弹片穿透颅骨后能量大为衰减，造成的脑损伤较局限，伤后立即发生意识障碍者较闭合性颅脑损伤者少，有的伤后无意识障碍。而枪弹伤，尤其是高速击中头部时，枪弹能量以压力波形式广泛作用脑组织，常累及下丘脑及脑干，故伤后几乎均立即发生意识障碍，程度也较重。

生命体征变化　枪弹伤后生命体征变化较弹片更为明显。枪弹高速击中头部后，多数立即出现呼吸、脉搏、血压变化，有些立即出现心跳、呼吸停止而死亡。火器性颅脑开放伤时常因大量出血而发生休克。如果在伤后数小时或数日，血压逐渐升高，呼吸脉搏减慢，则常提示有颅内血肿，颅内压增高。如出现病理性呼吸、脉搏快而微弱和血压下降，则提示脑干功能处于衰竭状态。

局限性脑损伤症状　根据受伤的部位而异。因投射物直接破坏脑组织引起的功能障碍，表现为瘫痪、失语、感觉障碍、癫痫发作、脑神经麻痹等。在伤后观察和治疗过程中逐渐出现的肢体瘫痪或瘫痪程度加重，在早期应考虑合并颅内血肿，创伤恢复期应考虑并发脑脓肿，需进一步检查如行头颅 CT 扫描等，以明确诊断，便于及时处理。

**颅内压增高** 火器性颅脑损伤并发颅内血肿机会较多，加上脑水肿，是早期颅内压增高的主要原因。晚期多为继发颅内感染、脑脓肿或脑脊液循环受阻所致，表现为头痛、呕吐、视物模糊、复视、视神经盘水肿等。

**检查及诊断** 除全身性检查外，应着重检查头部伤口、意识情况（采用 GCS 评分）、瞳孔、生命体征、运动、反射和合并伤的检查。头颅 X 线平片可以明确是非贯通伤还是贯通伤，颅内是否有异物残留及位置，对指导清创手术有重要意义。在行头颅 X 线平片检查时应争取清除头部表面的沙质及其他污质后进行，以免干扰对异物判定。头颅 CT 检查能对颅骨碎片、弹片、创道、颅内出血、积气、脑损伤等情况做出准确而迅速的判定，是最有效快捷的检查方法。已有移动 CT 机，有望在野战条件下实现 CT 扫描。根据伤员的受伤史、体格检查及相关辅助检查即可对颅脑火器伤做出诊断。

**救治** 火器性颅脑损伤的救治与一般颅脑损伤的救治有相同之处，但也有其特殊性。主要包括保持呼吸道通畅；严防昏迷伤员窒息；及早控制大出血；清除颅内血肿和做好颅脑清创减压术；防治脑水肿、颅内压增高和颅内感染；注意保护脑功能并加速其恢复。

**术前准备** 严密检测伤情，选择最佳手术时机。对昏迷患者应主要保持呼吸道的通畅，降低颅内压，维持全身水、电解质的平衡。结合头颅平片、CT 片，根据投射物的出、入口，碎骨片和异物的分布情况判断脑内伤道的方位及有无脑部多发伤，决定手术入路和方案。

**尽早清创** 针对不同情况予以先急后缓原则，在抢救生命和尽量保留软组织的前提下彻底清创。从受伤到处理伤道的时间愈短愈好，一般在伤后 8 小时以内。

**延期处理** 清创后 3 天至 1 周时，由于投射物侧向气压作用，脑挫伤区和震荡区交错，初次清创时不易区分，而存在感染情况，需要重新打开创口二次清创或再放置引流，排出积血，清除糜烂组织。

**重视多科协作** 多专科对颅脑战伤的早期手术治疗和术前、术后的监护（气管切开、胃造瘘、治疗脑炎等），会极大促进预后。需要神经外科同其他科室通力合作减轻畸形，减少残废，尽早恢复功能和减轻患者的精神创伤。

**合并脑神经损伤的处理** 对脑神经损伤者（如面神经），可行神经直接吻合，神经成形术或神经减压或其他微创手术，微创手术常在伤后 7～14 天施行。

**控制感染性并发症** 颅脑伤员在抢救过程中死于感染者为数不少。主要感染有肺部感染、泌尿系统感染、颅内感染。应首先加以预防，发生后积极控制。

（许民辉）

tóupí zhànshāng

**头皮战伤**（combat-related scalp injury） 作战武器直接或间接侵袭所致头皮损伤。在火器性颅脑损伤中很常见，可因投射物的不同造成各种损伤，包括头皮擦伤、挫伤、裂伤、撕脱伤、缺损等。头皮损伤往往合并不同程度的颅骨和脑组织损伤，可以作为颅内感染的入侵门户及引起颅内继发性病变，其意义在于有助于颅脑损伤部位和轻重的判定。

**损伤类型** 主要有三类。

**头皮裂伤**（scalp laceration）①头皮单纯裂伤：常因锐器所致，创缘整齐无缺损，伤口深浅不一，可达骨膜，但颅骨无损也不伴脑损伤。②头皮复杂裂伤：常为钝器所致，裂口不规则，创缘有挫伤，创口尚有组织相连，没有完全断离。③头皮撕裂伤：大多为斜向或切线方向的暴力作用在头皮上所致，撕裂的头皮往往呈舌状或瓣状，常有一蒂与头部相连。这类患者常出血较多

**头皮撕脱伤**（scalp evulsion）头皮在强力的牵扯下，自帽状腱膜下间隙全层撕脱，有时连同骨膜也被撕脱，使颅骨暴露，头皮撕脱范围严重时可达整个帽状腱膜覆盖区，前至眼眶和鼻根，后至发际，两侧及耳郭和面颊，伤员大量出血，可致休克，但较少合并颅骨和脑损伤，切线伤时往往造成头皮缺损。

**头皮血肿**（scalp hematoma）头皮遭受钝器打击或碰撞后使头皮内血管破裂出血，而头皮仍完整，形成皮下、帽状腱膜下、骨膜下血肿。

**临床表现** 头皮裂伤主要表现：头部有伤口，长短不一，早期可见活动性出血，出血停止后局部有血痂，附近头皮可能有挫裂伤；头皮撕脱伤者，可见头皮缺损、颅骨外露。出血多者可伴面色苍白、出汗、甚至休克；头皮血肿者可见头皮局部隆起，触之疼痛；皮下血肿扪诊时酷似凹陷骨折，帽状腱膜下血肿有时可

使整个头皮浮起，波动明显，恰似戴了顶帽子，骨膜下血肿以不规则顶骨区多见，血肿局限于骨膜下止于骨缝。

**检查诊断** 据受伤史和临床表现，头皮损伤容易做出诊断，疑有颅骨及脑损伤者可行头颅X线平片，头颅CT检查。

**救治** 头皮裂伤应尽快将伤口包扎止血，有条件时进行彻底清创，一期缝合，并常规给予抗生素及TAT注射。单纯裂伤清创后多能直接缝合，而复杂的裂伤清创后常伴有不同程度头皮缺损，应采用不同修补方法如延长切口，附加切口，转移皮瓣、植皮等。头皮撕裂伤由于撕裂皮瓣并未完全撕脱，保护好残蒂，清创后松解伤口周围头皮予以缝合。头皮撕脱伤应予止血、镇痛、抗休克等处理，根据就诊时间的迟早、撕脱头皮瓣的存治条件、颅骨是否外露以及有无感染征象等而采用相应的处理方法，皮下血肿及骨膜下血肿多数能自行吸收不需要特殊处理。帽状腱膜下血肿予加压包扎，若一周仍未吸收，在严格消毒皮肤条件下分次穿刺抽吸后加压包扎，一般2～3次即可治愈。

（许民辉）

lúgǔ huǒqìxìng gǔzhé

# 颅骨火器性骨折（craniocerebral firearms fracture）

火药、炸药等动力发射或爆炸产生的投射物如弹丸、弹片等所致颅骨部分或完全断裂。颅骨线形骨折本身不需处理，但颅骨骨折时常伴有受力部位及附近脑膜、静脉窦、脑组织等的损伤，则需要及时处理，否则可能引起颅内血肿、颅内感染、脑脊液漏等严重并发症，影响预后。

**损伤类型** 按骨折部位分为颅盖骨折与颅底骨折；按骨折形态分为线形骨折、凹陷骨折、粉碎骨折、洞形骨折；按骨折与外界是否相通，分为开放性骨折与闭合性骨折，开放性骨折包括颅底骨折伴有硬脑膜破裂而伴发外伤性气颅及脑脊液漏。

**临床表现** ①线形骨折：局部头皮常有损伤或血肿，也常伴有局部硬膜下血肿。头颅平片或CT扫描可发现骨折线。②凹陷骨折：局部头皮常有擦伤、挫裂伤，可触及局部颅骨下陷，凹陷较深并位于功能区，范围较大，伤员可出现偏瘫、失语等脑受压的症状体征。③粉碎性骨折：暴力较大造成的着力部位为中心的放射状骨折，颅骨碎片常刺破硬脑膜造成局部血管损伤出血。④颅底骨折：大多数是线形骨折，常为颅盖骨折线的延伸。按其发生部位可分为前颅窝、中颅窝、后颅窝骨折。前颅窝骨折可有鼻出血，眶周广泛淤血（称熊猫眼征）及球结膜下出血，脑脊液鼻漏，眶内出血者可有眼球突出，部分伴有嗅神经损伤者出现单侧或双侧嗅觉丧失。⑤中颅窝骨折：出现脑脊液耳漏及听力障碍和周围性面瘫。⑥后颅窝骨折：伤后1～2天出现乳突部皮下淤血斑，若合并后组脑神经损伤可出现声音嘶哑、吞咽困难等。

**检查及诊断** ①线形骨折：根据临床表现及头颅X线片提示线形，边缘清晰，锐利的骨折线即可作出诊断。注意与正常颅缝相鉴别。头颅CT更有助于诊断。②凹陷性、粉碎性骨折：根据临床表现结合头颅X线平片呈环形、锥形，骨折片内陷，骨折片完全或部分与颅盖骨脱离、错位等即可作出诊断，切线位片及头颅CT可显示其凹陷深度和范围，头颅

CT还可判定是否伴有脑组织损伤和出血等。③颅底骨折：其诊断主要根据临床表现，头颅X线平片诊断价值不大，头颅CT扫描可以显示骨折部位、气颅及有无脑挫裂伤、颅内感染等。

**救治原则** 颅骨骨折本身并不危及生命，需要紧急处理的是致命的并发症如中颅窝骨折引起的严重鼻出血，可因休克或窒息致死。需要紧急处理包括气管插管、鼻腔填塞、压迫颈总动脉等。线形骨折不需要特殊处理，凹陷骨折陷入深度1cm以上，位于主要功能区，骨折片刺入脑内合并脑损伤，或压迫静脉窦致静脉回流障碍导致颅内压增高者，应予手术整复或摘除骨折片，后期再行修补。颅底骨折多数不需要特殊处理，而应处理合并的脑伤和其他损伤。耳鼻出血或脑脊液漏不可堵塞和冲洗，以免引起颅内感染。脑脊液漏多数2周内停止，持续4周以上者应手术进行漏修补，伴脑脊液漏者属开放性损伤，应予抗生素治疗。

（许民辉）

lúgǔ huǒqìxìng quēsǔn

# 颅骨火器性缺损（craniocerebral firearms wound defect）

火器致颅脑穿透伤或火器性颅脑损伤救治过程中，因手术减压需要造成的颅骨缺损。缺损＞3cm时，特别位于额部者有碍伤者美观，造成不安全感，伤者常伴有头昏、头痛等不适并存恐惧心理，影响日常生活。

**损伤类型** 一种是火器伤直接造成的火器性颅骨缺损，另一种是处理火器伤时为了减压摘除骨折片后扩大骨窗或脑伤重颅压高行去骨瓣减压造成的医源性颅骨缺损。

**临床表现** 通常颅骨缺损＜

3cm 者可无临床症状，特别是位于颞部或枕部，由于有肥厚的肌肉及筋膜覆盖保护，大多数伤员可无任何临床症状。直径 ≥ 3cm 者，特别是位于额部有碍美观和安全的颅骨缺损，伤员常有症状，如头昏、头痛、局部触痛、易激惹、不安等表现；有些伤员对缺损区的搏动、膨隆、坍塌存在恐惧心理，怕晒太阳、怕震动甚至怕吵闹声，往往出现注意力不集中、记忆力下降；或有抑郁、疲倦、寡言及自卑。大片颅骨缺损不仅可造成严重头颅畸形，直接影响颅内压的生理性平衡、外界大气压改变可影响颅内压，伤员站立时局部塌陷，平卧时膨隆，早上凹陷，晚上凸起；外界大气压通过缺损区直接作用在脑组织上，日久后可造成局部脑萎缩，加重脑损伤症状，同侧的脑室也会逐渐向缺损区扩张膨出或变形。体位剧烈变动时，可产生脑移位，影响颅内的血液循环。

**检查及诊断** 根据伤员头部有颅骨缺损的区域，局部凹入或凸起，可见搏动即可作出诊断。头颅 X 线平片及头颅 CT 扫描可发现颅骨缺损及形态、大小，有无伴随颅骨骨髓炎、脑损伤、萎缩等情况。

**救治原则** 颅骨成形术。公认的手术指征是缺损直径 > 3cm、缺损部位有碍美观，引起长期头昏、头痛等症状难以缓解者，脑膜 – 脑瘢痕形成伴癫痫者（需同时行癫痫灶切除）、严重精神负担影响生活与工作者。关于修补时机，火器性颅骨缺损多为开放性损伤应在伤后 6 ~ 8 个月修补，有伤口感染者应在伤口愈合 1 年以上修补。对于初期清创不彻底、局部已感染、颅内有病灶及颅压增高的伤员更不能行颅骨修补术。

修补材料多用钛网，术前进行颅骨薄层扫描，计算机三维重建后依据重建数据在数控机上进行塑形，术后整形效果十分理想，术后伤口常规加压包扎。如有皮下积液，可行穿刺抽吸，有癫痫患者术后常规使用抗癫痫药物。

（许民辉）

lúnǎo guàntōngshāng

**颅脑贯通伤**（craniocerebral perforating injury） 颅内多有碎骨片、弹片或枪弹残留，损伤区域脑组织有不同程度破坏，有并发伤道血肿可能的开放性颅脑损伤。属重型颅脑损伤。颅脑贯通伤几乎都是枪弹伤所造成，为脑损伤与外界交通。病理上，可分为三区：①原发伤道区。即投射物的直接通过路径。含毁损、液化的脑组织、血块。伤道近端有异物。如非贯穿伤，伤道远端常有投射物停留。②挫伤区。位于原发伤道周围，由伤道瞬间扩张形成超压，随后又复位形成负压引起，可见点状出血水肿。③震荡区。位于挫伤区周围，为暂时的功能障碍区，无明显可见的病理变化。贯通伤致伤的弹丸已飞出颅外，但脑损伤重、范围广，常损伤脑室、基底节和脑的主要血管等重要结构，清创手术复杂，致残率和死亡率均很高。

**临床表现** 应重点观察意识、瞳孔、神经体征及生命体征的变化。临床上有以下特点：①伤情重，残亡率高。②颅内血肿并发率高。③异物存留，易感染。④合并伤多，易合并休克。⑤伤道检查和影像检查有助于帮助诊断。

**治疗** ①若伤员一般情况良好，经创口检查和颅骨摄片了解异物分布后应准备清创。②若伤员处于昏迷状态，有颅内高压和脑疝表现者应立即清创。③若伤

员已被一线医院做过清创，来院后经颅骨摄片证明脑内遗留多个碎骨片或 1cm 以上大弹片，应准备再次手术。

**手术治疗原则**：早期清创，使之成为闭合性颅脑损伤。应在 6 小时内进行，在应用抗生素的前提下，72 小时内尚可清创缝合。清创应彻底。如超过 72 小时，可一期清创，但伤口可不缝合或部分缝合。如超过 7 天或已有明显感染，扩大伤口引流，全身使用抗生素，不作清创，待感染控制后行后期处理。

**禁忌证** ①伤情严重，表现为深昏迷、病理呼吸、血压下降、脉搏频弱，提示脑干功能衰竭，不适于脑清创，应行支持疗法。②伴有胸腹脏器伤的多发伤，如有面色苍白、脉搏微弱、血压下降等休克表现，暂不适于脑清创。应首先抗休克和处理胸腹脏器伤，待病情稳定后再行脑清创。③伤后数日来院，脑部伤口已有脓性分泌物，暂不宜脑清创，待感染控制后，行晚期清创。④脑清创后伤口已愈合，经影像学检查，显示脑深部尚遗留单个骨片或 < 1cm 的弹片，无感染征象，则不需再次清创。

（张云东）

nǎopéngchū

**脑膨出**（encephalocele） 脑组织突出于颅骨外。为严重颅脑损伤。多见于颅脑开放伤伴有颅骨缺损及硬脑膜破裂，脑组织内压力增加。膨出的脑组织可引起脑静脉回流不畅和大脑皮质的挫裂伤，造成大脑缺血和脑组织坏死，导致或加重神经功能障碍症状和体征，诸如偏瘫、失语、失用、视野缺损及癫痫。

**损伤类型** 分为两类：①急性脑膨出。发生于伤后早期。多

为严重的开放性脑损伤，广泛的脑挫裂伤，并可有神经细胞水肿和弥漫性脑肿胀。②慢性脑膨出。也称迟发性脑膨出。一般在伤后数小时至数日后发生，多是亚急性、慢性血肿所致的。初期清创不彻底，颅骨骨片、异物存留，可引起颅内感染，使颅内压升高，也可在数日或数周后引起脑膨出。外伤后硬膜下积液及脑积水也是术后造成脑膨出的原因之一。多存在脑脊液循环障碍（脑积水）或脑血液循环障碍（血管栓塞）等。

**检查及诊断** 颅骨缺损处膨出明显，如张力高，患者出现颅内压增高的症状：头痛、呕吐、意识障碍、视神经盘水肿等。颅骨缺损处可见突出的脑组织，有时可见表面血管搏动。结合受伤史和临床表现即可诊断。头颅影像学检查主要用于鉴别脑内出血、水肿、积血等。

**救治** 可适当扩大颅骨骨窗，以减少骨窗缘对脑组织的损伤，同时给予过度通气、加强脱水、适当使用大剂量巴比妥类药物、控制性低血压等处理，并立即分析脑膨出的原因，及时有效地处理，严禁为了尽快结束手术而强行关颅。此外，不应消极的将膨出的脑组织不加珍惜的大块切除，只有在针对所有原因采取相应措施皆无效且无法关颅时，才考虑将膨出脑叶切除。如术中脑组织急剧膨出，不能回缩，不可勉强缝合头皮，可用多层凡士林纱布与厚敷料暂时覆盖，待脑肿胀消退后再行处理。手术给予彻底清创止血，尽量排除一切致使颅内压升高的因素。对于慢性脑膨出，根据发生原因可行脑室腹腔分流、扩大骨窗等处理。

(张云东)

lúnèi yìwù cúnliú

**颅内异物存留**（retained intra-cranial foreign bodies） 各种原因导致的非颅内物体进入并残留于颅腔内。常见于开放性颅脑损伤，特别是颅脑火器伤，常有碎骨片、金属弹头或弹片残留于颅内。可因为急性期清创不彻底而残留，以骨碎片多见；也可能是异物所在位置深在或患者当时情况欠佳而弃置颅内，以金属异物为主。

**临床表现** 由于异物损伤的部位、范围，以及异物的性质不同，其临床表现各异。部分异物存留可无症状。除异物损伤部位的脑功能异常如失明、失语、偏瘫、意识障碍等表现外，其临床并发症和后遗症并不少见。常见的有颅内感染、癫痫以及颅内血肿等。

**检查及诊断** 颅内异物穿透伤所致创口与穿透的异物大小、形状和穿透方向有关。有时创口微小且患者无神经功能障碍，容易造成漏诊。对此类患者全面检查非常必要。头颅X线平片对识别创口、异物和骨片的位置有一定价值。CT能显示病变范围，异物位置及陷入骨片，能确定创道，发现颅内血肿、颅内积气及脑损伤的情况和其他相关损伤，为外科手术治疗提供必要信息，但对非金属残留物体，MRI与CT可更好显示异物和周围组织的关系。

**救治** 准备手术摘除之前，必须拍摄X线头颅正侧位片或行CT检查，以便确切定位。对于脑重要血管或结构附近的异物，尚需行脑血管造影检查，以评估手术风险，以利于充分手术备血。位于脑表面近颅骨内面的异物，可于所示异物处头皮上贴一铅字，再行切线位摄片，以确定异物的确切位置。对于靠近颅腔内某一特定结构处的脑表面异物，如大脑镰、小脑幕、蝶骨、岩骨以及前中后窝底部，也可按颅骨X线标准正侧位片测出异物的坐标位置，或按CT扫描片确定手术至异物的最近入路。若为脑实质内的异物则须依靠立体定向技术进行确切定位，尤其是体积微小而位置深在的异物。术前定位的准确与否是手术成败的关键，切不可在术中盲目地探寻。异物摘除的方法根据异物的性质、大小、形态和位置而定，可以采用钻孔扩大骨窗或骨瓣开颅。在定位明确的前提下，对有磁感的金属异物如弹片，可以使用磁针或特制的磁棒，徒手或用立体定向技术将金属异物摘出。后者更安全可靠，但应注意，对于残留6周以上的异物多有包膜形成，特别是紧靠颅底和硬脑膜时，包裹异物的瘢痕锚着固定，不易摘出。须采用绝缘长电极，电凝破坏包膜后，再将异物取出。困难较大时也可在X线透视监视下进行异物摘除术。对非磁性异物，如铅弹、碎骨片、玻璃等，则须使用有齿异物钳徒手或通过立体定向仪摘除异物。在CT、立体定向及微侵袭神经外科技术广泛普及的情况下，清除一般的颅内异物多不至于造成严重的脑损伤，故术中应尽量清创和摘除异物，以减少潜在的远期并发症及不良反应。治疗时应常规给予破伤风抗毒素血清注射，并足量应用广谱、血脑屏障透过率高的抗生素预防颅内感染。

术后应预防性地应用抗癫痫药物以减少癫痫发生，特别是严重的颅脑穿透伤患者及曾有颅内感染发生者，并应持续用药3~6个月。对伴有脑干损伤、伤后昏迷或脑神经损伤的患者，早期辅以高压氧治疗有利于神经功能的进一步恢复。

（张云东）

năonóngzhŏng

## 脑脓肿（brain abscess）

脑组织局限性化脓性感染并形成脓腔。导致脑脓肿的细菌可来自邻近的感染灶、远隔部位的感染灶或通过开放性脑损伤直接进入脑组织内。脑脓肿的形成分为三个阶段：急性脑炎阶段，化脓阶段，包膜形成阶段。

**分类** 根据细菌来源脑脓肿可分为五大类。①损伤性脑脓肿：多继发于开放性脑损伤，尤其战时的脑穿透性伤或清创手术不彻底者。致病菌经创口直接侵入或异物、碎骨片进入颅内而形成脑脓肿。②耳源性脑脓肿：最多见。继发于慢性化脓性中耳炎、乳突炎。常发生在颞叶。③鼻源性脑脓肿：邻近鼻窦化脓性感染侵入颅内所致。如额窦炎、筛小房炎、上颌窦炎或蝶窦炎，脓肿多发生于额叶前部或底部。④隐源性脑脓肿：原发感染灶不明显或隐蔽，机体抵抗力弱时，脑实质内隐伏的细菌逐渐发展为脑脓肿。⑤血源性脑脓肿：多由于身体其他部位感染，细菌栓子经动脉血行播散到脑内而形成脑脓肿。

**临床表现** 主要有三大症状。①急性感染症状：起病初期有发热、头痛、全身乏力、肌肉酸痛、脉搏频数、食欲缺乏、嗜睡倦怠等表现。②颅内压增高症状：不同程度的头痛，伴呕吐，尤以小脑脓肿呕吐频繁。③脑局部定位症状：癫痫：大脑半球表浅的脓肿可引起癫痫。脑膜刺激征：部分小脑脑脓肿的患者可有脑膜刺激。脓肿部位不同可表现为中枢性面瘫、对侧肢体偏瘫或锥体束

征阳性、小脑体征等。

**检查和诊断** 血常规检查：急性期血象均有白细胞增多；脑脊液检查可发现脑脊液压力增高，白细胞轻至中度增多，脑脊液涂片找到细菌或真菌。头颅 CT 和 MRI 的特征性改变为脓肿周围高密度（高信号），环形带和中心部的低密度（信号）区。根据外伤史、全身感染症状、脑损害征象等临床表现，结合影像学检查可作出诊断。

**治疗原则** 脓肿尚未完全局限以前，应进行积极抗感染治疗和控制脑水肿。脓肿形成后，手术是唯一有效的治疗方法，包括脓腔穿刺抽吸术和脓肿切除术。

（张云东）

lúnăo huŏqìshāng qīngchuàngshù

## 颅脑火器伤清创术（debridement of craniocerebral firearm wound）

颅脑火器伤后清除损伤坏死组织的技术和方法。是颅脑火器伤伤口早期治疗的基本方法和重要环节。目的是清除坏死和污染严重的组织，清除异物和血肿，消除无效腔，使伤口转变为清洁伤口。第一次世界大战后期，库欣（Cushing）首次用正规颅脑清创术。

**应用原则** 所有的颅脑火器伤开放伤口都应考虑行清创术，其处理原则：①早期处理（伤后72小时内）：在全身情况许可下，进行一次彻底的清创，越早越好。在使用有效抗生素情况下，如果创伤局部污染和感染不太明显，伤员全身情况较好，在伤后48~72小时内进行的彻底清创，伤口仍可考虑一期缝合。②延期处理（伤后3~6天）：创口未经处理或处理不彻底，如果创口无明显感染，可进行清创或再清创；如果创口已感染，则全身性应用

抗生素情况下，适当扩大创口以利引流，待感染局限或创口愈合后再行晚期处理。③晚期处理（伤后7天以上）：伤后达7天以上的创口，感染多比较严重，应加强抗感染及全身支持疗法，不再进行脑清创。但对引流不畅者，可将创口扩大，以利引流，待感染局限后再适时行脑清创术。

**基本步骤及方法** 包括以下6个方面。

**皮肤和伤口的清洁消毒** 先用无菌纱布覆盖伤口，剃头，遇有油垢时可用乙醚或汽油擦掉，然后用无菌刷蘸软肥皂液刷洗伤口周围皮肤，并用等渗生理盐水冲去肥皂液。去除伤口敷料，此时若见伤道内有明显的异物、血块、脱落的组织碎片可清除之，再用等渗氯化钠注射液反复冲洗伤道至"洁净"为止，然后用2%~3%的碘酒消毒皮肤达创缘，待碘酒干后用75%酒精洗去碘酒，消毒皮肤时应防止碘酒和酒精流入伤口内，伤口内用碘伏冲洗消毒，最后铺无菌巾于伤口周围。

**头皮清创** 清除创口边缘挫伤失活、污染或感染坏死的头皮。对创口不大，颅骨或颅内损伤范围较大的火器伤，需要设计头皮切口，在充分利用原创口的基础上，加做直线或弧形的切口，可以较快地暴露创部。"S"形和"C"形切口，对创口过大、头皮颅骨缺损过多的创伤，易于将皮瓣转移，缝闭创口。对于接近颅底的穿透伤，或头皮入口小、颅骨粉碎凹陷骨折范围大的创伤，则使用瓣状切口较为适宜。

**颅骨清创** 可根据创伤情况采取不同方法。一种是直接咬除骨质扩大骨窗，到露出硬脑膜缺损边缘1cm为适宜，适用于骨窗较大和大块骨片凹陷的情况。另

一种是近颅骨入口或出口钻孔，由此孔环洞形骨折周围咬除骨质。再有一种是骨瓣成形，此法在骨孔小、脑组织损伤较大及近颅底的穿透伤情况下常用。

脑膜清创 切除挫伤严重且无法缝合的脑膜，但硬脑膜边缘不可过多切除。在脑组织损伤较广泛的情况下，应扩大脑膜切口，充分暴露脑损伤部分进行清创。

脑清创 应由浅到深吸除脑碎屑及失活脑组织，对照颅骨 X 线及颅脑 CT 片，清除可及的异物和颅骨碎片。脑清创彻底的局部表现是伤部脑组织常呈锥形凹陷，脑皮质界线清楚，有脑搏动，伤道无血肿及出血。不要把清创不彻底引起的脑突出，误认为急性脑水肿而仅作扩大骨窗减压，要注意有无伤道血肿。彻底清创后的腔壁还须用等渗氯化钠溶液反复冲洗。

硬脑膜和头皮的缝合 硬脑膜原则上要一期缝合，这样可以防止脑脊液漏，对硬脑膜缺损较大无法缝合的，取阔筋膜、骨膜或帽状腱膜进行修补，原则上不用人工脑膜修补；头皮原则上延期缝合或部分延期缝合，皮下置碘仿纱条或等渗氯化钠注射液纱条开放引流，但对污染轻、无感染、一期清创彻底的创口，可一期缝合。

(张云东)

yǎnzhànshāng

## 眼战伤 (war-related eye injury)

战时武器及战场环境因素直接或间接造成的眼球及眼附属器损伤。眼表面积仅占体表面积的 0.27%，但位于颜面部，位置表浅且不便防护，发生率是眼表面积与体表面积比值的 20～50 倍。常规战争中，占所有伤员的 5%～10%。常合并其他部位损伤，

多见于颅脑及颌面部伤。随着高技术武器在战争中的大量使用和机体其他部位防护装备的应用，现代战争中眼战伤的发生率逐渐升高。

分类 ①按受伤部位：眼球战伤和眼附属器战伤。②按致伤原因：机械性和非机械性眼外伤。前者包括钝挫伤、穿孔伤和异物伤等；后者有眼化学伤、热烧伤、辐射伤和毒气伤等。③按损伤程度：轻、中和重度伤。轻度外伤包括眼睑、结膜、角膜等表浅部位的擦伤及Ⅰ度烧伤；中度外伤包括眼睑、泪器、结膜的撕裂伤、角膜浅层的异物伤及Ⅱ度烧伤；重度外伤包括眼球穿孔伤、眼内异物、钝挫伤及Ⅲ度烧伤。

临床表现 根据损伤部位、程度、致伤性质等因素不同，临床表现也不相同。共同特点包括疼痛、畏光、流泪、眼睑痉挛等眼部刺激症状，眼球破裂、眼内异物等外观异常和视力下降等；如为严重伤，常合并有颜面部或其他组织损伤的表现。

检查和诊断 ①病史采集：包括致伤时间、致伤原因等方面的信息。②外眼检查：包括眼睑皮肤颜色、外观等。③视功能检查：包括中心视力、瞳孔对光反射、视野检查等。④眼球检查：通常在裂隙灯显微镜下，观察眼球的完整性和眼内各结构有无异常，检查角膜、巩膜有无破口，前房有无积血，虹膜有无损伤及嵌顿，晶状体及玻璃体有无损伤等。⑤眼压检查：具有重要的诊断价值。所有伤员，在没有明确眼球破裂或穿通伤时，都应进行眼压检查。⑥特殊检查：有条件时，可根据伤员伤情选择眼 B 超、X 线、眼电生理等特殊检查。

救治 眼战伤处理不当会导

致永久性视力障碍，甚至失明。及时准确的伤情判断至关重要，不同伤情处理的早晚对预后影响很大。化学性烧伤、毒气伤及热烧伤等应分秒必争，就地先行冲洗后再进一步处理。复杂眼外伤如眼球钝挫伤、破裂伤、穿通伤或眼内异物伤、眼眶及视神经管损伤等，应先进行必要的检查，针对伤情制定出可行的治疗方案。伤情比较简单的如结膜下出血、眶内血肿等相对可以从容地进行检查治疗。

急救处理的基本原则包括：①合并颅脑伤或其他重要器官损伤时，应先处理危及生命的损伤，待危险期过后再行眼部处理；若生命体征平稳，处理颅脑损伤及其他重要器官外伤时亦可争取同时处理眼伤。②单眼受伤应将两眼同时包扎。伤眼宜保护性包扎，一般不应加压。③眼化学伤，应在战场第一时间用缓冲液或生理盐水及时冲洗，如条件不允许，可用自来水或其他净水冲洗，至少冲洗 30 分钟。④眼球破裂伤伴眼内容物流出，应镇痛、镇静，减少眼内容物流失，尽早行眼球伤口缝合，不要轻易判断视功能恢复无望而行眼球摘除。⑤眼睑严重裂伤时，不要轻易剪除皮肤组织，因为眼睑血液循环丰富，组织修复力强，而且一旦缺损或畸形修复会引起严重并发症如暴露性角膜炎等，应最大限度地保存眼睑软组织并仔细对位缝合。⑥双眼爆炸伤时，对伤势较轻的一眼应千方百计抢救，切忌双眼同时摘除。⑦眼异物存留时，原则上应尽早手术取出。⑧防止感染并制止出血，开放性伤口者，应全身和局部应用抗生素，并注射破伤风抗毒素。

预后 战时通过佩戴防护可

防止部分眼损伤。随着玻璃体视网膜手术的进步，眼战伤处理的概念较以前已有所转变，既往认为无治疗希望的眼睛，或有可能获得有用的视力。眼战伤一期手术摘除眼球需要严格控制，无光感不再是眼球摘除的指征。凡有可能保存眼球的都应尽力争取修复。因为开放性眼外伤造成视力无光感原因复杂，其中眼前后节联合伤屈光间质混浊致视力无光感最为常见，而临床及实验室的一些检查手段还不能真实确切地反映出受伤眼的实际情况。为此，需严格谨慎地对术前伤情进行评判，可扩大实施玻璃体探查手术，以创造二期功能重建的手术机会。

（叶　剑　陈春林）

yǎnqiú zhànshāng

## 眼球战伤（war-related eyeball injury）

战时武器及战场环境因素直接或间接造成眼球组织损伤。眼球组织包括角膜、巩膜、虹膜、晶状体、睫状体、脉络膜、玻璃体和视网膜。多见于爆炸冲击波或异物碎片损伤，常累及双眼，但程度可不一致。损伤部位主要是结膜和角膜，特别是睑裂区，常有异物存留。机械因素及化学毒剂也可引起。随着激光武器的应用，激光眼损伤可能增加。

**临床表现**　根据眼球壁完整性是否破坏分为开放伤和闭合伤。常见症状为眼部疼痛、异物感、畏光流泪、眼睑痉挛等刺激症状。如异物穿透角膜进入眼内，留在虹膜或晶状体表面，甚至玻璃体、视网膜及眼球后壁的组织中，伤眼有明显的外伤性虹膜睫状体炎、外伤性白内障、玻璃体积血及眼内炎、视网膜脱离等的表现。严重者，眼球有巨大破裂口，眼内容物大量脱出，眼球塌陷。激光辐射可致视网膜损伤，出现暂时

失明或永久致盲。化学毒剂致伤可表现为不同程度的畏光、流泪、眼睑肿胀、结膜充血、角膜水肿混浊等，严重者可出现角膜溃疡、坏死或穿孔，炎症可波及虹膜睫状体，甚至发生全眼球炎。

**诊断**　根据伤员病史、眼部表现以及外眼和眼球检查，大部分眼球战伤即可明确诊断。屈光间质混浊或眼内出血影响检查时，可根据伤情选择行 X 线、眼 B 超等特殊检查。

**救治**　眼球战伤后，首先进行简单伤情判别。不同的损伤紧急救治措施也不同。眼化学伤，即刻大量清水冲洗。开放性损伤，不宜冲洗，应在表面麻醉下尽量完成视力、瞳孔光反射等检查，用眼罩覆盖伤眼，禁止一切可导致眼内容物流出的刺激和操作，禁用抗生素眼膏。如伤员疼痛难忍，可酌情使用镇痛镇静等药物以减少眼内容物流失，并及时送眼科专科处理。

**闭合性眼球伤**　角膜上皮擦伤可涂抗生素眼膏后包扎，促进上皮愈合。角膜基质层水肿混浊，可局部滴用皮质激素，必要时用散瞳剂。虹膜与睫状体挫伤，如为单纯外伤性虹膜睫状体炎，按一般虹膜睫状体炎的原则处理，局部或全身使用皮质激素及非甾体类抗炎药，滴扩瞳剂。如虹膜根部离断且伴有复视症状可行虹膜根部缝合术。前房出血可采用半卧位休息，应用止血剂，不散瞳；出现虹膜刺激症状可及时散瞳，注意观察眼压，如眼压升高，经药物治疗眼压仍不能控制，应作前房穿刺术。晶状体挫伤导致晶体脱位如脱入前房、嵌顿于伤口或脱入玻璃体腔，须急诊手术切除脱位晶状体。眼后段挫伤单纯玻璃体积血可药物保守治疗，

如伴有视网膜脱离，需尽早行玻璃体切除手术，视网膜挫伤时可行支持对症治疗。

**开放性眼球伤**　应紧急处理。如伤口小，创缘整齐，对合良好，前房形成的单纯性角膜穿透伤，可不缝合，清洁后涂抗生素眼膏包扎伤眼。如为复杂病例，多采用两步手术，即初期缝合伤口，恢复前房，控制感染，在 1～2 周内再行内眼或玻璃体手术，处理外伤性白内障、玻璃体积血、异物或视网膜脱离等。球壁破裂，为了预防交感性眼炎的发生，需要行眼球摘除时，应慎重。

**眼部异物存留**应根据情况及时处理。激光辐射眼伤应对症治疗。化学毒剂伤可按照化学烧伤处理。

（叶　剑　陈春林）

yǎnfùshǔqì zhànshāng

## 眼附属器战伤（war-related injury of accessory organs of eye）

战时武器及战争环境直接或间接造成眼附属器结构或功能损伤。眼附属器包括眼睑、泪器、眼眶、眼外肌、视神经和视路等。损伤可单独发生，也可与眼球伤并存。

根据损伤部位不同而出现相应的表现。根据伤员病史、眼部表现以及外眼和眼球检查，大部分眼附属器伤可明确诊断。眼眶内异物、视神经及视路损伤，需行 X 线、眼电生理等特殊检查。

**眼睑伤**　分为挫伤和裂伤。①挫伤：多表现为格斗时拳头、手指所致眼睑皮肤擦伤、皮下出血、眼睑水肿、血肿等。面部筛骨板破裂后，用力擤鼻时鼻腔内空气突然大量进入眼眶内和眼睑皮下，可出现眼睑气肿特殊的体征。②裂伤：包括锐器所致的眼睑切割伤和钝器所致的眼睑撕裂伤。眼睑挫伤时，伤口表面异物

应仔细剔除，清洁消毒剂处理创面；皮下出血、血肿、水肿，可在伤后48小时内冷敷，以后热敷；眼睑气肿，嘱伤员不要擤鼻，清洁鼻腔后滴用血管收缩剂和抗生素，眼部包扎，必要时全身应用抗生素。眼睑裂伤时，应行清创缝合，可在伤后6~8小时内完成，仔细去除嵌顿于伤口的异物以减少感染的机会，因眼睑部有良好的血液循环，即使在伤后24小时也尽量保留组织并仔细对位缝合。全层裂伤应分层缝合，避免眼睑畸形；提上睑肌断裂时应修复，以免发生上睑下垂。如组织大量缺失，应尽量一期闭合伤口，一般不需一期行皮肤移植，精确的修复可能需行小片皮肤移植或带蒂皮瓣移植，应尽量推迟，待瘢痕成熟后进行。全身给予抗生素、破伤风抗毒素。

**泪器伤** 包括泪小点撕裂伤、泪小管断裂伤、泪囊及鼻泪管损伤。泪小管断裂最常见，多为眼睑内侧端锐器切割伤或撕裂伤累及。泪小管断裂通常应行一期吻合修复。

**眼眶伤** 临床表现因致伤物及致伤方式、伤情不同而差异很大，可仅有眼睑和球结膜水肿、眼外肌不全麻痹，也可表现为眼球突出或凹陷、眼球运动障碍、视力丧失，眶内出血，眶壁骨折等，还可合并眼球穿通伤、颅脑损伤等。根据伤情采取不同的处理措施。单纯眼眶软组织损伤，可给予止血、脱水和皮质激素等对症治疗。眼眶出血可不经处理自行消退，但血肿如导致视力受损，则应紧急切开引流，减少对视神经的压迫。爆裂性骨折伤后早期可给予皮质激素减轻水肿，减少粘连，如出现眼球内陷，肌肉嵌顿时，可手术修复骨折。眼

眶较大的突出眼外的异物或出现感染、严重炎症反应、瘘管形成、组织侵犯（如视神经受压）时，应手术取出。

**眼外肌伤** 主要表现为眼球运动障碍，伴有视力下降或复视等。眼外肌损伤或离断后，应尽量找到肌肉并将其复位。

**视神经及视路伤** 表现为严重的视力下降，有的合并严重的眼球损伤，有的眼球外观无明显异常，但合并有颅脑损伤。如存在视神经压迫，需尽早行视神经管切开减压，单纯的视神经挫伤可酌情使用脱水和皮质类固醇药物等对症治疗。

（叶 剑 陈春林）

yǎnbù yìwù cúnliú

# 眼部异物存留（retained intraocular foreign bodies）

非眼部物体进入并存留于眼附属器或眼球内。是眼部战伤之一，多见于爆炸伤。

异物可存留于眼球外或眼球内。眼睑、眼眶等眼球外异物存留可表现为局部肿胀、疼痛。合并细菌感染时，可引起局部炎症。结膜和角膜异物可出现明显的刺激症状，如疼痛、畏光、流泪、眼睑痉挛等。眼球内异物根据大小，进入途径和眼内存留位置，表现为视力障碍或相应眼内组织的损害，如外伤性白内障，玻璃体积血等。也可无明显表现，但眼部检查可发现异物进入眼内的窦道。

根据伤员病史、眼部表现以及检查，大部分眼球异物存留即可明确诊断。怀疑眼眶异物或眼球内异物，但屈光间质混浊影响检查时，可根据伤情选择行X线、眼B超等特殊检查。

**眼球外异物** 眼睑表浅的异物可用注射针头剔出，位置较深

者需手术取出。结膜异物可在表面麻醉剂下，用无菌湿棉签拭出，并用抗生素眼液数天。浅表角膜异物，可在表面麻醉下用无菌湿棉签拭去。嵌入较深时，可用无菌注射针头剔除，难以一次剔除的锈斑可分次取除。大量异物可分期取出，避免一次对角膜损伤过重。

**眼球内异物** 治疗目的是防治眼内炎、视网膜脱离、晚期金属沉着症。异物若在眼前段，能在显微镜下看到的可直接取出，磁性异物在玻璃体腔内可从睫状体平坦部吸出，不能取出者不要勉强，先做伤口一期缝合，然后Ⅱ期行玻璃体切割手术取出异物。怀疑有眼内炎时，在做一期缝合的同时，应作房水和玻璃体液培养，并行玻璃体腔注射抗炎药物。

**眶内异物** 处理时应考虑异物成分、机械作用、造成的损伤和感染的可能。所有植物性异物都应急诊取出，以防感染。石块、玻璃、塑料等对眶内组织无刺激性异物，可不必手术。对于小的、表面光滑且位于眶后部已被纤维包裹的异物，在没有压迫视神经及眼肌时，抗炎治疗，可不予手术。金属异物，或影响眼外肌和视神经功能的较大异物，应手术取出。手术方法取决于异物类型、所在位置、是否有磁性、是否包裹等。对前房及虹膜异物可在靠近异物的方向或相对方向做角膜缘切口取出。晶状体异物，若晶状体大部分透明，可不必立即手术。若晶状体已混浊，可连同异物一起摘除。玻璃体内或球壁异物通常要进行手术取出。对位于赤道部之前的球壁或靠近球壁的较小、未包裹的玻璃体内铁类异物，若无视网膜并发症，可在定位后应用磁铁从外路取出。若位

置靠后，异物大，有包裹并有粘连，均需玻璃体手术取出，同时处理并发症。异物已形成瘘管者，术中要将瘘管彻底切除。

（叶　剑　陈春林）

*yǎnhuàxué shāoshāng*

## 眼化学烧伤（chemical eye burn）

化学物质引起的眼部损伤。主要包括酸烧伤和碱烧伤。高浓度的酸性化学物质与眼组织接触后会使蛋白质发生凝固变性和坏死，凝固的蛋白不溶于水，能在损伤表面形成屏障，一定程度上能阻止致伤物进一步渗透到深层。酸烧伤的临床特点是损伤区界限比较分明，创面相对较浅，深部组织损伤相对较轻，一般修复较快、预后较好。但也有例外，如氢氟酸则能够迅速穿过细胞膜进入前房，造成严重损伤。碱性化学物质能溶解脂肪和蛋白质，破坏组织，促使碱性物继续扩散并渗透到深层组织和眼内，使眼组织细胞分解、坏死。损伤的组织分泌蛋白酶造成进一步的损害。碱烧伤的后果严重得多。临床上，碱烧伤的特点是碱性物质渗入组织的速度快，损伤区界限比较模糊，不能确切地认定损伤的范围和深度，除眼表组织受损外，虹膜、睫状体、小梁网及晶状体等均可受损。眼化学烧伤后以持续性的角膜上皮缺损及角膜溃疡为主要特征。由于修复障碍常导致无菌性角膜溃疡或穿孔，若合并继发感染，病情则进一步恶化。眼化学烧伤后常因组织炎症诱发新生血管长入形成瘢痕，后期常引起结膜囊缩窄、睑球粘连等严重后遗症。

眼部受伤后即刻出现灼痛、异物感、畏光、流泪、眼睑痉挛及视物模糊等自觉症状。轻者可能仅有结膜充血、水肿、角膜上皮剥脱、基质水肿混浊等，重者角膜及角膜缘可完全被破坏。由于结膜和角膜上皮的坏死，所有化学烧伤的患者都会出现程度不同的疼痛和视力下降。

眼化学烧伤后，应立即分秒必争现场就地取材，用大量清水或其他水源反复冲洗。冲洗时应翻转眼睑，转动眼球，暴露穹隆部，将结膜囊内的化学物质彻底洗出，不残留颗粒性物质。应至少冲洗30分钟（或20L液体），并及时送医疗单位，继续冲洗，直到用试纸测试结膜囊 pH 值正常（7.0）为止。冲洗对眼烧伤救治具有重要作用，对预后影响重大。其他处理措施：①清除固体致伤物，特别是可能隐藏在上下穹隆部结膜囊内的残留异物。②接触碱性致伤物浓度高，时间长时，冲洗后应视情况给予前房穿刺，球结膜放射状切开等措施，尽量清除深部组织内残留的碱性物质。③药物治疗：经急救冲洗后，应进行更详细的检查，包括视力、眼睑、上皮、角膜等情况，局部应用广谱抗生素眼膏，防止继发感染，使用扩瞳剂，防止虹膜后粘连，早期应用皮质类固醇药物，减少炎症反应，但伤后1～2周应适时停用，否则可能抑制组织修复过程、激活胶原酶、加速溃疡和穿孔。

（叶　剑　陈春林）

*hémiànbù huǒqìshāng*

## 颌面部火器伤（maxillofacial firearm-related injuries）

枪弹、破片和其他投射物所致颌面部损伤。颌面部是人体上端暴露部分，无论平时或战时，都易遭受损伤。占全身火器伤的10%。多次局部军事冲突伤亡统计数据表明，颌面部火器伤发生率呈上升趋势。早期及时正确地处理对减少死亡及颌面部畸形有重要意义。

颌面部火器伤主要包括软组织火器伤和颌骨、颧骨火器伤。可分为贯通伤、非贯通伤、切线伤及撕裂伤，以前二者为多，分别占 15.7% 和 65.7%。

**临床特点** ①伤情严重：颌面部火器伤常造成组织广泛缺损和移位，破碎骨片和牙齿又可成为"二次投射物"飞散至邻近组织，加重损伤，造成出血、水肿和污染，面形难辨认。②常为多发性损伤：多累及颅脑、大血管、神经及颌面部诸多器官，造成语言、吞咽障碍。组织移位、肿胀、误吸等又可引起呼吸道梗阻，甚至窒息。③大量异物存留：子弹或弹片、牙碎片及非金属异物等常嵌于颅底，腔窦或软组织间隙内，从而加重伤情。④污染严重：致伤物可带入战地泥土污染伤口与腔窦。牙碎片也可将污物带入组织内，从而导致创面继发感染。

**检查及诊断** 在救治初期应对患者伤情进行评估，尤其要重视昏迷患者的检查，注意观察脉搏、血压和瞳孔变化。通过对意识神态与表情、外形与色泽、面部器官的检查确定创伤部位以及性质。①检查呼吸道是否通畅，有无窒息先兆：颌面颈部血液循环丰富，组织疏松有较多潜在的组织间隙，受伤后出血多而且容易形成深部血肿，同时组织水肿反应快而重，伤员会因水肿、血肿压迫呼吸道，严重者也可引起窒息。颌面部位于呼吸道上端，受伤后组织移位、肿胀、舌后坠、血凝块或分泌物都可能堵塞气道发生窒息。②检查是否有大出血危险：颌面部血管分布复杂，损伤后出血多，可能因部位深，无法及时探查，难以止血。受伤后可能出现潜在致命的假性动脉瘤和动静脉瘘，有的因为软组织包裹可以自行局限，但体位改变或受到外力可能出现危及生命的大出血。③检查颅脑、神经、唾液腺是否受伤：颌面部上接颅脑，上颌骨或面中 1/3 部位损伤容易并发颅脑损伤。神经损伤可出现伸舌歪斜、吞咽呛咳、面瘫、局部感觉异常等功能障碍。颌面部腺体损伤会发生涎漏。④检查伤口的感染情况：在口腔、鼻腔、鼻窦、外耳道、气道及食管内存在大量细菌，如与伤口相通极易导致感染。颌面部损伤时常伴有牙及颌骨的损伤，被击断的牙碎片还可向邻近组织内飞溅，并可将牙齿上附着的结石和细菌等带入深部组织，引起伤口感染。感染可逆行进入颅内或下行进入胸腔。辅助检查还可以借助 X 线片观察子弹或弹片在颌面部滞留位置，有无骨折，根据受损部位评估损伤的严重程度。若 X 线片上受损情况显示不清，行 CT 扫描可提示骨折的部位，组织内有无骨折片突入或金属碎片，有无血肿形成。必要时行三维重建及血管增强进一步明确颌面部损伤程度，血肿形成情况、金属异物与毗邻组织尤其是血管的关系。颌面部火器伤是否采用 MRI 检查应慎重，MRI 扫描产生的强大磁场可能使组织内弹片移位，引起更严重损伤，金属异物本身也可以使检查产生伪影。颌面部无金属弹头或弹片存留时，MRI 检查也能显示受损状态。

**救治** 救治原则，预防性气管切开，积极处理合并伤，早期专科处理，首先应保持呼吸道通畅，做到早发现、早处理。根据阻塞原因进行抢救；及早清除咽喉部异物，将后坠舌牵出，悬吊下坠的上颌骨，气管切开等以解

除呼吸道梗阻。颌面部血运丰富，伤后出血多，处理不及时可危及伤员生命。根据血管解剖部位，用指压法暂时压迫相关动脉止血。颌面部毛细血管、小动静脉出血，采用包扎止血法。开放和洞穿性伤口，可用纱布填塞及加压包扎止血。结扎止血最为可靠，药物止血也有一定效果。颌面部火器伤引起的休克主要是失血性和创伤性两种。应恢复组织的灌流量，维持动脉压在 90mmHg 以上。对创伤性休克应镇静镇痛，但禁用吗啡类抑制呼吸的药品。休克纠正后方可进行颌面部火器伤的治疗。颌面部预防和控制感染是救治中不可忽视的问题。伤口应及早进行清创、包扎，以去除和隔离污染源；尽早使用抗生素，常规注射破伤风抗毒素。

(杨茂进)

hémiànbù ruǎnzǔzhī huǒqìshāng

## 颌面部软组织火器伤 (oral and maxillofacial firearm wound )

枪弹、破片和其他投射物所致颌面部软组织损伤。常伴严重组织破坏、缺损和移位。出血严重，广泛水肿。血循环丰富，组织愈合良好。颌面部软组织火器伤早期救治，早期修复，对于减少畸形、尽早恢复颌面部功能有重要意义。

**损伤类型** 颌面部骨组织多软组织少，单纯软组织火器伤比较少见。一般按损伤部位分为面颊部、颧面部、眶区、腮腺咬肌区损伤。按出入口形态分为切线伤、非贯通伤及贯通伤。

**临床表现** 颌面部软组织火器伤的临床表现与其解剖生理特点有关；颌面部血管丰富，受伤后出血很多。因为是呼吸道上端，出血、水肿及组织移位、异物堵塞都容易造成上呼吸道梗阻引起

呼吸困难甚至窒息、死亡。口腔、鼻腔、鼻窦、外耳道、气道及食管内存在大量细菌，创口与这些腔窦相连后，外面细菌也很容易进入腔窦，加上外界泥土其他异物，可加重伤口的感染。火器伤还造成大面积的组织缺损和移位而引起严重的颜面畸形，神经损伤可引起面瘫、吞咽障碍及感觉异常。腺体损伤还可造成涎漏等功能障碍。

**检查及诊断** 颌面部软组织火器伤一般通过视诊，外伤史及临床表现，结合 X 线片检查就能作出诊断。如有异物应摄颌面部正、侧位 X 线片，必要时摄定位片或 CT 曲面断层扫描以明确其位置。血常规检查可了解损伤感染及失血情况。接诊患者后，应首先观察意识、脉搏、心跳及呼吸等生命体征，重点是有无窒息。要明确创伤性质，开放伤应检查创口大小及深度，有无活动性出血，是否穿通口腔和鼻腔，有无组织缺损及移位，创口边缘有无坏死、是否有青紫、红肿、硬结和压痛，创面是否污染或被感染等等。对贯通伤可以从伤口入出口判断致伤性质，一般高能、高速小弹片致伤时入口大于出口，低能、低速的致伤物则入口小于出口。

**救治** 首先应保持呼吸道的畅通，清除口腔内血凝块、异物，防止舌后坠。在运送伤员时尚需采取俯卧位或侧卧位，以利于口内血液成分泌物流出，有舌后坠者，应将舌拉出固定于口外，并将面部软组织暂时复位后加压包扎，以利止血。颌面部血管丰富，组织再生及抗感染能力强，较身体其他部位伤更易愈合。清创缝合可放宽到伤后 48 小时以上、没有明显感染可初期缝合。出现呼

吸困难，应立即气管切开。无法控制大出血，可做颈外动脉结扎术，并选用适当抗生素以控制感染。彻底清洗伤口，去除伤道的细菌、异物，除去变色确已失活的组织及碎片，应尽量保护和保留可能存活的组织。眼睑、耳、鼻、唇等撕裂时，即使大部游离也应保留，不需要创面修整。无明显感染者缝合可不受伤后时间的限制，力争小针细线、分层对位、初期缝合。有感染的伤口待伤口感染控制后，延期缝合。伤后72小时病变组织和健康组织就有明显的界线，此时可行再清创，彻底清除坏死组织。尽量关闭腔窦伤口，预防感染。暴露的骨创，应用软组织覆盖。缝合后应低位放置引流条。不能关闭的组织缺损，可用邻近或滑行皮瓣进行修复。组织缺损大的伤口，做定位减张缝合，择期整复，有条件时，用带蒂或游离皮瓣修复。

(杨茂进)

hégǔ huǒqì gǔzhé

### 颌骨火器骨折（firearm-related fracture of jaw）

武器所致上颌骨或下颌骨连续性（完整性）破坏。多见于枪弹和破片伤。骨组织以毁损为主，可有粉碎型、线型、洞穿型和混合型，以粉碎型为最多，且多造成骨缺损。破折片可形成"继发性投射物"飞溅，损伤周围广泛组织。致伤物及碎骨片可穿出体外，也可停留在上颌窦或鼻腔内部及下颌神经管内。爆炸冲击波也可使鼻窦含气空腔产生内爆效应，造成多处粉碎性骨折，典型的呈"碎蛋壳"样损伤。下颌骨则主要受爆炸冲击波加速度效应影响，在下颌骨不同密度处形成剪切力，造成牙根尖平面或下牙槽神经管处水平骨折，这两种损伤是颌面部高能爆炸伤的典型伤情。

**临床表现**　损伤的范围不同其临床表现也各不相同。临床表现为上颌骨移位、缺损、面中部凹陷畸形，严重者可因整个上颌骨活动而出现颅颌面分离，常伴有张口受限、牙齿脱落移位和咬合关系紊乱等症状。如累及眼球可出现结膜下出血、眼球移位、复视甚至失明等，如累及耳、鼻或颅底，可出现鼻腔、外耳道流血或流液、听力障碍、嗅觉障碍等并发症。弹道贯穿和震荡颅底，可并发额顶、筛小房和蝶窦骨折，或撕裂硬脑膜，出现脑脊液漏；也可击穿上颌窦，异物滞留造成火器性上颌骨骨髓炎。

下颌骨火器性骨折后，除局部肿胀疼痛外，还可出现流涎、下唇麻木、咀嚼功能和语言功能出现障碍，严重者可出现呼吸、吞咽困难，查体可见张闭口活动受限、牙列变形，咬合错乱。

**救治**　首先要详细询问病史，包括受伤的时间、地点、伤情及救治情况，治疗伤口不贯通上颌窦时，主要是清创异物、游离的碎骨片和坏死组织。当伤及上颌窦时，要求一次清创彻底，关闭面部伤口，同时在下鼻道与上颌窦之间开窗引流。清理上颌窦时，可通过面部伤口进行，从口内凿开上颌窦前壁，进入上颌窦。除去游离骨片，并注意保持前庭沟深度，剥开的黏膜尽量缝回原处，还应注意保持面部外形。上颌骨损伤，未破坏牙弓的连续性，咬合关系没有改变，一般不作固定。破坏牙弓引起咬合关系错乱者，则需作复位固定。非全横骨折的固定可用健侧牙齿固定患侧骨折，一般用硬质的牙弓夹板，将两侧同时行颌间固定，保持好的咬合关系。全横骨折的固定不仅行颌间固定，还应该将上颌骨与头部的石膏帽联系在一起，作颅颌固定，常采用带口外须或吊丝的颅颌固定。

下颌骨火器伤多数是粉碎性骨折，治疗措施主要包括伤口处理和骨折固定。处理骨伤口时，尽可能去除异物和坏死组织，对碎骨片的处理，一般只去除与软组织不连接的游离碎骨，保留与软组织相连的骨片。通口腔的骨伤口应尽量关闭，不能关闭者，可用碘仿纱条填塞或覆盖，以免唾液流入伤口内。骨折无移位时，只用绷带或颌帽限制下颌运动即可。有错位的骨折，可用带钩牙弓夹板作颌间固定。如无骨质缺损，也可采用骨间结扎、接骨板固定。

(杨茂进)

quángǔ huǒqì gǔzhé

### 颧骨火器骨折（firearm-related fracture of zygomatic bone）

火器性投射物所致颧骨完整性破坏。颧骨与上颌骨、额骨、蝶骨和颞骨相关联，其中与上颌骨的连结面最大，故颧骨骨折常伴发上颌骨骨折。颧骨的颞突与颞骨的颧突连接构成颧弓，较细窄，更易发生骨折。

该型骨折多为洞穿型或粉碎型骨折，开放且有严重污染。按部位分为颧骨骨折、颧弓骨折、颧骨颧弓联合骨折及颧骨、上颌骨复合体复杂骨折。

**临床表现**　骨折致面部塌陷等畸形，移位的骨折块压迫颞肌或喙突，造成张口受限。颧骨因构成眶外壁和眶下缘的大部分，骨折移位后，使眼球移位，产生复视。颧骨眶壁闭合性骨折时，眶周皮下、眼睑和结膜下可有出血性淤斑。颧骨上颌突部骨折可能损伤眶下神经，致使该神经支配区有麻木感。骨折时如同时损伤面神经颧支，则发生眼睑闭合不全。

**检查及诊断** 触诊骨折局部可有压痛，塌陷移位，颧额缝、颧上颌缝骨连接处以及眶下缘均可能有台阶形成。如自口内沿前庭沟向后上方触诊，可检查颧骨与上颌骨、喙突之间的空隙是否变小。X线片检查取鼻颏位和颧弓位。在鼻颏位 X 线片中可见颧骨和颧弓的骨折情况，还可观察眼眶、上颌窦及眶下孔等结构有无异常。颧弓位则可清楚显示颧弓骨折及移位情况。

**救治** 待生命体征平稳后即可清理伤口异物、游离碎骨片和坏死组织。尽量避免颧面部塌陷及眼眶内容物移位，力争关闭缺损创面，低位放置引流。对于闭合性损伤，颧骨、颧弓骨折仅有轻度移位，畸形不明显，无张口受限及复视等功能障碍者，可不行手术治疗。有显著畸形、张口受限、复视等功能障碍者应作骨折复位手术。可选择口内切开复位、颞部或局部切开复位、口外牵拉复位、头皮半冠状切开复位，骨折复位后若断端稳定接触不需固定，若不稳定则需行接骨板固定或骨断端缝合。

（杨茂进）

## 耳鼻咽喉战伤（war wound of ear, nose and throat）

ěr bí yānhóu zhànshāng

战时武器和其他致伤因素直接或间接造成的耳鼻咽喉解剖结构破坏及生理功能损害。耳鼻突出于头面部容易受外伤。咽喉位置较深其前上有下颌骨，前下有胸部，后有颈椎保护，受伤机会较少。损伤多为破片或枪弹所致。爆炸冲击波可致听器损伤。热力、寒冷及化学物质还可造成烧伤、冻伤和化学伤。耳鼻咽喉互相贯通，且与颅脑、眼、口腔、颈椎等邻近，创伤时多为合并伤，可高达62.5%，以颌面部及眼部合并伤为多见。耳鼻咽喉为暴露部位，不易防护，现代战争中其损伤有增加趋势。此部位邻近重要器官，并为颜面部位，损伤后不仅可引起呼吸、循环等功能受损，而且影响面容恢复，致残率较高。

**损伤类型** 按解剖部位可分为耳部战伤、鼻部战伤、咽喉战伤。通常耳部伤占72.6%，鼻部伤占21.0%，咽喉伤占6.4%。进一步可细分为外耳战伤、中耳战伤、颞骨战伤骨折、鼻骨战伤骨折、鼻窦战伤、开放性咽喉战伤和闭合性咽喉战伤。

**临床表现** 耳鼻咽喉战伤根据损伤部位、程度、范围、是否合并其他损伤等因素不同，其临床表现各异，但具有疼痛、出血、功能障碍等共同特点。受伤后不同时间症状也不相同。早期常为直接影响，如出血，呼吸、吞咽、发声困难，听力及平衡障碍以及合并伤等症状。中期主要为继发感染或并发症的结果，如继发性出血、局部感染、肺部及颅内感染等。晚期多为外伤后遗症，如瘢痕狭窄致呼吸及吞咽功能障碍或神经功能障碍并影响面容。

**检查及诊断** 耳鼻咽喉是感受外界刺激的重要的器官，且均位于体表，遭受战创伤后，临床表现特征突出，受创部位定位精准，一般较易评估伤情，完成初步诊断，但仍需影像学检查如 X 线片、CT 等进一步明确诊断。专科辅助检查，如纯音测听、纤维鼻咽喉镜等检查对精确诊断及后续治疗有重要意义。由于耳鼻咽喉战伤常合并其他战伤，在对伤情判断和分类的过程中，需注意查明有无危及生命的损伤，并联合相关专业施救。

**救治** 急救时应评估全身情况，抢救生命，清理气道，防止窒息，及时专科对症处置，减少并发症及后遗症；对伤情严重、短时期内不易恢复或需要进一步择期手术治疗者及时后送。治疗原则一般为防止窒息、止血、抗休克、清创、抗感染。应注意以下几点：①咽喉伤处置的首要问题是保证呼吸通畅，防止急性喉梗阻。一旦出现须紧急处置，必要时行气管插管或气管切开术。其次再考虑伤口愈合、吞咽及发音功能等问题，吞咽困难者可进行鼻饲饮食或输液。②鼻部血运丰富，且鼻黏膜对疼痛非常敏感，鼻外伤处置的首要问题是止血和镇痛，鼻腔出血可行鼻腔填塞，防止失血性休克。③耳外伤以耳郭外伤为多见，其中最重要的问题是防止耳郭软骨继发感染。一旦感染易导致耳郭畸形。④其他伤口可行包扎、填压或缝合及结扎血管止血。气管切开以前，颈部伤口不能用环形包扎，因有可能压迫静脉回流加重局部水肿引起呼吸困难或直接压迫气管发生呼吸困难导致不良后果。疑有颈部大血管损伤应立即结扎或行血管缝合修补以防发生意外，出血较多者应予输血输液防治休克。⑤耳鼻咽喉弹片等异物嵌顿原则上需予以摘除，但深部小的异物不影响功能也无明显症状及无感染者可不取出。

（陈继川 吴晓平）

## 中耳战伤（war wound of middle ear）

zhōng'ěr zhànshāng

武器或其他致伤因素所致中耳结构或功能破坏。多为枪弹、破片或其他爆炸投射物及冲击波或激烈震荡所致。中耳结构复杂，受损后可显著影响听力、定向及平衡功能，导致战斗力减退甚至丧失，预防及正确诊治在战时显得特别有意义。

**损伤类型** 根据致伤原因不同可分为机械损伤、爆震伤等，根据中耳解剖结构不同，可分为创伤性鼓膜穿孔、听骨链损伤和乳突损伤。

**创伤性鼓膜穿孔** 可没有任何症状，或只表现为主观听力下降和耳鸣。鼓膜破裂的症状主要包括耳闷胀不适、耳鸣、听力损失、血样或水样分泌物、疼痛、化脓性中耳炎及头晕等。合并听骨链损伤有较严重的传导性耳聋。爆震伤也可使蜗窗和前庭窗破裂而导致感音神经性耳聋。合并颞骨骨折时外耳道可表现为出血，并可伴有脑脊液耳漏。外耳道及鼓膜可见有鲜血及血痂。鼓膜穿孔一般位于紧张部，呈不规则形。爆震伤常常引起鼓膜大穿孔，同时损伤鼓环和砧骨，少数伤者伤侧耳症状不明显，而对侧耳比较明显，因此双耳都必须经过内镜观察诊断，避免漏诊。

**听骨链损伤** 一般表现为传导性听力下降，听力损失一般在50~60dBHL，可伴有眩晕及眼震。听骨关节脱位发生粘连时主要表现为以低频听力下降为主的传导性耳聋。

**乳突损伤** 以枪弹等火器伤多见，常为非贯通伤，造成乳突内异物嵌顿。轻者仅限于乳突部，重者可累及外耳道、鼓室、面神经等处，临床表现为出血、疼痛等。

**检查及诊断** 中耳战伤早期诊断常依赖于查体，初步诊断后需专科辅助检查进一步明确，声导抗可以有助于诊断鼓膜穿孔，声顺值会明显升高。耳镜及纤维耳镜是检查创伤性穿孔的比较直观的方法。听小骨的三维重建技术对听小骨创伤比较直观，非常具有诊断价值。乳突创伤除进行查体外，还应常规摄取乳突X线片或CT检查，了解创伤范围及有无异物。

**治疗** ①创伤性鼓膜穿孔：首先清除外耳道内的血痂、异物等，并进行外耳道皮肤消毒，保持外耳干净，以防感染。禁止冲洗及向外耳道内滴入抗生素类滴耳液。可全身应用抗生素预防感染。鼓膜破裂不是鼓膜修补的指证，因为鼓膜破裂具有很好的自我修复功能，约75%的患者有自愈倾向，尽管高频听力损失高达30%。3~6个月鼓膜没有自我修复的患者可通过手术治疗。大的鼓膜穿孔并伴随周围组织损失则很难愈合。鼓膜穿孔的周围卷边也会延迟愈合，并且发生胆脂瘤性鼓膜炎的可能性很大。鼓膜穿孔延迟愈合和失败的主要原因有鼓室硬化、锤骨损伤和大穿孔，所以局部应用表皮生长因子及成纤维生长因子可能是一个合理有效的方法。已发生化脓感染者，按照化脓性中耳炎治疗。最重要的治疗是避免听力进一步的损伤。②听骨链创伤：需根据不同情况进行听骨链重建，外伤后3个月听力仍无改善者，应尽早行鼓室探查术。外伤后即出现眩晕、镫骨内陷性骨折患者，应尽早手术治疗，如合并面神经麻痹，可同时行面神经减压术。③乳突损伤：应彻底清创，并注意面神经等邻近部位伤的处理，放置引流条后以碘仿纱条填塞，全身应用抗生素控制感染。

（杨茂进）

niègǔ zhànshāng gǔzhé

**颞骨战伤骨折**（combat-related nasal bone fracture） 战时各种原因所致颞骨连续性破坏。单一伤少见，多合并颅脑或其他部位伤。骨折以颞骨岩部最常见，鳞部和乳突部损伤较少。常伤及其内部的内耳结构，导致前庭功能障碍。根据骨折线与岩部长轴的关系，颞骨骨折可分为纵形骨折、横形骨折、混合性骨折，其中纵形骨折发生率占70%~80%，横形骨折只约为纵形骨折的1/5。

**临床表现** 纵形骨折主要损伤中耳。临床表现主要有听力减退、耳鸣、耳闷塞感、外耳道流血、面瘫。听力减退多数为传导性耳聋。耳出血一般量少，可持续数日。骨折片伤及面神经，可出现周围性面瘫，约占20%，多可逐渐恢复。检查可见外耳道壁骨折、皮肤撕裂、皮下淤血及外耳道狭窄。鼓膜受到损伤者可见鼓膜破裂、鼓室内积血。横形骨折常破坏内耳结构，常有耳蜗、前庭及面神经受损症状，如听力严重下降、耳鸣、眩晕、平衡功能障碍、面瘫及脑脊液耳漏。听力下降较严重，一般为感音神经性耳聋。横形骨折多伤及迷路和前庭神经，发生严重旋转性眩晕，并伴有恶心、呕吐、出冷汗等自主神经症状，向患侧偏倒，向健侧自发性眼震。由于横形骨折骨折缝与面神经走行方向垂直，神经容易受到压迫或撕裂，造成周围性面瘫，约占50%，且不易恢复。混合性骨折少见而严重，常合并有严重的颅脑创伤，骨折线呈多向性分布，包括横形骨折和纵形骨折，引起鼓室、迷路骨折，可同时有中耳及内耳损伤的临床表现。

**检查及诊断** 通过临床表现、外伤史、耳镜检查、听力学检查、神经系统检查及影像学检查，可以对颞骨骨折作出定性和定位诊断。颞骨骨折患者清醒时可进行纯音测听检查，评估听力损失的程度，意识不清醒时可作听性脑干反映测听，了解听力损伤情况。为了解面神经损伤情况可以对患者做早期测试如神经兴奋性试验、涎腺分泌试验、面肌电图等。影像学检查如颞骨 X 线片、颞骨 CT，可了解颞骨骨折的具体情况。

**治疗原则及方法** 颞骨骨折常和颅脑创伤合并存在，应积极抢救，维持生命体征稳定。及时应用抗生素，防止耳内及颅内感染。在严格无菌的条件下清除外耳道异物和积血，鼓膜破裂时耳内禁止滴药。鼓膜穿孔超过 3 个月，根据情况行手术治疗，修补鼓膜。脑脊液漏患者采取头高位或是半卧位，脑脊液漏多可自行停止，超过 3 周仍未停止者，可经耳部径路采用颞肌或筋膜覆盖硬脑膜缺损处，修补裂孔。伴有周围性面瘫者，病情许可情况下，尽早手术减压。

（杨茂进）

*bígǔ zhànshāng gǔzhé*

# 鼻骨战伤骨折（combat-related temporal bone fracture）

战时各种原因所致鼻骨连续性破坏。鼻骨为构成外鼻支架的主要骨性结构，左右各一，上厚下薄。多为外部暴力所致，也可见于枪弹和破片伤。单一伤少见，多合并颌面部其他损伤。

骨折类型取决于致伤外力的性质、方向和强度。根据是否存在开放性创口，可分为开放性和闭合性鼻骨骨折两类；根据骨折后是否有移位，分为错位性和非错位性骨折。也有主张将鼻骨骨折分为五类，即单侧塌陷性鼻骨骨折、单侧塌陷伴对侧移位性鼻骨骨折、双侧鼻骨下份骨折、双侧鼻骨塌陷性粉碎性骨折和鼻根

部横行断裂性骨折。

根据暴力方向、强度等不同，骨折临床症状亦有差别，但均有外鼻扁平，鼻背塌陷，骨折移位，常伴有鼻腔黏膜撕裂伤及战创伤性鼻出血及软组织肿胀。可根据外鼻畸形、皮下淤血或软组织裂伤，触诊骨擦音等确诊。鼻骨侧位 X 线片可进一步明确骨折部位、类型及移位方向。如鼻骨骨折后无明显移位，X 线片上可能看不到骨折线。CT 扫描的水平面和冠状面图像可提高诊断正确率。

治疗包括一般治疗和骨折复位。一般治疗主要是止血、消肿、镇痛、清创及感染防治等，并积极处理其他合并损伤。闭合性鼻骨骨折复位可在伤后 2～3 小时局部组织还没有发生明显肿胀之前进行。开放性鼻骨骨折可在清创时行骨折复位，并注意去除异物和游离碎骨片，但应保留骨性结构和创口边缘皮肤及软组织。有鼻中隔骨折时，应同时处理。如局部肿胀严重，则可待肿胀消退后进行。骨折复位后，应在鼻腔内堵塞凡士林或膨胀海绵等并妥善固定，以便对骨折区域起支撑作用。

（陈继川　吴晓平）

*bídòu zhànshāng*

# 鼻窦战伤（combat-related injury of nasal sinus）

战时各种原因造成鼻腔周围含气骨质腔破坏。鼻窦为鼻腔周围颅骨中含气空腔性结构，左右对称排列，共有 4 对，分别为上颌窦、筛小房、额窦和蝶窦。损伤以上颌窦最多，额窦次之，筛小房较少，蝶窦最少。多为投射物或暴力所致。开放伤多见。常合并有颅脑、眼眶损伤，伴有脑脊液鼻漏。按解剖结构可分为上颌窦战伤、额窦战伤、筛小房战伤、蝶窦战伤，根

据表面皮肤有无伤口鼻窦损伤又可分为开放性损伤和闭合性损伤。鼻窦气压性损伤好发于飞行员及潜水员，是一种特殊的鼻窦损伤。

**临床表现** 鼻窦战伤随暴力或破片的距离、速度、形状和侵犯位置及角度等不同所造成的损伤各异，并视有无邻近器官的损伤而不同。临床表现较为复杂。

出血　黏膜撕裂或软组织小血管的破裂可导致轻度出血，较常见；上颌窦、筛小房创伤及上颌动脉、蝶腭动脉或颌内动脉、翼静脉丛等较大血管时，出血不易停止，可导致休克；蝶窦损伤伴有海绵窦或颈内动脉破裂则出血凶猛，往往瞬间致死。筛小房及额窦损伤时可发生脑脊液鼻漏，混于血液中，早期不易区别。

畸形　额窦、上颌窦前部的粉碎性骨折可导致面部塌陷，最多见为上颌窦前壁及额窦前壁凹陷行骨折，常合并鼻骨、眼眶、颧骨、上颌骨、上牙槽等骨折，表现为前额、上颌区及鼻背塌陷，局部可摸到凹陷骨折线。如颧弓骨折陷入上颌窦内造成张口受限，合并上颌骨骨折，则牙列错位，咬合异常。眶底骨折，眶内软组织部分坠入上颌窦腔可引起眼球塌陷。眼球外移可见于筛小房纸样板碎裂，局部血肿的压迫。

功能障碍　嗅功能障碍可为筛、额窦损伤波及前颅凹底引起。视力障碍、复视多由筛、蝶窦创伤损及眶尖及眶内或眶底骨折所致。张口困难可能因上颌窦创伤损及翼腭凹肌肉。咬合异常发生于牙槽折断变形者。鼻腔通气障碍可为鼻窦损伤后引起鼻腔狭窄、黏膜肿胀、瘢痕粘连所致。蝶窦骨折伤及蝶鞍者尚有可能引起外伤性尿崩症。

感染　鼻窦骨折后，即使表

面无开放性创口，病原体亦可经窦腔进入软组织导致感染。若表面有开放创口，往往有泥土、脏物等随致伤或弹体进入窦腔引起感染。若有异物存留或死骨形成，则易形成经久不愈的脓腔。

**检查与诊断**　根据病史诊断多无困难。鼻腔检查常为原有病变所掩盖，或未发现异常，中鼻道内可见血性分泌物。开放性损伤常为非贯通伤或贯通伤。使致伤物（弹片等）留于窦内，或穿过窦腔到其他部位。往往入口很小，软组织和骨组织破坏较轻，而深部组织损伤较重。大块弹片伤时出现明显局部软组织缺损，常伴有粉碎性骨折，伤后也易合并鼻窦炎或骨髓炎。闭合性损伤可出现局部皮下气肿，触诊有捻发音。如因软组织肿胀而不能查清有无骨折，可作鼻窦 X 线摄片检查。X 线照片窦内黏膜增厚，窦腔混浊，常有液平面，黏膜下血肿则可见半圆形影。颌面部有血肿、气肿或组织水肿时不易正确判断窦壁的变形，X 线平片、体层摄片或 CT 扫描有助于诊断。

**治疗**　在积极抗休克和保持呼吸道通畅的前提下，首先予以止血和清创，防止出血引起的呼吸道阻塞。必要时可行气管切开；在伤情允许情况下可在 24 小时内完成清创。筛小房、蝶窦损伤常合并颅脑战创伤，急救时不应急于局部处置，应与神经外科协同处理，以抢救生命为第一原则。如有脑脊液鼻漏，不宜行鼻腔填塞，观察 2 周后未见脑脊液鼻漏消失或减少者，可考虑手术修复，防止脑膜炎等并发症的发生。鼻窦闭合性骨折无明显移位时可做整复，引起面容塌陷或影响鼻腔通气及复视者，予以手术整复治疗，术后保持鼻窦引流良好，并

使用抗生素预防感染。

（陈继川）

kāifàngxìng yānhóu zhànshāng

**开放性咽喉战伤**（combat-related open injury of throat）　表面皮肤破裂的咽喉部损伤。多为贯通伤、非贯通伤、切割伤等，多伤及喉及其周围软组织，还可伤及食管、血管神经等深层组织。

**临床表现**　随创伤种类、部位、范围、程度不同而出现不同程度症状。开放性喉外伤因气流自伤口出，可出现不同程度发声障碍。咽喉为呼吸及进食通道，有颈部血管多，战伤早期容易发生休克、窒息及吞咽障碍，病情多较危急。创伤中期容易感染导致继发性出血。晚期由于组织缺损严重，或感染导致软骨坏死，或因早期伤口处理不当，后遗咽、喉、气管、食管瘢痕狭窄，瘘管形成或声带麻痹等后遗症。

**检查及诊断**　对有明显咽喉外伤的患者，首先要注意患者一般情况，如呼吸、脉搏、血压等。咽部的刺伤，常伤及口咽后壁或软腭，咽部有出血及血肿、黏膜破裂，腭垂黏膜下淤血，呈蓝紫色肿胀。严重的咽喉开放性外伤患者，常可通过伤口见到咽壁及喉内组织。枪伤、炸伤等外伤的范围广泛，常伴颈部大血管、颈椎、颈段气管或食管外伤。伤口位于颈部大血管部位者，检查应谨慎，准备良好的照明设备及抢救止血器械，否则不能贸然取出伤口内的凝血块或异物，也不宜用探针探查伤口，以免引起大出血。严重的开放性咽喉外伤常有颅脑、颌面、胸部、颈椎等合并伤。诊断时应特别注意，以防遗漏危及生命。

**救治**　开放性咽喉战伤患者急救以止血、解除窒息和治疗休

克为原则，如合并颅脑等损伤，以抢救生命为主。颈部较大的血管受伤时可发生严重出血。大出血的紧急处理为指压颈总动脉暂时止血，减少出血量。伤口局部压迫可止血，但应防止填塞物进入咽喉部引起呼吸困难。待患者一般情况好转后或止血条件具备时，详细检查伤口，查清活动性出血点，较小的血管以血管钳止血并结扎之。较大的动静脉裂口可以细丝线缝合，必要时可行血管吻合。咽喉部开放性伤口如情况紧急，可将气管套管插入伤口或以吸引器导管进入喉腔，吸除呼吸道内的分泌、血块和取出异物，保持呼吸道通畅。如外伤范围较广，有胸腹部外伤时应行气管切开术。患者出血过多，可导致休克，此时应立即输血、输液，应用强心剂等，注意保暖，采取头低位。咽喉部开放性伤口可早期清创并缝合，根据解剖学关系应尽可能恢复其结构，黏膜应尽可能对位缝合，缺损较大者可以邻近组织修复，然后分层对位缝合。后期出现咽喉部瘢痕性狭窄者可经口扩张、激光烧灼、药物注射或咽侧切开整复，咽部伤口影响进食者，应插鼻胃管鼻饲流质。表浅易取的异物，或远离主要血管的异物可于术中取出。此外，应注意应用抗生素防止感染，预防瘢痕性狭窄，处治并发症等。

（陈继川）

bìhéxìng yānhóu zhànshāng

**闭合性咽喉战伤**（combat-related closed injury of throat）　表面皮肤完整的咽喉部损伤。多为钝性暴力所致。按创伤部位分为咽及颈段食管闭合性创伤、喉及颈段气管闭合性创伤，其中后者又可根据发生部位不同分为声门上区撕裂和骨折、跨声门区软骨

折和软组织伤、环状软骨骨折、气管和环状软骨分离。按致伤原因又可分为机械性挫伤、化学性腐蚀伤、高温气体灼伤等。

**临床表现** 常见的症状有声嘶或失声，咳嗽及咯血，喉部和颈部疼痛，吞咽时加重，常拒绝进食，如为化学性腐蚀伤或高温气体灼伤，疼痛较剧烈，严重时可有唾液中带血或呕血，并常有发热及其他中毒症状，重度灼伤后期可有因瘢痕粘连而致咽喉狭窄甚至闭锁。咽喉挫伤可导致颈部肿胀，吸入性喉喘鸣及呼吸困难，颈部气管钝性挫伤后由于气管软骨破裂，出现皮下气肿，出血和肿胀，以及急速加重的呼吸困难，喉软骨骨折程度严重者，触诊时可扪及喉软骨畸形。

**检查及诊断** 根据受伤史和临床表现，应考虑咽喉闭合性外伤可能，闭合性咽喉外伤者，颈部皮肤有淤斑或血肿，有皮下气肿时可扪及捻发音，咽喉部有压痛。甲状软骨骨折塌陷者，喉结消失或变形、有时可扪及骨擦音。间接喉镜检查可见喉黏膜出血、血肿、声带撕裂伤、喉腔变形、杓状软骨脱位咽喉部的外伤，声带麻痹等。颈部 X 线照片观察喉软骨、气管环有无骨折。必要时作纤维气管镜检查或 CT 扫描都有助于确定损伤范围。

**治疗** 首先应抢救生命，保持呼吸道通畅，如有呼吸困难，可行气管切开，抗生素积极控制感染同时予以镇痛、镇咳，给予静脉输液或鼻饲全流饮食维持营养，绝对禁食。注意口腔卫生。

伤情稳定后，尽早对喉软骨骨折进行手术整复治疗，一般手术在 48 小时内进行。后期出现食管气管瘘时，尽早行一期缝合术，必要时行胃造口术，如已发生感染，要及时切开引流，并适时对创伤部位进行二期缝合术，如为强酸强碱化学腐蚀伤，可予以中和疗法，用醋、橘汁、柠檬汁、牛奶等中和碱剂，镁乳、氢氧化铝凝胶中和酸剂。忌用碳酸氢钠（小苏打）中和酸剂，因其在反应过程中可产生二氧化碳，有导致受损食管和胃穿孔可能。同时予以补液、抗感染等治疗。

（陈继川）

bàozhènxìng ěrlóng

**爆震性耳聋**（explosive deafness） 冲击波所致听力功能障碍。多由爆炸引起。枪、炮射击所产生的枪、炮口压力波长期作用也可造成听力损害。轻者可为一过性听力下降，重者可出现永久性听力丧失。双侧损伤可对称，也可不对称。根据冲击波主要作用解剖部位不同，可分为中耳爆震性耳聋及内耳爆震性了耳聋。前者以鼓膜穿孔最常见，听骨链受损也较常见；后者主要为耳蜗损伤所致，常合并中耳爆震性耳聋。

**临床表现** 听力损失是最早、最常见症状。损失程度与冲击波强度、爆炸源距离、暴露次数等密切相关。爆震环境、暴露时间、防护程度和个体差异等对听力损伤也有影响。爆炸冲击波损伤中耳时，如导致鼓膜穿孔、轻微听骨链断裂，可表现为传导性耳聋；听骨链完全断裂，可导致混合型聋。伤及内耳耳蜗及听神经时常常表现为感音神经性耳聋。中耳、内耳及听神经复合伤时表现为混合性耳聋。听力下降的同时多并发耳鸣。临床听力可表现出不同的纯音听力下降曲线，如 V 型下降、U 型下降、缓降型等。一般听力损伤在频率 4kHz 以上，轻微爆震性耳聋对日常言语交流没有很大的影响，多数伤者以耳鸣为主诉，可影响其生活质量。严重爆震性耳聋可导致听力永久性下降，影响正常生活。鼓膜穿孔时，常合并出血、疼痛、耳闷等。伤及内耳及前庭系统可有旋转性眩晕、平衡失调等表现，并可伴有恶心、呕吐等症状。

**检查及诊断** 一般根据爆震接触史及查体可作出诊断。耳镜检查可发现鼓膜创伤性穿孔，鼓膜充血、破裂、出血等。鼓膜穿孔多见于紧张部。听力下降者通常应行听力筛查，包括纯音测听、声阻抗、耳声发射及听性脑干反映测听等检查。声导抗可发现声刺激所导致的中耳传音装置的损伤。如 "D" "B" 型鼓室压图，部分或全部镫骨肌反射消失。如声创伤未累及传音装置，鼓室压图多为 "A" 型，镫骨肌反射可部分或全部未引出。电反应测听早期表现为听性脑干反应（ABR）阈升高，后期多引不出 ABR 波形，但多数可引出中潜伏期反应，如 40HzABRP。长期接触有害刺激者往往难以引出瞬态刺激性耳声发射（TEOAE）和自发性耳声发射（SOAE），早期伤者或只能部分引出畸变产物耳声发射（DPOAE）。综合以上检查结果可评估听力损伤的程度。有恶心、眩晕等前庭功能损伤表现者应行前庭功能检查。高分辨率 CT 等影像学检查可辅助判断中耳、内耳和颞骨的损伤情况。

**治疗** 爆震性耳聋常合并其他严重创伤，应首先处理重伤。单纯爆震性耳聋，如无严重内耳损伤，通过休息，离开有害声环境后听力下降多可自行恢复，也可试用营养神经药物、大剂量维生素、血管扩张药或中医中药等常规方法治疗。对无咽鼓管损伤者可加用高压氧治疗。内耳爆震性耳聋应尽早治疗，以改善听力及控制症状为治疗原则。可应用营养神经、扩血管、镇静剂、抗眩晕等药物促进听力恢复等对症治疗。伴有严重耳鸣者可用耳鸣习服疗法或认知行为疗法。急性爆震性耳聋及时应用皮质类激素和高压氧治疗可以在一定程度上控制听力下降。

（陈继川　吴晓平）

*jǐngbù zhànshāng*

## 颈部战伤（combat-related injury of cervical area）

战时各种致伤因子所致颈部血管、神经、喉与气管、咽与食管、胸导管和软组织等损伤。由于血管、神经和脏器结构密度高，颈部战伤应充分考虑到各种严重损伤的可能，进行全面的检查，及时救治。主要包括颈部血管战伤、颈部神经战伤、颈部食管战伤、颈部气管战伤。

**损伤分类** 可根据解剖部位和致伤机制进行分类。

**根据解剖部位分类** 将颈部分为3个区域：Ⅰ区，从锁骨、胸部出口到环状软骨，有气管、大血管、食管、胸导管、上纵隔和肺尖。Ⅱ区，从环状软骨到下颌角，包括颈动脉、椎动脉、颈静脉、食管、咽喉、气管等。Ⅲ区，从下颌角到颅底，包括颈动脉、颈静脉和椎动脉的颅外部分。Ⅱ区穿透伤如果出现进行性血肿、巨大或扩展性血肿、喘鸣、现场大量失血、偏瘫或广泛皮下气肿，应立即手术探查。Ⅰ区和Ⅲ区的损伤手术处理难度大，故对生命体征稳定的患者，应争取采用辅助检查明确诊断，制订周全的治疗方案。

**根据致伤机制分类** 根据致伤机制分为钝性伤和穿透伤两类。钝性伤多见于强大钝性暴力直接

撞击颈部，除引起肌肉及血管损伤外，还可发生喉、气管、咽、食管损伤。可见于肩部被安全带固定时的交通事故，或摩托车等驾乘人员直接被线状物撞击颈部时；或继发于过度伸展、俯曲或旋转时的损伤，此时常常缺乏明显的体表损伤；也见于上吊或绞刑时的压迫致伤，常导致继发性中枢神经系统缺氧。与头、胸、腹等身体其他部位相比较，除颈椎损伤外，明显的颈部钝性伤较少见。一旦发生常为毁损伤，导致高的死亡率和并发症率。穿透伤常为火器或锐器致伤，发生率占总数1%左右。不恰当的评估和处理所致的漏诊可导致严重后果，甚至死亡，有阳性发现的稳定患者应该行进一步的检查和处理。

**临床特点及诊断** 所有战伤患者都应首先进行气道、呼吸和循环功能等全身评估。颈部战伤患者在转运离开现场，去除颈部前方衣物、给予足够固定的同时进行全面检查。存在扩展性血肿或活动性出血的患者应到手术室紧急手术。对血流动力学稳定的患者，需进一步评估。对所有钝性损伤患者，颈椎应固定至放射学及临床除外颈椎骨折。颈部穿透伤患者一旦完成快速的初期评估和确定气道安全，就应探查颈部。

气道及呼吸循环功能评估 颈部损伤应全面评估这些危及生命的状况。气道丧失是威胁生命的紧急情况，喉部、气管的直接损伤，周围扩展性血肿压迫，腔内分泌物或血液积聚等均可危及气道。清醒患者可以根据出现喘鸣、声音情况评估，存在氧代谢、通气和神志异常者应建立控制气道。Ⅰ区损伤的喉气管、食管或胸膜损伤可导致气胸，甚至张力性气胸。颈部也可见隐匿性出血，尤

其是在Ⅰ区，除因扩展性血肿而影响气道外，还可导致脑部血流下降、神经系统功能障碍。

体格检查 视诊应检查是否存在裂伤、磨损、挫伤、捻发音、颈静脉扩张或其他肉眼可见的畸形。喘鸣、声音嘶哑、吞咽痛、吞咽困难等提示喉部或气道、消化道损伤。听诊若闻及颈部血管杂音应进一步检查。动脉搏动消失或震颤提示血管损伤。颈前部、甲状软骨、环状软骨失去正常解剖形态提示喉部骨折，气管塌陷提示气管破裂，皮下气肿提示气胸或气道损伤。若出现发热、心动过速等全身脓毒症表现，可能与食管、气管损伤有关。由于神经系统状态可能影响进一步的手术处理，在给予镇静或肌松剂前应记录GCS评分和神经系统检查结果。

X射线评估 包括颈椎、胸部X线片、CT、动脉造影和食管造影等检查，有条件时增强CT是首选。平片见气管前软组织影厚度>5mm提示颈椎骨折，皮下气肿或咽后积气提示咽喉或食管损伤；CT可诊断气胸、皮下气肿、纵隔积气、心包积气等；动脉造影是确诊钝性颈动脉或椎动脉损伤的有创、金标准方法，如果时间允许，Ⅰ区和区损伤应行血管造影以明确损伤诊断和计划手术入路，清晰的动脉影像能显示无名动脉、颈动脉、锁骨下动脉和椎动脉等4条血管，在颅脑CT正常患者存在神经功能障碍时可发现血管闭塞等损伤表现。MRA和CTA在头颈部血管损伤诊断中的作用还未确定。病情稳定，怀疑食管损伤时可行食管造影。

对于稳定患者，其他检查还包括咽喉食管镜、气管镜检查，有经验者可应用超声检查评估颈

动脉损伤。必要时可综合考虑检查评估方法和策略。

**治疗** 如同所有战伤患者一样，首先是确保气道安全。任何颈部穿透伤患者早期最主要的关注点均是气道控制，对于多数患者经口插管是常规选择，怀疑环状软骨或气管损伤时则应行气管切开。

通常根据生命体征是否稳定、是否存在威胁气道的损伤、有无持续出血和损伤部位决定紧急手术或进一步检查评估。生命体征稳定者，包括没有明显血管、呼吸消化道损伤、颈阔肌穿透的穿透伤患者，以及出现声音嘶哑、发音困难、咯血、吞咽困难、吞咽痛或呕血的钝性伤患者，可采用非手术治疗，进行恰当的诊断学检查评估。有明显的严重伤口、气道损伤的患者应行手术探查；没有累及颈阔肌的患者常常不存在明显的损伤，可行简单的局部伤口处理；出血、扩展性血肿、喘鸣等通常需要外科干预，合并气胸应行胸腔穿刺减压，然后闭式引流。

应建立两条大的周围静脉通道，由于下颈部损伤可能伴随锁骨下静脉损伤，此时应建立下肢静脉通道。必须严密监测远端动脉脉搏，包括颞动脉和颈动脉脉搏，以便及时发现问题。对于颈部活动性出血应直接压迫，而不是探查或盲目钳夹，然后到手术室确定性处理。

（陈继川）

jǐngbù xuèguǎn zhànshāng

**颈部血管战伤**（combat-related injury of cervical vessel） 战时各种机械致伤因子所致颈部血管损伤。颈部血管伤常因严重出血而致命，颈静脉伤尚有发生空气栓塞的可能。按颈部损伤的解剖分区，以及致伤机制是穿透伤或钝性伤，对颈部血管战伤分别采取不同诊断、治疗的策略和技术。

**穿透性颈部血管伤** 致伤机制：包括枪弹伤和刺伤。刺伤10%~20%需要手术；枪弹伤损伤更重，50%低能量枪弹伤需要手术，高能量枪弹伤均需要手术探查和清创。颈动脉、颈静脉损伤患者5%~10%需要手术探查，椎动脉损伤仅1%~1.5%需手术探查。

**诊断** 对于颈部穿透伤或生命体征不稳定的患者，完成快速的初次评估和确定气道安全后，应探查颈部。伴随进行性血肿、巨大或扩展性血肿、喘鸣、现场大量失血及偏瘫的Ⅱ区损伤提示血管损伤，应立即手术探查。生命体征稳定的患者，Ⅰ区穿透伤怀疑血管损伤应行主动脉弓造影，Ⅱ区及Ⅲ区穿透伤怀疑血管损伤应行颈总动脉造影，如果有阳性发现，应立即手术探查。

动脉造影是明确动脉损伤的基本方法。如果时间允许，颈部血管损伤均应行血管造影或CT增强血管造影（CTA）以明确诊断，还有助于Ⅰ区和Ⅲ区损伤等或介入治疗确定手术入路。清晰的动脉影像能显示Ⅰ区的无名动脉、颈动脉、锁骨下动脉和椎动脉，Ⅱ区和Ⅲ区的颈动脉和椎动脉。对于伴随血肿和明显出血的患者应获得无名动脉、颈动脉、锁骨下动脉和椎动脉4条血管的完整影像，Ⅱ区损伤造影图像还应包括甲状腺下动脉和甲状颈干。经验丰富的检查者可应用超声多普勒评估颈动脉损伤。

**治疗** 对于颈部血管穿透伤应用手指压迫控制活动性出血直至皮肤准备完成和实现直接的血管控制。禁忌直接探查伤口或试图取除异物，以免导致血栓脱落，避免引起不可控制的出血或栓塞。禁用环形绷带围绕颈部包扎。应立即将伤员后送。如果有颈部巨大血肿时，应早期气管插管，并迅速输血补液、吸氧和进行手术准备。

颈部血管损伤处理难度大，应根据仔细评估伤情设计周全的治疗计划。手术时患者应取仰卧位，伤侧上肢外展，如果颈椎无损伤，颈部旋转15°~20°，如果颈椎情况不明确，则应固定于中立位。皮肤消毒应从耳到上腹部，为便于切取大隐静脉，应至少准备一侧腹股沟区。预防伤口感染和血栓形成是成功救治的关键。如果没有发现其他部位（如颅脑）损伤，颈动脉损伤术后常需要全身肝素化。

**手术入路** 颈部穿透伤手术时应探查颈动脉和颈静脉。为确定血管受伤部位，显露是手术成功的关键，切口要足够大，充分显露损伤动脉的近端和远端。疑有大血管损伤时，对附在血管壁上的血凝块，在未充分显露并控制血管远近端时不能去除，以免引起难以控制的大出血。处理颈部血管损伤应熟悉解剖，细致操作避免损伤膈神经、迷走神经、喉返神经、舌下神经和胸导管。

Ⅰ区血管损伤：常常威胁生命。如果时间不允许全面的术前检查，常采用向锁骨上方延伸的胸骨中线切口。通过第3肋间的前侧方胸壁切口可控制左锁骨下动脉近1/3段的出血，然后切开锁骨上缘控制远侧动脉。为确定性修补血管损伤，可能需要向锁骨上延伸切口形成U形。通过胸骨中线切口可显露无名动脉和Ⅰ区的颈总动脉损伤。右锁骨下和左远侧2/3段损伤通常通过锁骨上切口、切除锁骨头显露。

Ⅱ区血管损伤：常采用从下颌角到胸骨上凹的胸锁乳突肌前缘的标准颈部切口，在颈部低处首先分离出颈总动脉，控制血管近端；再控制损伤处远端血管；最后通过伤道直接处理损伤处。双侧损伤或横形伤口可通过双侧颈部切口或领式切口显露。

Ⅲ区血管损伤：为控制血管的显露类似Ⅱ区，为获得最好的显露可能需要使下颌骨前脱位。累及颅内的损伤需要神经外科医师会诊处理。

**血管损伤处理**　颈部血管修补类似其他部位损伤，高能量枪弹致伤时，血管中层及内膜均有改变，修复时应彻底清创。血管挫伤有外膜下出血、内膜分离的伤段应切除至肉眼观察正常处。颈总动脉或颈内动脉损伤时，应尽力施行血管修补，对端吻合或血管移植术，如果可能应避免使用人工材料。是否结扎某一血管应综合多种因素考虑，除颈总动脉、颈内动脉和锁骨下动脉外，其他颈部动脉损伤均可结扎。如果患者术前神经功能完整，应修补所有的颈动脉损伤。但若发现血流已经完全性梗阻，血凝块不能完全从血管中取出，修补可能导致栓塞，则应结扎而不是修补损伤血管。存在神经功能障碍的患者处理存在争议，轻-中度神经功能障碍者3小时内的血管损伤应争取修补。而对于陈旧性损伤，应避免修补，以免将缺血梗死病变转变为出血性病灶。对于难以修补的高位Ⅲ区的颈动脉损伤，可用膨大的福格蒂（Fogarty）导管控制出血，直至血管内完全血栓形成。椎动脉损伤手术显露困难，如果对侧是通畅的，可以行介入栓塞。颈静脉损伤应尽量一期修补，但一般不行血管移植

修补，此时可行静脉结扎。

**钝性颈部血管损伤**　致伤机制：包括直接撞击颈部，颈部过度伸展、俯曲或旋转等。颈总动脉通常由颈部直接打击致伤，伴随周围软组织血肿或挫伤；颈内动脉常由颈部旋转及过度后伸导致，损伤可扩展到颅底，或伴假性动脉瘤，患者可完全没有皮肤损伤；椎动脉损伤常见于颈部弯曲和旋转，或颈椎骨折或半脱位时，尤其常见于横突孔骨折时。

**诊断**　颈部钝性伤应行A（气道）B（呼吸）C（循环）等全身评估。必须严密监测远端动脉脉搏，包括颞动脉和颈动脉脉搏，以及时发现异常。视诊应注意检查是否存在皮肤裂伤、磨损、挫伤，颈静脉扩张或其他肉眼可见的畸形。发现血颈部血管杂音应进一步检查。动脉搏动消失或震颤提示血管损伤。

对于血流动力学稳定的钝性伤患者，需要进一步评估。首先是颈椎X线检查除外颈椎损伤。增强CT扫描是生命征稳定患者的首选，但对于钝性血管损伤可能不敏感。超声多普勒是评估颈血管损伤的无创检查方法，但依赖于操作者的水平，血肿或气肿可能影响检查，颈椎固定的患者不能应用。动脉造影仍然是确诊钝性颈动脉或椎动脉损伤的金标准方法，但属有创检查。

颈总动脉损伤可能出现偏瘫，故对于颅脑CT正常的偏瘫患者需行全面的颈部血管检查；严重创伤伴随面部和颈部骨折时，应高度怀疑血管损伤；动脉造影时需要显示全部4根血管，以评价威尔斯（Wills）环的完整性。颈内动脉损伤可出现偏瘫，或者头颅CT无法解释的其他神经功能障碍。部分患者可出现部分霍纳综合征

的表现。颈椎损伤时，需显示全部4根血管，以明确有无椎动脉损伤。

**治疗**　首先是确保气道的安全，咽后、颈深筋膜内的扩展性血肿等可能危及气道，必要时应经口气管插管或气管切开。应建立两条大的周围静脉通道，由于下颈部损伤可能伴随锁骨下静脉损伤，应避免建立上肢静脉通道。

**非手术治疗**　通常需要持续给予肝素抗凝，预防血凝块扩展或栓塞，但存在伴随损伤的患者应慎重，伴颅脑出血或挫伤者禁忌。应密切监测活化部分凝血活酶时间（APTT），将其控制在40~45秒间。一般7天后再次动脉造影、CTA或MRA评估。以后续用华法林6个月，对于动脉狭窄者可行支架植入等治疗。

**手术治疗**　存在扩展性血肿或活动性出血的患者应紧急手术。对于颈总动脉或颈内动脉近端的损伤应准备手术。钝性血管损伤一期修补困难，通常需要移植长段血管修补。椎动脉手术处理不但显露困难，而且可导致严重出血，故通常采用介入栓塞。

（张连阳）

jǐngbù shénjīng zhànshāng

**颈部神经战伤**（combat-related injury of cervical nerve）　战时各种机械致伤因子所致颈部神经损伤。颈神经战伤多与其他颈部伤合并存在，常因明显严重的血管及软组织伤而被忽略。对颈部战伤应检查有无颈部神经损伤，并详细记录，以便作二期处理。

**临床表现**　主要颈部神经及其损伤表现如下。

**臂丛神经损伤**　由第5~8颈神经和第1胸神经的前支合并组成，在颈部为其根、干部分，损伤后临床上表现不同。第5~7

颈神经根损伤表现为肩关节不能外展与上举，肘关节不能屈曲而能伸，前臂旋转障碍，腕关节虽能屈伸但肌力减弱，手指活动尚属正常。上肢外侧感觉大部缺失，拇指感觉有减退，第2～5手指、手部及前臂内侧感觉完全正常。第8颈神经和第1胸神经根损伤表现为手的功能丧失或发生严重障碍，肩、肘、腕关节活动尚可，患侧常出现霍纳征，前臂及手部尺侧皮肤感觉缺失，臂内侧皮肤感觉亦可能缺失。若全臂丛神经根或干损伤，整个上肢呈缓慢性麻痹，各关节不能主动运动，但被动运动正常。由于斜方肌功能存在，耸肩运动依然存在。上臂内侧因还有来自第2肋间神经的肋间臂神经支配，其感觉仍然存在，其余上肢感觉全部丧失，上肢腱反射全部消失，温度略低，肢体远端肿胀，并出现霍纳征。上干损伤的症状体征与第5～7颈神经根损伤相似。孤立的中干损伤极少见，除2周左右的示中指指腹麻木及伸肌群肌力下降外，无明显临床症状与体征。下干损伤症状及体征与第8颈神经和第1胸神经根损伤类同，手的功能（屈伸与内收外展）全部丧失，不能执捏任何物件。

副神经损伤　颈部副神经在颈内动、静脉之间及胸锁乳突肌深面下行，支配胸锁乳突肌。一侧损伤后同侧胸锁乳突肌、斜方肌瘫痪，因对侧胸锁乳突肌占优势，故平静时下颏转向患侧，向对侧转头无力，患侧肩下垂，不能耸肩，抬肩在90°以下，肩胛骨位置偏斜。双侧损害时，患者头颈后仰及前屈无力。颅底骨折或枪弹伤引起的副神经损伤常与后组脑神经及其他脑神经损害同时出现。

喉返神经损伤　迷走神经进入胸腔后发出喉返神经，右侧绕锁骨下动脉前、下、后再折向上行，沿气管食管沟的前方上升，在环状软骨后方进入喉内。左侧绕主动脉弓部之前、下、后，然后沿气管食管沟上行，在环甲关节后方进入喉内。喉返神经大多数分为前后两支，前支支配内收肌（环杓侧肌、甲杓肌及会厌肌），后支支配外展肌（环杓后肌、杓间肌）。单侧喉返神经损伤致外展肌及内收肌的瘫痪，导致声音嘶哑，发声无力。双侧喉返神经损伤由于双侧声带近中线，吸气时不能外展，而出现严重呼吸困难。

除上述臂丛神经、副神经和喉返神经损伤外，膈神经损伤可引起膈肌麻痹。颈交感神经节损伤可出现瞳孔缩小、眼裂窄小、眼球内陷的霍纳综合征。

治疗原则　颈部神经火器伤的处理原则是初期彻底清创，对神经挫伤部分不作切除，以免造成过多缺损，神经断端不作游离，如找不到神经，不宜切开健康组织寻找，以免增加感染机会，应尽早探查损伤神经并修复。臂丛神经损伤和定位较为明确，应争取在伤后3～6周行二期神经修复术，时间过久，则肌肉萎缩致使功能恢复不良，不能修复时，可行肌肉移植改进肢体功能。副神经虽为脑神经，但与周围神经类同，也有再生功能，应争取早期作神经吻合，对于受伤时间过久，失去神经吻合机会，或术中找不到神经断端的病例，可采用杜瓦（Dewar）手术来恢复肩关节功能。

（张连阳）

jǐngbù shíguǎn zhànshāng

**颈部食管战伤**（combat-related injury of cervical esophagus）战时各种机械致伤因子所致颈部食管损伤。多为火器或锐器所致穿透伤，常伴颈部血管、气管、咽喉及其他颈部组织损伤，并常因喉、气管、血管损伤的严重伤情而被忽略。对颈部战伤均应考虑到咽及食管损伤的可能，尤其是存在吞咽困难、吞咽痛或呕血时，伤情稳定后应及时行辅助检查。颈部食管伤可出现气胸、纵隔气肿，但常不影响呼吸。如果漏诊食管损伤，后期可因纵隔感染出现发热、心动过速等脓毒症表现，可能带来严重后果，应积极处理。

食管损伤一般不引起明显的皮下气肿，但X线片或CT可发现咽后壁积气。Ⅰ区和Ⅱ区损伤通常需行内镜或X线造影除外食管损伤。钡剂食管造影可充分扩张清晰显示食管损伤，但钡剂一旦漏出食管将长期存留无法吸收。现多采用水溶性造影剂，但食管扩张不充分，可能遗漏损伤。造影不适用于气管插管患者。纤维食管镜可直视观察食管，可用于颈椎固定患者；硬式食管镜已应用较少，更不能用于颈椎固定患者。但食管镜无法充分扩张食管，可能遗漏小的损伤。内镜和造影两种方法单用对于明确食管损伤均约有60%的敏感性，合用则敏感性增加到90%。基于伤道的轨迹怀疑时，单用某一方法未能明确损伤时，可联合应用。必要时手术探查，食管损伤者5%～10%需手术探查。

食管损伤24小时内可考虑直接行破口清创后双层修补，胸骨舌骨肌等周围肌肉组织加强修补处有助于降低瘘的发生率，修补处外放置引流。皮肤等颈部软组织初期或延期缝合。因组织缺损不能完全缝合时，可在大部分缝合后，利用周围软组织移位修补缺损，再放置引流，用负压封闭引流、碘仿纱布等覆盖创面，延期或二期缝合皮肤，或植皮封闭创面。超过24小时，或食管损伤因组织缺损多不能缝合者，需行颈部食管造口，留待二期重建。伤口已感染或并发颈深部、纵隔感染者应充分引流，控制感染后伤口后期处理。

颈部战伤并有食管损伤时，应选择适当的营养支持途径，如鼻饲、胃造瘘或颈部食管造口等。伤口未感染、易修补者可采用鼻饲。伤口污染严重，甚至并发颈深部或纵隔感染者可考虑胃造瘘。已作颈部食管造口者可经食管造口维持营养。

（张连阳）

jǐngbù qìguǎn zhànshāng

## 颈部气管战伤（combat-related injury of cervical tracheae）

战时各种机械致伤因子所致颈部气管损伤。包括颈部穿透性气管伤和颈部钝性气管伤。颈部气管（包括喉）战伤少见，多为火器或锐器所致开放伤，常与颈部血管、咽与食管及其他颈部组织伤同时发生，格斗或钝器打击也可发生颈部气管钝性伤，一旦发生常伴随较高的死亡率和并发症率。

**颈部穿透性气管伤** 诊断和治疗如下。

诊断 主要表现为出血、呼吸困难，伤口可见异常排气，严重者可因大量血液进入呼吸道发生吸入性窒息。并发颈部大血管伤时，常因抢救不及时而阵亡。穿透伤通过伤口观察和检查不难诊断，但应注意其他颈部并发伤。对于Ⅰ区和Ⅱ区损伤的稳定患者，可行咽喉镜、气管镜检查。

治疗 颈部穿透伤患者早期最主要的关注点是气道控制。现场急救至关重要，到达营、团救护所应立即经原伤口（伤口与呼吸道相通者）或行环甲膜、气管切开插入套管。伴颈椎损伤、喉损伤、颈部巨大血肿时，气管插管难度增加，早期插管是关键。对可能伴随的颈椎损伤必须采取适当的保护措施。气管插管或切开后，应吸出进入呼吸道的血液和分泌物，解除呼吸困难，保持呼吸道通畅，包扎压迫止血，治疗休克，迅速后送。

生命体征不稳定的颈部穿透伤患者，应首先完成快速的初期评估和确定气道安全，并做好急救准备，必要时经皮环甲膜穿刺置管或行正规气管切开后，再及早手术探查颈部。出现喘鸣、广泛皮下气肿、声音嘶哑、发音困难、咯血等应怀疑Ⅱ区气管损伤，也应及早手术清创探查。清创中尽量保留黏膜及软骨支架，并准确复位，放置喉及气管整复固定器及鼻饲管。单纯气管裂伤应用可吸收线单层缝合修补。复杂的损伤需要气管切开。广泛的损伤需要应用软骨移植和筋膜瓣行延期重建。注意检查有无食管损伤。感染伤口应清除坏死组织后，可疏松对位缝合，保持充分引流，待感染控制作后期整复。气管损伤患者在术后需要保留气管插管，直至确定不发生明显的气道水肿。

**颈部钝性气管伤** 诊断和治疗如下。

诊断 气道堵塞是威胁生命的紧急情况，颈部钝性伤所致的气道危险的相关因素包括扩展性血肿（咽后、颈深筋膜内等）、甲状软骨骨折或气管破裂，引起气道消化道感觉运动功能障碍的神经损伤、分泌物或血液积聚等有关。颈部钝性气管损伤常由颈部直接受打击引起，一般有皮下气肿，甲状软骨轮廓异常，气管壁可扪及缺损，多数清醒患者可出现喘鸣、发音困难、声音嘶哑、失声、咯血等症状。有软骨骨折或脱位，可迅速出现呼吸困难和颈部软组织气肿，常有软骨摩擦音及喉部异常运动。有时伤员最初症状轻微，数小时后，由于组织水肿或血肿，即出现呼吸困难甚至窒息。颈部气管及喉损伤可导致张力性气胸，Ⅰ区损伤可能累及胸膜导致气胸。

即使体表挫伤和症状很轻微的颈部钝性伤也应详细检查和观察。体格检查是否存在颈部挫裂伤、捻发音、颈静脉扩张或其他肉眼可见的畸形。触诊颈前部，若甲状软骨、环状软骨失去正常解剖形态则提示喉部骨折，气管塌陷提示气管破裂，皮下气肿提示气胸或气道损伤。

对于血流动力学稳定、怀疑钝性颈部气管损伤的患者，需要进一步评估。颈椎侧位片或CT检查可发现气胸、皮下气肿、纵隔积气、心包积气等，CT可清晰明确颈椎、喉的损伤。但CT不适用于气道或血流动力学不稳定者。

喉镜或气管镜可直视下检查喉部和气管，怀疑气管损伤者有条件均应常规行喉镜或气管镜，必要时应在气管切开后进行，检查中除观察喉腔有无出血、水肿、黏膜损伤、骨折片外，还应注意有无声带麻痹、杓状软骨移位、喉腔两侧是否对称及前后径有无缩短等征象。但气管内插管可能掩盖喉及气管的损伤；另外需要患者配合，通常需要镇静，不适用于存在气道不稳定可能性的患者。

治疗 第一优先是确保气管安全。对于软组织挫伤、轻微的黏膜损伤或虽有软骨骨折而无移位者可非手术治疗，包括限制发音、湿化空气、给予软食，应用抗菌药物防治感染，并密切观察病情变化。

当有喉或气管软骨骨折、移位或黏膜有较广泛的损伤时，若全身情况允许，则尽早切开复位，毁损轻的损伤（常见于喉部）常采用损伤远侧气管造口、近侧修补；怀疑或确定环状软骨或气管损伤时则应行紧急气管切开，插管到断裂远侧的气管内；毁损重的损伤应修补重建，注意尽量保留有生机的气管，避免通过损伤处气管造口，气管和食管在不同水平面缝合修补，术后弯曲颈部以避免修补处张力。环状软骨或上段气管环严重粉碎骨折，将其切除后作端端吻合，切开复位必须将骨折或移位的软骨恢复至解剖对位，并加固定，撕裂的黏膜予以准确对位缝合，黏膜缺损过多者可行自体皮肤或黏膜移植。因气管损伤出现张力性气胸时应行穿刺减压，然后闭式引流。

（张连阳）

xiōngbù zhànshāng

## 胸部战伤 （combat-related injury of chest）

战时武器或战争环境直接或间接造成参战人员胸部损伤。无论其发生率和危害程度，在战伤中都有十分重要的地位。胸部伤在战时占总伤员的7%～12%，战场死亡者中约1/4由胸伤所致。据苏联维尔姆州法医鉴定局对3 097例胸部闭合伤死亡病例资料分析显示：60.1%死于现场，21.6%死于运输途中，18.3%于入院后死亡；胸部火器伤现场和运输途中死亡率更高。

胸腔内有心脏、肺等重要器官，严重胸部创伤可立即引起呼吸和循环衰竭而致伤员来不及抢救而早期死亡。胸部创伤一般有8%～10%合并颅脑和腹腔脏器

等损伤，若未及时、全面检查及正确获得合并伤的诊断，其死亡率明显增加。部分伤员经积极抢救，伤情虽暂时稳定，尚还有可能发生急性肺损伤（ALI）或急性呼吸窘迫综合征（ARDS）和多器官功能不全综合征（MODS），甚至死亡。在院胸部创伤中，据统计有1/3死亡与ALI有关，且创伤后ARDS死亡率高达50%～70%。随着急救医学的发展，创伤救治，包括胸部伤的救治水平有明显提高。抗美援朝战争中，中国军队胸部战伤发生率为7.9%，死亡率为6.69%～10.5%，因胸部战伤而阵亡的占阵亡总数的20.6%。在中越边境自卫反击战中胸部战伤发生率仍高达25.9%，但胸部战伤的死亡率下降到2%。

**分类** 胸部战伤根据伤口是否穿过壁层胸膜进入胸腔或纵隔分为闭合伤和开放伤。闭合伤指创口仅限于胸壁而未进入纵隔或胸腔，又称为钝性伤或非穿透伤。开放伤指创口进入纵隔或胸腔，又称为穿透伤。根据伤道有无出口，可分为非贯通伤和贯通伤，有入口而无出口者称为非贯通伤，有入口又有出口者为贯通伤，无论穿透伤或非穿透伤均可为非贯通伤和贯通伤。穿透伤除引起胸腔损伤外，同时引起膈肌和腹腔脏器的损伤，称为穿透性胸腹联合伤。

**救治原则** 胸部战伤伤情较严重，病理生理变化快，故在未判明伤情前，可按重伤处理，才不会延误抢救时机。战场急救时，胸部伤病员的主要救治措施：开放性气胸须及时封闭胸壁创口，有条件时行胸腔闭式引流；有血气胸或张力性气胸者应及时进行胸腔穿刺术或闭式引流术。紧急救治和早期治疗时，胸部伤救治

主要措施：肋间或胸壁血管出血时，应进行结扎或缝合止血；当有心包积液时立即行穿刺减压或开胸探查；纵隔发生气肿，引起呼吸困难时，要经胸骨上窝切开排气；胸部挤压或冲击伤有窒息倾向时，除防止休克，给镇痛剂、镇静剂外，必须供氧，行气管切开术，经抗休克治疗后，血压仍不稳定，心率快，有胸痛、咯血等症状时，可能有肺损伤，应动态观察血气和心功能。

（王如文 钱凯）

xiōngbù dùnxìng zhànshāng

## 胸部钝性战伤 （combat-related blunt injury of chest）

战时高处坠落、建筑物坍塌、钝器打击胸部等所造成的胸部损伤。通常合并有其他多种损伤，临床症状重，多伴有胸痛、呼吸困难、甚至休克等。战时死亡率在第一次世界大战时为24%～27%，第二次世界大战时为9%，越南战争时为4%～5%。

**损伤类型** 常见的有直接损伤、减速伤、挤压伤等。

**直接损伤** 被撞击部位发生单一或多发性肋骨骨折，胸骨骨折，伴或不伴有血、气胸，或胸内脏器损伤。

**减速伤** 当身体在高速运动中突然停住，有无碰撞到物体，都会发生胸部减速伤。系惯性作用，胸内脏器仍继续向一定方向急速移动而致伤。临床可有或无胸壁损伤，而胸内脏器和组织可断裂或破裂。常在受伤即刻或6小时内发生，呈局灶性或多灶性分布，主要集中于中下肺野外带，无节段分布规律，常与受伤的部位邻近。

**挤压伤** 重物，如岩石、土方、建筑物、车辆等笨重物体挤压于胸部，使胸廓前后径或左右

径发生变形，超过机体自然弹性限度，可造成严重损伤。此类伤占胸部创伤的 5%，死亡率达 30%。由于挤压伤可直接造成胸廓骨性结构发生改变，多在肋骨最弯凸的部位发生骨折。第 4 肋以上部位的肋骨骨折，提示损伤严重。往往合并有胸骨、气管、支气管断裂或锁骨下血管损伤；第 5~9 肋骨骨折常为多发性，或多根、多处，多合并血气胸、肺挫裂伤；第 10 肋以下部位肋骨骨折容易合并腹内脏器如肝、脾损伤或膈肌破裂。当胸腔前后径过度受压时还可发生纵隔和心脏、大血管移位、扭曲而出现严重的挫裂伤。

临床上常见的还有急性胸部挤压综合征，又称创伤性窒息（见战时创伤性窒息），约占挤压伤的 10%。

**临床特点** 伤员有明确的钝性外伤史，伤情较复杂。

呼吸功能紊乱 ①肺组织挫裂伤，出现咯血，血性泡沫痰，甚至气胸表现。②钝性伤后组织水肿及呼吸道内分泌物阻塞出现急性呼吸困难。③面积较大的"浮动胸壁"导致患者呼吸困难。

循环功能紊乱 ①胸膜腔的负压消失，血液回流障碍，患者出现低血压甚至休克。②心包内心脏大血管挫裂出现心脏压塞表现。③心肌损伤出现心律失常、心力衰竭。

**辅助检查** 在有条件救治机构，快速 CT 扫描可获得胸壁、胸膜、肺、纵隔及心脏大血管、膈肌等胸部损伤影像，纵隔窗、肺窗、骨窗等多窗观察，可清楚显示骨折的类型、骨碎片的移位及周围血肿情况。胸部钝性外伤合并心肌损伤患者的血清心肌标志物如血清肌钙蛋白 I、肌红蛋白、

C 反应蛋白、B 型尿钠肽随着时间的推移均呈现上升趋势，伤后及时检查血清心肌标志物有利于明确胸部钝性伤对心肌损伤情况。

（王如文 钱 凯）

zhànshí chuāngshāngxìng zhìxī
## 战时创伤性窒息（combat-related traumatic asphyxia）
战时外力挤压胸部、上腹部，冲击腔静脉，通过血流传到颅内血管，引起头面部、颈部及上胸部皮肤弥散性出血的临床综合征。又称挤压性发绀或挤压伤发绀综合征。胸部或上腹部突然受到剧烈挤压，反射性引起深吸气，会厌禁闭，声门痉挛，胸腔内压骤升，心脏及大血管受压。尤其是上腔系统的无名静脉和颈静脉因缺乏完整的瓣膜，突然高压导致右心血流逆流而引起静脉过度充盈和血液淤滞，大量血液逆流、上腔静脉所属分布区域广泛的毛细血管破裂和点状出血，血流动力学改变引起的相应复杂的病理生理改变，继而引起相应组织器官形态及功能的改变。在胸部战伤中较为少见，占胸外伤的 2%~8%。

**临床特点** 包括皮肤、眼部、胸部、意识及精神等方面。

皮肤表现 伤员面、颈部及上胸部皮肤有不同程度的紫蓝色出血点或淤斑，淤斑由针尖大小的出血点密集而成，指压可暂时褪色。以眼眶及面部尤为明显，伤时戴帽，衬衫硬领部或背包带部对该区域静脉和毛细血管有一定外压保护作用，可不出现明显的出血点和淤斑，并与其他未受保护部位形成明显的界线。皮肤出血点及淤斑大多在 1~2 周自行消退。

眼部变化 眼睑青紫、淤血、球结膜下广泛出血、水肿隆起，角膜周围血管网扩张淤血，呈紫

色环形，球结膜下出血多在 1~2 周开始吸收，颜色逐渐变橙黄色而恢复正常。瞳孔可扩大或极度缩小。

胸部表现 大多数伤员有胸部不适，胸闷、呼吸急促、窒息感，严重时有呼吸困难及咯血。极少数患者伴随胸导管损伤出现乳糜胸。

意识及精神变化 部分伤员有短暂性意识障碍，偶尔有癫痫样发作，亦可出现烦躁不安、头晕、头胀、定向力差、耳鸣或暂时性耳聋等表现，其机制与急性期少数海马神经元可发生急性坏死有关。少数伤员可出现瞳孔扩大或缩小、四肢抽搐、肌张力增高，腱反射亢进等表现。

**诊断** 根据胸部钝性伤史及胸部以上皮肤、皮下淤血斑，球结膜下出血等特征可明确诊断，但应注意检查有无胸内脏器及其他部位合并损伤。若伴有昏迷和神经系统症状，需行头颅 CT 或 MRI 检查，确定颅内有无出血，以及出血范围和程度。血清肌钙蛋白水平有利于评估创伤性窒息对心肌损害。

**救治原则** 创伤性窒息的预后，取决于承受压力大小、持续时间，有无合并伤及严重程度。创伤性窒息的症状多能自行恢复，需要治疗的并非创伤性窒息本身，而是针对创伤性窒息合并伤和合并伤引起的症状进行治疗。救治措施如下。

战场急救 迅速解除胸部及上腹部压力，取斜坡卧位，头侧抬高 30°，单纯性创伤性窒息，仅需在严密观察下对症治疗。值得注意的是有些伤员是在压力移除后可能发生呼吸心搏骤停，应做好充分抢救准备，如遇心搏骤停，应立即进行复苏处理。

改善呼吸功能 首先应保持呼吸道通畅，鼓励患者咳嗽、咳痰。呼吸困难严重者，动脉血气分析 $PO_2 > 60mmHg$，$PCO_2 > 50mmHg$ 时，需行气管插管或气管切开，呼吸机支持治疗。注意输液量及输液速度，防止肺水肿发生。排痰效果不好，予以纤维支气管镜检查可达到充分排痰及明确诊断双重效果。

缓解紧张及疼痛 若伤员情绪紧张、疼痛，可适量给予镇痛镇静剂治疗。

治疗颅脑损伤 ①在补液纠正休克的同时，限制晶体液输入量。②使用糖皮质激素及甘露醇以减轻脑水肿。③给予注射泵持续静注丙泊酚加强镇静镇痛治疗，预防患者躁动，减少脑组织耗氧量。④高压氧治疗能提高血浆溶解氧浓度而通过水肿液和其他屏障，促进水肿消退、淤血吸收，对缺血、缺氧的脑组织的恢复有良好的作用。⑤对颅内血肿甚至形成脑疝的患者手术治疗是抢救严重颅脑损伤的关键。

治疗眼部伤 若伤员有眼部症状可眼局部应用氯霉素眼液滴眼，重者可涂眼膏并敷料包盖。

预防感染 适当使用抗生素。

（王如文 钱 凯）

zhànshí bìhéxìng qìxiōng

## 战时闭合性气胸（combat-related closed pneumothorax）

胸部战伤后空气经肺裂口和胸壁较小创口进入胸膜腔所致损伤。其创口很快闭合，胸腔内气体不再增多，气体亦无法再出去，胸膜间的压力保持稳定且低于大气压力。少量气体进入胸膜腔，肺萎陷30%以下，伤员能较好耐受，多无呼吸困难。大量气胸可使伤侧肺受压完全萎陷，除呼吸面积减少外，由于萎陷肺组织无效血流，引起右向左分流，亦是造成缺气的重要原因，但由于萎陷肺内血管阻力增加，血流也明显减少，如健侧肺功能正常，所造成的缺氧仍可代偿。

临床表现 取决于肺萎陷的程度和伤前的肺功能情况，以及胸膜腔积气量的多少及快慢。根据胸膜腔积气量和肺萎陷程度可分为少量、中量和大量气胸。少量气胸：肺压缩在30%以下，伤员多无明显的呼吸、循环功能障碍，常于X线检查时发现；中量气胸：肺压缩30%~50%；大量气胸：肺压缩>50%，伤员多出现气促、胸闷、胸痛等限制性通气功能障碍。检体发现气管偏向健侧，叩诊伤侧鼓音，呼吸音明显减弱和消失，少数患者可出现皮下气肿。

诊断 X线检查是诊断闭合性气胸的重要手段，中量及大量气胸诊断多无困难，少量气胸易漏诊。若条件允许，可行胸部CT扫描，除能清楚胸腔积气、积液外，尚能了解胸部合并损伤。必要时可锁骨中线第二肋间作胸腔穿刺，不仅有助于诊断，也是常规的治疗手段；同时作胸膜腔测压，可了解胸膜腔压力的情况。

救治原则 取决于气胸的量、肺萎陷程度、呼吸困难严重程度和合并伤情况。少量气胸，一般无须特殊处理，只需卧床休息，密切观察，气体可自行吸收，萎陷的肺随之复张。闭合性气胸患者，若保守治疗，每日可吸收气胸容积的1.25%，即若肺压缩15%，气胸完全吸收约需12天。中量及大量气胸，应警惕发生张力性气胸，应采取胸腔穿刺抽气或胸腔闭式引流，促使肺尽早复张。若引流后肺膨胀不良而持续漏气，可调整引流管位置，超过1周仍无效，可行胸腔镜探查或胸腔镜下胸膜腔粘连术。闭合性气胸采取穿刺抽气还是闭式引流尚无统一意见，一般认为有以下情况以胸腔闭式引流为宜：①中量到大量的气胸。②无论气胸的多少，只要有呼吸困难者。③非手术治疗中气胸增加者，④胸腔闭式引流拔管后气胸复发者，⑤须用机械通气者。⑥须行全身麻醉者。⑦合并血胸者。⑧双侧气胸。⑨张力性气胸。有人主张大多数患者经用深静脉留置针代行胸腔闭式引流，其痛苦较小，对于少量的闭合性气胸效果与胸腔闭式引流基本一致。

值得注意的是气胸解除，肺复张后可能发生复张后肺水肿，长时间肺受压萎陷、缺氧等使萎陷的肺毛细血管壁渗透发生改变，肺泡表面活性物质减少。若胸腔内迅速恢复负压，使肺毛细血管血流增加，从而促使肺水肿的发生，这种情况多发生于自发性气胸。创伤性气胸较罕见，一旦发生应按急性肺水肿处理，控制输液量，予以利尿、激素治疗，必要时可行呼吸机正压通气治疗。

（王如文 钱 凯）

zhànshí kāifàngxìng qìxiōng

## 战时开放性气胸（combat-related open pneumothorax）

战时火器、弹片、刀刃锐器造成胸部创口，导致胸膜腔与外界相通，空气随呼吸自由进出于胸膜腔，迅速引起呼吸、循环功能紊乱的严重胸部战伤。若不及时救治，伤员往往以呼吸、循环功能衰竭而死亡。

病理特点 ①胸腔负压消失、肺受压萎陷使呼吸面积减少。吸气时空气从胸壁伤口进入胸腔，加重肺受压萎陷。②两侧胸腔压不平衡使纵隔推向健侧，健侧肺也受到一定压缩，影响通气功能。

③吸气期和呼气期两侧胸膜内压力差发生剧烈变化,吸气时纵隔进一步向健侧移位(图1a),呼气时纵隔向伤侧移位(图1b),纵隔在每次呼吸运动中左右摆动称为纵隔扑动。纵隔扑动阻碍静脉血液回流心脏,造成循环功能紊乱。④吸气期和呼气期两侧胸膜腔内压力差的剧烈变化,可造成两侧肺内残气摆动式对流,这部分残气二氧化碳含量高,加重缺氧和二氧化碳蓄积。⑤通过胸壁创口,使体温及体液散失,带入大量细菌,且很可能遗留异物及弹片,增加了胸腔感染的机会,容易并发脓胸。

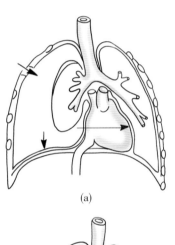

(a)

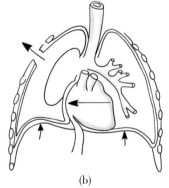

(b)

图1　战时开放性气胸示意

**临床表现**　伤员烦躁不安、严重呼吸困难和发绀,脉搏细弱,血压下降以及休克。

**诊断**　检查时可见胸壁创口与胸腔相通,随呼吸可听见空气进出于创口发出"嘶-嘶"的声音,伤侧叩诊鼓音,听诊呼吸音减弱或消失。X线检查可了解肺受压及纵隔移位情况,还可了解合并伤及胸内有无存留异物。

**救治原则**　包括战(现)场急救及紧急救治、一般治疗、早期治疗及手术等。

**战(现)场急救及紧急救治**迅速清洁消毒创口周围皮肤,在伤员呼气末用无菌敷料,如凡士林纱布加棉垫或其他无菌敷料封闭创口,再用胶布或绷带包扎固定,保证密封不漏气,使开放性气胸变为闭合性气胸。对于较小的破口,有报道采用一次性非透气敷贴封闭创口同样能取得较好的临床效果。然后作胸膜腔穿刺抽气,缓解呼吸困难并立即后送。转运途中,应严密观察伤员的呼吸情况,警惕张力性气胸的发生,同时注意观察包扎是否严密,敷料有无松动和滑脱。切忌在非麻醉情况下打开敷料观察伤口。如发生张力性气胸,立即行胸腔闭式引流术。

**一般治疗**　除休克伤员外,可取半卧位,保持呼吸道通畅,给氧、补液、输血等,迅速纠正呼吸、循环功能紊乱。

**早期治疗及手术**　气管内插管全麻后,方可打开创口敷料检查,清洁创口,剪去失活的软组织,摘除游离碎骨片及异物,修整肋骨残端。胸壁创口过大,可游离附近肌瓣等方法修补,若胸内有需要手术处理的损伤,胸壁创口的位置恰当,可扩大创口施行胸内手术,创口不便胸内操作时,应当作剖胸切口。缝合伤口前先放置胸腔闭式引流,紧密缝合胸壁肌层、皮肤及皮下待二次缝合。前胸壁及侧胸壁缺损范围超过5cm×5cm,或3根以上肋骨及其肋间肌组织的切除,或切除肋骨虽为2根但全层缺损而难以闭合胸膜腔者,以及胸骨大部分切除时,会破坏胸壁骨性结构的稳定性,应考虑行胸壁骨性重建。

**其他治疗**　因开放性气胸创口污染,术前、术后常规使用抗生素。加强呼吸道管理,注意水电解质及酸碱平衡紊乱的纠正。

(王如文　钱凯)

zhànshí zhānglìxìng qìxiōng

**战时张力性气胸**(combat-related tension pneumothorax)　战时胸部穿透伤、肺裂伤或支气管破裂,创口与胸膜腔相通形成单向活瓣,导致以胸膜腔内压力进行增加为特点的气胸。又称高压性气胸或活瓣性气胸。

**病理特点**　吸气时空气推开活瓣进入胸膜腔(下页图1a),呼气时活瓣闭合,致胸膜腔内空气不断增加,压力不断升高,高度压迫肺组织,纵隔推向健侧,使健侧肺亦受压(下页图1b),迅速引起呼吸和循环功能紊乱,若未及时处理,很快导致伤员死亡。在战争中,其死亡率占胸部伤死亡率的5%以上,其中70%源于救治不及时。在越战阵亡的美军,死后用X线检查发现10%死于张力性气胸。在平时的灾难事故中,张力性气胸的发生率也有上升趋势。国外文献报道,院外诊断为张力性气胸而且需要穿刺减压的患者比率从0.7%上升到30%,如在伦敦院前急救中,经过医生治疗的外伤患者中有5.4%被确诊是张力性气胸。

**临床表现**　伤员烦躁不安、大汗淋漓、极度呼吸困难、发绀。严重时出现休克表现,如脉搏细弱、血压下降。

**诊断**　查体可见胸廓饱满,肋间隙增宽变平,呼吸动度减小,可有纵隔及皮下气肿。若胸壁有

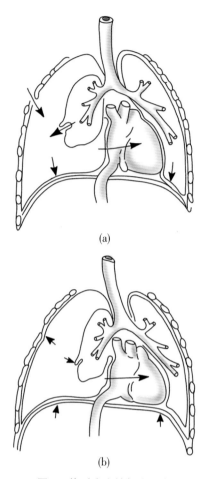

(a)

(b)

**图1 战时张力性气胸示意**

创口，吸气时可听见"吸吮声"。气管移向健侧，叩诊呈鼓音，呼吸消失。胸腔穿刺测压，胸膜腔内压力为正压，多在10cmH$_2$O以上。X线检查虽对气胸诊断有意义，但千万不可因要求X线检查而耽误抢救时间而导致的严重不良后果。

**救治原则** 包括战场急救及紧急救治、胸腔闭式引流、手术治疗等。

**战场急救及紧急救治** 正确判断张力性气胸是正确有效治疗的前提，也是抢救成功的保证。张力性气胸临床表现为严重或极度呼吸困难、烦躁、意识障碍、大汗淋漓、发绀，明显三凹征，气管移向健侧，颈静脉怒张，并形成广泛皮下气肿等，应立即排气，降低胸膜腔压力。危急时，

可用一粗针头，于伤侧锁骨中线第2肋间刺入胸腔，能收到暂时排气减压的效果，亦可在针头尾部缚扎一橡胶手指套，指尖剪开1cm，形成单向活瓣排气针。使用单向活瓣引流袋，不仅能排气，还能收集排出的液体，更加有利于转送。胸腔镜戳卡可快速安全建立胸腔闭式引流。

**胸腔闭式引流** 张力性气胸急救处理后，一般情况改善，拔除针头后，肺复张，并不再出现气胸者，留院观察即可。若仍有漏气，应在局麻下，于伤侧第二肋间放置胸腔闭式引流管，连接水封瓶排气，必要时可用负压吸引装置，以利排尽气体，促使肺膨胀。

**手术治疗** 若胸腔闭式引流后有大量气体不断排出，呼吸困难改善不明显，床旁X线检查肺未能完全膨胀，单侧胸腔容量的50%左右的气胸，持续引流长期未愈；高压性气胸及血气胸，应考虑严重肺裂伤和支气管破裂，做手术治疗，包括肺裂伤修复、支气管破裂修补、支气管断裂重建、严重肺损伤切除等。

**其他治疗** 除保持呼吸道通畅、吸氧等处理外，合并多发性肋骨折反常呼吸者，可予以适当外固定及镇痛对症治疗；肺挫伤较严重患者可使用肾上腺皮质激素，但要加强使用广谱抗生素预防肺部感染；合并呼吸困难、体弱咳嗽无力者，应考虑气管切开，以利于排痰，对纵隔及颈部明显气肿者，更具有排气减压作用。呼吸机辅助呼吸并不是创伤性张力性气胸的禁忌证，对合并严重低氧血症及呼吸功能衰竭者，在有胸腔闭式引流保证前提下可使用呼吸机辅助呼吸。

(王如文 钱 凯)

**战伤后创伤性血胸**（war wound haematothorax） 战时武器及战争环境直接或间接所致胸膜腔内积血。在钝性伤中发生率25%～75%，在穿透伤中60%～80%。出血主要来源于胸内心脏大血管损伤，出血量大且迅速，常常因失血性休克死于战场；肋骨骨折断端出血或开放性损伤的胸壁出血流入胸膜腔，出血不易自行停止而形成进行性血胸，常需开胸手术止血；肺破裂或裂伤出血，由于肺循环压力较低，常能自行停止。

**损伤类型** 根据胸膜腔内积血量分类。①小量血胸：胸膜腔积血量在500ml以下，X线检查可见肋膈角变钝，但积血在膈肌顶平面以下。②中量血胸：胸膜腔积血量500～1500ml，X线检查可见积血超过膈顶平面以上，但上缘不超过肺门平面。③大量血胸胸膜腔积血量在1 500ml以上，X线检查可见胸腔积血超过肺门平面甚至全胸腔。

**临床表现** 取决于出血量和速度，以及伴发损伤的严重程度。大量积血可压迫肺和纵隔，引起呼吸和循环功能障碍。急性失血可起循环血容量减少，心排出量降低致休克。合并气胸、肋骨骨折和心脏压塞可出现剧烈疼痛、呼吸困难和循环衰竭表现。小量血胸可无明显症状和体征。中量血胸可有内出血的症状，如面色苍白，呼吸困难，脉搏细数，血压下降等，查体可见伤侧呼吸运动减弱，下胸部叩诊浊音，呼吸音明显减弱。大量血胸可有较严重的呼吸与循环功能障碍和休克症状，躁动不安、面色苍白、口渴、出冷汗、呼吸困难、脉搏细

数和血压下降等，查体可见伤侧呼吸运动明显减弱，肋间隙变平，胸壁饱满，气管移向对侧，叩诊为浊实音，呼吸音明显减弱以至消失。

**检查及诊断**　根据战伤史、内出血的症状、胸腔积液的体征，结合 X 线胸片的表现，临床诊断一般不难，但应注意：分类中对积血量的估计应考虑到随患者年龄和体格而有差异；合并气胸则同时表现有气胸（闭合性、张力性、开放性）的症状和体征。X 线胸片对于确立诊断和分类有重要价值，但重症伤员只能于卧位进行，X 线检查时小量血胸常被遗漏，中、大量血胸的影像也不典型，判断难以准确。胸部超声波检查可见到液平段，对估计积血量的多少，判别是否为凝固性血胸以及在小量和包裹性血胸时有助于选定穿刺部位。胸部 CT 有助于重症伤员卧位检查时的诊断、准确判断出血量和与肺挫伤、肺不张、膈肌破裂等的鉴别诊断。诊断性胸腔穿刺抽出不凝固的血液具有确诊价值。

对于早期创伤性血胸的诊断，除明确血胸存在之外，尚需判定胸腔内出血已经停止还是仍在继续。有下列情况应考虑为进行性血胸：①经输血、补液等措施治疗休克不见好转，或暂时好转后不久又复恶化，或对输血速度快慢呈明显相关。②胸腔闭式引流或胸腔穿刺出来的血液很快凝固。③胸腔穿刺抽出胸内积血后，很快又见积血增长。④红细胞和血红蛋白量进行性持续减少，检查积血的红细胞计数和血红蛋白含量与体内血液接近。⑤胸腔闭式引流每小时引流量＞200ml，持续 3 小时以上，或引流量＞100ml/h，持续 6 小时以上。引流出的血液

颜色鲜红，温度较高。⑥凝固性血胸抽不出，或在已行胸腔闭式引流者亦引流不出，但病情不断恶化，肺与纵隔受压严重，连续 X 线检查胸部阴影逐渐扩大。

**救治原则**　防治休克，对活动性出血进行止血，及早清除胸膜腔积血以解除肺与纵隔受压和防治感染，以及处理合并伤和并发症。

小量血胸多能自行吸收，但要连续观察积血有否增多的趋势。中量血胸可行胸腔穿刺抽出积血。对于积血量较多的中量血胸和大量血胸，以及几次胸腔穿刺后又出现中量血胸，均应进行胸腔闭式引流术。

进行性血胸应急诊进行开胸探查，循环功能稳定者可进行胸腔镜手术探查，根据术中所见，对胸壁破裂血管予以缝扎止血；对肺裂伤进行修补；对严重肺裂伤或肺挫伤进行肺切除；对心脏或大血管破裂进行修复等。战伤后创伤性血胸的开胸探查率在闭合伤中占 10%～15%，在穿透伤中占 18%～34%。

对中等量以上的凝固性血胸应在战伤后 5 天内进行胸腔镜下或开胸凝固性血胸清除术以防止胸腔感染和胸膜纤维板形成肺复张受限，手术清除血块和积血、剥除脏壁层胸膜表面的纤维膜、检查胸内脏器、膨胀肺、冲洗胸腔、安装胸腔闭式引流。有的血管破裂出血或肺与支气管破裂漏气，可被凝固性血胸封住而停止，在血块清除以后又可发生，术中应注意仔细全面检查。对于机化性血胸应行胸膜纤维板剥脱术，一般在伤后 5 周左右进行，过晚则手术困难或肺难以复张。

（王如文　钱凯）

zhànshí lèigǔ gǔzhé

**战时肋骨骨折**（combat-related rib fracture）　战时直接暴力、间接暴力或枪弹伤所致肋骨骨折。直接暴力使承力处肋骨向内弯曲而折断，断端可陷入胸内，损伤肋间血管、胸膜及肺等。间接暴力多由胸廓前后受挤压，使肋骨过度向外弯曲而折断，骨折断端向外。枪弹伤引起的肋骨骨折多为粉碎性骨折。肋骨骨折在胸部创伤中最为常见，占胸部伤的 50%～80%，骨折多发生在第 4～7 肋，第 1～3 肋骨粗短，又受锁骨、肩胛骨和肌肉的保护，很少发生骨折。一旦发生骨折，提示暴力强大，常合并胸内脏器和大血管的损伤。第 8～10 肋骨较长，由肋软骨形成的肋弓与胸骨间接相连，弹性较好，不易骨折。11、12 肋骨前端游离，更不易骨折，一旦这些肋骨发生骨折，应警惕腹内脏器损伤。

**临床特点**　肋骨骨折的主要表现为疼痛，深呼吸、咳嗽时加重。骨折刺破胸膜、肺组织或肋间血管可出现血胸、气胸或皮下气肿，伤员可有咯血。体检时受伤部肋骨压痛，为直接压痛，挤压前后胸骨时，骨折处疼痛，称为间接压痛。有时骨折处触及骨擦感和肋骨断端。X 线检查不仅可观察肋骨骨折情况，而且可了解胸内脏器损伤情况及并发平。但由于肋骨的特殊解剖特点，如肋骨的半环状且骨质扁薄，摄片时大部分肋骨不能贴近胶片，使某些细微骨折及特殊部位的骨折难以显示而致漏诊，尤其是无明显移位的骨折更是如此，需伤后定期复查胸片。CT 及 MRI 检查对了解胸内脏器损伤、损伤部位和严重程度有帮助。核素扫描表现为骨折处异常放射性浓聚影，显

示骨组织结构性变化不如 X 线、CT 精细、准确，但其灵敏度较 X 线、CT 要高。

**治疗原则** 单纯肋骨骨折的治疗重点是镇痛、固定、手术和防治肺部并发症。

**镇痛** 创伤性休克与疼痛刺激密切相关，且疼痛会导致伤员呼吸困难和排痰减弱。有效控制疼痛至关重要。可口服或肌注镇痛药物。必要时可行肋间神经或痛点封闭。肋间神经阻滞可用 0.5% 或 1% 普鲁卡因 5ml 注射于脊柱旁 5cm 处骨折肋骨下缘肋间神经处，上下各超过一正常肋。痛点封闭是用上述药物直接注于肋骨骨折处。两种方法均能起到较好的镇痛作用。

**固定** 可用半环状胶布固定，用 5～8cm 宽的胶布数条，在呼气末从下至上，从后向前呈叠瓦式粘贴固定胸壁，两端超过前后正中线 3cm，上下超过一正常肋骨。该方法因限制伤员呼吸，且有皮肤过敏反应，多用于急救处理。

**手术** 对于开放性肋骨骨折，胸壁伤口需彻底清创，充分修剪及固定肋骨断端，如胸膜已破，尚需行胸腔闭式引流。

**防治肺部并发症** 鼓励患者咳嗽、咳痰。必要时纤维支气管镜能清除亚段以上支气管内的分泌物、血凝块，同时能刺激患者被动咳嗽，促进肺复张，适量给予抗生素及祛痰药物治疗。

（王如文 钱 凯）

zhànshí liánjiāxiōng

**战时连枷胸**（combat-related flail chest） 战时胸部钝性伤所致多根多处肋骨骨折或多根肋骨骨折合并肋软骨分离或胸骨骨折。连枷胸又称浮动胸壁。

**病理特点** 可分为前胸壁型（图 1a）、侧胸壁型（图 1b）及后胸壁型（图 1c）。骨折部位胸壁失去支撑而软化，吸气时软化胸壁内陷，呼气时则凸出，出现与正常呼吸运动相反的呼吸运动。反常呼吸运动使呼吸受限，咳嗽排痰无力，肺活量及功能残气量减少，这些因素严重影响呼吸功能，加之强大的暴力除引起肋骨骨折外，常同时引起肺损伤，更加重呼吸功能障碍。

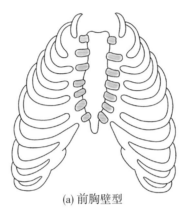

(a) 前胸壁型

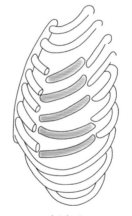

(b) 侧胸壁型

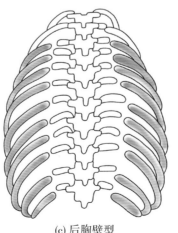

(c) 后胸壁型

图 1 各型连枷胸示意

**临床特点** 伤员除有较剧烈的疼痛外，可有呼吸困难、发绀甚至休克。骨折部可见反常呼吸运动。X 线检查可明显显示肋骨骨折情况和胸内合并伤。对疑有肺挫伤的伤员，应行 CT 或 MRI 检查，以了解肺损伤的范围及严重程度，同时可发现肺内出血及肺裂伤。血气分析对呼吸功能状态判断有重要帮助。心电图检查和心肌酶谱测定有助了解有无心肌损伤。

**治疗原则** 连枷胸是常见的严重胸部创伤的早期死亡原因之一，应高度重视。

**镇痛** 连枷胸伤员需要良好的镇痛，除口服或肌注镇痛药外，肋间神经阻滞或硬膜外麻醉镇痛，可使伤员长时间保持无痛，3 天后逐步改为肌注镇痛药物。

**保持呼吸道通畅** 保证充分供氧，对口腔或气管内有分泌物或血液者应尽快清除，可采用鼻导管吸引，纤维支气管吸出，必要时行气管内插管或气管切开。

**尽快纠正反常呼吸运动** 采取以下措施。

**加压** 包括用于浮动胸壁较小，反常呼吸运动较轻或急救暂时使用，这种方法反常呼吸虽然被控制，但是有时可引起胸壁塌陷畸形。

**巾钳重力牵引** 于连枷胸中央部，选择 1～2 根能持力的肋骨，局部麻醉后，于肋骨上、下缘用刀尖戳一小口，用巾钳将肋骨钳夹住，注意勿损伤肋间血管，巾钳尾部缚牵引绳，通过滑车，用 2～3kg 重物牵引，牵引时间 2 周左右。这种方法控制反常呼吸的效果可靠，骨折的复位较好，但伤员需要长时间卧床，活动及搬运都不方便。

**胸壁外固定牵引架** 用特制

的钩穿过肋骨，固定于牵引架上，同样起到牵引效果，也便于患者活动及搬运。

手术内固定　许多人主张经胸壁切口施行肋骨固定。手术内固定可减少 ICU 停留时间，减少并发症，加快康复，并有美容效果。适应证：①没有明显肺挫伤但气体交换差者。②前壁型或侧壁型连枷胸。③需要较长时间机械通气者。④伤后 2～4 天。⑤其他原因需要开胸，可同期行肋骨固定。连枷胸手术固定的方法有：①钢板或克氏针固定，现已较少应用。②Judet 固定架，现国内已有产品。③可吸收肋骨钉。④ A-O 骨缝合技术。⑤肋骨扎固定。⑥电视胸腔镜联合形状记忆合金肋骨环抱器内固定，结合了微创胸腔镜技术，临床效果良好，是手术治疗连枷胸的热点。

机械通气支持　1956 年埃弗里（Avery）提出用正压机械通气（PEEP）治疗连枷胸，称为呼吸内固定法。当时认为是治疗连枷胸理想的方法，但经过长时间的临床应用，发现并未降低连枷胸的死亡率，而且并发症较多，如肺炎、气压伤及气管损伤等。因而呼吸机的使用限于临床有呼吸窘迫及低氧血症，$PaO_2 < 60mmHg$、$PaCO_2 > 50mmHg$、肺分流 ≥ 25% 的病例。在应用呼吸机前，应注意有无气胸，若有气胸应先行闭式引流，防止张力性气胸。

防治休克　如伴有休克，在容量复苏过程中应避免输注过多的晶体液，以免加重伴发肺挫伤时肺功能的损害。

防治感染　特别注意肺部感染的预防和治疗，应常规使用抗生素。

改善呼吸道功能　多发肋骨折后，膈肌活动减弱，咳嗽反射减弱，影响呼吸道分泌物的排出，导致肺不张。予以充分镇痛，必要时纤维镜清除亚段以上支气管内的分泌物、血凝块，同时能刺激患者被动咳嗽，促进肺复张。

（王如文　钱凯）

zhànshí xiōnggǔ gǔzhé

## 战时胸骨骨折（combat-related sterna fracture）　强大钝性暴力作用于胸前区或挤压所致胸骨骨折。胸骨是胸廓环的重要组成结构，对维持胸廓环轴向稳定性起到重要作用。胸骨骨折最为常见的原因是直接撞击，例如驾驶员在减速时，胸部撞击在方向盘上。胸骨骨折的发生率占胸部创伤的 1.1%～5%，骨折可发生于胸骨的任何部位，横断骨折多见，其中以胸骨体骨折最常见，约占 76.5%，其次为胸骨柄骨折，约占 9.0%，胸骨柄、体交界处骨折约占 8.5%。部分伤员伴有纵隔血肿或心脏损伤。胸骨骨折的死亡率高达 30%～47%，主要死亡原因为胸内脏器损伤或其他部位的合并伤，而非骨折本身。

临床表现　胸前部疼痛、咳嗽、深呼吸及身体活动时疼痛加重，局部压痛，若骨折移位，可能触及明显的突起及假关节征，合并多根肋骨骨折或肋软骨骨折可出现反常呼吸运动。

检查及诊断　X 线检查：胸部侧位片或斜位片通常可显示骨折端和远端重叠或骨折线。CT 能很好地显示气胸、血胸、肺挫裂伤等并发症。多平面重建（MPR）通过对原始扫描数据的处理后可进行任意方位、任意层面的重建成像，结合原始的轴位 CT 图像后检出细小、隐匿骨折非常敏感。容积重建（VR）技术是投影线通过容积数据对全部像素的总和，并能同时显示骨关节表浅、深部结构的解剖影像，给出真实的解剖影像。磁共振（MRI）检查有助于了解纵隔脏器损伤或主动脉破裂。心电图检查和心肌酶谱测定有助了解有无心肌损伤。

治疗原则　依据有无移位胸骨骨折分别处理。

无移位胸骨骨折的处理　卧床休息 2～3 周，疼痛明显者可口服镇痛药或 0.5% 普鲁卡因或 1% 利多卡因局部封闭。鼓励伤员咳嗽、咳痰，以防发生肺部并发症。保持呼吸道通畅、给氧、纠正软化胸壁及反常呼吸，并动态观察血气分析，呼吸频率 > 40 次 / 分，$PaO_2 < 60mmHg$，$PaCO_2 > 50mmHg$，是呼吸机应用指征，同时予以镇痛、利尿、合理应用抗生素、积极抗休克治疗，限制液体入量，且慎用晶体液，液体总量超过 1 500ml/d。

有移位胸骨骨折的处理　①闭式手法复位：伤员仰卧，胸椎过伸，双臂上举超过头部，0.5%～1% 普鲁卡因局部麻醉后，施术者将向前移位胸骨下折片用力加压使其复位。此法适用于有明显移位的胸骨骨折。②手术固定：骨折移位明显者，手术复位困难或伴有连枷胸者，可在局麻或全麻下进行，于胸骨骨折处正中切口，用骨膜剥离器或持骨器撬起骨折端，使之对合，采用不锈钢丝 8 字缝扎固定或用钢板内固定。接骨板技术是新发展起来的固定胸骨方法，有不同类型的接骨板可应用于创伤性胸骨骨折，进行胸骨稳定性重建。

（王如文　钱凯）

zhànshí fèicuòshāng

## 战时肺挫伤（combat-related pulmonary contusion）　胸部受到猛烈撞击或挤压所致肺泡和毛细血管损伤。现代战争中，由

于单兵防护装具的使用，肺挫伤成为是胸部战伤中最常见的内脏器官损伤。伊拉克和阿富汗战争中，美军肺挫伤占胸部战伤的 31.8%～46.36%，死亡率可达 10%～20%，是胸部创伤主要的死亡原因之一。

**病因及发病机制** 肺挫伤大多为钝性伤所致。暴力局限时，往往仅产生小面积的肺实质挫伤，强大暴力则可引起肺叶甚至全肺损伤。高速投射物可在弹道周围产生肺挫伤。一般认为肺挫伤是强大暴力作用于胸壁，使胸腔缩小、增高的胸膜腔内压压迫肺脏，引起肺实质的出血水肿，外力消除后，变形的胸廓回弹，在增大胸内负压的一瞬间又可导致原损伤区的附加损伤。原发和继发的炎症反应在肺挫伤的发展中也起着关键作用，是肺挫伤后病情复杂的主要原因。

**临床表现** 肺挫伤是一种实质细胞损伤。早期的病理改变主要是肺泡内出血、肺不张、水肿、实变和实质破坏，从而造成肺的通气/血流比例失调引起组织缺氧。这些改变在早期是可逆的，在伤后 12～24 小时内呈进行性发展。原发或继发炎症反应进一步引起健康肺组织的损伤，波及全肺，造成全身组织缺氧。严重肺挫伤常在早期发生急性肺损伤，除外力直接作用于肺组织外，细胞和体液免疫介导的多种炎症细胞的迁移、聚焦，炎性介质释放，促炎和抗炎因子作用失衡是其发生的重要原因。大体上肺的完整性并无破坏，但质量变重，含气减少，不易萎缩，外观呈暗紫色。光镜下所见主要是肺泡毛细血管损伤，并有间质及肺泡内的血液渗出及间质性肺水肿。红细胞及渗出液广泛地充满肺泡内，

肺泡间隙出血，但大多数肺泡壁完整。严重肺挫伤如不及时处理，可发展为急性呼吸窘迫综合征（acute respiratory distress syndrome, ARDS）。

**检查及诊断** 局限而较轻的肺挫伤，其症状往往被胸壁损伤所掩盖，多在行胸部 X 线或 CT 检查时发现。严重病例有呼吸困难、发绀、心动过速、低氧血症及血压下降，咯血亦为常见症状。部分严重肺挫伤患者可并发急性呼吸窘迫综合征，后者与肺出血、水肿、肺内分流、无效腔增大、肺顺应性降低及高凝状态等有直接关系。肺挫伤常合并其他部位损伤而出现休克。

**救治** 轻度肺挫伤无须特殊治疗，一般很快就可吸收而好转。严重肺挫伤应及时有效处理，如保持呼吸道通畅，给氧，抗感染，在循环稳定的情况下应限制水分及晶体液输入，并适当使用利尿剂，可适量输注清蛋白、血浆或全血。一般不推荐使用糖皮质激素。伴急性肺损伤或 ARDS 可气管插管后行机械通气，必要时给予呼气末正压通气（PEEP）。充分镇痛也是改善通气、减少并发症的有效措施。有人认为采用硬膜外麻醉镇痛可以降低肺挫伤的死亡率、缩短机械通气的时间。若发生剧烈咳嗽和严重咯血的单肺叶挫伤，保守治疗难以控制时，手术切除明显充血及出血的损伤肺叶，可迅速改善患者情况。若合并严重连枷胸、气胸、血胸及内脏破裂等，应选择合适时机手术处理。

（谭群友）

zhànshí fèilièshāng

**战时肺裂伤**（combat-related pulmonary laceration） 胸部受到猛烈撞击、挤压或锐器穿透所致

肺组织、支气管和血管撕裂。

**病因及发病机制** 在现代战争中，肺裂伤约占胸部创伤的 5.6%。致伤物可为锐器、火器投射物、断裂的肋骨、猛烈的挤压或爆炸冲击波。胸部钝性伤多为深部肺实质撕裂，由于脏层和壁层胸膜完整，气体和血液溢入肺实质深部，形成肺内血肿或假性囊肿。而胸部锐器伤由于胸膜腔的完整性被破坏，常继发血气胸。

**救治** 常采取如下措施。

**一般处理** 保持呼吸道通畅，充分给氧。鼓励伤员深呼吸及咳嗽，及时排出呼吸道的积血与分泌物。肺裂伤时，损伤的肺组织毛细血管破裂，末梢支气管的损伤，出血易溢入支气管腔内，不及时清除易引起肺不张。且局部气道黏膜的水肿，反射性支气管痉挛引起通气障碍，通气/血流比值失调，继而缺氧，发绀，继发肺部感染。因此及时清除气道血液和分泌物十分重要，为确保足够的氧气需求，可给 4～8L/min 的氧气吸入。

**抗休克** 较广泛肺裂伤出血多，肺组织严重水肿，纵隔移位均可影响回心血量，使心排出量减少，血压下降及休克，若不及时处理可危及生命。应迅速建立两条或两条以上静脉通路补液，其中一条最好行腔静脉插管以监测中心静脉压，这对既往有心肺疾病或同时并存心肺损伤患者尤为重要。密切注意输液速度，注意尿量的观察，防止健侧肺水肿及左心衰竭发生。

**机械通气** 如遇肺组织的广泛损伤，肺容量下降，呼吸功能减退、单纯吸氧不能使 $PaO_2$ 维持在 60mmHg 以上则应考虑机械通气，以改善机体缺氧状态，防止肺萎陷，使已萎陷的肺组织复张，

减少间质水肿和毛细血管淤血，维持正常的通气 / 血流比值。

**胸腔闭式引流** 肺裂伤有支气管或大血管损伤时，往往有大量的血气胸，可引起纵隔移位，伤侧肺组织大部分萎缩，呼吸功能严重受限。患者会出现呼吸困难，发绀，烦躁不安。迅速行胸腔减压，有利改善症状，促使肺复张。根据血气引流情况，可为是否进行胸腔探查提供有力的证据。

**开胸探查** 较严重的肺裂伤，胸腔内出血不止、肺不能复张、临床症状渐加重则需手术治疗。急诊手术指征：严重的大咯血，危及生命；胸腔闭式引流术后持续严重漏气或呼吸困难未见好转或连续 3 小时以上每小时引流血液量超过 200ml，应考虑为深大或广泛的肺裂伤，累及肺内较大血管或支气管，应紧急开胸探查。术中可根据损伤情况施行裂伤缝合，肺楔形、肺段、肺叶或全肺切除。裂伤缝合时对裂口深部应仔细寻找漏气的支气管和出血血管，予以结扎或缝扎后再缝合肺的裂口。

（谭群友）

zhànshí fèinèixuèzhǒng

## 战时肺内血肿（combat-related lung hematoma）

战伤后撕裂的肺组织内被血液充填而形成的创伤血肿。多见于肺实质撕裂伤同时伴有血管破裂出血。腔内含有气体也称为创伤性肺囊肿（traumatic pulmonary pseudocysts）。创伤性肺内血肿在肺撕裂伤中发生率 4% ~ 11%，而在钝性胸部外伤中占 1.2% ~ 3.5%。与肺挫伤相比，肺内血肿不会影响肺气体交换，但是会明显增加肺部感染和肺脓肿形成的风险。治疗上也比肺挫伤需要更长的时间，而且往往会在肺部遗留痕迹。

**病因及发病机制** 创伤性肺内血肿和创伤性肺囊肿通常发生于钝性胸部损伤，临床较少见。文献报道 85% 的创伤性肺内血肿为 30 岁以下的年轻人，且男性比女性多发。其原因主要是年轻人胸廓柔韧性好，弹性幅度较大，而男性胸部脂肪较少，外力缺少缓冲，当胸部受到强大暴力时胸廓挤压变形，胸腔内压瞬间增高，同时外力传导到肺组织。肺组织遇到外力时，肺泡壁除了正常的弹性阻力及表面张力将同时受外力作用，肺泡壁遭受上述三方面力无法平衡形成剪切力，导致肺终末细支气管和血管的断裂形成肺撕裂伤；同时多个肺泡壁破裂后肺泡融合即形成了含气的空囊腔，破裂的血管流出的血液将囊腔逐渐填充形成气血混合的囊腔，随着时间延长流出的血液慢慢凝固形成血凝块和血栓堵住了断裂的细支气管，同时囊腔内的压力慢慢增高，周围的小血管和细支气管随着压力的增高最终闭塞，出血停止，囊腔的气体被周围的肺组织吸收后即成为创伤性肺内血肿。

**临床表现** 症状包括咯血、胸痛、咳嗽、呼吸困难、低热和血象增高等。

**检查及诊断** 胸部 CT 是诊断创伤性肺内血肿的重要手段。血液填充囊腔是一个逐渐演化的过程，受伤初期胸部 CT 表现多以气血混合的囊腔为主，多合并有肺挫伤。初次就诊时胸部 CT 主要表现有肺液气囊腔、多发液气囊腔、肺内血肿内空泡状积气和单纯肺内血肿。在诊断上需要与肺结核空洞、结核球、肺脓肿、周围性肺癌、支气管囊肿、肺隔离症和创伤性膈疝等疾病进行鉴别，明确的外伤史和肺挫伤可帮助诊断，必要时也可行胸部增强 CT 和三维重建明确诊断。

**救治** 创伤性肺内血肿主要采取保守方式治疗，注意保持呼吸道通畅，吸氧，化痰，预防性抗感染。血肿或囊肿往往在数周至 4 个月内吸收缓解。手术指征包括保守治疗失败，严重咯血，继发感染，呼吸功能障碍，囊肿体积增大等。

（谭群友）

qìguǎn jí zhīqìguǎn zhànshāng

## 气管及支气管战伤（combat-related injury of trachea and bronchus）

战时各种原因所致气管或支气管结构破坏。一种少见但严重的损伤。占胸部伤的 0.8% ~ 6.0%。一般按损伤部位分为颈段气管伤和胸段气管伤或支气管伤，以主支气管伤为常见。

**致伤原因** 主要包括外伤性和医源性两种。外伤性气道损伤可由穿透伤（刀割伤、枪弹伤）、钝性伤（交通事故或坠落伤）、吸入性损伤（高温、腐蚀性气体）等引起。颈段气管损伤以穿透伤为主，胸段气管损伤及支气管损伤主要见于钝性胸部外伤，且 80% 以上位于隆突附近，其中主支气管破裂以右侧多见，单纯气道损伤少见。医源性损伤包括气管插管、手术（食管切除或拔脱术）、长期气管切开、气管镜检查等。最常见的气管插管损伤原因包括气管解剖异常和困难情况下反复盲目用力插管、插管口径选择或导丝使用不当、气囊过度充气、调整插管位置时未放松气囊等。由于右主支气管较短、双腔管定位更加困难，往往需要反复移动插管，所以损伤亦以右侧多见。损伤可为黏膜撕裂、穿孔、断裂、阻塞闭锁、坏死及形成气管—食管或气管—血管瘘等。

**临床表现** 创伤性支气管断裂分为两型：Ⅰ型支气管断裂处与胸腔相通，伤后即出现气胸，广泛的颈、胸部皮下气肿；Ⅱ型支气管断裂处不与胸腔相通或不完全相通，伤者可无气胸或有少量气胸，主要表现为颈部皮下气肿。损伤早期常被其他并发症掩盖而易漏诊，误漏诊率可达35%～68%。早期症状及体征取决于受损伤的部位、程度、纵隔胸膜是否完整、气体外逸和血胸程度等因素。其突出症状是呼吸困难进行性加重及广泛的皮下气肿和伤侧气胸等体征，特别是颈胸部皮下气肿，是支气管断裂一个主要征象。单纯气道黏膜撕裂临床症状可不明显或仅有少量血痰，如有气急、发绀、刺激性咳嗽、咯血及气胸则提示存在较严重的气管及支气管损伤。若气道破口不与胸膜腔贯通可无气胸，而多数患者破入胸膜腔后引起严重的持续性的气胸。部分患者，尤其是左主支气管损伤者由于破口周围组织的支撑仍可使气道在一段时间内保持通畅，后期可因局部肉芽组织形成而致气道狭窄，引起反复的阻塞性肺炎和支气管扩张，导致肺毁损。一侧支气管完全断裂的患者可因管腔完全闭锁形成肺不张，其远端的支气管腔被黏液封堵反而不易发生感染，患者的肺功能在手术重建后仍可以恢复。

**检查及诊断** 战时气管及支气管伤X线检查可见纵隔增宽、积气、肺叶下垂征、血气胸、肺不张、肺挫伤等。CT检查有助于支气管断裂的诊断和定位。纤维支气管镜检查可确诊。早期可见支气管断裂处，晚期则可见支气管腔闭塞或肉芽组织形成。

**救治** 气管及支气管裂伤死亡率很高，约3/4患者在受伤现场或转运途中死亡。治疗应注意早期诊断、早期手术，降低死亡率，减少并发症，提高治愈率。应注意保持呼吸道通畅、吸氧、及时行胸腔闭式引流、上纵隔切开减压、气管切开等综合性急救措施。早期外科手术重建是支气管断裂最理想的治疗方法。手术切口取决于创伤部位，颈段气管创伤采用颈部切口，胸段气管及支气管损伤采用胸骨正中切口或后外侧切口或前外侧切口。单纯裂伤可间断缝合修补，完全断裂可行端端吻合。对破坏性的肺叶切除应持慎重态度，特别是小儿和肺功能较差者。术后感染是手术失败的主要原因，除常规应用抗生素外，呼吸道管理十分重要。不完全性支气管断裂采用支气管灌洗也有治愈的可能。

(谭群友)

zhànshí shíguǎnshāng

**战时食管伤**（combat-related esophageal injury） 战时武器或战争环境直接或间接所致食管损伤。以早期的食管异物、食管黏膜伤、食管烧伤、食管破裂、穿孔和后期的食管狭窄或闭锁为主要病理改变，以食管穿孔最为严重，如不及时处理，大部分会发生急性纵隔炎、食管胸膜瘘而致死。

**分类** 根据损伤的部位分为颈部食管伤、胸部食管伤和腹部食管伤。

**临床表现** 不同原因引起不同程度的食管损伤的症状和体征不同，有90%～97%的伤员有颈部或胸骨后剧烈疼痛，吞咽时加重。31%有呼吸困难、心率增快、血压下降，甚至出现休克。食管穿孔伤员几乎均有纵隔或下颈部皮下气肿，后期为纵隔脓肿或脓气胸。有麦克勒（Mackler）三联症即呕吐、下胸痛、下颈部皮下气肿时应迅速怀疑有食管穿孔的可能，并应做进一步检查。

**检查及诊断** 胸部战伤，特别是食管附近有创伤、吞咽困难或吞咽疼痛的伤员，应常规X线消化道碘水造影、食管镜或CT检查是否有食管损伤，伤情较重不能接受消化道造影时可口服亚甲蓝，若颈部伤口或胸腔闭式引流管有蓝色液体流出可确立诊断。当重视并时常想到这种疾病发生时，结合有关病史、症状、体征及必要的辅助检查多可及时、正确诊断。少数食管穿孔早期未能及时诊断，直至后期出现脓胸，甚至在胸腔穿刺或胸腔引流液中发现食物残渣时确诊。

**救治** 食管异物大多数可经食管镜检查取出，少数异物无法食管镜下取出或合并食管穿孔、食管主动脉瘘可能时应及时外科手术治疗。食管黏膜伤多数不需特殊治疗而痊愈，若有明显症状者可进流质饮食，不能进食者可暂时鼻饲或静脉营养支持，使损伤黏膜得到充分休息以利于愈合。食管穿孔治疗目的在于防止食管内容物经破口进一步污染周围的组织，清除已存在的感染，恢复食管的完整性和连续性，恢复和维持营养。颈段食管穿孔仅需行充分颈部切开引流，加强抗感染治疗。胸段食管穿孔早期可行开胸食管破口清创修补，穿孔时间长、污染重、损伤创面大者可仅行T管引流加胸腔引流，还可行食管腔内置管保全食管，严重损伤感染无法控制者可考虑行全食管切除和颈段食管外置控制感染源，一并行胃或空肠造瘘术维持营养，待二期行食管重建手术。

后期的食管狭窄或食管闭锁常常需要行食管扩张、食管狭窄成形术或胃、空肠、结肠代食管等消化道重建手术。

（赵云平）

zònggé zhànshāng

## 纵隔战伤（combat-related mediastinal injury）

战时武器及战争环境直接或间接所致纵隔内组织器官损伤。纵隔是指胸腔内两胸膜囊间的间隙，其上界为胸廓上口，下界为横膈，左右两侧为肺，前侧为胸骨，后侧为脊柱的区域，其内有心脏大血管、气管、食管及脂肪、神经、淋巴和结缔组织。纵隔伤包括早期的纵隔气肿、急性纵隔炎和纵隔内脏器如食管、气管、支气管、心脏大血管、胸导管损伤和后期的纵隔脓肿和慢性纵隔炎。

**分类** 包括开放性纵隔伤和闭合性纵隔伤。

**临床表现** 纵隔内重要脏器多，纵隔伤伤情多较重，临床上为纵隔气肿、纵隔感染和相应纵隔内脏器受损的表现。纵隔气肿多由颈胸部开放伤或钝性伤造成的食管穿孔、气管支气管损伤或肺爆震伤时肺泡破裂所致，单纯性纵隔气肿伤员可表现为胸闷、气短、胸背部疼痛等，张力性纵隔气肿可以因回心血流障碍而出现颈静脉怒张、发绀、呼吸困难和休克而危及生命。急性纵隔炎多由颈胸部开放伤或食管、气管等穿孔所致化脓性感染引起，因纵隔内除心脏大血管、心包、食管、气管及支气管外主要是疏松结缔组织，感染不易局限导致急性坏死性纵隔炎，表现为严重的感染中毒症状如寒战高热、心悸气短、胸闷胸痛、呼吸急促、脉搏细速、发绀等，感染向胸膜腔扩散可形成脓气胸，向颈部蔓延可在颈根部发现急性感染征象如红肿、压痛、皮下气肿，向后腹膜蔓延可引起膈下和腹腔感染并可延及肝脏。

**检查及诊断** 根据病史和体检结果多可初步诊断，X线胸片纵隔含气影或纵隔影增宽、纵隔内气液平面可诊断纵隔气肿和纵隔感染，胸部CT可进一步明确病灶范围和病因，怀疑气管支气管损伤时需纤维支气管镜检查进一步明确，怀疑食管穿孔时可食管碘水造影和食管镜检查进一步明确，病情危重或无条件时可让患者口服亚甲蓝3ml，胸腔穿刺或胸腔闭式引流有蓝色液体可明确食管穿孔的诊断，怀疑心脏大血管损伤时可行MRI检查、心血管超声或血管造影明确。

**救治** 除按纵隔内相应脏器受损的救治原则处理外，单纯纵隔气肿针对病因治疗后多能自行吸收，不需特殊处理。张力性纵隔气肿多合并有循环功能障碍，需急诊处理，合并张力性气胸时立即胸腔穿刺排气减压后胸腔闭式引流，纵隔气肿不能缓解时应行胸骨上窝颈部切口纵隔引流减压排气，同时积极寻找病因针对性处理，如因面、颈、胸、腹部皮下气肿吸收缓慢，伤员感到不适时可于局麻下行上胸部皮肤小切口深至皮下组织，将气体向伤口处挤压排出。纵隔感染除针对病因治疗如清除感染源、修补食管、气管支气管破口外，大剂量联合应用抗生素控制感染，输血、输液纠正休克和全身肠内肠外营养支持治疗是主要的治疗环节。后期局限的纵隔脓肿形成，除控制感染源、全身抗感染治疗外，应行充分的脓肿引流，前纵隔和第四胸椎以上的纵隔脓肿可以经颈部切口引流，第四胸椎和隆突平面以下的后纵隔脓肿可经椎旁切口胸膜外脓肿引流，应尽量避免损伤胸膜造成脓胸，经以上治疗无效时也可以经胸膜腔引流，必要时可行经胸或胸腔镜下纵隔脓肿廓清术。

（赵云平）

xiōngdǎoguǎn zhànshāng

## 胸导管战伤（combat-related thoracic duct injury）

战时武器或战争环境直接或间接所致胸导管损伤。胸导管走行的颈胸部穿透伤或钝性伤均可致胸导管损伤，但非常少见，胸导管内回流的乳糜外溢形成颈部的乳糜瘘或乳糜胸。

**损伤类型** 根据受损的胸导管解剖部位可分为颈部胸导管损伤和胸内胸导管损伤，根据受损的病因可分为开放性胸导管损伤和钝性胸导管损伤。

**临床表现** 颈部胸导管损伤常常为颈部的刀刺伤或子弹、弹片的穿通伤所致，较少见且往往合并更严重的其他损伤，早期被掩盖不易发现，可表现为颈部肿胀或持续溢出乳糜样液体。开放性胸外伤造成胸导管损伤往往同时有严重的重要脏器损伤，有时来不及救治即死亡，有时在剖胸手术处理内脏损伤后被掩盖，术后发现乳糜胸才明确诊断有胸导管损伤。由于胸导管相对固定于脊椎前方，闭合伤时当脊柱突然过度伸展可将其撕裂，特别在餐后胸导管充盈时右膈肌脚以剪力作用可将其损伤，因此闭合伤所致的胸导管裂伤部位多在膈肌上方，乳糜液先聚积于后纵隔继而破入胸膜腔；常为右侧乳糜胸，也可为左侧或双侧乳糜胸。伤员可突然发生气短、呼吸困难，甚至出现发绀，心率增快、脉搏变弱血压降低等类似休克的症状继而表现为胸腔大量积液。伤员迅速消耗，出现进行性脱水电解质紊乱和营养不良，最后造成全身衰竭而死亡，也可因全身抵抗力极度低下发生严重感染，败血症而死亡。

**检查及诊断** 战伤后颈部伤口持续溢液，除外感染后应考虑为胸导管损伤所致乳糜漏。当伤员在胸部战伤几天后因严重呼吸困难来急诊，查体并直立位 X 线胸片证实伤侧大量胸腔积液，诊断性胸腔穿刺抽出乳白色液体，送检排除脓胸后，应高度怀疑乳糜胸。还可行胸腔积液苏丹Ⅲ染色检测胸腔积液中三酰甘油和总胆固醇的含量等帮助确诊。淋巴管造影可以帮助确定乳糜胸患者胸导管损伤的位置和乳糜漏的严重程度。

**救治** 首先考虑非手术治疗，原则：①禁食或低中链脂肪酸饮食、应用抑酸抑酶药物减少乳糜液流量。②静脉营养支持补充乳糜液丢失的营养物质、纠正和防止代谢紊乱。③反复胸腔穿刺或胸腔闭式引流充分排尽胸液，促使肺膨胀，纠正呼吸循环障碍。④应用高渗葡萄糖等胸腔内注射使胸膜粘连而自行愈合。⑤严密监护，密切观察病情发展。

当引流量 > 1 500ml/24h 或 1~2 周保守治疗无效则应进行积极手术治疗，从积液侧胸腔镜探查找出破口，缝合破口和膈上奇静脉与降主动脉间游离结扎胸导管，双侧胸腔积液或无法找出破口可经右胸胸腔镜下直接行膈上胸导管结扎术。

（赵云平）

*xiōngfù liánhé zhànshāng*

## 胸腹联合战伤（combat-related combined thoracic and abdominal wound）

战时武器及战争环境直接或间接所致胸腹腔组织器官和膈肌同时受到损伤。极严重的创伤，并发症多，死亡率高，约占战时全部伤员的 0.02% 和胸部穿透伤的 13%。开放伤多见于枪弹或利器所致，闭合伤如高处坠落、胸下部和上腹部受到撞击或碾压可引起肋骨骨折、肺裂伤和肝、脾、胃、肠的破裂等。

**损伤类型** 包括开放性胸腹联合伤和闭合性胸腹联合伤。

**临床表现** 胸部和腹部多脏器同时受损，伤情复杂，临床表现多危重，因损伤脏器的不同而有所差别。全身症状如面色苍白、脉搏细数、血压下降等失血性休克表现，多提示胸内大量血或腹内肝脾肾破裂出血，胸部损伤的常见表现为胸痛、咯血、呼吸困难和皮下气肿，提示肋骨骨折、开放性或张力性气胸及气管、支气管、肺损伤，腹部损伤表现为腹痛、恶心、呕吐、腹肌紧张、压痛、反跳痛等腹膜刺激或感染症状，常见于胃肠道穿孔或膀胱破裂。开放伤在胸部或腹部可见伤口，根据入口和出口位置可初步判断有无胸腹联合伤，如为只有入口无出口的非贯通伤多提示有体内异物存留。有时腹内脏器通过受损膈肌疝入胸腔，于伤侧下胸部可闻及肠鸣音。

**检查及诊断** 根据战伤史、伤道和胸腹腔脏器受损的表现可初步诊断，胸部第四前肋和第六后肋以下的伤道均可能累及膈肌伤及腹内脏器；腹部伤道斜向后上方均可能累及膈肌，伤及胸内脏器，伤口在胸部出现明显腹部症状或腹部有游离气体和伤口在腹部出现明显胸部症状均高度怀疑胸腹联合伤。胸腹联合伤的误诊率和漏诊率较高，通常因伤情复杂严重而难以接受系统全面的检查，对胸部伤伤员除检查胸部外，尚需了解受伤时伤员身体姿势，子弹和弹片射入的方向和出口，从而判断伤道的走行和可能伤及的脏器，并了解有无腹部症状，有腹部损伤可能时需作详细的腹部检查。床旁的诊断性胸腹腔穿刺、X 线胸片和腹部平片、胸腹部 B 超均有助于快速诊断胸腹联合伤，伤情和条件允许时可行胸腹部 CT 扫描进一步准确判断伤情和胸腹内脏器受损情况。

**救治** 急诊处理原则是有休克表现者紧急输血输液抗休克治疗，有张力性气胸者立即胸腔穿刺排气减压，有开放性气胸时立即封闭胸壁伤口变为闭合性气胸，有胸内进行性大出血者紧急开胸止血，其次才考虑行胸腔闭式引流，纠正开放性气胸和张力性气胸及血胸造成的呼吸循环功能紊乱，待伤员伤情有所改善后再根据并发伤伤情需要按急、重、缓、轻的原则进行开胸或开腹探查手术。

抗美援朝战争和越南战争的经验表明，胸腹联合伤中的胸部伤，绝大多数经胸腔闭式引流而治愈，故应严格掌握开胸探查手术适应证，一旦证实为胸腹联合伤，大部均需要考虑开腹手术探查。对有进行性血胸多提示胸壁伤口或肋骨断端刺破肋间血管造成出血，出血不易自行停止，应开胸手术止血，如胸腔闭式引流有中等量以上漏气多提示有支气管破裂或较大面积肺破裂应开胸手术修补。如果胸腹部均有手术探查指征，要分别进行胸部切口和腹部切口，尽量避免施行创伤大、生理扰乱重、术后并发症多的胸腹联合切口，也不能只作胸部切口通过膈肌探查和修复腹内脏器，避免腹腔内多处脏器损伤漏诊造成严重不良后果。战时无条件行气管插管正压麻醉条件时，宜先对胸壁伤口进行清创及修复，放置胸腔闭式引流后再开腹处理膈肌和腹腔脏器损伤。胸腹联合伤手术后并发症发生率较高，以膈下脓肿、脓胸、继发性腹膜炎及继发大出血较严重，应在术中及术后进行预防和及时处理。

（赵云平）

*xīnzàng zhànshāng*

## 心脏战伤（combat-related heart injury） 战时武器及战争环境直接或间接所致心脏损伤。

**分类** 分为穿透性和闭合性损伤两类。穿透性损伤多为火器投射物穿入心脏或锐器如尖刀刺入心脏所致，少数可由胸骨或肋骨骨折断端刺破心脏引起。除刺透心壁外，还可损伤冠状动脉及瓣膜、乳头肌、腱索、室间隔等心内结构，部分可合并心内异物存留。闭合性损伤又称非穿透性心脏伤或钝性心脏伤，可由暴力打击胸骨；胸廓受到挤压；腹部或下肢突然遭受暴力打击，通过血管内液压传递到心脏；冲击波等原因致伤。致伤的严重性与撞击物体传递到机体的能量大小、心脏舒缩时相和心脏受力面积有关，轻者导致心肌挫伤，重者发生心脏破裂。

**临床表现及诊断** 心脏战伤大多现场死亡或死于后送途中，能到达救治机构者，心脏损伤多较轻。任何胸腹部穿透伤，如伤道指向心脏，应高度警惕有损伤心脏的可能。前胸 2～8 肋之间，右侧锁骨中线至左侧腋中线之间是心脏易损伤的范围。心脏穿透伤主要表现为失血性休克，早期有呼吸浅快、脉搏细数、血压下降、烦躁不安和出冷汗等；如发生急性心脏压塞，表现为呼吸急促、面唇发绀、血压下降、颈部表浅静脉怒张，并有奇脉。钝性

心脏破裂多见于严重胸腹部闭合伤，外表有时可无明显伤痕。当伤员出血量与休克程度不符，或经充分复苏而无迅速改善者，或低血压经补充血容量后迅速改善，于数分钟或数小时又突然恶化者，应高度疑有心脏压塞征。心包穿刺对急性心包填塞的诊断和治疗都有价值，但心包腔内血块凝固时可出现假阴性。有条件时可行超声心动图检查，对心脏创伤，特别合并心内结构损伤有较大诊断价值，并可在床旁进行检查。

部分心脏穿透伤可形成同心肌破裂孔相通的搏动血肿，其周围由心包和凝血块围绕，最后由纤维组织增生使血肿局限并与心腔相交通。血肿周围的结缔组织即形成假性室壁瘤的瘤壁。有心脏体表投影区刺伤未行手术探查病史，伤员可度过一段平稳期，如突然出现急性心脏压塞、休克者，应首先考虑心脏刺伤后假性室壁瘤穿破的可能。超声心动图和彩色多普勒可明确诊断。

钝性心脏创伤，如无原发性心脏破裂或间隔、瓣膜、腱索或乳头肌等心内结构损伤，称为心肌挫伤。可造成心外膜下或心内膜下点片状至大片心肌出血和透壁性心肌坏死，常合并心包积血或心包渗液。并发室壁瘤时，可出现反常室壁运动，导致心内血流异常、心功能低下。心肌挫伤程度不同，临床表现各异，轻者表现为窦性心动过速和期前收缩，严重者可出现类似心绞痛症状。伴有心包积血或心功能不全者，表现为中心静脉压和肺毛细血管嵌入压升高和非低血容量性血压下降。心电图可见窦性心动过速，房性或室性期前收缩，短暂房室阻滞或束支阻滞，S-T 段抬高，T 波低平或倒置等异常。超声心动

图可见局部心壁变薄，搏动减弱和节段性室壁运动异常，射血分数下降，有时可探到心包腔内有积液征象。心脏肌钙蛋白（cardiac tropnin，cTn）是心肌特有抗原，血清中 cTnT 和 cTnI 值的增高是诊断心肌细胞损伤较敏感和特异的指标。

**救治** 战时心脏伤应优先或越级后送，团以上救护所发现或怀疑有心脏压塞征时，应行心包穿刺减压。对急性心脏压塞病例，使排出心包积血 30ml 常可明显改善血流动力学状况，使伤情暂时得到缓解。伤员到达时，若意识消失或浅昏迷，呼吸急促，脉搏细数和血压测不到，如伤道指向心脏，应高度警惕有损伤心脏的可能，应迅速建立静脉通道，快速输血补液扩充容量以提高中心静脉压，增加回心血量。有条件时，对濒危伤员应紧急在气管内插管下行开胸探查。如合并肺损伤和张力性血气胸，气管插管前应及时进行胸腔闭式引流。应用带垫片的 3-0 涤纶线进行间断褥式缝合修补心脏破口。术中注意有无多部位伤存在，以免造成重大合并伤的漏诊。

专科治疗时，再次对伤员进行系统伤情评估，对休克伤员，在积极抗休克的情况下，急诊手术治疗。清除心包内积血，修复心脏破口。对冠状动脉主干或主要分支损伤，可用 7-0 无损伤聚丙烯缝线修复；如已断裂，则应进行冠状动脉旁路移植术。注意探查有无心脏贯通性损伤，以防漏诊心后伤口；如为非贯通伤，要寻找异物，并做异物摘除。如有心内结构损伤，如室间隔穿孔、心脏瓣膜损伤等，应在体外循环下进行修补。

心肌挫伤以非手术治疗为主，

给予镇痛、卧床休息和心电监测；对有低心排血量表现或低血压者应常规给多巴胺等正性肌力药物，监测中心静脉压，或肺毛细血管嵌压，适当纠正血容量，要避免输液过量。伤后早期要严密观察和处理心律失常、心脏压塞、急性心肌梗死、心内结构损伤等并发症。对高凝状态者如无禁忌证，应给予一段时间抗凝治疗。晚期合并心室间隔穿孔、室壁瘤、房室瓣功能不全等问题，需进行相应专科治疗。

有假性室壁瘤形成者，一经发现即使无症状也应及时手术，假性室壁瘤一旦破裂可导致大出血甚至心搏骤停，必须紧急剖胸抢救。

(陈建明)

xiōngnèi dàxuèguǎn zhànshāng

## 胸内大血管战伤 (comb-atrelated intrathoracic vessel injury)

战时武器或暴力所致的胸腔内重要血管结构破坏。主要波及主动脉、肺动脉、肺静脉和上、下腔静脉。

**分类** 包括穿透性和闭合性损伤两类。以穿透性损伤为主，多由火器伤所致，可发生在胸内大血管任何部位，大多数伤员因大量出血来不及救治而死亡。但小裂口或小投射物穿透血管壁全层不在同一平面，有时可形成假性或夹层动脉瘤，如能在破裂之前得到诊断，可进行外科治疗。闭合性损伤常由机动车急剧减速、高处坠落、冲击伤或挤压伤等所致，以主动脉峡部破裂多见，其次为升主动脉根部。如损伤血管的裂口较小，在裂口周围形成血肿或假性动脉瘤，如在破裂之前及时诊断，可行外科治疗。

**临床表现** 胸主动脉破裂分为3种情况：①动脉壁全层和纵

隔胸膜均破裂，大量血液流入胸膜腔，伤员于几分钟内死亡。②动脉内膜及中层破裂，血液由外膜及纵隔胸膜包裹而形成一个搏动性血肿，对纵隔产生压迫。该血肿常于伤后24～48小时破裂，造成急性死亡。③动脉内膜与中层撕裂而外膜完整，可形成假性动脉瘤，伤员可生存数年不产生任何症状。但假性动脉瘤可随时破裂而迅速死亡。两侧锁骨中线之间的胸部损伤常引起致命的心脏、大血管伤。初始评估必须简要询问受伤时的情况，如刀刺的长度、火器的口径和射程、受伤时伤员的姿势以及受伤后的情况等。注意寻找弹道的入口和出口，有时投射物弹道不一定是从入口到出口的一条直线，而且伤员有可能被多个投射物击中。对刀伤伤道检查，注意伤口的数量和伤道的方向有利于对伤情的判断，勿忘对后背部的检查，以免遗漏后背部创口。锁骨区域的伤口提示可能存在胸廓入口血管损伤，尤其是伤员上肢脉搏减弱或消失时。如果伤员心搏骤停或即将出现心搏骤停，不需要进一步检查即应行急诊开胸手术。闭合性伤合并损伤较多，救治胸内心脏大血管损伤的同时要高度重视处理合并伤。对于病情稳定的患者可以进行CT扫描、血管造影、二维超声等检查以得到完整的诊断。但是，对有心搏骤停风险的伤者，最好即刻行急诊手术而无需进行上述特殊检查。

**急救与治疗** 现场急救和早期治疗措施包括紧密包扎胸部伤口，保持气道通畅，放置胸腔闭式引流，抗休克等治疗，并迅速后送伤员。如果伤员到专科救治机构时已处于濒死状态时，应立即在急诊剖胸手术。当出现进行

性或不能控制的血胸，心脏压塞，怀疑肺门或大血管损伤，病情严重不允许搬动伤员时均可行急诊室剖胸手术。通常于左前第4肋间切开，必要时横断胸骨延长切口。此法可以进行开胸心脏按压、进入心包腔和施行心肌缝合术、直接压迫大血管穿透伤伤口。可以挽救伤员的生命。对于肺动脉或肺静脉损伤可以用带子阻断整个肺门。胸主动脉中段完全阻断10～20分钟可以暂时提高脑和冠状血管的血流。严重低血压，但又没有即刻心搏骤停危险的伤员，应输注胶体及血液制品，送入手术室行急诊开胸手术。左前外侧开胸手术可以迅速暴露心脏、左肺门、主动脉。如需要进入右胸，可以横断胸骨向右延长切口。也可向后延长切口以接近胸降主动脉。正中劈开胸骨可以应用于纵隔枪伤、胸骨右侧伤口和胸廓入口血管（无名动脉、锁骨下动脉和颈动脉）创伤。尽管很少需要心肺转流，手术人员也要作好术中应用的前期准备以备不时之需。一旦穿透伤位置明确，用手指压迫破口直到完成缝合。伤员到达医院后病情稳定或经液体复苏后病情趋于稳定，如果伤口经过纵隔怀疑心脏、大血管损伤就需要做增强CT扫描、血管造影及心脏超声检查，以明确诊断，尽早采取专科治疗。血管腔内治疗技术较传统开胸手术具有简便、快速、安全、并发症少的优点，左锁骨下动脉以远主动脉损伤可通过血管腔内覆膜支架置入进行修复。对不适宜行血管腔内治疗的大血管损伤仍需传统开胸手术治疗。

(陈建明)

zhànshí xiōngzhǔdòngmàishāng

## 战时胸主动脉伤 (combat-related thoracic aorta injury)

战

时武器及战争环境直接或间接所致胸主动脉损伤。

**分类** 包括穿透性和闭合性损伤两类，其中穿透性损伤多见，由投射物或锐器致伤，可发生于胸主动脉各个部位；闭合性损伤由于血管内压力的急剧升高，作用于主动脉较为固定的位置，发生血管壁的破裂，最常见部位在胸主动脉的峡部，其次是升主动脉根部。通常创伤性主动脉破裂分为3种类型。①主动脉部分或完全断裂：这类患者因急性大量出血，数分钟内引起死亡。②局部血肿形成：由于主动脉外膜和纵隔胸膜的暂时性压迫，形成血肿。常在伤后24~48小时破裂出血死亡。如能够及早明确诊断，及时修补裂口，可以获得长期生存。③主动脉内膜与中层撕裂而外膜完整：这类患者可产生假性动脉瘤，有些患者生存数年不产生任何症状，但假性动脉瘤可随时破裂而迅速死亡。

**临床表现及诊断** 升主动脉破裂表现为心脏压塞。伤者多有胸骨和/或肩胛骨骨折伴胸骨后或肩胛间区疼痛，大部分很快死亡，少部分在血压下降后出血减缓或暂时停止，待输血补液血压回升后可继续出血，血压再次下降不能维持。弓部主动脉及其分支破裂表现为纵隔增宽、纵隔血肿可引起腔静脉阻塞综合征和失血性休克。降主动脉破裂表现为血胸，纵隔胸膜完整者表现为纵隔血肿或假性动脉瘤。主动脉峡部破裂的伤员胸部X线平片检查显示纵隔影增宽，气管偏移。如伤员情况允许，高度怀疑胸主动脉破裂者，CT增强扫描（CTA）检查能快速准确地提供大血管受损的影像，可替代血管造影检查。主动脉造影可在行血管腔内治疗时进行。经食管超声心动图检查（TEE）可以床旁应用，也可以在手术室检查，有助于诊断，并准确地检查出并存的心肌挫伤、心包积液和瓣膜病变。胸腔镜在手术室应用是一种较为安全和可靠的诊断方法。

**急救与治疗** 现场急救和早期治疗措施包括紧密包扎胸部伤口，保持气道通畅，放置胸腔闭式引流，抗休克等治疗，并迅速后送伤员。如伤员到达专科救治机构时已处于濒死状态，应立即在急诊室行剖胸手术，如伤员到达医院后病情稳定或经液体复苏后病情趋于稳定，如伤口经过纵隔怀疑心脏、大血管损伤需做CTA检查，对不能搬动的患者可行床旁TEE检查，以明确诊断，尽早采取专科治疗。手术方式的选择根据损伤的大小和部位决定：小裂伤可直接进行修复；升主动脉和主动脉弓部较大的严重损伤需要在体外循环下修补或行人工血管置换；对左锁骨下动脉以远降主动脉损伤采用主动脉腔内带膜支架隔绝术具有操作简便，效果确切的优势。对不适宜行血管腔内治疗的大血管损伤仍需传统开胸手术治疗。

（陈建明）

qiāngjìngmài zhànshāng

## 腔静脉战伤（combat-related vena cava injury）

战时武器及战争环境直接或间接所致腔静脉损伤。

**分类** 战时腔静脉损伤分为穿透性和闭合性损伤两类。战时无论穿透性或闭合性腔静脉损伤均甚少见，穿透性损伤由投射物或锐器直接造成；闭合性损伤可能因心包内腔静脉比较固定，暴力造成心脏急剧移位，腔静脉未能随心脏协同运动而被撕裂。

**临床表现及诊断** 可因损伤部位、破口大小不同、出血速度快慢有所差别。心包内段腔静脉损伤均表现为急性心脏压塞，表现为脉搏快弱、血压下降、脉压减小、心音遥远、静脉压升高。心包外段腔静脉损伤常表现为纵隔血肿和失血性休克，如为开放伤可见暗红色静脉血由伤口流出。腔静脉损伤可因合并其他脏器损伤而被延误诊断及治疗，故死亡率很高。

**治疗** 对怀疑有腔静脉损伤者应及时手术探查。对出现急性心脏压塞者应先行心包穿刺或剑突下开创减压。手术采用胸骨正中切口或右侧前外侧切口入胸；小的破口可在手指压迫下直接缝合；大的破口，可用无损伤钳部分夹闭腔静脉管腔后予以修补；不能直接缝合时可用带侧孔的腔静脉插管经右心耳插入损伤的腔静脉并超过损伤部位，将远端静脉血引流至右心房（内转流法）后再修补或补片修补。

（陈建明）

zhànshí jiǎxìng dòngmàiliú

## 战时假性动脉瘤（combat-related pseudoaneurysm）

战时火器或暴力造成动脉损伤并与自身或周围组织形成的搏动性血肿。战时胸内大血管损伤之一。动脉壁损伤可为全层破裂，多见于火器性投射物或锐器伤，若血管周围有较厚的软组织，可在血管破口周围形成血肿，在动脉搏动的持续冲击力下，血管破口与血肿相通形成搏动性血肿。闭合性损伤时，动脉内压力急剧变化导致主动脉内膜及中层断裂而外膜完整，在血管壁内形成搏动性血肿。

**临床表现** 伤后早期可有胸背疼痛、胸闷和不同程度休克以及假性动脉瘤压迫邻近器官引起的吞咽困难、声音嘶哑、呼吸困难等症状。受伤胸膜腔出现积液是假性胸主动脉瘤破裂的预兆。急性胸主动脉破裂未手术而生存的伤员，少数可稳定数年而无临床症状，特别是瘤体较小者，稳定期可持续更长的时间，但最终可因为某些原因而引瘤体扩大或破裂。

**诊断** 胸部 X 线平片检查可发现主动脉峡部的纵隔阴影增宽，呈弧形向一侧突出，瘤体的阴影密度不一致，甚至有钙化阴影；多排螺旋 CT 增强扫描（CTA）及磁共振显像可明确诊断，主动脉造影检查多在行血管腔内介入治疗时进行。

**治疗** 不论有无症状，外伤性假性动脉瘤经影像学检查明确诊断之后，均应进行外科手术或介入治疗，避免瘤体扩大与破裂，引起严重的后果。血管腔内治疗技术较传统开胸手术有简便、快速、安全、并发症少的优点。随着血管腔内治疗技术的不断完善，大部分外伤性假性动脉瘤均可通过介入技术完成修复。如破口较小，可选择室间隔缺损封堵器进行封堵；如破口较大，可选择主动脉腔内覆膜支架进行封堵，对累及主动脉弓部的假性动脉瘤，可以采用"烟囱"技术进行修复，即在覆膜支架上开窗，再将小的支架放入可能被覆盖的主动脉弓的分支内；或采用杂交手术方式用人工血管连接升主动脉与主动脉弓分支，保证头颈部血供，再用覆膜支架覆盖假性动脉瘤破口。升主动脉假性动脉瘤可以选择体外循环下修补。

（陈建明）

*fèidòngmài zhànshāng*

## 肺动脉战伤 （combat-related pulmonary artery injury） 各种原

因所致参战人员肺动脉破裂。发生率低，但可危及生命。常伴发其他器官损伤。

致伤原因以交通事故为主，其他还有高处坠落、飞机事故等。根据肺动脉破裂的部位和裂口大小的不同，其症状也可不同。裂口在心包内肺动脉干，可产生心脏压塞；裂口在纵隔内，则表现为纵隔增宽，气管、食管受压或移位；裂口在第一肺叶分支以下，则出现血胸或者血气胸。裂口小时血流动力学稳定；裂口大则可出现低血压，心动过速，甚至心搏骤停。通常只有少数肺动脉损伤者因周围组织局限或填塞方使伤情暂时稳定，并存活到达外科手术机构，在开胸手术中才发现肺动脉损伤。

凡血流动力学稳定者，最简单有效的是 X 线胸片检查正侧位，若纵隔增宽 > 8cm，左主支气管受压 > 140 度，主动脉结轮廓消失，气管移位，左侧大量血胸、胸椎、锁骨、肩胛骨骨折，尤其是第一、二肋骨折，主肺动脉窗消失，左侧胸顶可见"尖帽征"等表现，均应考虑有胸内大血管损伤，CT 增强扫描、食管内超声波检查，均对明确诊断有帮助。若疑有气管、食管损伤，纤维内镜检查也是必要的。

肺动脉破裂者到达急诊室时，大致可分为 3 种不同状况。①血流动力学稳定：应先做主动脉造影，以排除主动脉损伤，然后再考虑胸内其他大血管损伤。②血流动力学不稳定：甚至在经过处理后仍不稳定，则需急诊手术。③到达时已呈濒死状态：需急诊剖胸探查。对有血胸或血气胸者，作胸腔闭式引流术，同时给予静脉输液，若在输液后病情趋于稳定，此后 30 分钟至几小时，胸腔

内又大出血，应考虑肺动脉裂伤。抢救措施首先是控制出血，然后补充血容量及修补破裂血管或行肺切除；对病情不稳定的患者，肺切除可能比修补血管更有利。对心脏压塞者为确定出血来自心包内，可作剑突下心包切开。明确诊断后，即可向上延长切口呈胸骨正中劈开，并作恰当处理。

（谭群友）

*zhànshí jíxìng nóngxiōng*

## 战时急性脓胸 （combat-related acute empyema） 胸部战伤后胸膜腔发生急性化脓性感染及脓性渗出物积聚。多发生于感染的早期。

**病因** 凡胸内或胸外感染均可侵入正常无菌胸膜腔引起脓胸。战时多发生于清创不彻底，引流不充分，抗感染治疗不及时，伤员后送延迟或其他原因。最常见病因为肺部炎症继发感染，占 50% 以上，其次为医源性，如术后并发症或各种诊断或治疗（胸穿、经皮活检等）致病，占 25%，其他为外伤性和腹部感染等。常见菌种随疾病及抗生素的应用而改变，青霉素问世前以溶血性链球菌和肺炎球菌多见。20 世纪 60 年代后耐药的金黄色葡萄球菌流行，80 年代起对广谱高效抗生素也抵抗的大肠埃希菌、变形杆菌和铜绿假单胞菌、厌氧菌、真菌等不断增多。

**损伤分类** 根据脓胸的病理过程与病期分为急性和慢性脓胸；依其病变累及胸膜腔的范围可分为局限性（包裹性）和弥漫性（全）脓胸；根据致病菌不同还可分为细菌性、结核性和阿米巴脓胸等。若脓胸同时合并胸腔积气者则称为脓气胸。

**病理过程** 分期如下。

急性渗出期 肺和胸部感染

均可引起胸膜腔的局部炎性反应，干扰胸液的正常平衡，引起渗出性积液，抽出的胸液稀薄，黄色，比重 > 1.018，蛋白质 > 2.5g/100ml，葡萄糖 > 40mg/100ml，pH > 7.20，LDH < 1 000U/L，白细胞 > $0.5 \times 10^9$/L，少量多形核，培养无细菌。临床出现发热、咳嗽、胸痛或气促。胸腔积液量多时胸壁膨隆，叩诊浊音，呼吸音低。胸部 X 线检查见胸膜腔积液征。早期积极抗炎或抽液治疗，胸液消退，被压缩肺可复张，消灭残腔。

亚急性纤维脓性期　炎症持续数天后，细菌繁殖，炎症加剧，胸膜腔纤维素沉着引起早期包裹性脓胸。胸液黏稠，混浊，其中蛋白质 > 3g/100ml，葡萄糖 < 40mg/100ml，pH < 7.20，乳酸脱氢酶（LDH） > 1 000U/L，培养有细菌生长，临床仍有发热、咳嗽、气促等感染症状。此时胸膜腔纤维素沉积，引起粘连并包裹肺表面，即使抗炎与引流，亦难以使肺全部扩张消灭脓腔，病情转入慢性阶段。

机化期　脓胸 4 ~ 6 周后，由于延迟治疗或引流不畅，脓液稠厚呈胶冻状，静置 24 小时以上分层明显，沉淀物占 75% 以上。胸膜表面成纤维细胞形成无弹性增厚纤维板，包裹肺表面阻碍肺的扩张，患侧胸壁塌陷，肋间收缩变窄。患者慢性病容，消瘦、乏力、贫血、气短等，X 线胸片示胸膜增厚，有时有小腔或包裹性积液，肋间隙变窄，脊柱侧弯。不治疗脓胸可侵袭邻近组织，如溃穿胸壁称作自溃性脓胸，或进一步机化造成纤维胸。

上述临床病理分期间并无明显分界限，但可作为不同病变阶段的治疗参考，特别是根据细菌种类、胸膜腔内脓液和形成包裹性积液或脓腔选择手术治疗方法，治疗脓胸的指征是根据脓胸的病期，仔细估计治疗效果（如脓胸引流是否充分有效，脓腔感染控制程度等）给予果断决定，调整手术治疗方案。

**救治**　包括如下措施。

胸膜腔穿刺术　目的是明确诊断，促进肺复张和注入抗菌药物等治疗。穿刺点定位按体征，胸部后前位、侧位 X 线片，CT 片和超声波检查确定。初次抽液 400 ~ 600ml，不宜过快，患者如主诉疼痛、咳嗽、出汗和胸闷气短应立即出针，平卧，必要时皮下注射肾上腺素。术毕拔针后纱布覆盖穿刺点。大部分急性脓胸可经穿刺抽液治愈。

胸腔闭式引流术（肋间置管术）　适用于胸液量大者，穿刺困难且不能控制毒血症者，小儿多次胸腔穿刺难以配合者，有支气管胸膜瘘者等。胸液葡萄糖含量 < 50mg/100ml，pH < 7.0 和 LDH > 1 000U/L 应作闭式引流。定位同前，局部消毒铺巾后，于置管处穿刺局麻达胸膜，抽到脓液后退针，沿肋骨上缘做 2 ~ 3cm 长切口，用血管钳分离皮下组织直达胸膜腔，以血管钳夹住引流管尖端送入胸膜腔，然后退出血管钳，引流管末端接水封瓶证实引流通畅后，缝合切口及固定引流管。如有套管穿刺针设备可使置管更方便。

封闭引流抗生素冲洗　脓胸腔内置高位及低位两根胸管，高位管灌入抗生素 1 小时后，由低位引流管引流，每天冲洗 1 次，也适用于全肺切除后（无支气管胸膜瘘）脓胸的治疗。

纤溶酶治疗　适用于脓液稠厚，引流不畅者。嘱已置管闭式引流患者侧卧，患侧向上，由胸管注药，夹管 4 ~ 6 小时。一次用量为尿激酶 10 万 ~ 50 万单位或链激酶 25 万单位，溶入 100m1 生理盐水中。

经肋床引流术　适用于闭式引流不畅（因纤维素多或粘连分隔）和有支气管胸膜瘘者。定位同前，全身麻醉和气管插管，半卧或稍侧卧位，消毒铺巾后，沿所需切除肋骨作 10cm 长切口，分层切开达肋骨后，切除一段 7 ~ 10cm 长肋骨，切开增厚胸膜，手指探查后吸净脓腔内容物，反复冲洗，也可借助胸腔镜直视下清创，置肋床引流皮管，分层缝合切口并固定引流胸管。如另置一细管即可用于术后继续灌洗。

脓胸早期清创术　适用于全身情况良好，尚未形成纤维板时。作后外侧剖胸切口，肋间进胸，清除纤维素、脓苔及薄层纤维膜，反复冲洗，使肺充分复张，然后置胸管引流。对成人亦可借助胸腔镜进行，可避免开胸手术创伤。

克拉格特（Clagett）手术　适用于全肺切除后脓胸，不伴有支气管胸膜瘘者。先闭式胸腔引流至纵隔稳定（2 ~ 3 周），3 ~ 4 周后行切除短段肋骨引流术，吸净脓腔内容物，并刮除炎性肉芽及脓苔，置胸管及冲洗管，术后以 0.25% 新霉素溶液灌洗（或头孢菌素 2g/d），500ml/d，连续 2 周以上。成功率各家报道不一，为 20% ~ 88%。

治疗中尚应结合给敏感抗生素、补液、输血、营养等全身治疗方法。

（谭群友）

zhànshí mànxìng nóngxiōng

**战时慢性脓胸**（combat-related chronic empyema）　胸部战伤后胸膜腔化脓感染长期不愈并有纤维沉积机化的病理状态。通常发生于急性脓胸后 6~8 周，脓液中的纤维素物沉积于脏、壁层胸膜，并逐渐机化增厚，形成坚厚的纤维板，使肺不能扩张，脓腔不能缩小。纤维板层收缩还可致胸廓脊柱畸形、纵隔移位及呼吸功能障碍。

**形成原因** ①急性脓胸期未得到及时有效的治疗，如纤维素较多、脓液稠厚的病例没有及时引流；引流管太细；引流管放置位置过高或过深，引流不畅；过早拔除引流管，脓胸尚未愈合等。②合并有支气管胸膜瘘或食管胸膜瘘，污染物质及细菌不断进入胸膜腔。③脓腔内有异物存留，如弹片、死骨片等。④膈下脓肿破溃入胸膜腔引起脓胸，原发脓肿未得到及时治疗。⑤某些特殊感染，如结核杆菌、真菌等感染。

**控制感染** 应经常留取脓液测定药敏，以调整敏感抗菌药物，同时加强综合治疗，提高患者免疫功能，以有效控制感染。

**救治** 包括以下措施。

*闭式和开放引流* 加强脓胸引流是控制感染的重要措施。原则上所有慢性脓胸患者在强有力全身抗感染治疗的同时，都应实施胸腔闭式引流。胸腔闭式引流 2 周后，胸膜的脏层和壁层已粘连，纵隔已固定，引流管中水柱波动消失，每日引出的脓液不多于 20ml，此时可以将闭式引流变为开放引流。特别是合并有支气管胸膜瘘，胃食管吻合口瘘的慢性脓胸患者，在全身情况差不宜行胸部大手术时，开放引流可以使引流更通畅，进一步减轻患者的中毒症状，改善全身状况，使脓腔进一步缩小，为下一步手术治疗做准备。根据好转情况，逐步将引流管向外退出胸腔，以期窦道变浅变小趋向愈合。脓腔体

积 < 10ml，可拔除引流管，改用凡士林纱条引流。

*胸膜纤维板剥脱术* 目前最理想的手术方式。成功的关键取决于三个因素：①胸膜受感染刺激构成纤维弹性纤维板包裹着肺。②脏胸膜尚属正常，增厚纤维板尚未侵入其间。③纤维板剥除后，肺能扩张。其优点：①对于慢性脓胸的纤维板厚度不严重，早期进行单纯性胸膜纤维板剥脱，被包裹肺组织能重新扩张完全，可消灭残腔，疗效满意。②对于伴有支气管胸膜瘘的脓胸，可在胸膜纤维板剥离到肺门时，充分暴露残端支气管，瘘口作缝闭，再用胸壁肌瓣或带蒂网膜加强缝盖，同时也可作为肺扩张不全时填塞残腔之用，以其达到一期根治目的。③对于胸膜纤维板剥脱时，被包裹肺内有不可逆性病灶，可并行局部楔形、肺叶或全肺切除。

*肌瓣填塞脓腔手术* 选用胸壁带蒂胸大肌瓣移植于脓胸腔缝闭支气管胸膜瘘或消灭残腔肌瓣移植到胸腔内，必须根据肌瓣蒂部的位置，切去一段 4~5cm 长肋骨，作为肌瓣进胸入口，并防止蒂部扭曲、挤压、影响效果。

（谭群友）

**腹部战伤**（combat-related abdominal injury） 战时各种原因所致腹部脏器结构破坏及生理功能损害。高速武器的应用等，使腹部战伤患者的伤情较以前更加复杂严重，多发伤、多内脏伤发生率增加；由于在复苏、监护、器官功能支持以及处理某些特殊脏器损伤等方面的技术进步，腹部战伤的死亡率已明显降低，但仍高达 3%~15%。

**损伤分类** 按受伤后皮肤是否完整，腹部战伤分为闭合伤（见

战时腹腔闭合伤）及开放伤两大类。开放伤按腹膜是否破损又分为穿透伤（见战时腹腔穿透伤）和钝性伤。穿透伤多数伤及脏器，穿透伤中，有入口和出口者为贯通伤（见战时腹腔贯通伤）；只有入口没有出口者称非贯通伤（又称盲管伤）。

**临床表现** 腹部战伤后的临床表现可从无明显症状体征到出现重度休克甚至濒死。肝、脾、胰、肾等实质器官或大血管损伤主要表现为腹腔内（或腹膜后）出血，患者面色苍白，脉搏细数，脉压变小，血压下降；持续性腹痛，轻中度压痛、反跳痛及肌紧张，移动性浊音是腹腔内出血的晚期表现。胃肠道、胆道等空腔脏器破裂，主要表现为弥漫性腹膜炎，胃及小肠破裂时，立即引起剧烈腹痛、压痛、反跳痛及腹肌紧张等表现；结肠、直肠破裂时，腹膜炎表现呈渐进性，但造成的细菌性污染远较上胃肠道破裂重。随着腹膜炎的发展，逐渐出现发热、腹胀，肠鸣音常减弱或消失。胃、十二指肠或结肠破裂后可有肝浊音界缩小或消失，腹膜后十二指肠破裂的患者有时可出现睾丸疼痛、阴囊血肿和阴茎异常勃起等表现。

**诊断** 腹部战伤的主要诊断依据包括以下方面。

*受伤史和体征* 是腹部战伤最基本的诊断方法。询问清醒患者、现场目击者，受伤时间、受伤经过，受伤时姿势，致伤物种类，作用部位、方向等；以及受伤后到就诊时的病情发展经过，如有无腹痛、出血及伤口流出物情况等。对重伤员，应先快捷地全身检查以便发现其他威胁生命的损伤，如气道阻塞等，然后再对头面部、颈部、胸部、腹部、四

肢及脊柱进行全面检查。下列情况应考虑有腹部脏器损伤：①早期出现休克。②有持续性腹痛，伴恶心、呕吐等症状，并有加重趋势。③有固定的腹部压痛和肌紧张。④呕血、便血或尿血。⑤腹部出现移动性浊音。在多发性损伤时，凡全身情况不稳定而难以用腹部以外部位损伤来解释者，应想到腹部伤的可能。有腹部创伤的多发伤患者发生顽固性休克，一般都是腹腔内损伤所致。明确何种脏器受伤对手术准备、切口选择和术中处理有重要意义。

腹腔穿刺及诊断性腹腔灌洗　腹部战伤后疑有肝脾胃肠道等脏器损伤者，特别是对外伤史不明、伤后昏迷以及休克难以用其他部位损伤解释者，可行腹腔穿刺。穿刺抽出不凝血提示腹腔积血。穿刺抽出气体、肠内容物等提示空腔脏器破裂。腹腔穿刺阳性结果有肯定的诊断价值，阴性结果则不能够完全排除内脏伤。临床怀疑腹内有损伤或病变，而腹腔穿刺未能明确的患者可行诊断性腹腔灌洗。

化验检查　红细胞、血红蛋白与血细胞比容减少，提示失血。白细胞总数及中性粒细胞增多可见于腹部脏器损伤时，也是机体对损伤的一种应激反应。血或尿淀粉水平酶升高提示胰腺损伤或胃肠道穿孔。血尿是泌尿系损伤的重要标志，但程度与伤情可不成正比。

影像学检查　包括 X 线平片、X 线造影（胃肠道、尿道、伤道等）、CT 检查及超声检查等。凡腹部脏器伤诊断一经确定，就不必再行影像学检查，以免延误手术治疗。

X 线平片　包括胸片、腹部立卧位平片，左侧卧位片用于重伤员，可明确有无骨折、胃肠道破裂、腹腔内异物和除外胸部损伤等。一般腹腔内有 50ml 以上游离气体时，X 线片上便能显示出来。腹膜后积气提示腹膜后十二指肠或结、直肠破裂。腹膜后血肿时，腰大肌影消失。左侧膈疝时多能见到胃泡或肠管突入胸腔。

胃肠道造影　用于确定胃肠道有无破裂及其部位。禁忌行钡餐或钡灌肠等检查，以免加重腹腔污染。碘水在胃肠道通过迅速，进入腹腔后也能被吸收，故常行口服碘水胃肠道造影。

超声检查　是评价腹腔内游离液体、腹部实质性脏器损伤（肝、脾、胰和肾等）的有效方法，对大多数损伤可明确其部位及大致程度，并动态观察。

CT 检查　是诊断肝、脾及肾等实质性脏器损伤的诊断方法。血流动力学稳定、有以下情况者应作腹部 CT 检查：①腹部检查体征可疑有腹内脏器损伤。②合并颅脑，脊髓伤并可疑有腹内脏器损伤。③腹部战伤合并血尿患者。④有诊断性腹腔穿刺禁忌证或诊断性腹腔穿刺可疑有腹内脏器损伤者。⑤骨盆骨折需排除腹内脏器损伤者。严重战伤患者行腹部 CT 检查时，应连续扫描整个腹部，上部图像应包括肺部，建议行增强扫描。

诊断性腹腔镜检查　根据临床表现及上述辅助检查仍不能明确诊断，剖腹探查手术约有 20% 的患者证实为不必要，不手术又可能延误治疗，则可应用腹腔镜技术，可避免部分不必要的剖腹探查术，但血流动力学不稳定或者已明确腹内脏器损伤者、腹腔内广泛粘连者不适合做腹腔镜检查。

**分级救治**　包括战场急救和紧急救治。

战场急救　严重腹部战伤患者战场急救包括气道处理、呼吸支持和循环支持，包括迅速在上肢建立通畅输液通道、快速扩容、应用抗休克裤和胸外心脏按压等。开放伤伤口应及时包扎；当肠管从腹壁伤口脱出时，一般不应将脱出肠管送回腹腔，以免加重腹腔污染。脱出的肠管可用大块无菌敷料覆盖后扣上饭碗，或用宽皮带等做成圆圈代替饭碗，进行保护性包扎。如腹壁缺损过大，肠管大量脱出、不易保护，过多肠管脱出牵拉肠系膜血管影响血压，或脱出肠管嵌顿等情况下，则可将肠管送回腹腔，包扎腹部伤口。

紧急救治　到达医疗所后实施紧急救治。腹部战伤常是全身多发伤的一部分，不能把腹部战伤作为孤立的、局部的损伤来处理，而要权衡各部位损伤的轻重缓急。到达医疗所后，首先处理对生命威胁最大的损伤，如保持呼吸道通畅、控制明显的外出血、处理开放性气胸或张力性气胸，尽快恢复循环血容量，控制休克，处理进展迅速的硬膜外血肿等颅脑外伤。除此以外，腹部战伤的救治就应当放在优先的地位，因为腹腔内大出血可导致休克，胃肠道破裂可引起腹腔感染等严重后果。

剖腹探查术　及时剖腹探查术是降低腹部战伤后病死率和并发症发生率的关键。出现下列情况应剖腹探查：①有明确的腹膜刺激征。②持续低血压而难以用腹部以外的原因解释。③伤道流血较多或流出胃肠道内容物、胆汁、尿液者。④肠管经腹壁伤口脱出者。⑤腹部 X 线片膈下有游离气体、腹内金属异物存留、腹腔穿刺或灌洗阳性、胃肠道出血、尿血等提示腹部脏器伤时。⑥腹壁穿透性损伤者，或腹部、下胸部或腰腹部高速投射物贯通伤或非贯通伤。

腹部闭合性损伤，如经 CT、超声等明确为浅表裂伤，腹腔内出血在 500ml 以内，脉搏、血压平稳，肾挫伤、稳定的腹膜后血肿等，可暂时采用非手术治疗，包括应用 CT、超声等方法动态观察。若病情恶化或需大量输血（超过 2 000ml）才能维持血压稳定者，应及早中转剖腹手术。

存在以下情况应行损害控制性剖腹术：①严重脏器损伤伴大血管损伤，如严重肝及肝周血管伤、骨盆血肿破裂等。②严重脏器损伤，如严重胰十二指肠伤等。③以腹部损伤为主的严重多发伤，损伤严重度计分（injury severity score，ISS）≥ 25。主要步骤包括初次手术控制出血和污染，然后实施暂时性腹腔关闭术；然后争取在数十小时内达到复苏终点，逆转低血容量，确保足够的心排血量和氧输送，纠正低体温、酸中毒和凝血功能障碍；在 24 ~ 48 小时后患者可重回手术室再次手术，包括再次探查、实施各类损伤的确定性处理。

麻醉选择　由于腹部创伤往往面临休克的威胁，宜选择气管内麻醉。胸部有穿透伤者，麻醉前应先做伤侧胸腔闭式引流。

消毒、铺单和切口　对于血流动力学不稳定的患者，应快速完成皮肤消毒，范围包括从股上部到颈中部（甲状软骨）、两侧到手术台。铺单应完全暴露前胸腹壁，两侧至腋中线。对于穿透伤，应尽量显露各伤口以便探查伤道。当合并存在头、颈和更广泛的损伤时铺单范围可更大。常应用正中切口，可彻底探查腹腔内所有部位、能快速切开和缝合。腹部有开放伤时，不可通过扩大伤口去探查腹腔，以免发生伤口愈合不良、裂开和内脏脱出。同时存在头、胸和腹部伤的患者，如果先进腹，可以应用胸骨劈开切口；如果先进胸，在胸部出血控制、患者血流动力学稳定，应在关闭胸部伤口后开腹；应尽可能不作胸腹联合切口，可在胸部和腹部分别作切口。

术中处理　腹部战伤的剖腹探查术包括 4 个步骤：①控制出血，清除腹腔积血后应首先控制出血，暂时性措施包括钳夹、填塞或压迫等方法，确定性措施包括血管结扎、实质性脏器出血处理等。②探查，应有序地检查全腹腔脏器，明确损伤部位，控制腹腔污染。③对严重损伤者应控制损伤。④确定性处理，根据腹腔损伤和患者的全身情况，完成各损伤脏器的处理、重建，或腹部战伤控制。

留置引流　脏器伤处理完毕后，应彻底清除腹腔内的异物、组织碎块、食物残渣和粪便等。用大量等渗盐水冲洗腹腔，污染严重的部位更要重点反复冲洗，然后吸净，注意勿使膈下和盆腔积存液体。下列情况应留置引流物：①肝、胆、胰、泌尿道损伤者。②十二指肠、结肠等空腔脏器修补缝合后，有可能发生漏者。③局部已形成脓肿者。若估计引流物很多（如肠瘘、胆瘘、胰瘘），需放置双套管或威克伤（Vacuseal）封闭负压引流。

切口关闭　切口通常分层缝合，必要时减张缝合或延期缝合。对于以下腹部战伤的患者应施行暂时性腹腔关闭术：①施行了损害控制性剖腹术的患者。②腹壁毁损无法一期关闭腹腔的患者。③因各种原因导致肠管循环难以确定时。④原发性或继发性腹腔高压症／腹腔间隙综合征时。方法包括单纯缝合皮肤、利用各种人工材料的筋膜关闭技术，现多采用负压封闭引流技术辅助的方法。

（张连阳）

fùqiāng bìhé zhànshāng

## 腹腔闭合战伤（combat-related closed injury of abdominal cavity）

战时钝性暴力、爆炸冲击波等所致皮肤完整的腹部战伤。可以仅累及腹壁，也可以累及腹腔内脏器，受伤脏器以脾、肾、小肠和肝常见。主要病因：①爆炸气、液冲击波伤及腹部。②钝性暴力，包括拳打、脚踢、棍棒等直接打击。③交通事故伤、撞击伤，因为碾压、挤压腹部致伤。④高空坠落等减速损伤等。可导致肝、脾、肾等实质性的包膜下破裂，血肿积聚在包膜下，使包膜与脏器实质分离，可形成包膜下巨大血肿，可发生延期破裂危及生命。

腹腔闭合伤伤情变化大，致伤范围可很广泛，多发伤、多部位伤常见，腹膜多无破裂，但可伴内脏损伤。伤情评估的重点是判断有无腹内脏器损伤，但早期诊断困难，容易发生漏诊或延误诊治。单纯腹壁损伤生命指征平稳，腹痛和压痛较轻、范围局限，不伴有恶心、呕吐等消化道症状和腹膜刺激征，肠鸣音存在，并随时间病情逐渐减轻。合并内脏损伤者，而腹部脏器伤时疼痛与腹肌收缩关系不大，病情呈进行性加重，除具有腹壁损伤的各种表现外，还有腹部内脏伤的表现，如腹膜炎、失血性休克等。腹腔穿刺、腹腔灌洗有助于鉴别是否存在腹腔内脏器损伤。X 线平片、

CT、超声等影像学诊断方法有助于明确腹壁损伤情况，能显示腹壁血肿的位置、形态，腹壁肌肉、腹膜完整与否，是否有腹内脏器损伤等。必要时可行腹腔镜检查或剖腹探查。

（张连阳）

zhànshí fùmóhòu xuèzhǒng

## 战时腹膜后血肿（combat-related retroperitoneal hematoma）

战时各种致伤因子所致骨盆、腰椎、肾、胰腺、腹膜后大血管及其主要分属支等严重损伤后血液在腹膜后间隙集聚形成的血肿。腹膜后间隙的解剖范围，上自横膈，下至盆膈，两侧相当于第十二肋尖至髂嵴的垂直线，且左右侧之间无明显间隔；壁腹膜为其前界，后界为椎体、腰大肌、腰方肌、腹横肌以及骶骨和梨状肌等。肠系膜根部两层腹膜之间的潜在间隙也与腹膜后间隙相通。腹膜后组织疏松，且前方腹膜腔容量极大，故腹膜后血肿可积血达 3000～4000ml，甚至更多。

**分类**　战时腹膜后血肿多由火器伤、挤压伤、交通事故伤、碾压伤等引起，可分为腹部腹膜后血肿和骨盆腹膜后血肿两大类型。

**临床表现及诊断**　腹膜后血肿多伴有腹膜后脏器和间位脏器损伤，临床表现差异较大，主要症状：①腹痛、背痛及相应部位的压痛。②腹胀、肠鸣音减弱或消失等麻痹性肠梗阻表现。③失血性休克，严重骨盆骨折所致的血肿，腹膜后积血可达 3000～4000ml，而无明显的腹部膨隆表现。腹膜后血肿可向腹部两侧、前腹壁和盆腔延伸而出现侧腹部和腰部淤斑；腹部或直肠指诊可以扪及压痛性包块。血肿穿破后腹膜可导致腹内积血和腹

膜炎，术前难以与腹腔内出血相鉴别。某些部位腹膜后血肿具有特征性症状和体征，如腹部中央腹膜后血肿可扪及膨胀性、搏动性或逐渐增大的肿块；肾区、骨盆腔前部之腹膜后血肿，可有血尿等泌尿系症状和体征。

损伤后出现腹痛、腰背痛、腹胀、肠鸣音稀少和全身失血表现，尤其是骨盆或椎体骨折时，应考虑腹膜后血肿的可能。若生命征平稳，腹部平片、超声、CT及 DSA 有助于明确诊断。

**治疗**　应经上肢静脉或颈静脉建立通道输液，经下肢静脉输液由于液体从下腔静脉或髂静脉破裂处溢出而达不到扩容的目的，或术中一旦需阻断下腔静脉或髂静脉，下肢输液自然中断，需再建立输液通道，将耽误抢救。

腹膜后小血肿，或未引起血流动力学改变的较大血肿，尤其是因骨盆骨折、腰椎骨折、后腹壁组织损伤所致的腹膜后血肿，常可吸收，可行非手术治疗。但应密切观察 6～8 小时，若出现血压不稳或下降，或出现腹膜刺激征等，则应积极处理。

若术中发现腹膜后血肿，应根据致伤原因、血肿部位和血肿是否进行性增大等决定处理方法。较大血管损伤或内脏损伤所致腹膜后血肿应切开后腹膜探查，探查指征：①搏动性血肿或血肿进行性扩大。②后腹膜已有裂口持续出血者。③腹部钝性闭合性损伤后出现下肢动脉搏动消失或减弱者。④腹部火器伤等穿透性损伤引起的骨盆腹膜后血肿。⑤中线部位的腹膜后血肿要考虑有腹主动脉或下腔静脉损伤的可能性，切开探查前应该作好充分准备，先控制膈肌角平面的腹主动脉。⑥超过肾周围筋膜囊，或证实有

肾血管蒂或肾严重损伤的肾区血肿。⑦血肿位于十二指肠、升结肠或降结肠旁、胰腺周围等处，疑有这些脏器损伤时。

术中发现的骨盆骨折等导致的腹膜后血肿，只要血肿主要局限于盆腔并不再扩大，又排除泌尿系损伤，可不探查，以免引起更大量的、难以控制的出血。若无法查清出血点或出血广泛无法控制者，宜结扎双侧髂内动脉。

（张连阳）

zhànshí fùqiāng guànxǐshù

## 战时腹腔灌洗术（combat-related irrigation of abdominal cavity）

战时对怀疑腹内脏器战伤伤员采用的诊断技术。适用于怀疑腹内脏器战伤，而腹腔穿刺等检查未能明确诊断者。主要是闭合性腹部战伤，疑有脏器损伤者，特别是对伤后昏迷以及休克难以用其他部位创伤解释者。禁用于明显肠道扩张、腹腔内广泛粘连、躁动不能合作者。

基本步骤：①常选中线脐或其上、下方作穿刺点，肥胖者可选用无脂肪组织的脐下缘。②排空膀胱，取仰卧位或斜坡卧位，并向穿刺侧稍侧身 5～10 分钟。消毒皮肤、铺巾，局部浸润麻醉至腹膜壁层。③将穿刺针与腹壁呈垂直方向缓慢地刺入腹腔，针尖穿透腹膜时有落空感，再进针少许，将有侧孔的塑料管送入腹腔，一般需插入 20～25cm，塑料管末端连接在盛有 500～1 000ml 无菌等渗盐水的输液瓶（或袋）上，倒挂输液瓶，使瓶内液体缓慢注入腹腔。④当液体注完或患者感觉腹胀时，把瓶放正，转至床下，使腹腔内的灌洗液借虹吸作用回流入输液瓶内。⑤取灌洗液作肉眼或显微镜检查，必要时涂片、细菌培养或测定淀粉酶含

量。⑥符合以下任何一项即属阳性：灌洗液含有肉眼可见的血液（25ml 血可染红 1 000ml 灌洗液）、胆汁、胃肠内容物；显微镜下红细胞计数超过 $0.1 \times 10^{12}$/L，或白细胞计数超过 $0.5 \times 10^9$/L；淀粉酶超过 1 000U/L（Somogyi）；灌洗液沉渣染色涂片找到细菌。

诊断性腹腔灌洗是一项很敏感的检查，假阴性结果少，但是有 10% 以上的阳性者经剖腹证明其实并不需要手术。因此，不宜把灌洗阳性作为剖腹探查术的绝对指征。

(张连阳)

zhànshí fùqiāng chuāntòushāng

## 战时腹腔穿透伤（combat-related penetrating injury of abdominal cavity）

战时枪弹、破片、刺刀等致伤因素所致腹膜有破损的腹部开放性损伤。战时腹腔穿透伤通常合并脏器损伤，以肝、小肠、胃和结肠最容易受累。主要病因：①冷兵器及其他利器伤，包括刺刀、刀刃、长矛、钢签、树枝、牛角等。②火器伤，如枪弹、弹片等投射物。穿透伤可导致腹部组织的撕裂、断裂、毁损和挫伤等损伤，通常循伤道导致脏器损伤。

腹腔穿透伤伤情紧急，因伤口存在，多需行紧急剖腹探查，一般都能得到及时的诊断和处理。火器伤常有入口和出口，伤缘周围皮肤有灼伤、淤血或组织坏死，组织挫伤和污染重，伤道内可有异物存留。深达腹膜外的腹壁损伤，可形成腹膜外或腹膜后血肿，则有腹痛、腹胀、肠鸣减弱或消失等麻痹性肠梗阻表现。应了解伤道部位、方向、深度、流出物的量和性质。伤道造影可有助于判断腹膜有无穿透。若伤道有胆汁、肠内容物或尿液流出则提示合并内脏损伤。

应特别注意以下情况：①穿透伤的入口或出口不在腹部而在胸、肩、腰、臀、会阴等部位，仍有伤及腹内脏器的可能。②投射物未穿透腹膜的切线伤，也可因为冲击效应而损伤腹部脏器。③伤道并非连接入、出口的直线，投射物常在行进中改变方向，患者在受伤瞬间的姿势也影响伤道的走行。④创口的部位比其大小更重要，体格检查时不必强求判断入口和出口，直接描述伤口情况即可，以免误导诊治。

处理腹壁损伤前应除外腹腔内脏器损伤。非穿透性腹壁开放伤，应行清创术，然后作一期缝合或延期缝合，必要时可放置引流。穿透性腹壁伤，需另作切口探查腹腔，处理脏器伤后再对腹壁伤进行清创缝合。因伤道周围组织已受到不同程度的损伤和污染，容易发生感染及窦道形成，故原则上不应利用原伤口探查腹腔或作腹腔引流。围手术期应选用适当的抗生素防治感染，注射破伤风抗毒素。

(张连阳)

fùqiāng guàntōng zhànshāng

## 腹腔贯通战伤（combat-related perforating injury of abdominal cavity）

腹腔有入口和出口的战伤腹腔穿透伤。多见于能量大的枪弹致伤。非贯通伤是只有入口没有出口，又称腹腔盲管伤，多见于小弹片或钢珠致伤。

(张连阳)

zhànshí wèisǔnshāng

## 战时胃损伤（combat-related stomach injury）

战时各种因素所致胃组织结构连续性的破坏。

**损伤类型** 多由枪弹和爆炸性破片引起，刃器及尖锐物刺中也可致伤，且常为穿透性损伤。

意外事故时坠落、撞击等暴力打击常致闭合性损伤。胃在饥饿时缩小，几乎全被胸廓下部所保护，一般受伤机会不多。饱餐后充满膨胀，占据腹腔大部，易受损伤。火器伤时，多见胃穿孔，且常累及胃前后壁。胃壁血运丰富，伤后出血量较大，易发生休克。胃酸有很强的化学刺激性，溢入腹腔后可引起弥漫性腹膜炎。胃毗邻肝、脾、胰、结肠、膈肌等，穿透伤时也可造成这些脏器的损伤。根据暴力性质和强度不同，闭合性损伤可见胃壁挫伤、血肿、胃浆膜肌层撕裂，甚至胃破裂或断裂。

**临床表现** 闭合性损伤如无胃壁全层破裂，可无明显症状，或仅有上腹部疼痛。穿透性损伤主要表现先上腹部疼痛，后全腹部的持续性剧痛，并可有恶心、呕吐，吐出物含有血液和休克。体检可见腹部、背部或下胸部有火器射入口或射出口，全腹部压痛、反跳痛、腹肌紧张，甚至呈板样腹，以上腹部压痛最重。通常根据致伤部位、伤道方向、伤口流出物性质和弥漫性腹膜炎、休克等表现，大致可判断有无胃穿透性损伤。必要时行 X 线腹部平片检查，可见膈下有游离气体，但阴性结果并不能完全排除胃破裂可能，需要结合临床表现全面分析；放置胃管可抽出血液；诊断性腹腔穿刺时可抽出血性混浊液体。

**救治** 现场急救时，应保持呼吸道通畅，包扎伤口并快速后送。紧急救治时，禁食、禁饮水，应用广谱抗生素。补充血容量，抗休克；早期治疗阶段，应迅速全面检查，明确有无其他腹内脏器伤和其他部位伤。持续胃肠减压，观察有无出血；放置导尿管，并记录尿量。穿透性损伤时应在全身麻醉下施行剖腹探查术，发现胃前壁穿孔必须切开胃结肠韧带，探查胃后壁有无穿破，防止遗漏胃后壁伤和邻近器官伤。胃壁破裂穿孔先清创、止血，后缝合修补；胃幽门部横断伤、多发性穿孔或广泛撕裂难以缝合修补者，行胃部分切除术；胃壁血肿，因有继发性胃壁局限性坏死和穿孔的可能，可采取切开血肿边缘浆膜，清除血肿和失活组织，彻底止血后，作胃壁全层和浆肌层缝合；胃壁单纯浆膜撕裂伤用丝线间断缝合；手术处理后，用生理盐水冲洗干净腹腔，放置腹腔引流物。术后应防治腹腔内感染，腹壁切口裂开等并发症。必要时行全身营养支持治疗，纠正贫血，低蛋白血症，维持体液代谢和酸碱平衡。

（麻晓林）

shí'èrzhǐcháng zhànshāng

## 十二指肠战伤（combat-related duodenum injury）

战时各种原因所致十二指肠结构的破坏。十二指肠位于腹腔深部，大部位于腹膜后，靠近脊柱，在腹部战伤中发生率较低。一旦损伤，多较严重，且常合并胰腺、肝脏等脏器损伤，术后并发症发生率为50%，死亡率可高达20%~60%。十二指肠损伤没有特异性的症状与体征，症状易被其他损伤脏器掩盖，术前确诊较难，漏诊率为25%~30%。

十二指肠损伤可分为腹腔内和腹膜后伤。闭合性损伤时常表现为腹部及腰背疼痛。腹腔内十二指肠破裂时，大量胆汁、胰液流入腹腔，引起严重的腹膜炎。上腹部、右腰背部穿透伤者，伤道可有含胆汁的肠内容物溢出。腹膜后十二指肠破裂，肠内容物流入腹膜后间隙，症状常延迟出现，较少有特殊体征，早期诊断较困难，即使手术探查也易漏诊。以下各点有助于早期诊断：①上腹部、右腰背部受伤后，立即或延迟数小时出现持续右上腹或右腰部疼痛、压痛，伴恶心、呕吐，呕吐物可带有血液。②随伤情发展，出现发热，脉搏加快，右上腹或右腰部疼痛加重，腹式呼吸受限，腹肌紧张，肠鸣音减弱，可出现皮下气肿。③腹膜后睾丸神经和精索动脉交感神经受刺激，出现睾丸疼痛和阴茎异常勃起。④肠液沿右侧腰大肌内缘向下扩散，右侧腰大肌刺激症状明显。⑤腹部X线平片可见右肾上方或沿腰大肌周围有气泡影，腰大肌轮廓模糊。口服或经胃管注入水溶性造影剂，可见十二指肠破口有造影剂溢出。B超或CT检查可见右侧上腹部腹膜后间隙有积液、积气或血肿。

现场急救时应保持呼吸道通畅，包扎伤口并快速后送。紧急救治时应禁食、禁饮水，应用广谱抗生素，补充血容量，抗休克。早期治疗时迅速作全面检查，明确有无其他腹内脏器伤和其他部位伤。持续胃肠减压，观察有无出血；放置导尿管，并记录尿量。在全身麻醉下施行剖腹探查术。手术的关键在于避免漏诊，特别要注意十二指肠降部内侧、胰头附近的损伤。通常须打开十二指肠侧腹膜，仔细探查。十二指肠壁血肿应在血肿下缘横形切开浆肌层，清除血肿，彻底止血后，缝合浆肌层；十二指肠小的穿孔，伤后时间短、破口不大、清创后创缘整齐、血运良好、无张力，可进行缝合修补，然后将胃管通过幽门放入十二指肠内持续减压。手术后，用生理盐水冲洗干净腹腔，放置腹腔引流物。对严重的十二指肠横断或大部横断伤或局部毁损以及十二指肠乳头部，胰头部和胆总管同时损伤者不宜在前方作复杂的胃肠吻合、十二指肠憩室化手术及胰头十二指肠切除等复杂手术。应果断采取损害控制手术，并及时转送后方医院进行专科治疗。对严重十二指肠损伤施行确定性手术。防治术后并发症，如腹腔内感染、十二指肠瘘、十二指肠梗阻、急性胰腺炎等。加强全身营养支持治疗，纠正贫血，低蛋白血症，抗感染治疗，维持体液代谢和酸碱平衡。

（麻晓林）

xiǎocháng zhànshāng

## 小肠战伤（combat-related small intestine injury）

战时各种原因所致小肠结构的破坏。环境下由火器投射物（枪弹、弹片）、刃器等致伤因素造成的空肠和回肠的穿透性损伤。小肠占据腹腔内的面积最大，在腹部战伤中的发生率最高。腹部火器投射物穿透伤中，小肠伤的发生率超过80%，腹部锐器伤中，小肠伤占50%~60%。小肠穿透伤常导致多处小肠穿孔，穿孔多成对发生，可相距较远，也可较为集中。弹片造成的肠管损伤往往较为广泛，但损伤部位多局限于一处。小肠损伤常伴有相应的肠系膜损伤，特别是腹部火器伤时多同时存在，而单纯的肠系膜损伤较少见。

**临床表现** 小肠损伤的临床表现以腹膜炎为主。伤后腹痛剧烈，呈钝痛或绞痛，常伴恶心、呕吐。全腹压痛、腹肌紧张及反跳痛，肠鸣音减弱或消失。肠系膜血管断裂，常有失血性休克。腹部、下胸部、腰背部或臀部等可有火器射入口或射出口。伤口在腹部者，常伴有肠管或网膜脱出。腹部穿透伤如有混浊液体外溢或小肠脱出，诊断即可确定。非穿透伤腹腔穿刺抽出血性混浊液体者为阳性，但阴性者不能排除诊断。B超检查发现腹腔有异常液体应怀疑有小肠破裂。腹部X线检查出现膈下游离气体可确诊，但膈下游离气体阳性率仅为30%~64%，阴性并不能排除小肠伤。

**救治** 现场急救时应保持呼吸道通畅，包扎伤口，有小肠脱出者，妥善保护后再包扎并快速后送。紧急救治时，禁食、禁饮水，应用广谱抗生素。补充血容量，抗休克。早期治疗时，迅速作全面检查，明确有无其他腹内脏器伤和其他部位伤。放置胃管，持续胃肠减压，放置导尿管，并记录尿量。小肠损伤一经确诊或高度怀疑时，应及时在全身麻醉下施行剖腹探查术。手术探查应全面仔细，从特里茨（Tritz）韧带至回盲瓣，逐一分段检查，避免遗漏。凡探查发现系膜邻近肠壁的血肿，必须打开血肿探查肠壁的完整性，避免遗漏浆膜下肠穿孔。小而分散，且血运良好的穿孔可行局部清创后缝合修补。部分肠断裂时，将裂伤边缘清创修剪整齐后再进行吻合。以下情况应施行小肠部分切除术：①小肠短距离多个穿孔或纵行大撕裂伤者。②小肠系膜血肿和小肠血管断裂，影响支配区域小肠血运者。③小肠某段广泛挫伤，血循环不良者。④小肠完全性断裂者。切除时应尽可能保留更多小肠，以免发生"短肠综合征"。对多处破裂、广泛性损伤者，可采用缝合修补与切除吻合相结合的方法，保留足够长度的小肠，有利维持生理功能。术后冲洗干净腹腔，放置引流物；并防治腹腔内感染、腹壁切口裂开、粘连性肠梗阻、

肠瘘等各种术后并发症。同时加强全身营养支持治疗，维持体液代谢和酸碱平衡。

（麻晓林）

jiécháng zhànshāng

## 结肠战伤（combat-related colonic injury）

战时各种原因所致结肠组织结构的破坏。结肠包括升结肠、横结肠、降结肠和乙状结肠，含有大量细菌。常由枪弹、弹片、刃器等造成，暴力打击或挤压也可致伤。结肠伤95%以上为穿透伤，可发生在结肠的任一部位。其中约1/3为单纯结肠伤，2/3合并有其他脏器伤。结肠伤发生率仅次于小肠伤。结肠壁较薄，血供和组织愈合能力较小肠差，且容易胀气，缝（吻）合口易发生瘘。

**临床表现** 结肠穿孔、断裂和大块毁损，肠腔内粪便溢入腹腔，引起腹痛、呕吐。腹痛先局限于穿孔部，随之因弥漫性腹膜炎而引起全腹部疼痛。体检可见腹部、下胸部、腰背部及臀部等有火器射入口或射出口。伤口在腹部者，常伴有肠管或网膜脱出。腹部压痛、腹肌紧张及反跳痛，肠鸣音减弱或消失。肛门指检指套上可能有血迹。X线检查可见膈下游离气体。当结肠内容物较少或粪便干涸时，肠管虽有破损但粪便未流出肠腔，症状、体征轻，易造成漏诊和误诊。

**救治** 现场急救时应保持呼吸道通畅，包扎伤口。有肠管脱出者，妥善保护后再包扎并快速后送。紧急救治时应禁食、禁饮水，应用广谱抗生素和甲硝唑抗感染，肌注破伤风抗毒素1 500U，并补充血容量，抗休克。早期治疗时迅速作全面检查，明确有无其他腹内脏器伤和其他部位伤。放置胃管，持续胃肠减压。放置

导尿管，并记录尿量。有手术指征时，在全身麻醉下施行剖腹探查术。结肠伤多采用分期手术，第一次手术时作结肠造口术，以挽救生命，待伤员情况好转后再进行二期手术，作结肠造口闭合术。结肠造瘘术适用于横结肠、降结肠和乙状结肠破裂。方法是将损伤肠段提出腹壁外，在对系膜缘下戳孔，用一乳胶管或玻璃棒作支撑，将其固定于腹壁外，外置肠段不应放于原切口，应另作切口外置，外置处切口一般以6~8cm为宜。若损伤超过结肠周径的1/2，或结肠系膜损伤严重影响肠壁血循环，可将损伤肠段切除，作单腔或双腔式结肠造瘘。结肠缝合修补加近端造瘘术适用于升、降结肠等固定肠段的损伤。方法是切开侧腹膜，游离该段肠管，损伤肠管清创，并探查有无后壁对应穿孔。缝合穿孔，再取其近侧游离结肠作造口术，如降结肠伤缝合后作横结肠造瘘术。术后冲洗腹腔，放置腹腔引流物。后期行结肠造口关闭术。防治各种术后并发症，如腹腔内感染、造瘘口狭窄、造瘘口回缩、造口肠管坏死、切口疝等。必要时加强全身营养支持治疗，维持体液代谢和酸碱平衡，用第3代头孢菌素和甲硝唑防治感染。

（麻晓林）

zhícháng zhànshāng

## 直肠战伤（combat-related rectal injury）

战时各种因素所致直肠组织结构破坏。主要包括火器投射物、锐器、挤（碾）压等，可引起直肠穿透伤或非穿透伤。直肠位于盆腔或盆腔外，是消化道的末端，虽然长度不及20cm，但其位置深在，损伤后并发症多，处理困难，易给患者造成永久性痛苦。直肠损伤的发生率约为

3.6%，但其合并伤的发生率可高达 56% ~ 80%，且多伴有邻近组织和器官的损伤，如肛门、尿道、膀胱、女性生殖系统及骨盆的损伤，可有严重感染，尿外渗及大量失血等，伤情往往较复杂。

**临床表现** 直肠损伤分为腹膜内和腹膜外损伤。腹膜内直肠穿孔、大块毁损时，粪便污染引起腹膜炎，表现为全身高热、脉快，腹膜刺激征，后果较为严重；腹膜外直肠壁完全破裂，可迅速出现盆腔蜂窝织炎。若肠腔充满粪便，则感染严重，病原菌多为厌氧菌。火器伤造成的直肠伤常合并有金属异物存留。

**救治** 应保持呼吸道通畅，包扎或填塞伤口止血。禁食、禁饮水，早期应用广谱抗生素、甲硝唑抗感染，并给予破伤风抗毒素 1 500U。有休克表现尽早补充血容量，抗休克。迅速做全面检查，明确有无其他腹内脏器伤和其他部位伤。放置胃管，持续胃肠减压。放置导尿管，并记录尿量。有手术指征时，在全身或椎管内麻醉下施行手术。腹膜内直肠伤，局部清创、缝合，乙状结肠造瘘；腹腔冲洗后，骶前放置引流物。腹膜外直肠伤，切开盆底腹膜反折处，清洗肠腔大便后作修补。直肠下段伤可经肛门直肠内修补，或经尾骨旁入路进入直肠后间隙进行修补，清创修复后乙状结肠造口。乙状结肠造口远端和直肠用生理盐水充分灌洗，并用新霉素、甲硝唑溶液清洗，骶前引流。后期行结肠造口关闭术。并防治各种术后并发症，如感染、造口口并发症等。必要时，加强全身营养支持治疗，维持体液代谢和酸碱平衡。采用第 3 代头孢菌素和甲硝唑防治感染。

（麻晓林）

*gānzhànshāng*

**肝战伤**（combat-related liver injury） 战时各种原因所致肝组织结构破坏。肝位于膈肌下右上腹部，是人体最大的实质性器官，质地脆，血供丰富，并含有肝内胆管系统。枪弹、破片及腹部冲击、挤压等均可造成肝脏损伤，并常合并其他脏器损伤。肝脏火器伤常致肝实质碎裂；钝性暴力可造成肝包膜下或实质内血肿，严重时可引起肝包膜撕裂或实质破裂。

**临床表现** 伤后常有失血性休克和胆汁性腹膜炎表现。通常为右上腹部疼痛，有时向右肩部放射，可有口渴、恶心或呕吐。腹部触诊时有明显的压痛、反跳痛、腹肌紧张及叩痛等。如果同时有内出血，则表现为颜面苍白，血压下降，脉率增快，腹部有移动性浊音。

**诊断** 开放性肝损伤根据伤口、伤道及临床表现，一般可确诊。闭合性损伤有时不易诊断，特别是存在多部位严重损伤时，腹部伤情易被忽视。对腹部暴力受伤，或右下胸肋骨骨折，右膈肌抬高并伴有右上腹疼痛者，应考虑肝损伤的可能，可行腹腔穿刺、B超、X线等检查，有条件时可行 CT 检查，以辅助诊断。

**救治** 肝穿透伤应在急救处理时加压包扎或堵塞止血，并保持呼吸道通畅，充分给氧。建立静脉通道，防治休克。尽早实施损害控制手术，控制出血和腹腔污染，并及时进行确定性手术治疗。手术方式：①单纯缝合术。适用于深度不超过 3cm 的切割伤和肝边缘的缺损伤。通常采用不吸收线作间断或褥式对合缝合，并不留无效，缝合旁边置放引流。②清创性肝切除。用于严重碎裂性肝损伤。可作肝切除术，清除无活力的肝组织，切面上的血管和胆管分别结扎，用带蒂大网膜或邻近韧带覆盖肝切面。③肝动脉结扎。仅适应于明确的肝动脉分支断裂出血，或遇有严重撕裂伤，多处剧烈出血，止血困难，伤者难以耐受清创术。肝动脉结扎后，对创面仍须作同样的清创止血，以处理失活组织和同时存在的门脉、肝静脉系统的出血。④填塞法止血。用于肝创面大量渗血而难以控制。常用纱布填塞压迫止血，终止手术。填塞止血的纱布应于术后 3 ~ 5 天逐渐拔除。

闭合性肝损伤，无活动出血，血肿不进行性扩大，血流动力学稳定，腹膜炎症状轻，无腹内合并伤时，可采用非手术治疗。绝对卧床休息，镇静镇痛，输血补液，预防感染，正确使用止血药物。腹胀患者可行胃肠减压术，以促进胃肠功能恢复。但应连续监测生命体征、血红蛋白、腹腔积液情况，如出现生命体征不稳定或腹膜炎表现，应尽快剖腹探查。

（黄显凯）

*yíxiàn zhànshāng*

**胰腺战伤**（combat-related pancreas injury） 战时各种因素所致胰腺结构破坏。胰腺位于腹膜后深处，第一、二腰椎前方，分为胰头、胰颈、胰体和胰尾 4 个部分，是消化酶分泌器官。单独的胰腺损伤较少，常伴有其他组织器官伤。

**损伤类型** ①开放性损伤：主要由枪弹、破片或锐器引起，可造成胰腺破裂或断裂。②闭合性损伤：主要是腹部冲击、暴力和挤压直接作用于上腹部，致使胰腺被挤压于脊柱上而受损，多见于胰颈和胰体部，可形成挫伤、血肿，重者可致胰腺破裂或断裂。胰腺损伤因多合并其他器官或血管伤，且并发症较多，因而伤情多较重，死亡率较高。

**临床表现** 胰腺破裂或断裂伤可使胰液积聚于网膜囊内，出现上腹明显压痛和肌紧张，并可刺激膈肌出现肩部疼痛。胰液外渗进入腹腔可引起弥漫性腹膜炎，出现全腹压痛、反跳痛、肌紧张和肠鸣音减弱或消失。

**诊断** 轻度胰腺挫伤时，临床表现不明显，易延误诊断。胰腺损伤后症状和体征往往被其他器官的损伤所掩盖，早期诊断较困难。应根据腹部伤口和伤道走向，以及腹部暴力作用情况，结合血液和腹腔淀粉酶测定、B超检查，必要时行X线或CT检查，辅助早期诊断。

**救治** 确认或高度怀疑胰腺损伤，应早期手术。包膜完整的轻度胰腺挫伤仅作引流即可。包膜破裂，胰腺有裂伤但不伴有主胰管的损伤，可用不吸收缝线浅层褥式缝合。胰尾部断裂伤可行胰腺远端切除，近侧胰腺残端仔细清创，止血后胰腺上下缘用丝线间断褥式缝合。胰颈、体部断裂伤可根据胰腺损伤情况选用不同的手术方法。胰腺远侧段切除，近侧段胰管双重结扎，残面用丝线间断或连续缝合；近段胰腺断端缝合，远段胰腺与空肠端端吻合。或用空肠袢与胰尾部进行端端吻合，再与胰头部进行端侧吻合，再行空肠空肠端侧吻合。胰头部如仅为浅表性挫伤或损伤未累及胰管，且不伴有其他脏器损伤，则可在小网膜腔或胰头部作引流。胰管部分破裂，可用胰管内放置支架，缝合胰管和胰腺被膜。胰头部挫裂伤可采用挫裂处伤口与空肠吻合。胰头严重碎

裂伤伴有胰管损伤而十二指肠未累及时，可行胰头部切除术，但应在十二指肠内侧保留一部分胰腺组织，将近端胰管结扎，远端胰腺与空肠作端对端吻合。胰头挫伤合并十二指肠破裂者，可行十二指肠憩室化手术。胰头严重毁损，无法修复时可行胰十二指肠切除。

(黄显凯)

## pízhànshāng

**脾战伤**（combat-related spleen injury） 战时各种原因所致脾组织结构的破坏。主要由枪弹和破片所致，腹部冲击、挤压等也易导致脾损伤。脾是一个血液供应丰富、质地脆弱的实质性器官，虽有胸壁、肋骨及膈肌保护，但伤后很易使其破裂出血，是腹腔脏器最易受伤的器官。

**损伤类型** ①真性脾破裂。脾实质和被膜同时破裂，可导致大出血。②被膜下破裂。只是脾实质破裂，而被膜完整，常形成被膜下血肿。③中央型破裂。脾实质中央部分破裂出血，周围脾实质及被膜完整。

**临床表现与诊断** 脾损伤的临床表现取决损伤类型和程度。被膜下破裂和中央型破裂因出血量少而慢，通常除左上腹疼痛外无特异表现。真性破裂时因大量快速出血而出现休克症状和体征，同时血液对腹膜的刺激而有腹痛，并自左上腹弥漫至全腹，但仍以左上腹明显，且伴有腹部压痛、反跳痛和肌紧张等表现。根据伤口部位、伤道走向，暴力作用史，临床表现多可诊断。B超检查、腹腔穿刺或灌洗可辅助诊断。

**救治** 病情平稳、伤后血流动力学稳定、无腹腔内脏器合并伤者，可行保守治疗。卧床休息，持续胃肠减压、补液、应用止血

药物。同时严密观察伤情变化，进行必要的辅助检查。若出现病情加重，应及时手术治疗。战时条件下，真性脾破裂者一般均行脾切除。

(黄显凯)

## shènzhànshāng

**肾战伤**（combat-related renal injury） 战时各种因素所致肾实质结构破坏。肾深藏于肾窝，受肋骨、腰肌、脊椎、腹壁、腹腔内脏器官和膈肌的保护，并有一定的活动度，通常不易受损。但肾质地脆，包膜薄。战时枪弹、破片、刃器等可直接造成肾损伤；暴力、挤压可使肾区遭激烈振荡而致肾损伤；肾周围骨折断端也可穿入肾实质造成损伤。

**损伤类型** 可分为开放性损伤和闭合性损伤。枪弹、破片、刃器伤多为开放性损伤，常伴胸、腹部等其他组织器官伤，伤情复杂而严重；且伤处常与外界相通，易导致感染。闭合性损伤多为直接暴力（如撞击、挤压、肋骨或横突骨折等）或间接暴力（如对冲伤、突然暴力扭转等）所致。损伤程度可分为5个等级（如图1）：①Ⅰ级。主要为包膜下血肿，无肾实质裂伤。②Ⅱ级。肾周围血肿局限在腹膜后间隙或皮质裂口＜1.0cm。③Ⅲ级。肾实质裂伤＞1.0cm，无尿外渗。④Ⅳ级。实质裂伤超过皮髓交界处，并进入集合系统。⑤Ⅴ级。肾粉碎伤、肾蒂撕裂、肾动脉血栓形成。

**临床表现** 与损伤类型和程度有关，主要包括休克、血尿、尿外渗、腰部肿块、肾区疼痛及腹壁强直等。休克可以在早期出现，可能为剧烈疼痛或肾蒂断裂等引起的瞬时大量失血所致；肾裂伤导致的缓慢持续性失血，或包膜下血肿瞬时破裂引起急性出

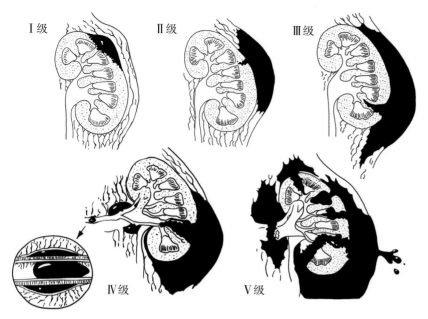

I级　　II级　　III级

IV级　　V级

**图 1　战时肾损伤程度分级**

血等可致晚期休克。肾脏血供非常丰富，伤及肾集合系统可出现血尿。虽大部分伤员都有不同程度的血尿，但血尿程度与肾损伤程度不成比例；肾挫伤或轻微裂伤会导致肉眼血尿，而严重裂伤可能只有轻微血尿或无血尿。肾蒂断裂时，血液并不进入集合系统而在肾周围，虽无血尿，但肾损伤已经非常严重。损伤侵及集合系统不仅可以发生血尿，还可以导致尿液外渗，这时尿量明显减少，极易引起感染，甚至造成肾周脓肿或化脓性腹膜炎。肾破裂时，血液或尿液外渗可在腰部形成局限性或弥散性肿块。如肾周筋膜完整，则肿块局限，否则形成腹膜后弥散性肿胀。这种肿胀即使腹肌强直也往往可以扪及，并且从肿胀的进展程度可以大概推测肾损伤的严重程度。肾损伤时伤侧肾区疼痛明显，疼痛可局限于腰部或上腹，也可散布于全腹，放射到背后、肩部、髋区或腰骶部位。疼痛原因主要是血液、尿液流入腹腔所致，并可导致腹膜刺激症状，致使腹壁强直。

**检查及诊断**　主要根据受伤史、症状、体征、尿检和各种影像学检查确定。应重视外伤史的询问，受伤全过程对肾损伤的早期诊断很有价值；利刃尺寸、枪弹类型以及口径对诊断也有必要。肾区肿胀、疼痛、腹壁强直以及血尿等有重要诊断价值。条件许可时，应及早行辅助检查。闭合性损伤，且显微镜下仅见少许血尿，而又无休克的伤员，一般不需进一步检查。开放性损伤，X线检查有助于诊断，肾阴影增大提示肾被膜下血肿，肾区阴影扩大则表示肾周围出血，腰大肌阴影消失、肾阴影模糊增大说明肾周组织有大量血液或尿液。CT检查可进行损伤定位，明确较小的肾挫伤、腹膜后肾损伤以及腹部、盆腔其他脏器损伤。排泄性尿路造影可确定肾损伤的程度和范围、尿外渗和双肾功能等。伤侧肾未显影时，可行选择肾动脉造影明确肾动脉和肾实质损伤情况。

**救治原则**　首先处理严重休克，并卧床休息、镇静镇痛、输血输液治疗。若抗休克治疗无效，血流动力学仍不稳定，提示有持续出血，应在输血输液同时及早行探查手术。无严重出血或休克者，一旦确定肾裂伤，且伤员状态适合手术时，应及时行一期修复手术，以免引起尿外渗和感染等。肾挫裂伤较重无法修复，并且伤侧肾功能较差而对侧肾功能较好时，可考虑肾切除术。肾蒂损伤时，应在控制休克的条件下，尽早手术修复。术后通常在同侧腹膜后间隙放置引流管引流。较轻的肾挫伤，如无严重出血或休克，一般只需采用支持治疗，绝对卧床、镇静镇痛、止血、抗感染等。所有一级、二级肾损伤伤员都可以通过非手术途径治疗，三级肾损伤如果可以尽量选择非手术治疗，大部分四级、五级肾损伤伤员都需要手术治疗。

（江　军）

fùbù dàxuèguǎn zhànshāng

**腹部大血管战伤**（combat-related aorta injury）　战时枪弹、破片或刃器所致腹主动脉和下腔静脉结构破坏。常为开放性损伤，可发生血管破裂和血肿形成。血管破裂者多因大出血而于伤后不久死亡。

伤员大量失血，一般状况差，血压急剧下降甚至测不出，脉搏细速至触不清，或呼吸浅促、神志不清、面色苍白、四肢厥冷等。如合并有消化系损伤、消化道内容物或消化液流至腹腔，可出现压痛、反跳痛、肌紧张等腹膜刺激征。移动浊音阳性，听诊肠音弱或消失。一般根据伤口、伤道出入口及出血情况进行判断。闭合性损伤造成的大血管损伤和腹腔内其他脏器损伤往往同时发生，只有在剖腹探查时才能确定。腹腔穿刺、X线检查、CT扫描或血管造影可辅助诊断。

大血管损伤出血量大，伤情严重，应尽早手术治疗。腹主动脉损伤时，开腹后在没有找到损伤血管远近端之前一般可采用纱布压迫、手指压迫、器械压迫和气囊导管腔内阻断等方法止血。小的血管侧壁伤或穿通性损伤，可行侧面修补或人工补片缝合。损伤范围较大时，可切除损伤部分行人造血管置换术。下腔静脉上段损伤，特别是累及肝静脉者，可行无损伤血管钳部分阻断、腔静脉上下端阻断或插管腔静脉出血控制法。肾静脉以下损伤和靠近胰腺下方的腔静脉损伤，可用手指、纱布卷或无损伤血管钳控制出血后，直接用3个"0"或4个"0"聚丙烯线或丝线细针缝合。肾水平以下下腔静脉损伤严重不能修补时，可在肾静脉之下结扎下腔静脉。肾水平以上下腔静脉不能缝合修补时可用人造血管移植修补。

(黄显凯)

gǔpénbù zhànshāng

## 骨盆部战伤（combat-related pelvic injury）

战时武器和战场环境直接或间接作用所致骨盆部位软组织和骨关节损伤。损伤可能累及骶骨、髂骨、坐骨、耻骨，骶髂关节、髋关节、耻骨联合等骨关节结构，髂血管及其分支，骶丛神经，坐骨神经，盆腔内结肠直肠、膀胱输尿管等脏器，盆底会阴部泌尿生殖器官等软组织结构。在野战外科中，骨盆部战伤常被分为以下几类：骨盆部和臀部软组织火器伤（占58%），火器性骨盆骨折（22%），骨盆火器伤伴盆腔器官损伤（骨盆火器伤时约21%伴盆腔器官损伤，其中膀胱伤为7%，直肠伤为10%，尿道伤为4%），骨盆锐器损伤和骨盆钝性损伤。骨盆骨结构特点

是骨内和表面有大量的血管网和静脉丛，使其成为潜在的大量出血源，可发生进行性坏死，并成为伤口感染全身化的发源地，骨盆部战伤对伤员威胁大，救治难度大。

战伤伤员中10%~20%涉及骨盆，其中25%~30%不能存活。现代战争死亡士兵中，骨盆骨折发生率≥26%。其中大部分为爆炸伤，其他依次为枪伤，机动车事故伤等。稳定骨盆环损伤死亡率较低，如合并伤大血管、脑、心肺和腹部实质脏器伤则死亡率明显增加。爆炸和投射物直接造成的骨盆骨折致死性明显高于类似平民创伤机制所造成的骨盆骨折。骨盆大血管损伤和空腔脏器损伤更多发生于穿透伤骨盆骨折，而在骨盆钝性损伤中腹腔内实质脏器损伤，头部伤和心肺损伤更为常见。

骨盆伤的治疗策略在很大程度上取决于损伤部位和性质，如骨盆部和臀部软组织损伤范围，有无大血管伤，骨盆骨折类型和盆腔器官损伤的情况。盆腔大血管出血是一严重的威胁，而骨盆多处骨折出血同样危险。骨盆伤后在战场存活有赖于控制骨盆大血管出血，骨折制动，防止感染，清创和营养，以及骨盆软组织和韧带的适当修复。

(沈岳)

gǔpén huǒqìshāng

## 骨盆火器伤（war injury of pelvis）

由枪弹、炮弹破片和其他爆炸投射物所致骨盆损伤。多为开放伤，污染明显，常为多处损伤或伴有其他部位的损伤。单一的骨盆火器伤发生率较少，约为12%。在所有卫生减员中骨盆火器伤约占3%~4%。骨盆伤的治疗策略在很大程度上取决于损伤部

位，损伤机制，骨盆和臀部软组织损伤范围，大血管伤，骨盆骨折和盆腔器官损伤。

**损伤类型** 有以下3种。

**骨盆和臀部软组织损伤** 在所有骨盆伤中最常见，占58%。其中主要为轻度和中度损伤（72%），另25%的软组织伤为重度伤，极重度伤只占1%，主要是因为广泛的软组织损伤，大血管破裂和并发严重的化脓性感染。

**火器性骨盆骨折** 在骨盆损伤中占22%。其中大部分为粉碎性和穿孔骨折，少见边缘和线性骨折以及骨块离断。最常见的是髂骨骨折（64%），骶尾骨骨折少见（12%），合并骶髂骨折（5%），坐骨（6%），耻骨（2%）。32%可发生髋臼损伤，6%的伤员可同时发生几处骨损伤。

**骨盆伤伴盆腔器官损伤** 骨盆火器伤时，盆腔器官损伤发生率为21%。其中膀胱伤（见膀胱战伤）为7%，直肠伤为10%，尿道伤（见尿道战伤）为4%。5%的伤员可发生多个盆腔器官损伤。直肠损伤者大部分都合并有骨盆骨折，大血管和血管丛，膀胱及尿道的损伤。伤道方向经常与直肠解剖部位不符，这对诊断有一定困难。直肠损伤分为腹膜内和腹膜外损伤，分别占为2%和8%。腹膜内直肠损伤后粪便流入腹腔可发生腹膜炎。高毒性的直肠菌群可引起明显的临床症状和迅速进行性的腹膜炎。腹膜外直肠损伤使粪便流入直肠周围组织间隙，由于高毒性的直肠菌群，高比例的厌氧菌组成，可迅速造成骨盆蜂窝织炎和厌氧感染。而由于骨盆区域组织间隙的解剖特点，感染过程可迅速全身化。

**临床表现** 因损伤部位、程度、范围等因素而异。伤及骨骼

和软组织时，骨盆和臀部可有一个或多个伤口，可有持续外出血，组织内血肿。伤及盆腔血管时，有骨盆内和腹腔内出血的表现。伤及结肠、直肠时，伤口有粪便和气体溢出，肛门有血液流出。以及下肢感觉运动障碍等神经损伤表现。

**检查及诊断** 骨盆和臀部软组织伤的诊断主要是查明损伤特点和伤道走行。初步评价伤口，直径1cm以下的小伤口，无持续出血和血肿，为轻度的损伤。较大的伤口可利用器械和仪器进行辅助检查，查明伤道，是否有皮肤撕裂及其大小，或皮肤皮下组织筋膜碎片，伤道的内容物，肌肉损伤的特点和范围。直径＞10cm，或伤面＞200cm$^2$的伤口即为广泛损伤。检查较大的和广泛损伤的伤口时，必须明确和排除大血管，神经干和神经丛，骨盆骨和盆腔器官的损伤。大血管损伤的表现为伤员有血容量不足的症状，外出血，骨盆内和腹腔内出血的表现等。肢体关节主动运动障碍，反射活动及感觉障碍提示神经干或神经丛损伤。在贯通伤时，伤道的方向有助于判断损伤的范围。必要时可在手术过程中检查伤道。

所有骨盆火器伤均须行肛指诊检查，可查明骶尾骨骨折端移位情况和排除直肠损伤。直肠损伤的诊断依据主要是：从伤口有粪便和气体溢出；肛门有血液流出；直肠指诊时有血。

骨盆火器性骨折的诊断依据有伤道出入口的部位和方向与骨骼有关，下肢运动时骨盆疼痛，下肢缩短，旋转或下肢强迫体位，骨盆分离挤压试验阳性等。

**分级救治** 在战（现）场急救时首先重点控制明显的外出血，

保持气道通畅。注意其他部位的严重损伤，如气胸，胸部开放伤时采取措施解除呼吸困难等。搬运伤员之前，注意有骨盆分离挤压实验阳性的伤员应采取骨盆制动措施，如骨盆固定带捆扎固定骨盆。无条件时应在担架上进行固定，采用最方便的体位，即仰卧，膝关节屈曲（下垫衬垫），在膝关节水平与大腿一起固定。

伤员到达一线救治机构时，拣伤分类时应首先识别出以下3组伤员，优先给予处置：持续出血或外出血止血无效者；有休克表现者；尿道损伤而有急性尿潴留者。外出血时行伤口填塞止血。多发骨折并有出血和休克表现者用真空固定担架固定。同时外周静脉穿刺先快速输入胶体溶液，然后输入晶体溶液。给予麻醉性镇痛剂。骨盆伤伴急性尿潴留者如无创伤休克，应优先送入外科处置室，如有尿道损伤，则在耻骨上行膀胱穿刺。暂时稳定伤情后及时将伤员安全后送。

伤员到达师救护所或相当的救治机构时，将伤员分为下列几类，按优先顺序进行救治。

**第一类** 须首先救治的是第一类伤员是危及生命安全，须进行紧急处置的伤员，主要包括：①持续性大量外出血者。如在检查时确定为明显的动脉性出血，出血源位置较深，应停止伤口检查，不能试图扩大伤口以寻找出血源。这种出血源多数情况下是臀上动脉或闭孔动脉损伤，暴露和结扎十分困难。在这种情况下应通过腹膜外结扎伤侧髂内动脉，然后再对臀部伤口进行外科处理，并结扎伤口内的臀部血管止血。②骨盆多处骨折（开放性或闭合性）并伴有前和后骨盆环损伤及骨盆变形移位和骨盆内出血者。

这类伤员结扎两侧髂内动脉无效，应立即闭合复位，骨盆外固定器固定，并加强抗休克治疗。③腹腔内直肠损伤者。进行剖腹手术，切断损伤的肠段，闭合直肠远端，分离近端并引向腹壁左侧造瘘。④腹膜内膀胱损伤者。剖腹探查，缝合修复膀胱壁。经尿道插管持续引流尿液10～12天。当伴有腹膜后膀胱部分损伤时，应附加行膀胱造瘘，并行骨盆组织间隙单侧或双侧引流。手术完成后对火器伤出入口进行初期外科处理。

**第二类** 第二类伤员为腹膜外器官损伤，应给予优先处置，或在救治不利时可后送下一阶梯给予早期治疗。包括：①腹膜外直肠损伤者。手术分为两步，第一步是结肠造瘘及直肠远端冲洗。第二步处理范围依直肠伤口的特点和部位而定。会阴部损伤并伴有括约肌部分损伤时，清创时应适当切除括约肌部位的组织，手术结束后用粗的导管对直肠进行引流。②腹膜外膀胱损伤者。进行手术修复，膀胱伤口从内严密缝合，并行造瘘和周围组织引流。③尿道损伤者：膀胱造瘘并行周围引流。如有外科医生时，可先试行导尿。

**第三类** 第三类伤员为常规处置的伤员，或在缩减救治范围时可暂不进行手术者，包括：广泛的软组织伤伴有或不伴有骨折者；泥土污染的伤口，或无伤口感染表现的伤口；广泛的皮肤剥离或皮肤皮下筋膜剥离者。

**第四类** 为不需特殊处理者。包括：有限的骨盆和臀部软组织伤；火器性骨折而无外出血，伴有局部软组织损伤者；非火器性骨折但无持续骨盆内出血者；悬垂部尿道和空腔器官损伤但无外出血者。

在战区内完成必要的分期处置后，有不稳定的或开放的骨盆骨折，伴有盆腔内脏器损伤或神经血管损伤者应送到后方有专科治疗条件的机构，主要是治疗骨盆骨折并发症，恢复骨盆的结构和功能。膀胱和尿道损伤者在泌尿科进行专科治疗。

(郭庆山)

shūniàoguǎn zhànshāng

**输尿管战伤**（combat-related ureter injury） 战时各种因素所致输尿管完整性破坏。输尿管为一细长管形器官，位于腹膜后间隙，周围的保护良好，并有相当的活动范围，通常较少受伤。战时枪弹、破片击中或利刃刺中可直接造成输尿管损伤，且常伴有其他器官损伤。暴力打击或挤压等可引起腹腔器官和腹壁肌肉牵拉致输尿管撕裂损伤。

**损伤分级** 损伤可分5级：Ⅰ级，输尿管只有轻度血肿。Ⅱ级，输尿管撕裂小于其周长的50%。Ⅲ级，输尿管撕裂大于其周长的50%。Ⅳ级，输尿管完全断裂，长度<2cm。Ⅴ级。输尿管完全断裂，长度>2cm。

**临床表现** 输尿管只有黏膜层裂伤时，仅有血尿和局部疼痛，一般可迅速缓解和消失。输尿管完全断离者，不一定有血尿出现。输尿管壁全层穿孔或断裂时，可有尿外渗，一般发生于损伤开始，也可于4~5天后因血供障碍（如损伤导致外膜剥离后缺血）使输尿管壁坏死而发生迟发性尿外渗。尿液由输尿管损伤处外渗到后腹膜间隙，可引起局部肿胀、疼痛、腹胀、患侧肌肉痉挛和明显压痛。如腹膜破裂，尿液可漏入腹腔引起腹膜刺激症状。

**检查及诊断** 输尿管损伤后症状可全部被伴发的其他内脏损伤所隐蔽，易被漏诊，常在手术探查或出现尿外渗、尿漏时才被发现。早期诊断主要根据受伤史、症状、体征、尿检和排泄性尿路造影或逆行肾盂输尿管造影等确定。有腹部开放伤及肾脏以外部位的尿外渗时，应立即检查创口是否经过输尿管行径。有持续不明原因的血尿或尿瘘时，也应该考虑输尿管损伤。影像学检查有助于确定输尿管损伤。B超可发现尿外渗和梗阻所致的肾积水，CT可显示输尿管损伤处的尿外渗、尿漏或梗阻。必要时可行静脉造影、逆行肾盂输尿管造影或排泄性尿路造影。当有尿瘘时也可静脉注射靛胭脂，蓝色尿液可从输尿管裂口流出。

**救治原则** 尽早修复，保持通畅，保护肾脏功能。通常应首先抗休克，处理其他严重的合并损伤，伤情允许时，尽早修复输尿管。尿外渗应当彻底引流，以免引起继发感染。输尿管仅轻度损伤时，可适当用止血药、抗菌药治疗，密切观察病情变化。输尿管破裂者，可行修补术。输尿管中上段断裂时，可将两断端修剪后行端端吻合，但应保持吻合口无张力，必要时可将肾向上游离。下段输尿管近膀胱处损伤可用黏膜下隧道法或乳头法等抗逆流方法与膀胱重吻合。如输尿管缺损段较长，吻合有困难时可游离伤侧膀胱，用膀胱腰大肌悬吊术减少张力，或利用管状膀胱瓣输尿管成形术代替缺损的下输尿管；也可考虑自体肾移植到髂窝，游离伤侧肾脏，牵引其向下，也可达到一定减张的效果。超过24小时的输尿管损伤，因局部消肿，尿外渗或污染，一期修复易失败。应先行暂时性肾盂或肾造口术，2~3个月后再行手术修复。合并

有严重肾积水或感染、肾功能重度损害或丧失者，若对侧肾功能正常，可施行肾切除术。

(江 军)

niàodào zhànshāng

**尿道战伤**（combat-related urethral injury） 战时火器性投射物所致尿道完整性破坏。常伴有阴囊、阴茎或会阴部伤，大多为开放性损伤。暴力打击、骑跨、骨盆骨折等也可致闭合性损伤。男性尿道以尿生殖膈为界，分为前、后两段。前尿道包括球部和阴茎部，后尿道包括前列腺部和膜部，其中球部和膜部的损伤多见。

**损伤分级** 损伤可分为5级：Ⅰ级。主要是尿道挫伤，有尿道口出血，尿道造影正常。Ⅱ级。尿道拉伸损伤，尿道拉长，尿道造影无尿外溢。Ⅲ级。尿道部分断裂。Ⅳ级。尿道完全断裂，尿道分离<2cm。Ⅴ级。尿道完全断裂，尿道分离>2cm，或者尿道断裂延伸到前列腺。尿道损伤时，若早期处理不当，会产生尿道狭窄、尿漏等并发症。

**临床表现** 主要临床表现包括尿道出血、会阴部疼痛、尿外渗、排尿困难或尿潴留、阴囊及会阴部血肿淤斑等。后尿道损伤时，一般尿道口无流血或仅少量血液流出；而前尿道损伤时，即使不排尿时也可见尿道外口滴血。前尿道损伤时，损伤部位一般会有疼痛，有时可放射到尿道外口，尤以排尿时为剧烈；而后尿道损伤时，多为下腹部痛，局部肌紧张，并有压痛。尿道断裂时，用力排尿可使尿液可从裂口处渗入周围组织，形成尿外渗。前、后尿道损伤时，都可在会阴部和阴囊处形成蝶形血肿和淤斑。尿道全层断裂时，断端如果分离，尿液不能正常流出，导致排尿困难

或尿潴留。

**检查及诊断** 诊断主要依靠受伤史、症状、体征及导尿试验和造影检查。前尿道损伤时，大多有会阴部骑跨伤史，而骨盆骨折多考虑后尿道损伤。根据典型症状及血肿、尿外渗分布也可区分前、后尿道损伤。导尿试验是看导尿管能否顺利插入膀胱。尿道损伤时，导管受阻于尿道断裂处。逆行尿道造影检查可显示尿道损伤部位及程度，尿道断裂处可见造影剂外溢。

**救治** 尿道损伤的处理主要包括抗休克、导尿和断端吻合。抗休克是尿道损伤紧急处理的关键措施，前尿道损伤时，尿道海绵体严重出血所致休克，应立即压迫会阴部止血，采取抗休克措施，尽早施行手术治疗；后尿道损伤多伴有骨盆骨折，易导致失血性休克，此时勿随意搬动，以免加重损伤，及时输血输液抗休克。若前尿道损伤较轻时，可以试行导尿，导尿管如果可以插入，则留置导尿管；若尿道裂伤较重，导尿失败，应立即行经会阴尿道修补，并留置导尿管2~3周；病情严重者，应试行耻骨上膀胱造瘘术。若有尿道断裂，应及时行经会阴尿道修补术或断端吻合术，留置导尿管2~3周；断裂严重时，会阴或阴囊形成大血肿，可作膀胱造瘘术。而后尿道损伤一般不考虑插入导尿管，避免加重局部损伤及血肿感染，通常在病情稳定后，局麻下作耻骨上高位膀胱造瘘，尿道不完全断裂一般在3周内愈合，恢复排尿。若不能恢复，造瘘后3个月再行尿道瘢痕切除及尿道端端吻合术。一般不直接行开放性手术重连尿道，以免引起尿瘘和尿失禁。尿外渗处理主要是在外渗区作多个皮肤

切口引流外渗尿液，切口应深达浅筋膜下，并作耻骨上膀胱造瘘，3个月后行尿道修补。尿道损伤术后易发尿道狭窄，拔出导尿管后，需定期作尿道扩张术；晚期发生的尿道狭窄，可用腔内技术经尿道切开或切除狭窄部的瘢痕组织，或经会阴部切口行尿道吻合术。一般较短且程度较轻的狭窄可行选择性尿道切开术或尿道扩张术；狭窄程度较重的尿道则需要行尿道重建术。一般狭窄的尿道小于1cm时，可行延迟吻合尿道成形术；出现较长狭窄时，通常行尿道成形术。若有尿瘘时，要切除或者搔刮瘘管。

（江 军）

pángguāng zhànshāng

**膀胱战伤**（combat-related bladder injury） 战时火器性投射物或利刃等所致膀胱结构破坏。常为开放性贯通伤，偶见由爆炸冲击波所致的膀胱闭合性损伤，暴力打击、挤压或骨盆骨折片刺破膀胱壁也可导致膀胱损伤。膀胱空虚时位于骨盆深处，受到周围筋膜、肌肉、骨盆及其他软组织的保护，除贯通伤或骨盆骨折外，很少为外界暴力所损伤。膀胱充盈时壁紧张而薄，高出耻骨联合伸展至下腹部，易遭受损伤。

**损伤类型和分级** 根据病理类型可将膀胱破裂分为3类（图1）：①腹膜外型膀胱破裂。膀胱壁破裂，但腹膜完整。常为骨盆骨折合并症，破裂口多位于膀胱底部，尿液外渗到膀胱周围组织及耻骨后间隙并延伸到前腹壁的皮下，沿骨盆筋膜到盆底，或沿输尿管周围疏松组织蔓延到肾区。损伤部位多见于膀胱的前壁。②腹膜内型膀胱破裂。多于膀胱充盈时在薄弱的膀胱顶部破裂，常伴腹膜破裂，尿液流入腹

腔，引起腹膜炎。损伤部位多见于膀胱的后壁和顶部。③混合型膀胱破裂。同时兼有以上两种类型，多见于火器伤，利器伤或严重骨盆骨折等，且常合并有其他多种脏器损伤。根据损伤程度可分为5级：Ⅰ级，包括膀胱挫伤、内层血肿以及膀胱壁的部分未穿透裂伤。Ⅱ级，腹膜外膀胱壁裂伤 < 2cm。Ⅲ级，腹膜外膀胱壁裂伤 > 2cm 或腹膜内膀胱壁裂伤 < 2cm。Ⅳ级，腹膜内膀胱壁裂伤 > 2cm。Ⅴ级。腹膜外或腹膜内膀胱壁裂伤延伸到膀胱颈或输尿管开口（膀胱三角区）。

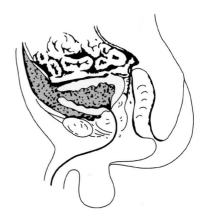

(a) 腹膜外型膀胱破裂

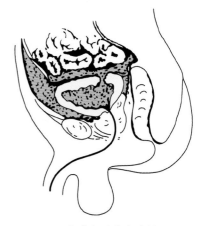

(b) 腹膜内型膀胱破裂

**图1 膀胱破裂类型**

**临床表现** 轻度膀胱挫伤时，膀胱壁的连续性未受到破坏，可无明显症状，或者仅有轻度下腹

隐痛、少量终末血尿，短期一般自行消失。膀胱全层破裂时，一般合并有其他脏器损伤或骨盆骨折等，所以易发生失血性休克，也可为尿外渗引起腹膜炎导致感染性休克。膀胱内破裂和外破裂都可引起腹痛，外破裂时由尿外渗和血肿引起下腹部疼痛、压痛及肌紧张，直肠指检可触及肿物和触痛。内破裂时主要是腹膜刺激引起。膀胱破裂时可导致尿外渗，并可从体表伤口漏出，或从直肠、阴道流出，从而形成尿瘘；损伤导致血液进入尿中，即形成血尿，当有血块堵塞尿道时，则无尿液自尿道排出。

**检查及诊断** 可根据受伤史、症状、体征，再加上导尿及注水试验和膀胱造影检查给予诊断。伤员一般有下腹部或骨盆受伤史，出现腹痛、血尿及排尿困难，体检发现耻骨上区压痛，直肠指检触及直肠前壁有饱满感，提示腹膜外膀胱破裂；全腹剧痛，腹肌紧张，压痛及反跳痛，并有移动性浊音，提示腹膜内膀胱破裂。导尿时若导出不少于300ml的清亮尿液，可初步排除膀胱破裂，若不能导出或仅导出少量尿液，则膀胱破裂的可能性很大；注入生理盐水300ml，停留5分钟，如能抽出同量或接近同量的液体，说明膀胱无破裂，否则有破裂。逆行膀胱造影是膀胱损伤的标准诊断方法，可发现造影剂漏至膀胱外。必要时也可进行CT、MRI检查。

**救治原则** 休克患者要及早处理休克，镇静、淤血、疼痛、输血输液等，尽早使用广谱抗生素预防感染。伤情允许时再行进一步手术探查。膀胱破裂伴有出血和尿外渗者，病情严重时应尽早手术，充分清理膀胱周围和其他部位外渗的尿液，修补膀胱壁缺损，远离损伤部位行尿流改道。如为腹膜内破裂，应行剖腹探查，同时处理其他脏器损伤，吸尽腹腔内液体，分层修补腹膜与膀胱壁，并作腹膜外耻骨上膀胱造瘘。如为腹膜外膀胱破裂，即使存在腹膜后或阴囊尿外渗，也只需要导尿管引流；但若发生膀胱颈撕裂或膀胱壁有骨折碎片，则需手术，且膀胱颈损伤时须用可吸收缝线准确修复，以免术后发生尿失禁。轻微膀胱挫伤或造影时仅有少量尿外渗，症状较轻者，一般无须特别处理，多饮水、休息，必要时可尿道插管引流尿液，也可考虑给予抗生素。

（江 军）

yīnjīng zhànshāng

**阴茎战伤**（combat-related penile injury） 战时火器性投射物或暴力所致阴茎结构破坏。常见于爆炸伤，多与尿道损伤同时存在。

**损伤类型** 主要包括：①阴茎挫伤。多因阴茎勃起时受到钝性外力直接作用而致，轻者形成青紫色淤斑，重者可形成皮下、海绵体或龟头血肿，疼痛难忍。②阴茎脱位伤。钝性暴力打击、过度牵拉或骑跨等可造成阴茎脱离其皮肤，脱位到股根部或阴囊会阴部。③阴茎嵌顿伤。阴茎包皮上翻后没有及时复位，环口较小的异物套于阴茎上没有及时取下，引起缩窄部末梢血液循环障碍，静脉回流受限，故出现水肿，严重时甚至阻断动脉血液供应，发生组织坏死。④阴茎折断。阴茎勃起时受到强外力冲击，导致阴茎海绵体周围白膜及海绵体肌破裂。⑤阴茎断离。多由枪弹、破弹或锐器所致。⑥开放性裂伤。皮肤破损，组织破裂，多因火器性投射物所致。⑦皮肤撕脱伤。阴茎皮肤撕脱，但深筋膜下层组织完整无损，多因碾压所致。

**临床表现** 伤后主要症状包括疼痛、尿血、尿外渗、肿胀、排尿困难等。不同程度的阴茎损伤都会有一定程度的会阴部或阴茎体的疼痛。损伤侵及内黏膜可以引起尿血；当损伤贯穿阴茎体就会导致尿外渗，引起阴茎体周围肿胀，压迫尿道，导致排尿困难等。

**诊断** 根据外伤史、局部症状和体征，一般可明确诊断。若无明显可察觉的伤口，海绵体造影可显示海绵体损伤的部位及程度。超声可进一步明确各层组织厚度及连续性改变，以及血肿的情况。

**救治** 治疗应尽量保持原形，考虑性功能和排尿功能的恢复。轻度挫伤一般仅需休息，用丁字带兜起阴囊和阴茎；急性期仍有渗血，可冷敷，出血停止后，用热敷促进血肿吸收，必要时给予抗生素，以预防感染。重者可穿刺或切开皮肤，放出积血，必要时结扎出血点，并轻轻挤压阴茎海绵体，以防止血肿机化。脱位伤治疗时除止血、手法复位外，须用缝线固定阴茎于正常位置。嵌顿伤处理的关键是尽快去除绞窄物，或手术解除包皮嵌顿。折断伤多须立即手术，通常首先固定和抬高阴茎，冷敷止血，然后缝合破裂的白膜。断离时间较短的断离伤，边缘整齐，可及时施行再植手术。开放性裂伤多需及时清创与缝合。撕脱伤者，若撕脱皮肤与正常组织仍连接，色泽良好，可在清创时尽量保留，缝合后成活的机会较大；若完全撕脱，则可采用其他部位皮肤植皮。

（江 军）

## 阴囊及内容物战伤 （combat-related injury of scrotum and its content）

yīnnáng jí nèiróngwù zhànshāng

战时火器性投射物及暴力所致阴囊及内容物组织结构破坏。阴囊为一薄而多皱襞的皮肤性组织，血供丰富。其内容物包括睾丸、附睾、输精管等，以睾丸损伤多见。

**损伤类型及分级** 损伤分为：①开放性损伤和，常由枪弹、弹片、利刃所致，多见于爆炸伤。②闭合性损伤，多为暴力打击或挤压所致。

**阴囊损伤** 多为挫伤和撕裂伤，可分为：Ⅰ级，阴囊挫伤。Ⅱ级，阴囊撕伤<其直径的25%。Ⅲ级，阴囊撕伤≥其直径的25%。Ⅳ级，阴囊撕裂伤<50%。Ⅴ级，阴囊撕裂伤≥50%。

**睾丸损伤** 主要为挫伤，破裂、异位及扭转等，可分为：Ⅰ级，挫伤或血肿。Ⅱ级，白膜亚临床撕裂。Ⅲ级，白膜撕裂伴<50%软组织缺失。Ⅳ级，白膜大部分撕裂伴≥50%软组织的缺失。Ⅴ级，完全毁损或撕裂。

**临床表现** 伤后主要表现为阴囊出血、疼痛、肿胀、睾丸异位和睾丸破裂等。轻者皮肤出血、皮下淤血，重者因血管破裂形成血肿或血囊肿。睾丸损伤时，一般伴有剧痛。

**诊断** 根据外伤史和症状体征一般可明确诊断，B超对阴囊内容物，特别是对睾丸和附睾损伤有辅助价值。必要时可行CT检查。有时还可对会阴部伤口流出物进行检查，若存在精子，则怀疑睾丸、附睾或输精管损伤。有血尿症状时，一般需要做逆行尿路造影。

**救治** 治疗尽可能早期彻底清创，清除失活组织和异物后一期修复。若阴囊皮肤缺损较多，睾丸无法完满覆盖，则可将睾丸暂时埋藏于大腿内侧皮下，待以后再行二期阴囊整形术，将睾丸还纳到阴囊内。如阴囊缺损十分严重，则可植皮或用转移皮瓣修复。睾丸损伤伴有少量积血时，一般行保守治疗；积血较多时，可考虑手术，尽早切开处理大的血肿，以免压迫睾丸，导致睾丸组织萎缩。睾丸破裂时应尽早手术，切除坏死的睾丸小管并修复白膜。睾丸异位时，应先行睾丸复位，二期手术时再修复破裂被膜。而对轻微的损伤，可卧床休息，抬高阴囊，局部先冷敷，48小时后热敷，使淤血尽快吸收，必要时给予抗生素预防感染。

（江　军）

## 女性尿道与生殖器战伤 （combat-related injury in female urethra and genital）

nǚxìng niàodào yǔ shēngzhíqì zhànshāng

战时各种原因所致女性尿道及生殖器官结构破坏及生理功能损害。女性生殖系统包括内、外生殖器及其相关组织。内生殖器包括阴道、子宫、输卵管及卵巢。外生殖器，又称外阴，包括阴阜、大阴唇、小阴唇、阴蒂和阴道前庭。女性尿道与生殖器战伤并不常见，可由机械性、物理性和化学性等因素直接或间接作用引起，战时多由枪弹、破片或暴力致伤，并常合并其他器官伤。损伤后可能导致生理功能无法代偿，甚至留下残疾。

女性尿道与生殖器多处相邻，创伤时多为合并伤。主要包括外阴损伤、阴道损伤、子宫损伤、尿道损伤等。根据不同受伤部位、程度、范围及有无其他合并损伤等因素，其临床表现各异。通常表现为外阴、阴道等部位的疼痛、出血、血尿、阴道流液、外阴血肿等，严重者可能出现失血性休克。仔细的妇科检查一般可明确诊断，B型超声、CT及MRI、亚甲蓝试验、膀胱镜等可辅助诊断。

不同伤情治疗措施各异。外阴、阴道撕裂伤时，应及时缝合止血。血肿可视情处理：血肿小无增大可暂时保守治疗，即卧床休息，24小时内局部冷敷，之后热敷或其他物理治疗，血肿形成4~5天后，可在严密消毒情况下抽出血液。血肿较大，且有继续出血时，应在麻醉下行血肿清除，结扎出血点后再行缝合，并在外阴部和阴道用纱布加压包扎，同时保留尿管。子宫损伤若出血不多、生命体征平稳，可予卧床观察，给予缩宫、止血、抗感染等治疗；出血较多、疑有腹腔脏器损伤，或保守治疗过程中出现不可控制的严重感染时，应剖腹探查并行修补术，严重者需及时行子宫切除以挽救生命。尿道损伤以手术修补为主。较小的膀胱阴道瘘，予以持续导尿，有助于瘘孔自然愈合；不能自然愈合者，3~6个月后行修补术。

（李　力）

## 脊柱战伤 （combat-related spinal injury）

jǐzhù zhànshāng

战时武器和战场环境直接或间接作用造成的脊柱损伤。常见的有脊柱火器伤、脊柱骨折、脊髓战伤等。

## 脊柱火器伤 （firearm injury of spine）

jǐzhù huǒqìshāng

枪弹、破片和其他爆炸投射物所致脊柱损伤。多为开放伤，污染明显，常伴有其他部位损伤。脊柱火器伤在战争中发生率较低，为1%~2%。其伤情复杂，后果严重，致死致残概率高，早期及时正确处理对减少伤残死亡有重要意义。

**损伤类型**　根据伤道特点及椎管损伤情况分为椎管贯通伤、椎管非贯通伤、椎管切线伤、椎体伤、椎旁伤（图1）。椎管的非穿透性伤（d，e）脊髓虽然完整，但可造成脊髓间接损伤。椎管的穿透性损伤（a，c）直接造成脊髓完全破坏。切线伤意味着虽然椎管壁受损，但脊髓大体结构完整。

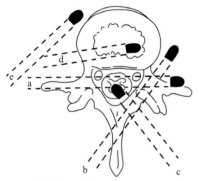

a. 椎管贯通伤；b. 椎管切线伤；
c. 椎管非贯通伤；d. 椎体伤；e. 椎旁伤

**图1　脊椎伤道类型示意**

按脊髓有无损伤分出3种类型：无脊髓传导功能损害的脊柱火器伤；脊髓功能部分损害的脊柱火器伤；脊髓功能完全损害的脊柱火器伤。

根据脊柱的稳定性是否受累分为稳定或不稳定型，但子弹或弹片造成的不稳定型损伤少见。

根据损伤节段的脊柱、脊髓与外界空气是否相通分为闭合性和开放性两大类。

闭合性脊柱、脊髓伤：损伤节段的脊柱、脊髓与外界空气不相通者。

开放性脊柱、脊髓伤：又有以下2种分类。

根据致伤因素的不同分类。①枪弹伤：即遭受各种子弹弹头直接击中致伤者。②弹片伤：指各种炸弹或炮弹片致伤者。③刺伤：因锐器直接引起脊柱、脊髓伤者，平时亦可见到。④复合伤：指同时伴有核辐射或冲击波损害的开放性脊柱、脊髓伤者。

据伤道特点不同分类。①椎体及椎管刺伤：指锐物伤及椎体组织或直接进入椎管伤及脊髓者。②椎体伤：弹丸（片）仅伤及椎体者。③椎管贯通伤：指致伤弹片或枪弹穿过椎管者，脊髓亦多随之呈横断状。④椎管盲管伤：弹丸（片）进入椎管并停留在椎管内或椎管旁骨质内者。脊髓损伤多呈毁灭状。⑤椎管周围切线伤：弹片或弹头于椎管壁外围穿过，多伴有管壁破裂及脊髓伤。⑥椎体旁伤：指弹丸停留在椎体周旁者。

**临床表现**　视损伤部位、程度、范围等因素，其临床表现各异。但均具有以下几点共同特点：剧烈疼痛，尤其在搬动躯干时为甚，患者多采取被动体位。骨折局部均明显压痛及叩痛，其疼痛部位与损伤部位相一致。脊柱均出现明显的活动受限。

**检查及诊断**　初期伤员评估步骤和内容：①评估伤员全身状态损害的严重程度和创伤的全身表现。②评估局部表现。观察伤口，明确部位，深度、与其他解剖部位的关系等。③判断脊柱损伤部位。主要根据伤口位置和神经损害表现。在前线阶梯救治中，对伤员分类处理最有价值的是脊柱伤伤口外出血和液体外漏。④脊髓火器伤诊断。应在阶梯救治时对脊柱损伤性质进一步诊断（骨折，脱位等），只能在有条件做仔细放射检查时进行。但在收治大量伤员时不宜进行仔细的影像学检查，而且对早期伤员分类帮助不大。在早期救治阶段，如果伤员流量不大，可利用放射检查和脑脊液动力学检查，进一步明确诊断，脑脊液动力学检查（奎根试验等）可在怀疑脊髓受压时进行。了解脑脊液有无血液，脑脊液压力，蛛网膜下隙通畅程度。最后诊断应在有神经外科、脊柱外科或骨科专科条件的地方进行。

**救治**　包括如下措施。

**战、现场急救**　用无菌绷带包扎伤口，使用个人急救包的镇痛药物，用担架、木板或雨衣将脊柱胸腰段损伤伤员在俯卧位搬运出战场危险地带。急救搬运的方式非常重要。正确的搬运方法是采用担架，木板等不变形的物体运送。先使伤员双下肢伸直，木板放在伤员的一侧，多人用手将伤员平托至担架上，或二、三人采用滚动法，使伤员脊柱保持平直状态，成为一体滚动至木板上（图2，图3）。有颈椎损伤的情况下，搬动伤员时，需要有专人牵引住伤员的头颈部，并且适当做牵引固定。在整个搬动过程中，保持头颈部与整个身体的一致移动，最重要的是保持脊柱的稳定，不要增加脊柱的活动，以免增加进一步损伤。

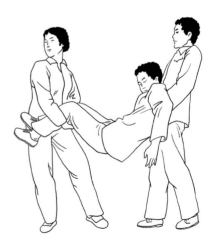

**图2　脊柱骨折错误搬运方式**

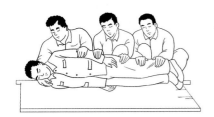

(a) 滚动法搬运伤员

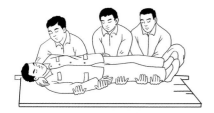

(b) 平托法搬运伤员

图3　脊柱骨折正确搬运方式

**紧急救治**　脊柱伤的检伤分类为以下几种，应按不同的顺序进行相应处置。①必须立即紧急处置的伤员，即有急性呼吸不全的和持续外出血的脊柱伤伤员。应立即安置通气导管，严格头颈部制动，迅速后送。但其预后不良。控制持续外出血的较好的方法是伤口加压，其他止血方法有伤口填塞，钳夹或结扎血管等。②合并胸腹部伤的伤员，这类伤员直接威胁生命的主要损伤是胸腹部伤，应给予优先处置。③合并尿潴留的伤员，优先给予导尿。④脊柱损伤，严重程度为中度者经过分类场常规处理后安排后送，最好直接到有脊柱外科或神经外科的医院。所有的伤员给予抗生素、破伤风抗毒素，有失血和休克者给予输注晶体液，并予制动。

**早期治疗**　对颈部持续外出血，危及生命的脊柱伤伤员应立即控制出血。合并胸腹部伤的伤员常合并开放性或张力性气胸，持续胸腔内出血，应优先送入手术室止血，封闭胸壁伤口或胸腔闭式引流，清理腹腔等。在此阶段，不进行脊柱脊髓的手术治疗。

待状态稳定后送专科医院治疗。必须进行抗休克治疗的伤员立即送入重症监护病房，状态稳定后转运到专科医院。濒死伤员见于上颈椎损伤，送入对症治疗病房。其他脊柱伤伤员为中等程度创伤，在分类场进行常规处置，做好后送的准备。

**专科治疗**　应在有骨科、脊柱外科的医疗机构进行。治疗原则包括：及时初期外科处理，必要时椎板减压；防治继发损害加重和椎管内感染等并发症；有计划有步骤地加强康复与功能锻炼。手术治疗方法包括：①清创术，目的是清除伤道异物、碎骨片、凝血块和污染失活组织；建立通畅引流；修补硬脊膜，解除椎管内脊髓的压迫。因此，主要内容为清创和椎管减压，而不是稳定脊柱。②椎管内金属异物取出：手术主要的目的是挽救神经根而非脊髓。单纯子弹存留很少引起并发症，多不需要手术，尤其在低速武器伤时不推荐预防性地取出子弹和弹片。伤后3～10天脊髓水肿明显，不宜手术取异物，稍晚手术可降低并发症，不影响疗效。所谓"铅中毒"罕见。脊髓火器伤后疼痛发生率高，但取异物后疗效差。合并结肠损伤时，存留的金属异物不是引起感染的主要原因，专门取出异物得不偿失。T2到脊髓圆锥之间的异物，手术取出与否和预后的关系不大。但颈椎椎管内的异物可能影响颈神经根，应手术取出；腰骶椎椎管内损伤也应按周围神经损伤处理。非手术治疗原则上适当制动，因为脊椎火器伤时脊柱多属稳定，翻身容易。卧床3周后即可起坐。对于影响脊柱稳定性的损伤，伤员需卧床8周待其愈合后方能起床活动。

**防治并发症**　是脊柱火器伤各个救治阶段重要内容之一。主要并发症如感染、脑脊液漏等。脊柱一旦感染，后果严重，处理困难。

**康复**　伤员经过外科处理后，大多需要长时间的康复治疗。康复方法主要包括：功能锻炼，支具康复，理疗（按摩，被动活动、水疗、超声波、电疗、蜡疗、热疗）等。

(郭庆山)

jǐzhù gǔzhé

**脊柱骨折**（combat-related spine fracture）　构成脊柱的椎体和／或附件发生连续性破坏。约占全身骨折的5%～6%，胸腰段脊柱骨折多见。可以并发脊髓或马尾神经损伤，特别是颈椎骨折脱位合并有脊髓损伤者，据报告最高可达70%，能严重致残甚至丧失生命；治疗不当的单纯压缩骨折，亦可遗留慢性腰痛。

脊柱骨折多由间接外力引起，以闭合性损伤多见，常源于爆炸的冲击波、房屋倒塌、山体或矿井塌方、高处坠落、跳水意外、交通事故或运动伤以及重物压伤等。少数由直接外力引起，如子弹或弹片直接损伤脊柱结构，进入椎管则会损伤脊髓（参见脊髓战伤）。

**损伤类型**　依据伤后脊柱是否稳定分为稳定性与非稳定性骨折；视致伤机制不同而分为屈曲压缩骨折、屈曲旋转型骨折脱位、爆裂骨折、屈曲牵张型损伤、剪力型脱位；根据有无合并脊髓损伤而分为单纯性脊柱骨折脱位与合并有脊髓伤之脊柱骨折等。

**临床表现**　①疼痛：有骨折患者所特有的剧烈疼痛，搬动躯干时为甚。②压痛、叩痛及传导痛：骨折局部均有明显的压痛及叩痛（后者一般不作检查以免增加患者痛苦），并与骨折的部位相一致。单纯椎体骨折者，压痛较深，其主要通过棘突传导。椎板及棘突骨折，压痛较浅表。除单纯棘突、横突骨折外，一般均有间接叩痛，疼痛部位与损伤部位相一致。③活动受限：无论何型骨折，脊柱均出现明显的活动受限。在检查时，切忌让患者坐起或使身体扭曲，以防椎管变形而引起或加重脊髓及脊神经根受损；亦不应让患者作多个方向的活动（包括主动和被动），以免加剧骨折移位及引起副损伤，甚至造成截瘫。

**检查及诊断**　影像学检查在脊柱脊髓损伤的诊断中有极其重要的作用，对分型、治疗方法的选择及预后判定等均有直接关系。应按常规拍摄正、侧位 X 线片，在无加重或引起脊髓伤危险时，亦可拍摄动力性侧位片（除非特别需要，一般不拍动力性正位）。CT 扫描可清楚显示骨折椎体的横切面和矢状面，了解骨折块对椎管的占位情况，为后期的治疗作准备。CT 诊断的正确率约 90%。MRI 检查是一种非损伤性检查，能清楚显示椎管内病变，尤其对脊髓受损程度的观察，以及用于和脊髓休克的鉴别。因 CT 和 MRI 的普及应用，脊髓造影已极少应用。

**救治**　脊柱骨折的治疗仍应遵循骨折的基本原则实施，即急救、复位、固定及功能锻炼这一顺序。对开放性者应首先将其变成闭合性骨折，再按上述原则处理；对有合并伤、并发症者，应视危及生命之程度选择严重者而优先处理。

**战、现场急救**　尽快明确有无脊柱损伤、受损部位、有无瘫痪。除合并有窒息、大出血等情况需紧急采取相应措施外，视患者之伤情及邻近医院情况，迅速将患者送至有进一步治疗能力的综合性或专科医院。途中应密切观察病情，出现生命体征危象者应及时抢救。对颈椎损伤者应尽可能在颈围保护下（利用充气式颈围、一般颈围、沙袋或一般牵引带）后送。切忌因过屈、过伸或旋转等异常活动而引起或加重脊髓损伤。在输送过程中，应尽量让患者躯干随救护车的起伏而同步运动。

**紧急处理**　应迅速进行简要的全身检查，确定有无休克及其他重要脏器损伤，有无其他部位骨关节损伤。首先处理危及生命的合并伤，待全身情况稳定后，方允许作脊柱检查。

**早期处理**　评估伤员的生命体征，进行详细的脊柱检查，确定损伤部位和损伤的严重程度以及是否合并脊髓损伤。对于颈椎损伤，在现场或输送途中未得到确实固定者，应立即采取正确的制动措施，必要时采取有效的牵引制动方法。继续保持呼吸道的通畅，必要时吸氧。建立静脉通道，输液或输血。如果合并脊髓损伤，可静脉内使用激素和利尿剂脱水，以防治神经性水肿的发展。经初步处理病情稳定后，可行 X 线摄片、CT 扫描或 MRI 等特殊检查。对于危重伤员，必须有医护人员陪同，特殊体位摄片时，需有医师在场，防止发生意外。脊柱损伤诊断已明确时，无其他需要紧急处理的合并伤者，可转入病房或转至专科医院，作进一步治疗。

**专科治疗**　对各种脊柱损伤治疗均应遵循以下原则：将开放性脊柱、脊髓伤变成闭合性，而后按闭合性损伤进行处理。单纯性脊柱骨折脱位按骨折脱位的一般原则予以复位、固定及功能活动。并注意避免引起脊髓损伤。对于伴有脊髓损伤的脊柱骨折脱位的，重点着眼于脊髓功能的恢复与重建。

（郭庆山）

**jǐsuǐ zhànshāng**

**脊髓战伤**（combat-related spinal injury）　战时武器及战争环境直接或间接所致脊髓损伤。发生率约占战伤的 1%，多数为火器伤，也可因高处跌下、坑道崩塌或翻车事故造成闭合伤。在脊髓火器伤中，全瘫与不全瘫的比例大约各占一半，第二次世界大战美军脊髓火器伤病例，全瘫者占 55%～57.1%，不全瘫占 42.9%～45%。脊髓火器伤的死亡率，在第一世界大战中高达 71.8%，第二次世界大战初期，仍然为 47%～80%，以后由于对并发症、伴随伤处理的改进及抗生素的问世，死亡率大幅度下降到 16%～36%。1979～1989 年在自卫还击战时，170 例脊柱、脊髓火器伤员，死亡率仅为 4.7%。

**损伤类型**　分为闭合性和开放性脊髓损伤两大类。根据脊髓受损程度可分为完全性和不完全损伤。因脊柱火器伤而致的脊髓损伤，常用的分类方法主要有以下 3 种。

**按致伤机制分类**　①弹丸（片）直接损伤：子弹或弹片直接击中脊髓或马尾，造成脊髓断裂或部分损伤，金属异物停留于椎管内者，可压迫脊髓。②弹丸的间接损伤：弹丸先作用于椎骨，再由骨折片伤及或压迫脊髓者。③震荡伤：指弹丸并未穿过椎管，仅由强烈震动所致的压力波使脊髓剧烈震荡。亦可表现为完全性瘫痪。

**按伤道与椎管关系分类** ①椎管贯通伤：伤道横断椎管，脊髓常被完全破坏。②椎管盲管伤：弹片存留椎管，脊髓损伤严重。③椎管切割伤：椎管壁有破坏，碎骨片和冲击波可致脊髓损伤。④椎体伤：伤及椎体，椎管壁完整，脊髓可致震荡伤。⑤椎旁伤：伤道在脊柱旁未伤及椎体，冲击波可致脊髓损伤。

**格特曼（Guttman）的分类法（1976年）** ①子弹穿过脊髓。②子弹停留于髓内。③子弹停留于髓外、硬膜内。④子弹停留于硬膜外。⑤脊髓跳弹伤：子弹伤及脊椎的关节突或棘突并发生骨折，患者截瘫。⑥脊髓间接伤：子弹击伤椎旁而发生截瘫。

火器性脊髓伤的病理改变，视致伤分类不同，脊髓亦出现相应的病理改变。①脊髓横断伤：脊髓在弹道平面横断，两断端内中心灰质出血1~2cm，6~12小时后出血扩大波及白质中，神经细胞及轴突退变过半，有的中心出现坏死，24~42小时两断端内各约1cm脊髓碎裂坏死。6周时伤段脊髓为胶质及纤维瘢痕所代替。②脊髓完全性损伤：硬膜、脊髓连续完整。镜下见伤后0.5~2小时，中心灰质出血，逐渐扩大波及白质；16小时后脊髓中心部开始坏死，两前角出血灶，神经细胞已不多见，白质轴突退变；26小时后脊髓出血部位发生进行性坏死；6周大部为神经胶质所代替。③脊髓不完全性损伤：镜下见伤后1~4小时，中央管内渗出及出血，灰质中有数处灶性出血，出血区神经细胞部分退变，白质中轴突大都正常无退变。直至6~8周，脊髓灰白质结构清晰，灰质中的大多数神经细胞

正常，少数退变，白质轴突多正常，但亦可见有轴突退变后空泡。④脊髓休克：脊髓外观正常，临床为较轻的不全瘫表现，很快完全恢复。镜下见脊髓灰质中有少数点状出血，神经细胞及神经轴突少数退变，直至6~8周，病变程度较轻。

**临床表现** 因脊柱骨折导致疼痛，患者多采取被动体位而不愿做任何活动，骨折局部均有明显压痛及局部叩痛，脊柱明显活动受限。神经症状与脊柱脊髓损伤的程度、性质有关，也与损伤后的时间推移密切相关。

根据损伤程度，完全性脊髓损伤者损伤平面以下任何肌肉自主收缩和深、浅感觉完全丧失。在不完全性脊髓损伤，依脊髓损伤节段和范围不同，损伤平面以下感觉和运动丧失有很大差别。

根据损伤部位不同，临床表现也存在明显差异。①高位颈髓伤：指颈1~3或枕颈段骨折脱位所致者，因该处系生命中枢所在，直接压迫超过其代偿限度则立即死亡。因该处椎管矢径较大，仍有一定数量存活者，但由于引起四肢瘫痪，易因并发症而发生意外。②下位颈髓伤：指颈4以下部位之脊髓伤。严重者，不仅四肢瘫痪，而且呼吸肌多受累而仅保留腹式呼吸。完全性瘫痪者，损伤平面以下呈痉挛性瘫痪征。③胸腰髓伤：以完全性损伤多见，损伤平面以下感觉、运动及括约肌功能障碍。④马尾神经损伤：视受损之范围不同，其症状差异较大，除下肢运动及感觉有程度不同的障碍外，直肠膀胱功能亦可波及。⑤根性损害：多与脊髓症状同时出现。常因根性受压而引起剧烈疼痛，尤以完全性脊髓伤者多见，且常常成为患者要求

手术的主要原因之一。

火器性脊柱脊髓伤除上述症状外，尚有以下特点：损伤节段胸椎占50%~60%，腰椎占20%~30%，其余为颈椎及骶尾椎节段。截瘫率高，全瘫多。伴发伤及并发症多。

**检查及诊断** 肢体瘫痪是脊髓损伤主要表现，对瘫痪患者尽早做一次全面神经系统检查，以确定截瘫平面、深浅感觉丧失程度、所有瘫痪肌肉的瘫痪程度、生理及病理反射、括约肌功能等，这是极为重要的。

影像学检查不仅可确定诊断，对分型、治疗方法的选择及预后判定等均有直接关系。应按常规拍摄正、侧位X射线片。CT扫描可清楚地显示骨折椎体的横切面和矢状面，了解骨折块对椎管的占位情况，为后期的治疗作准备。CT诊断的正确率约90%。MRI检查是一种非损伤性检查，能清楚显示椎管内病变。尤其对脊髓受损程度的观察，以及用于和脊髓休克的鉴别。

脊髓损伤后判定损伤程度、确定截瘫平面极为重要。应用较广的国际脊髓损伤神经学分类标准是参照美国国立急性脊髓损伤研究会（NASCIS）评分标准制定出的一种用计分的方式来表达脊髓损伤严重程度的方法（图1）。

**救治** 包括如下措施。

**急救和后送** 视患者之伤情及邻近医院情况，迅速将患者送至有进一步治疗能力的综合性或专科性医院。途中应密切观察病情。对颈椎弹片伤者可不应用颈围保护，但钝性伤或者明显存在脊髓损伤表现者应尽可能在颈围保护下后送。急救搬运的方式非常重要。一人抬腿，一人抬脚或搂抱的搬运方式非常危险。

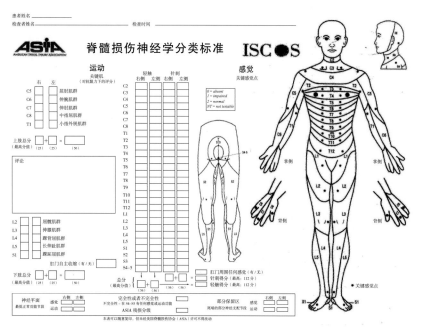

**图1 国际脊髓损伤神经学分类标准**

**分级救治** 连、营卫生队的急救：应将伤口妥善包扎，以防再次污染或损伤。对高位截瘫伤员，应注意保持呼吸道的通畅，后送时应睡在垫好的木板床上，保护好瘫痪的肢体。

**紧急救治** 主要任务是注意防治休克与感染，根据情况可输血、补液、使用抗菌药。处理截瘫伤员的大小便障碍，施行留置导尿。呼吸困难的要清理呼吸道，对颈椎伤可作气管切开术。情况允许应尽早后送。

**早期治疗** 进行神经系统检查以确定损伤程度和平面。需要急救手术及有合并伤的应先处理，开放性脊柱、脊髓伤，应尽早做清创术，具备必要的技术条件时，可做脊髓探查术。术前、术后要防治压疮、泌尿系和肺部并发症，待伤情稳定后后送。继续使用抗生素，补充注射破伤风抗毒血清。

二线和后方医院的专科治疗对伤员应进行详尽的检查，包括神经系统检查和X线照片、CT扫描及MRI检查，以了解脊柱和脊髓损伤情况、是否有异物等。初期外科处理，应在休克已被纠正和其他重要内脏损伤处理稳定后进行。软组织清创力求彻底，还要清除脊柱脊髓组织内的碎骨片、血块及异物。对具有椎管减压手术指征者，可在清创同时，进行椎管减压及脊柱内固定；有脊柱脱位者，应进行复位固定；对深在的不影响脊髓功能的金属异物，不必勉强寻找。硬脊膜应严密缝合，硬脊膜外可放置引流24～48小时后拔去；肌肉、筋膜分层缝合；术后处理同一般脊柱脊髓伤。

（郭庆山）

sìzhī zhànshāng

**四肢战伤**（combat-related extremity injury） 战时武器及战争环境直接或间接所致四肢损伤。四肢战伤在历次战争中占战伤的60%～70%。其中包括软组织伤、长骨及大关节伤和手、足部伤等。在现代局部战争中下肢伤发生率几乎为上肢损伤的两倍。最常见的四肢伤部位为大腿和小腿。四肢战伤伤员的数量多，恢复率和归队率高，是部队的重要后备补充力量，是战伤救治工作的主要内容之一。

**损伤类型** 四肢战伤按致伤武器和致伤因素可分为：①冷武器伤，指利刃或锐利的尖端的兵器（如刀、剑、戟等）所致的损伤。②火器伤，指用火药作动力来发射的武器（如枪、炮等）所致的损伤。③其他战伤，如燃烧性武器所致的烧伤，低温环境下所致的冷伤，冲击波所致的冲击伤，化学武器所致的化学伤，核武器所致的放射损伤等。

按体表是否完整可分为：①开放性损伤，指有皮肤破损的损伤。②闭合性损伤，指皮肤完整无伤口者。

按负伤部位可分为：肩关节、肱骨、肘关节、前臂、腕关节、手部、髋关节、股骨、膝关节、小腿、踝关节和足部战伤。

**特点** 四肢战伤在现代常规战争中以高速弹片为主要致伤原因。高速弹片轻而初速快，在飞行过程中及击中组织后弹片较快地发生偏航及翻滚，以致造成严重的组织撕裂，出口比入口大得多，伤口边缘撕裂不整齐。骨组织是一种密度大、质地坚实、弹性小的组织。致伤弹片在近或中距离直接击中骨组织呈粉碎性骨折，并可使邻近骨干劈裂。致伤弹片能量大时，骨的碎片数量可以增加，这些碎片还可接受部分动能形成继发性投射物，沿弹道及周围飞溅很远，对周围组织造成进一步的损伤。上述机制导致四肢火器伤有以下特点：创口均有不同程度的污染，常并发休克；由于现代武器的子弹和弹片均为高速投射物，粉碎性骨折居多，碎骨片又往往造成第二次损伤；

高速投射物动能传递给组织而造成强大的破坏作用，损伤可远远超出实际伤道的范围，因此骨火器伤一般都同时有较广泛的软组织损伤，并常有异物存留；因弹片的直接致伤作用或伤道内冲击作用，伤员常合并血管神经损伤。在处理四肢长骨及关节火器伤时，应重视这些特点，采取积极有效的救治措施。

**救治原则**　四肢战伤在战时采用分级救治原则。分级救治包括战（现）场急救，紧急救治，早期治疗，专科治疗和康复治疗5个救治环节，每一救治阶梯都有其救治任务和范围。

**战（现）场急救**　①用加压包扎法止血：较大动脉出血经加压包扎无效时，可使用止血带，位置应当在靠近伤口的近端，并用衬垫平整地垫好，张力适当，以控制住伤口出血为度，要有明显标志，注明时间，优先紧急后送。途中不轻易放松止血带，止血带止血超过6小时的，不可轻易放松止血带。需要放松时，应当事先做好抗休克或截肢准备。②纠正明显的伤肢畸形：用夹板或简易材料临时制动，也可将上肢固定于胸壁，下肢固定于健肢。③使用镇痛药镇痛。④完全离断的肢体，残端用加压包扎法妥善止血。断肢如比较完整，应加以保护，用布巾包裹，不可用液体浸泡，随同伤员尽快后送，以备再植。

**紧急救治**　①伤部敷料松脱或被渗液浸透时，做补充包扎。②对上止血带的伤员应优先处置，必须解除止血带。有活动性出血时，钳夹后结扎止血。③对怀疑肢体筋膜间室综合征伤员进行紧急切开减压。④改用制式夹板制动。⑤条件允许时，可对部分伤员进行清创。

**早期治疗**　包括骨、关节伤处理，周围血管伤处理，周围神经伤处理。

**骨、关节伤处理**　①皮肤准备区要够大，以便必要时延长切口或做低位切口引流。在手术野近心端摆好止血带，以备应急止血。伤道过深引流不畅时，清创后应加做低位引流。引流切口应当避开动脉、静脉和神经。尽量保留与软组织连接的骨折片，只取出游离的小骨片和软骨片，起支架作用的骨折片必须放回原位。关节面应当保持平整。②尺、桡骨同时骨折时，必须利用骨间软组织适当隔开，以免交叉愈合。如有两个伤口，应分别做好引流。关节伤经彻底清创后，关节囊应间断缝合。缺损过大无法缝合时，用附近的筋膜或肌肉修补，切勿使关节软骨外露。关节腔内可留置两根细塑料管行冲洗和引流。除指（趾）小关节外，关节部位的皮肤不做初期缝合。清创时不能作内固定或植骨术。有条件时可做骨外固定架治疗。但对近关节处骨折，依伤情可行简单有效的内固定，以保留部分关节功能。手术后可用前后石膏托制动或夹板制动。

**周围血管伤处理**　①仔细全面检查，及时作出正确的诊断和鉴别诊断。②若骨折片或血肿压迫引起血管痉挛，影响肢体循环时，应当整复骨折。必要时行手术探查，清除血肿，解除血管痉挛。③影响肢体存活的主要血管，如肱动脉、股动脉伤，应当做血管缝合或吻合术。缺损过长无法吻合时，可做自体静脉移植术或者旁路血管移植术（改道移植）。④对不影响肢体存活的非主要血管可予结扎，未伤的主要伴行静脉不能结扎，手术后的肢体应当予制动，适当抬高。⑤血管修复后，要用肌肉覆盖，不可暴露。皮肤和皮下组织留待延期缝合。⑥伴有骨折的血管伤，应当先对骨折作简单有效的内固定，修复血管后，再作妥善外固定。加强观察与护理，留治2周后送。

**周围神经伤处理**　①清创时对神经断端用丝线定位缝合，仅埋藏在附近筋膜或肌肉内，以便后期修复。对神经间接伤（如鞘膜下血肿）应进行切开减压术。皮肤和皮下组织留待延期缝合。②先整复骨折，注意观察神经功能的变化；血管伤伴神经火器伤，先修复血管，神经伤暂不处理，待二期修复。

**专科治疗**　①根据四肢骨、关节、血管和神经伤确定性治疗需要，进一步完善处置。②战伤断肢的处理。应当在不影响大批伤员救治，肢体有可能挽救，伤员能耐受较长时间手术，无肾功能损伤，有手术和术后留治的条件时，可以实施断肢再植术。无手术条件的，应当后送到有条件的医院再植。

（赵玉峰　刘华渝）

shǒubù huǒqìshāng

**手部火器伤**（firearm wound of the hand）　枪弹、炮弹破片和其他爆炸投射物所致手部损伤。手部火器伤中，骨折占第一位，其余依次为神经、肌腱和动脉。手具有灵活的运动及敏锐的感觉功能，上肢最重要的功能主要通过手来完成。由于手部解剖关系复杂，手部火器伤如处理不当容易发生感染，且可向深部和前臂蔓延，并使引流困难。近代显微外科技术的发展，能更大限度地保留和重建手的功能。处理手部火器伤时，要仔细检查，准确诊断，一定要熟悉手部解剖，手术操作应细致、轻柔，准确地恢复手的解剖关系，防止感染，以求早期恢复手的功能。尤其在战时专科力量有限的条件下，更要注意保留手的功能，为后期手部功能重建创造条件。

**损伤类型** 按损伤程度，可分为3类。

**局限伤** 是小范围局部损伤，根据伤情又分为两类。一类伤口小而浅，未伤及骨、关节、肌腱及神经，治愈后手部功能可以完全恢复。另一类伤口较深，伴随肌腱及神经损伤，治愈伤口后，如二期修复得好，手部功能也可取得较满意效果。

**广泛伤** 多数由炸伤引起，损伤多涉及手掌，软组织有大量缺损，骨、关节、肌腱及神经均损伤，甚至发生部分缺损。

**毁损伤** 手部完全丧失外形，大部分组织已毁损或丧失。手部功能大部分将丧失，但在手术时应仔细研究，力争保留尚有生机的组织，待伤口痊愈后，再作二期修复。

**检查诊断** 手部伤检查时，要将伤员的上肢暴露出来，去除手表、戒指等所有束缚性的物品。手部火器伤应认真检查手部运动及血液供应情况，是否合并主要血管损伤，有无血循环障碍，有无肌腱及骨骼损伤，伤口及伤道情况，污染程度，异物存留，软组织缺损情况。对神经损伤的检查往往会有漏诊，因而初步的神经功能检查应成为手部火器伤时一种常规。

**分级救治** 有学者邱吉尔（Churchill）将战时手外伤的救治分为3个阶段：①初期治疗（initial surgery）。伤后数小时内针对抢救生命及保存肢体的手术，手部伤其初期治疗的目的是保护有活力组织，并为后续治疗做好准备。②修复治疗（reparative surgery）。伤后4～10天有效控制感染并手术切除已经感染的伤口坏死组织，也是关闭伤口的黄金时期，在此阶段可以复位并固定骨折，去除残留的弹片，以有效地减少感染的发生。③重建治疗（reconstructive surgery）。修复神经、肌腱、骨移植治疗骨缺损、皮瓣覆盖软组织缺损区。需要强调的是，由于手部深层结构精细，肌腱神经及血管裸露在空气中将发生变性坏死，故手部伤口清创后一般要作初期缝合。如伤口已经有了明显的感染，皮肤不能缝合时，也应将深层的重要结构遮盖，防止其干燥坏死。中国军队强调战时手外伤的阶梯救治的观念，与Churchill提出的阶梯治疗概念相近。

**战场急救及紧急救治** 目的是止血，减少创口进一步污染，防止加重组织损伤和迅速转运。手外伤的急救处理包括止血、创口包扎和局部固定。

**早期治疗** 相当于Churchill提出的初期治疗，伤员到达师救护所、一线医院后，由有经验的外科军医进一步了解病史，检查止血带及转动途中药物的使用情况，特别是了解破伤风抗毒素的应用与否；除局部伤口的检查外，还要注意全身情况的体检，进行必要的辅助检查，初步做出组织损伤的诊断，提出治疗意见。而后进行早期清创处理，包括伤口的冲洗与清创。对于损伤严重、恢复功能无望者，个别手指可以在初期处理时截除。但应尽量保留其长度，尤其是对拇指的长度应尽量保留，即使皮肤全部撕脱也要保留骨体，以待控制感染后进行整形手术。

**专科治疗及晚期处理** 手部火器伤初期未能修复的重要组织，如骨关节、肌腱及神经损伤，转入二线医院或专科医院进行专科处理。对于关节内骨折行切开固定，可以最大限度地恢复关节面的平整度，以利于日后有效活动度的练习。枪弹伤所引起的手部骨折常伴有骨缺损。在肌腱和神经损伤修复前，骨骼的稳定性对于维持关节活动是非常必要的。对于节段性骨缺损，在进行植骨前可以使用多种方法维持骨的长度，纠正骨折的旋转移位，保持骨折的对线及其稳定性。战时条件下可以将克氏针横向穿过受伤掌骨的颈或干与邻近未受伤的掌骨相连，起到支撑、保持骨骼长度的作用。也可利用克氏针自制成简易的撑开器以维持骨的长度，待软组织愈合后，再进行晚期植骨术。如果几根掌骨同时发生节段性缺损，则有必要联合使用克氏针或外固定器以保持骨的长度。否则如果晚期软组织亦短缩或挛缩后，伤员手部功能将严重受损，处理起来将十分困难。对于伴有大量软组织缺损的手部伤口，晚期处理时需要行局部转移皮瓣或游离皮瓣修复。晚期的瘢痕挛缩，行瘢痕成形、切除植皮或皮瓣治疗。手指的缺失，可作各种方法的手指再造术。其中第二足趾游离移植再造手（拇）指应用最多。神经损伤无法恢复者，后期需要进行肌腱转位功能重建。

（赵玉峰　刘华渝）

zúbù huǒqìshāng

## 足部火器伤（firearm wound of the foot）

枪弹、弹片或其他爆炸投射物所致足部组织损伤。足部炸伤的发生率高于弹片伤，其预后也明显差于低速子弹所致的足部损伤，特别是足底脂肪垫缺损后足部功能更差。足部火器伤最终的治疗目的在于减轻疼痛，尽力恢复足底的感觉。

**损伤特点**　足部火器伤常较复杂，因足部软组织覆盖较少，血运较差，加上其位置低，容易污染。因此火器伤的感染较其他部位多，故应重视抗感染。足弓对人体的负重运动甚为重要，足部伤处理时应尽量保留此功能。

**伤情评估注意事项**　包括以下3点。

**损伤范围**　无论是闭合性损伤还是开放性损伤，其实际伤情多会较外表所见的损伤范围更广泛、更严重。

**肢端血循环**　首先要重视足部血循环的检查，可以通过足背动脉及胫后动脉的触诊与足趾末端毛细血管充盈时间来初步判断。

**神经功能**　足底部的麻木或感觉缺失往往提示胫后神经或其主要分支的损伤，伴有神经损伤者其预后不容乐观。

**筋膜间室压力**　足部开放性损伤并不排除足部骨筋膜间室综合征发生的可能，一旦出现应立即处理。

**损伤类型**　分为3类。

**单纯软组织伤**　单纯软组织伤是只有软组织遭受枪伤或炸伤，可为软组织切线伤，也可发生贯通伤或非贯通伤。

**软组织伤并骨关节或神经血管伤**　这种损伤除软组织损伤外，合并骨关节骨折，多见于炸伤，尤以地雷炸伤为多见。常有广泛性软组织撕裂及粉碎性骨折，甚至神经、血管遭受损伤。

**足部毁损伤**　这种损伤常为地雷伤，足部甚至小腿下端组织被炸碎。

**分级救治**　包括现场急救，早期治疗，专科治疗。

**现场急救**　足部火器伤的现场急救按战伤救治原则进行，采用加压包扎法一般可以较好控制出血，在护送途中应保持伤肢固定抬高的位置，以减少出血。

**早期治疗**　在师团救护所进行早期的清创处理，清创前应照X线片，以了解有无骨折及金属异物存留。后足部位严重粉碎性骨折及开放性距骨骨折，应及时后送请专科医院救治处理；足跟部贯通伤在清创时需要注意不要过度潜行剥离皮肤，以避免皮肤血供受到影响而坏死。后足部横贯性枪击伤清创时可通过内、外侧联合入路清创，但要注意内踝部位血管神经束的保护。中足部位损伤时，跗骨及跖骨的探查入路以足背侧纵行切口为佳，同时足部骨筋膜间室综合征的切口也是在第2跖骨内侧缘或第4跖骨外侧缘背侧纵行切开减压。足底深部跖侧清创可于内踝后下方各约2.5cm开始，跨过内侧横弓到第2、3跖骨头部位的切口进行。前足部位伤清创时要尽力保存大脚趾及第5跖骨头，因其是足部行走时的承重部位。

清创时要切除一切丧失活力的组织，清除碎骨片、游离软骨及异物。但要尽量保留有生机皮肤，特别是足底足跟部承重的皮肤尤为重要。对骨折尽可能用手法复位，恢复足部骨关节的正常排列。当距骨损伤严重时，应将距骨摘除，并切除胫腓骨下端及跟、舟骨的关节软骨面，使之骨性融合。除非足部全部毁损无法保留，应尽量避免初期截肢。对于足部骨折建议以克氏针临时固定，或仅以石膏托固定。与手部火器伤不同的是，清创后创面不能一期缝合，多数情况下，一次

外科处理不够，常需做二次外科补充处理，如切除坏死组织、摘除异物及骨折复位等。术后包扎后石膏托固定踝关节于90°位置，足底放于中立位，上石膏时应进行塑形，保持正常足弓形状。石膏成型后开始作足趾屈伸运动，在拆石膏前一段时间，应开始载重行走锻炼。由于足部火器伤感染的可能性很大，应早期开始使用抗生素预防感染。出现伤口疼痛剧烈、发热，应及时检查伤口以便尽早处理。

**专科治疗**　对损伤严重，需要进一步处理的伤员，转入二线或后方医院继续治疗。距骨开放性骨折通过前外侧入路进行彻底地清创。火器性足部损伤的晚期处理，仍是一大难题，它包括恢复皮肤的感觉性，骨支架的重建，以及肢体保留长度和足内小关节的活动，使其步态趋于正常。临床上根据受损的具体情况针对性处理。如足部瘢痕及慢性溃疡，可通过植皮及各种皮瓣来修复。

（赵玉峰　刘华渝）

guānjié huǒqìshāng

**关节火器伤**（firearm wound of the joint）　枪弹、弹片等直接作用于关节及其附近组织所致开放性损伤。大血管、神经等重要组织与大关节相邻，关节损伤常伴有血管、神经伤，需要一并处理。四肢大关节结构复杂，对功能恢复要求高，如处理不当，轻则形成化脓性关节炎，重则发生败血症危及生命。化脓性关节炎痊愈后轻则关节强直，重则可能造成截肢、严重致残。因此，对关节火器伤的处理，必须在损伤后早期进行探查和彻底清创，严防化脓性关节炎的发生。关节固定时必须放在功能位，争取早期进行功能锻炼，以促进功能恢复。

**损伤类型** 有两种分类方法。

根据投射物是否穿过关节分类 ①非穿透性关节伤：投射物没有穿过关节，可停留于关节腔或骨组织中。②穿透性关节伤：异物穿透关节。

根据关节损伤轻重分类 Ⅰ型：单纯关节囊贯通伤，不伴其他损伤。Ⅱ型：关节囊盲管伤，关节腔内有金属异物存留，不伴有关节其他部位损伤。Ⅲ型：关节囊损伤伴有骨折或关节软骨（或半月板）损伤，骨折无明显移位。Ⅳ型：关节囊、骨、软骨及其他组织严重损伤，骨折严重移位，或伴有其他严重合并症（脱臼、神经、血管伤等）。

**诊断** 若伤口邻近关节，一般诊断并不困难。若伤口位置远离关节，可造成漏诊，应予注意。诊断的主要依据：①可见邻近关节伤口内有滑液流出，有时可见关节腔外露。②关节肿胀、疼痛、功能障碍及不能负重等。③合并关节骨折时可有骨摩擦音。④正侧位 X 线照片有时可发现关节内气体和异物，也可以明确关节骨组织损伤的情况及有无脱位，在手术前应行此项检查。⑤关节穿刺可见关节液性状异常。

**治疗** 内容如下。

治疗原则和清创术 在火线抢救后对所有四肢关节火器伤的伤肢，应予固定之后护送。应尽早开始应用广谱抗生素。在有条件的一线医院作简单的清创术，后方医院再行彻底清创。清创时应争取应用止血带。关节穿透伤清创时，必须充分暴露关节囊的内部，如原伤口在标准切口附近，可采用原伤口扩大进入，否则应采用另外切口的手术径路。术中先行关节囊外软组织清创，然后进入关节囊内，摘除所有异物、

游离的骨和软骨碎片。彻底冲洗关节腔，彻底止血，缝合滑膜和关节囊。如关节囊缺损太大不能缝合时，可将邻近组织游离，遮盖关节。皮下组织及皮肤不缝合，放置引流后包扎，用夹板或石膏固定伤肢。伤口应在清创后 48～72 小时重新打开检查。如果没有感染迹象，应在清创后 4～7 天行伤口的延迟一期缝合。此后，在充分考虑骨折的稳定性和神经血管损伤处理的基础上，循序渐进地进行关节功能锻炼。

4 种类型四肢关节火器伤 清创术及其术后治疗如下。

Ⅰ型关节损伤 对伤口呈点状的关节贯通伤，伤口较洁净，可不必作大范围的清创，仅行伤口消毒包扎，同时行关节穿刺，关节腔内注入抗生素，必要时重复穿刺注射。如伤口较大者，清创后争取作延迟一期缝合，必要时植皮。关节用夹板或石膏托固定，伤口愈合后，早期进行功能锻炼，此型损伤预后较好，功能基本可恢复正常。

Ⅱ型关节损伤 清创并取出异物，彻底冲洗关节腔，缝合关节囊。也可在关节腔内留置引流管及注入抗生素。如患者来院已超过清创时机，则全身应用抗生素，待炎症局限约 2 周后，可取出关节内异物。本型预后也较好。

Ⅲ型关节损伤 根据情况，用两种方式处理：①骨折无移位或不影响关节面，可不用内固定。关节内无异物及其他损伤者，处理方法同Ⅰ型，可放置冲洗引流管，以抗生素液冲洗，用石膏管型固定，开窗处理伤口。伤口愈合后，功能可有部分障碍，故早期功能锻炼十分重要。②骨折有移位或有异物，应取出异物，但深入骨内之异物，如需过多切除

骨质，则不予取出。骨折予以复位，不用钢板内固定，但可于关节外用骨圆针固定，以利早期功能锻炼。关节内放置冲洗引流管，这一类型愈合后有一定的功能障碍。

Ⅳ型关节损伤 对这一型关节伤，清创较难彻底，感染机会较多，故必须从全身及局部积极控制感染。仔细彻底清创后将骨折复位，一般不作内固定，可采用关节的外固定支架固定，也可同时用骨圆针固定关节骨折块。关节腔内放置冲洗引流管，缝合关节囊，石膏固定。如控制感染，则二期关闭伤口；如感染未能控制，则应做关节引流，然后将关节放在功能位用石膏固定，在引流部位开窗换药，同时经常改换体位，以保证充分引流。当局部感染严重，尤其是有骨端严重感染，而且骨端阻挡充分引流时，应切除关节两端骨质，有迅速控制感染的作用。除加强局部治疗外，仍应继续全身使用有效抗生素及加强全身支持疗法。这一类型因关节结构已严重损坏，恢复关节的活动功能希望很小，必须将关节固定在适合于伤员日后生活和工作所需的功能位置，使愈合后工作及生活上较为方便。

常见四肢大关节伤 包括以下 6 个部位的损伤。

肩关节火器伤 多有肱骨头及肩胛骨关节盂的损伤，而且常合并有臂丛神经损伤和危及生命的腋部血管或胸部损伤，单纯关节囊损伤较少。处理时应用全身麻醉。除要求作彻底清创术外，必要时应另做肩关节的常用切口，以便能达到充分暴露肩关节。碎骨片和游离软骨应清除。如有腋动脉损伤应积极修复，如进行结扎腋动脉，上肢坏死率

40%～60%。如有臂丛损伤，可留待伤口愈合后再修复。手术完毕后应用肩肱人字石膏固定肩关节于功能位。在战时为了护送方便，可先将患肢置于胸前用胸肱石膏固定，待送到二线医院后再改作肩肱人字石膏固定。如仅为单纯关节囊伤，术后将上臂贴胸包扎，前臂用三角巾悬吊固定。

**肘关节火器伤** 多合并有开放性骨折，亦常合并有神经、血管伤。处理时可选用臂丛麻醉。清创时可使用气囊止血带，以减少术中出血，使手术野暴露清楚。手术时应清除关节内碎骨、软骨及一切异物，大的骨折块应进行复位。肱动脉或尺、桡动脉损伤，尽量进行修复，若无法修复时，可进行结扎。术后应用石膏前后托固定肘关节功能位。如双侧肘关节火器伤，肘关节功能恢复无望者，可将一侧肘关节固定于屈肘100°，另一侧固定在80°位置。

**腕关节火器伤** 腕关节部位解剖复杂，关节周围均为肌腱、神经及血管，缺少较厚层的肌肉保护，遭受火器伤后，常有尺、桡骨下端及腕骨骨折，有时合并有正中神经、尺神经损伤，清创手术前应查清这类伤情。清创时可采用臂丛麻醉，在气囊止血带下手术，应清除关节内碎骨及一切异物，肌腱及神经损伤，可留待伤口愈合后修复。术后用石膏托固定腕关节于功能位。

**髋关节火器伤** 髋关节是人体的大关节。由于髋关节解剖部位深，关节穿刺抽液较为困难，且战时缺乏影像设备，髋关节火器伤在诊断上存在一定的难度。在战时，如果怀疑髋关节损伤，应积极地进行关节探查和清创以避免关节感染等严重后果。髋关

节火器伤时常合并直肠、膀胱等盆腔脏器伤，也可合并股血管、神经或坐骨神经损伤。清创前还应检查有无股动脉、坐骨神经及股神经损伤。清创时可选用硬膜外麻醉或全麻。根据伤员情况给予输血输液。如有股动脉伤或内脏伤，应优先处理血管伤及内脏伤，然后才对髋关节伤进行清创术。作髋关节清创术时，应先对关节外伤口进行清创，后对关节内清创，清除关节内的碎骨、游离的软骨及一切异物。如股骨头、颈有骨折，但较完整并有软组织相连时，勿轻易将头、颈切除。如头、颈已粉碎又无软组织相连，则应加以切除。对关节囊无法缝合者，可缝合其附近肌肉，视情况需要可在关节囊内留置引流管，以便冲洗、抽液及注入抗生素之用。手术后应用双侧髋人字石膏固定髋关节功能位。待石膏成型后可在伤口部位开窗换药。

**膝关节火器伤** 膝关节是人体的最大关节，火器伤发生率较高。膝关节解剖较复杂，一旦发生感染，引流比较困难，全身中毒症状也因此较重。膝关节火器伤常波及腘血管，因此检诊时务必检查足背动脉搏动情况，如有血管伤应优先处理。清创时可选用硬膜外麻醉，先做关节外清创，然后探查关节内损伤情况，对碎骨片、游离软骨、半月板损伤及一切异物均应清除。对有部分突出在关节面的异物亦应摘除，对于深埋在骨内的异物，可暂时不取，留待以后处理。如合并有股骨髁骨折时，可进行复位并于关节外以骨圆针内固定。对外伤造成关节面不平可给予修平。彻底冲洗关节腔及彻底止血后，缝合关节囊。如关节囊缺损，可缝合附近软组织，以免使关节腔暴露，

皮肤及皮下组织不缝合。也可在关节腔内留置引流管及注入抗生素。用前后石膏托固定膝关节于屈曲10°～15°。

**踝关节火器伤** 踝关节与距下关节及各跗骨间关节相邻，故踝关节火器伤常合并有上述各关节伤，检诊时应明确诊断。踝关节周围均为肌腱、神经及血管，检诊时亦应查清有无损伤。清创时可选用硬膜外麻醉，清除关节内一切碎骨、游离软骨及异物，彻底冲洗关节及止血后，缝合关节囊，然后用前后石膏托固定踝关节于0°中立位。

（赵玉峰　唐颖）

zhànshí zhītǐ huǐsǔn

## 战时肢体毁损（combat-related mangled extremity）

战时肢体因爆炸、碾压等致伤因素所致肢体骨骼、神经、血管及覆盖软组织严重的损伤。一般为开放伤，污染明显，常伴有其他部位损伤，致死致残概率高。处理原则参见*创伤性截肢*。

（赵玉峰）

zhànshí jīnmó jiānshì zōnghézhēng

## 战时筋膜间室综合征（combat-related compartment syndrome）

战时肢体严重损伤后，骨、骨间膜、肌间隔和深筋膜形成的筋膜间室内压力升高，引起筋膜间室内肌肉、神经因急性缺血所致的临床综合征。多见于前臂和小腿。

**病因** 凡可使筋膜间室内容物体积增加、压力增高或使筋膜间室区的容积减小，致其内容物体积相对增加者，均可发生筋膜间室综合征。

筋膜室容积骤减：①外伤或手术后敷料包扎过紧。②严重的局部压迫：肢体受外来重物或身体自重长时间的压迫。

骨筋膜室内容物体积迅速增大：①缺血后组织肿胀，组织缺血导致毛细血管的通透性增强，液体渗出、组织水肿、体积增大。②损伤、挫伤、挤压伤、Ⅱ～Ⅲ度烧伤等损伤引起毛细血管通透性增强、渗出增加、组织水肿、容积增加。③小腿剧烈运动，如行军。④骨筋膜室内出血，血肿挤压其他组织。

**诊断** 对于骨折伴肢体肿胀或出血者应高度怀疑该诊断。骨筋膜室综合征可有 "5P"，即苍白（pallor），感觉异常（paresthesias），无脉（pulseless），瘫痪（paralysis）以及拉伸骨筋膜室时产生的疼痛（pain）。采用 5P 征诊断并不可靠。无脉仅在筋膜间室综合征后期出现。与损伤不成正比的剧烈疼痛可能是早期表现之一。肌肉被动牵拉痛（筋膜间室内的肌肉被动牵拉）是早期的一个敏感诊断指标。感觉异常（如针刺感）也是常见的典型症状，是皮神经受累的表现。肢体瘫痪往往发生于病程晚期。触诊可感觉到受累骨筋膜室张力升高明显。采用筋膜间室测压进行诊断在战时不可靠。

**治疗** 战时一旦怀疑急性骨筋膜室综合征，需立即平躺制动，抬高患肢（如有明显缺血表现，则不抬高患肢），优先后送，确诊后有条件时立即进行筋膜室切开减压。早期切开筋膜减压是防止肌肉和神经发生缺血坏死的唯一有效方法。切开减压时，皮肤和筋膜切开应足够长，从而达到对间室彻底减压。

（赵玉峰 唐颖）

*huǒqìxìng gǔzhé*

# 火器性骨折（gunshot fracture）
枪弹、炮弹破片或其他爆炸投射物所致骨骼连续性和完整性破坏。现代战争条件下的火器性骨折，发生率高，一般占总伤数的 20%～30%，大都是高速投射物造成的一种特殊的开放骨折。软组织破坏和骨折的粉碎程度均较平时的开放性骨折严重。一切火器伤的伤口都是污染的，而且伤口中经常有泥土、弹片、破碎衣片存留，甚至分散在远离中心伤道的组织中去，污染程度远较平时的开放性骨折严重。弹道创伤是高速投射物造成的，它产生的高压造成的暂时性创腔可比永久性创道大 20 倍以上，其破坏范围远远超过手术所见的区域，且创伤伤道很不规则。同时，战时条件特殊，战地条件差，伤员常常成批发生，对伤员的处理要求分级救治和后送。

19 世纪时人们认为股骨的火器伤不可避免地会出现感染，必须截肢以挽救生命。19 世纪中叶俄国军医比拉果甫开始在野战条件下利用石膏固定保守治疗取得了一定的成绩。后来人们尝试了各种初期外科处理的方法。直到第二次世界大战时，清创、骨牵引仍然是基本的治疗原则。20 世纪 50 年代后，长骨火器伤处理开始采用外固定架治疗，至今该方法仍然是最为普遍的选择。

火器性骨折治疗根据野战条件实施分级救治，主要包括战场的现场急救，团救护所的紧急救治、随后后送至师救护所或野战医院行战伤清创，然后再到二线医院或后方医院行后续治疗。伤员救治任务为：挽救生命，止血，必要时补充丢失的血液，预防和治疗休克，防治感染、血栓形成及脂肪栓塞，后期恢复肢体结构和功能。

**现场急救** 在野战条件下，现场救治人员的主要任务是临时性止血，预防和治疗创伤性休克，简单制动固定和包扎，防止继发性损伤和加重污染。要进行充分镇痛，骨折部位固定和早期输液治疗。在救治前需要注意三点：伤员战伤局部有无活动性出血；伤口是否合理覆盖；骨折固定是否有效。在查明上述情况后应尽快止血，妥善包扎，保护伤口勿再受污染，适当固定骨折后迅速后送。

**止血** 用急救包敷料覆盖伤口，适当加压包扎止血，压迫肢体上的大血管的走行部位。对大动脉出血，首选止血带止血一般首选止血带止血。有时为了临时性止血，可以使用止血钳钳夹和经皮缝合出血大血管。

**固定** 为肢体创造稳定环境，防止血管、神经、软组织被骨碎片损伤，以及污染扩大和继发性出血。用手法沿肢体长轴牵引作大体纠正，随后妥善固定。固定可用制式固定夹板或就地取材（木板、树枝等）或用三角巾绷带固定前臂，或者把上肢固定于躯干、把下肢固定于健侧肢体上。

**镇痛** 在现场急救及抗休克治疗中，不能忽略镇痛，在确认无腹部损伤情况下可口服镇痛药物缓解疼痛，有条件时注射镇痛针剂。

**离断肢体处理** 残端加压包扎并妥善止血，对比较完整的断肢，用无菌敷料包裹放置于防水塑料袋内，周围放置冰块，与伤员同时后送至后方医院。

必须及时注射破伤风抗毒素。

**清创术** 清创的目的是切除无生命的组织，防止并发症，为伤口愈合创造条件。对火器性骨折的初期外科处理是按着火器性创伤的外科处理一般原则进行的。初期外科处理适应证应根据伤员的全身状况、骨折性质以及软组织损伤情况而定。对火器性骨折进行清创处理之前，必须创造基本条件，使伤员摆脱休克，全身状况保持稳定。措施包括：静滴胶体和晶体溶液或新鲜全血、新鲜冷冻血浆、血液其他成分和血液制品。手术准备期间要进行充分止血。清创时注意以下几点。

在全身麻醉、硬脊膜外麻醉下进行处理。原则上不使用浸润麻醉，尤其对肢体软组织伤者。术前在手术野近心端放置气囊止血带，以备术中大出血时使用。

适当扩大皮肤消毒区范围，便于延长切口或做低位切口引流。术中只清除破损、坏死的组织。破损、坏死组织的特点是颜色改变，质地和气味有变化，血液循环明显破坏。作出这种判断，需要有一定经验。

术中尽量保留与软组织仍有连接的碎骨片并放回原处，仅仅取出完全游离失活的小碎骨片。较大骨片虽已游离仍应保留，经用聚维酮碘（碘伏）或 1:1 000 的苯扎溴铵浸泡 5 分钟后，复位放回原位。关节面应尽量保持平整。

在探查伤口过程中，尽可能把发现的异物摘除。专门查找异物和清除小的多个异物是不必要的，这会造成更多组织损伤及骨碎片游离。只是在血管、神经附近以及关节内发现有异物，或在异物周围发生炎症变化时，才必须清除。

伤口一般不做一期缝合，术后行伤口充分引流。但在专科救治院所内，在对肢体火器伤进行清创处理后可以一期缝合，这类伤口须具备下列条件：①伤员在伤后 6 小时以内送到专科救治院所。②伤口污染轻，无炎性反应。

③伤口边缘能对合而无皮肤紧张。④缝合后在拆线前，医师能够观察伤员情况。⑤已给予足量的抗生素。⑥充分引流和良好固定。

一般不作内固定、植骨或其他矫形手术。术后行外固定，将骨干维持在解剖轴线上，不必强求理想整复。

**后续治疗** 对无感染的伤口作延期缝合或创面换药以争取作二期缝合，必要时植皮以消灭伤口，使开放性骨折变为闭合性骨折。对尚未能达到理想复位的骨折，施行手法复位，复位后将伤肢放在功能位给予石膏外固定，根据需要可在石膏上开窗换药。对伤口已感染者，应根据创面情况作再清创，扩大引流并做创面细菌培养及药敏试验，以选用有效抗生素。对骨缺损、骨不连的伤员，通常在伤口痊愈 6 周后施行植骨术。

（赵玉峰）

huǒqìshāng gǔsuǐyán

## 火器伤骨髓炎（osteomyelitis after firearm injury） 火器伤后骨髓化脓性炎症。火器性骨折是高速投射物引起的深部组织严重创伤，污染严重，有碎骨片及异物存留，深部组织出血水肿，张力增大，引流不畅，可致使局部血运较差。伤道周围参差不齐的组织挫伤和震荡区的抵抗力差，容易引起化脓感染。战时因条件限制，未及时清创或清创不彻底也是导致火器伤骨髓炎易发的因素之一。

**临床表现** 多数患者有发热、贫血、全身不适等症状，局部红、肿、热、痛及创口有脓性分泌物。火器伤后慢性化脓性骨髓炎临床表现与其他慢性骨髓炎表现相同，可有肢体肿胀、疼痛、窦道形成长期不愈并有脓性分泌物，创面

肉芽组织水肿及慢性窦道与骨粘连的瘢痕形成。

**检查及诊断** 对火器性开放损伤应考虑到并发化脓性骨髓炎的可能。除上述临床表现外，患者急性发作期白细胞和中性粒细胞升高，血沉加快。X 线检查，急性期无明显改变，诊断意义不大。慢性期可见骨破坏和骨端硬化，骨髓腔闭塞，粉碎骨折的碎骨片形成死骨，骨痂生长缓慢，部分患者可有弹片或金属异物存留。对于有慢性窦道者，可行窦道造影，进一步确定窦道的位置、形状、深度、方向，以便于指导治疗。

**救治** 以手术治疗为主。急性期，先行创口扩大引流，待全身中毒症状好转后再行彻底病灶清除，清除死骨和感染坏死组织，伤口充分引流，一般感染可获得控制。慢性期，需行彻底病灶清除，清除死骨和感染坏死组织，打通髓腔，遗留的空腔可用肌瓣填塞或负压引流。骨折端有大块软组织缺损、骨外露者，行肌皮瓣转移消灭创面。敏感、足量抗生素应用在治疗火器伤骨髓炎中是必需的。

（赵玉峰）

huǒqìshāng gǔbùlián

## 火器伤骨不连（bone non-union after firearm injury） 枪弹、破片和其他爆炸投射物所致骨折在骨骼一般的愈合时间内没有发生愈合。火器性骨折是一种高能量损伤，常导致深部组织严重创伤和骨骼严重粉碎性骨折，部分还伴有骨缺损或感染，所以容易导致骨不连。不恰当的骨折治疗也是导致骨不连的原因之一。

**临床表现** 骨折，局部疼痛、压痛，部分可触及假关节活动。合并感染患者局部可能有窦道形

成，窦道口有脓性分泌物溢出。

**检查及诊断** X线照片检查显示骨折断端互相分离，骨痂稀少，两断端萎缩光滑，骨髓腔封闭，骨端硬化，部分患者有骨缺损存在，合并感染者可见死骨形成。对于感染有慢性窦道者，可行窦道造影，进一步确定窦道的位置、形状、深度、方向，以指导治疗。

**救治** 以手术治疗为主。在确定火器性骨不连的治疗时，必须考虑以下因素：明确原因，骨不连的部位（具体的骨及骨内的位置），骨不连的类型，之前的治疗，X线表现，以及一系列其他患者的具体特点。在广义上，治疗计划应包括改善局部生物学行为或／和加强其机械稳定性。常用的改善局部骨骼生物学行为的治疗方法包括：去除感染灶，骨移植，骨髓移植和应用伊利扎洛夫（Ilizarov）方法。提高机械稳定性的方法：钢板螺钉内固定术，髓内钉内固定和外固定架固定。对有慢性感染者，应首先病灶清除和引流，全身应用敏感抗生素，石膏或外固定支架稳定骨折，待感染控制后6周以上再行局部自体骨移植手术。对于有大段骨缺损者，可考虑采用骨搬移、带血管蒂的骨移植等方法治疗。

(赵玉峰)

huǒqìshāng gǔzhé gǔwài gùdìng

## 火器伤骨折骨外固定 (external fixation for gunshot fracture)

用一金属框架将多根穿入骨骼中的钢针连接成一整体结构，对火器伤骨折起固定作用的治疗手段。骨外固定支架固定具有骨折固定牢靠、便于处理伤口创面而不干扰骨折复位固定、固定后仍可调整骨折对位、允许术后早期负重与活动等优点，显示出其在火器伤骨折治疗中的优越性。尤其在治疗火器伤导致的开放性骨折时，该法可以有效解决伤口处理和骨折固定这一对矛盾。

骨外固定支架种类较多，有半钉单平面结构支架、多平面结构支架、环型支架，半环型支架及单侧外固定支架等。火器伤开放性骨折是在清创后穿放钢针，根据骨折固定所需要的稳定性选择骨外固定方法。在直视下先将骨折复位，然后再将钢针连接固定于外固定支架上。

基本步骤及方法：①外固定器选择。应选用能提供牢稳可靠的固定和允许患者离床进行早期功能锻炼的外固定器。半环槽式外固定器轻便，所用直径2~2.5mm克氏针富有弹性，功能锻炼时可产生生理性应力刺激，有利于骨愈合。②麻醉方式。下肢用腰麻或硬膜外麻醉，上肢可用臂丛麻醉。③穿针原则。严格遵守无菌操作技术。以半环槽式外固定器为例，骨折近心骨段穿1组钢针，远心骨段穿2组钢针。要尽可能在病灶区外穿针，每组的两根钢针应在同一平面骨内交叉，成25°~45°夹角，成角与旋转畸形需要在固定前先用手法矫正。

(赵玉峰)

chuāngshāngxìng jiézhī

## 创伤性截肢 (traumatic amputation)

创伤所致肢体部分或全部从躯体分离。创伤性截肢伤员可能会产生严重的出血，危及伤员生命。

临床表现和诊断：创伤性截肢伤员肢体部分或全部从躯体分离，残端有出血，伤员可能伴有休克症状和体征。爆炸伤等导致的创伤性截肢，伤员可能还伴有全身其他部位严重的损伤，应全身全面检查。

治疗原则：首先是紧急处理危及生命的损伤，包括肢体残端止血、气道处理、呼吸支持和循环支持，包括建立通畅输液通道、快速扩容、应用抗休克裤和胸外心脏按压等。离断的残肢应该保存好供以后的再植，即使其不能恢复完整的肢体功能。在初步解除生命威胁的问题后，应该立即进行疼痛管理。

残肢处置（离体肢体）的原则：①用清水和乳酸林格盐溶液清洗残肢。②用无菌的经乳酸林格盐溶液浸泡的纱布包裹残肢并把它装进塑料包或容器中。③容器贴好标签后，放置在充满碎冰的容器中。④不要将其直接接触冰或添加其他像干冰一样的制冷剂使其冻伤。⑤将患者和他的残肢快速转运到附近的治疗机构。

残肢缺氧的时间越长，残肢成功再植的可能性就越小。伤员到达有条件再植的医疗机构后，应全面评估伤员的全身情况和离断肢体情况是否适合再植。对于全身情况比较好，肢体离断时间不超过8小时（离断的足趾或手指可适当延长时间），肢体离断部位血管和软组织条件较好（如锐器切割伤），残肢保存较好的伤员，可以考虑进行离断肢体再植术。对于不能再植的伤员，肢体残端应进行清创术，根据情况一期或二期闭合伤口。

(赵玉峰)

zhōuwéi xuèguǎn zhànshāng

## 周围血管战伤 (combat related peripheral vessel injury)

战时武器及其他致伤因素直接或间接作用所致四肢主要血管损伤。发生率1%~3%。主要累及肱动脉、腋动脉、股动脉、腘动脉。以股动脉和腘动脉伤见。多为开放伤，主要由枪弹或破片直接损伤或肢体毁损伤所致。骨折碎片也可刺伤血管。车祸、坠落及关节脱位还可造成钝性血管伤。

**临床表现**　高速弹片（珠）和枪弹可造成伤道周围组织广泛破坏。伤情多较一般血管伤为重，常为多发伤，创面内血管损伤、断裂伴出血，大量出血常导致休克。除了投射物直接损伤血管外，靠近伤道的血管可发生挫伤、栓塞和撕裂，可形成血肿，肢体远端缺血征象。

**检查及诊断**　仔细检查很关键。诊断主要依据临床表现，"硬体征"包括：①动脉喷射性外大出血。②如果伤口较小，可迅速形成搏动性血肿、常伴有休克。③肢体远端缺血。血管震颤、出现6"P"征：疼痛、苍白、搏动消失、麻痹、感觉异常、温度下降。"硬指征"必须立即手术探查。但应与神经合并伤鉴别。动脉挫伤时可因血管痉挛、内膜撕裂和血栓形成使伤肢出现循环障碍。"软体征"包括：需进一步评估伤肢主要动脉、有休克史、非扩张性血肿、伤肢远侧动脉（足背动脉或桡动脉）无搏动或搏动微弱，伴行神经损伤等可进一步观察及辅助检查。对于穿透伤或钝性伤的患者，如果其肢体远侧动脉搏动正常，并且臂踝指数（ABI）≥1.0无须血管造影。彩色二维超声对动脉损伤有高度的敏感度与特异度，具有无创、移动性好、无痛、重复性好和易于操作的优点。

**治疗**　现场急救首要是止血。用加压包扎止血法，无效时改用止血带。紧急后送至团救护所行临时止血处理，在有准备的情况下松开止血带，改为加压止血法并后送；如仍有出血，应结扎损伤血管及时后送，师救护所应作补充急救处理，有条件时，可作初期处理。结扎处尽量靠近断端，以利于转送后修复。较大动脉应作双重结扎，近端用贯穿缝合法，不应结扎未受伤的伴行静脉。初期外科处理的质量是救治大血管伤的关键。迅速纠正休克和脱水，以利于处理血管损伤，血管伤的修复越早越好，要充分显露，彻底清创，切除血管损伤部分至正常范围外0.5~1cm，血管部分破裂一般不作局部缝合，应切除伤段后修复血管。尺、桡动脉或胫前、后动脉损伤时，如伤肢血液循环尚好，软组织损伤不重，可以清创后结扎。修复血管可在气囊止血带下进行。行端对端吻合，血管损伤较大时可以用自体静脉移植，并应吻合较大的伴行静脉，较小的静脉可予以结扎。血管损伤修复后需用健康肌肉覆盖，以免引起感染后血管破裂或栓塞。血管修复较晚时肢体肿胀常较重，此时应作预防性深筋膜切开减压，伤口皮肤则不予以缝合。若并发骨折应根据不同的骨折和伤情，应用外固定支架或内固定，保持骨折对位，使血管吻合处不受影响。损伤血管缺损较多或估计吻合处有较大张力时，可用自体静脉移植。一般利用对侧近段大隐静脉，不宜用伤肢静脉。术后应该加强全身与局部观察，警惕吻合口大出血，继续抗感染，复查肾功能和尿常规，如手术时未做深筋膜切开而术后出现筋膜间隙综合征的征象时，应立即行深筋膜切开减压，早期切开减压效果好，超过24小时或减压不彻底可导致缺血性改变或肢体坏死；甚至死于中毒性休克或肾衰竭。深筋膜切开减压是处理四肢大血管伤常用的辅助手术，可迅速为血管和肌群减压，多数战伤应在初期外科处理时进行深筋膜切开。如在血管外科处理时间较晚或肢体严重肿胀的时候，更应该迅速切开减压。对于继发性出血，是血管战伤的严重并发症，主要原因：初期止血不够彻底、感染、血管吻合口张力过大、漏诊、弹片存留和使用抗凝剂不当等所致。出血多在伤后5~14天，也有发生在伤后5~6周的。预防主要是在初期外科处理时，要做好清创和止血、伤肢制动，防止感染和妥善处理损伤血管。而对于供血不足四肢重要动脉损伤未经修复或修复失败，但肢体未坏死者，后期常出现缺血改变。如循环障碍不重的，可不特殊处理，缺血较重的，可行自体静脉移植，以改善伤肢血供，必要时可用搭桥法连接损伤动脉的远近端。

（费　军）

xuèguǎn wěnhéshù

**血管吻合术**（vascular anatomosis）　连接断裂血管的技术和方法。是外科基本技术之一。重要血管应尽早行吻合术，以恢复组织血液循环，防止或减轻缺血，保存肢体功能。

**基本方法**　①对端吻合法：对于重要的血管断裂，有条件的均应作对端吻合术。要求：吻合口无张力，如缺损在2cm以内，游离血管两端即可。如长度仍不足，可屈曲关节克服。基本技术方法（图1），游离血管上下端，以无创血管夹夹住损伤血管两端，修剪血管外膜，用肝素溶液冲洗断端移除血栓。修复时常用6-0到8-0的缝线。如血管缺损不多，一般在2cm之内，可行关节屈曲克服缺损，使吻合口无张力。对于直径＞2.5mm的动脉，可采用三定点或两定点连续缝合法，缝合边距与针距均为 1mm，全层缝合。对于较小的血管可以采取两定点法，连续缝合，缝合时血管内膜要相对，防止血管扭曲和缝到对侧血管壁。直径 1.5mm 以下的血管应间断缝合。②端侧吻合法：该技术主要用于口径不同的血管吻合。实施时，可将较细的血管断面剪成斜面，进行吻合；另一种情况是，血管在分叉处断裂，可利用分叉处的破口进行吻合；或在血管损伤后近端缺失，可利用远端与另一主干血管进行端侧吻合。③自体静脉移植术：吻合断裂血管时，如缺损过长导致吻合口张力增加即可行自体静

脉移植术。切取的静脉长度应较缺损处长约 1cm，并切取健肢的。对于浅静脉可用大隐静脉或头静脉等。移植的静脉直径应尽量接近损伤血管的直径。具体技术细节：显露大隐静脉，根据所需长度，结扎上下端及分支，夹住其两端、切下静脉，用肝素盐水冲洗管腔，取下时应标记远近端，由于静脉瓣向心开放，故吻合动脉时应倒转远近端吻合，先吻合近端动脉，完毕后，将动脉夹放置到移植静脉远端，根据血流进入静脉后的长度决定移植静脉的取舍。吻合技术与对端吻合相同，可连续缝合并防止扭转（图 2）。

**应用注意事项**　血管缝合完毕后，务必先放松远端血管夹，再放松近端血管夹、温热盐水纱布覆盖吻合口几分钟，观察有无漏血，如有，则加缝漏血处。尽量争取一次性吻合成功。如主要动静脉同时损伤，应先修复静脉。不可先修复动脉，放松血管夹后，再修复静脉，容易导致动脉吻合处血栓形成和失血。最后，用健康的周围软组织覆盖血管床，不要使血管直接裸露，以免发生感染、栓塞、继发性出血或瘢痕组织形成而导致失败。在火器伤中，不要缝合皮肤，保持引留通畅，伤口可以延期或二期缝合及

植皮。

（费　军）

xuèguǎn xiūbǔ

**血管修补**（vascular repair）恢复破裂血管连续性和完整性的技术和方法。完善处理损伤血管力争尽早恢复伤肢循环，保全肢体，减少残废。

**基本方法**　①血管部分损伤修复术：主要适用于锐器切割血管周径不足 1/2，血管本身不需要清创者。火器伤由于血管损伤的范围较肉眼所见的更加广泛，不能行此手术方式，以免血管狭窄及栓塞。对于锐器伤，如果血管本身需要清创而行此手术方式，容易引起血管曲折变形狭窄栓塞及缝线脱落。修复时常用 6-0 到 8-0 的缝线，横行缝合法不易引起管腔狭窄（图 1）。②架桥式侧方血管移植术：主要用于严重创伤、肢体感染或肢体软组织条件太差、瘢痕多的患者中，这类患者常面临血管修复后无法覆盖，而不修复又将导致肢体坏死的矛盾。术后可发生肢体远端继发性血栓形成、假性动脉瘤、创伤性动静脉瘘、肌肉压迫综合征、缺血性肌肉挛缩、缺血性神经损伤、感染或坏疽及后期的屈曲挛缩、周围水肿和间歇性跛行等并发症。

**应用注意事项**　所有的肢体

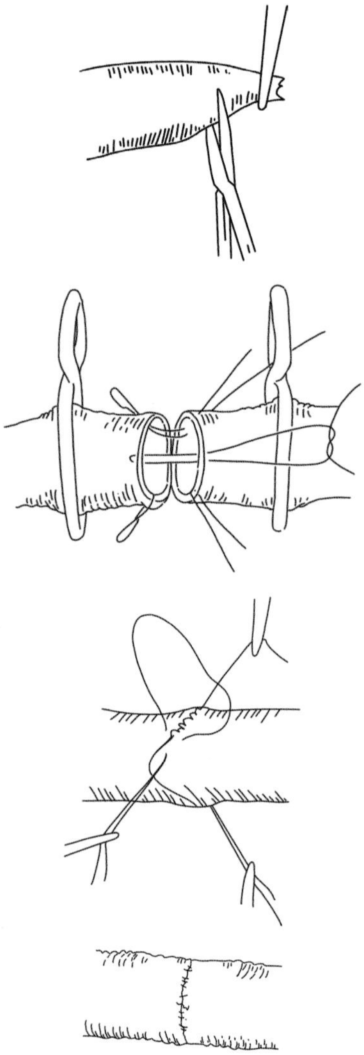

**图 1　对端血管吻合术示意**

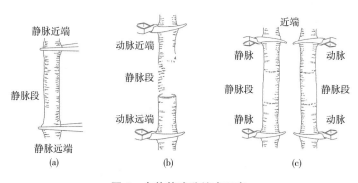

**图 2　自体静脉移植术示意**

注：a. 大隐静脉的静脉段采取法；b. 将静脉段倒转与动脉的两端吻合；c. 静脉段移植术完成

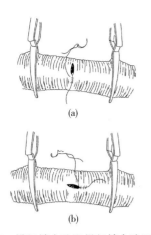

**图1 横行缝合法和纵行缝合法示意**

注：a.横行缝合法，不致引起管腔狭窄；b.纵行缝合法，应注意防止管腔狭窄

主干血管损伤都应行血管修补术，绝不能单纯依靠侧支循环。只要全身条件允许，手术时机一般越早越好。①不论是完全断裂、大部断裂或挫伤后栓塞，均以切除损伤部位后行对端吻合效果最好，如缺损过大，不能做对端吻合时，应用自体静脉移植或人工血管修复。②对于伴行静脉损伤，次要静脉，肢体回流尚好，可予以结扎；大静脉如股静脉或腘静脉伤，宜行修复。③修复时间力争在6~8小时内，延误过久，肌肉长时间缺血，血管内也广泛凝血，即使修复，也难免发生肌肉坏死，甚至可导致急性肾衰竭。

（费军）

zhōuwéi shénjīng zhànshāng

**周围神经战伤**（combate-related peripheral nerve injury） 战时武器及其他致伤因素直接或间接作用所致四肢主要神经结构和功能损伤。多为枪弹、破片所致，以开放伤为主。钝性暴力、骨折、挤压也可致伤。常累及尺神经、正中神经、坐骨神经、腓总神经、桡神经等。多伴有软组织、骨、关节和血管伤。部分可发生灼性神经痛和不同程度的残疾。损伤类型按神经损伤的程度可分为神经完全断裂、部分断裂和挫伤三种类型。澳大利亚学者森德兰（Sunderland）进一步细化，分为轴突传导障碍，轴突连续性中断而内膜完整，神经纤维断裂，神经束与束膜断裂，神经干断裂5种类型。

**致伤机制** 伤时瞬时空腔及冲击波效应造成神经震荡，直接导致髓鞘剥脱，神经纤维受损，神经内微血管广泛受损，神经组织缺氧水肿，导致神经纤维传导障碍，脱髓鞘及变性。长时间水肿还会导致神经内外瘢痕形成。这些病理表现严重影响神经纤维的再生修复和传导功能的恢复。

**临床表现及诊断** 四肢神经战伤常并发广泛软组织损伤，污染重、感染率高。常形成不同程度的瘢痕粘连，如并发感染则神经变硬，包埋于瘢痕内，容易遗留灼性神经痛的并发症。损伤早期临床表现不急迫，易发生漏诊，可根据损伤神经分布区域的感觉和运动功能改变，判定其损伤程度和部位。损伤晚期，神经末梢可形成假性神经瘤，叩击时蒂内尔（Tinel）征阳性，肌肉萎缩，皮肤发凉、干燥、光滑、无汗和萎缩。

**治疗** 初次清创时不作挫伤神经或游离神经断端清创。应识别损伤性质和范围，如伤到内未见损伤神经，就不宜切开健康组织寻找，以免加重感染的扩散。清创时可对裸露的神经进行标记后用健康组织覆盖，积极处理相应的合并伤。不作神经的一期修复。虽神经损伤二期修复越早越好，但即使损伤达一年以上的晚期神经伤仍有重要的修复价值。在初次清创术后，必须防止伤口感染，促使伤口早日愈合，为神经修复创造好的局部条件。如果皮肤有缺损或瘢痕过多，应该先行整形术。二期手术时，显露神经应该先从健康组织开始，逐渐向神经断端游离。在探查清楚神经损伤的情况后，选择手术方式进行处理。①神经松解术：切除增厚的瘢痕组织和神经外膜，如束间有瘢痕，可在显微镜下行束间松解。②神经吻合术：发现神经明确断裂后，行端端吻合术效果最好。仍然应该在显微镜下进行这类手术，吻合前需要仔细切除神经断端间的瘢痕组织，直至正常的神经纤维显露出来，然后使用9-0的缝线吻合神经外膜或神经束膜。对于神经部分断裂的情况，神经束组或束膜缝合的效果较好，但应保证吻合后无张力。③神经移植术：此技术主要适用于神经缺损较大，仅用屈曲关节、神经松解或改道不能克服神经缺损的问题时采用。可取自体的皮神经如腓肠神经或隐神经等表浅易取的神经。修复重要的神经干缺损可能出现神经干与移植神经的直径相差较大的情况，这时可以把移植神经合并排列，缝合其外膜，形成较粗的神经集束。在显微镜下进行神经束膜或束组的缝合。如数条神经同时有较大的缺损，可切取其中一条神经进行神经带蒂移植，这种方法可以防止转移的神经段因为缺血而发生坏死变性，常用于尺神经修复正中神经。④有的神经伤是火器伤冲击波造成的软组织伤，可行神经松解术。

神经修复后的疗效，主要影响因素：①神经损伤的类型和程度。②损伤神经的解剖特征。手术修复后功能恢复程度依次是桡神经、肌皮神经和股神经，其次有正中神经、尺神经和胫神经，而腓神经疗效最差。③损伤神经的部位。损伤部位低的患者疗效较损伤部位高的好。④伤者年龄越小，受伤至手术时间越短效果越好。

（贵 军）

shénjīng xiūfù

**神经修复**（nerve repair） 恢复损伤神经结构和功能的技术和方法。在原有神经解剖和功能基础上，促进被破坏或受损害神经再生修补和重塑、重建神经解剖投射通路和环路、调控和改善神经信号传导、最终实现神经功能修复。神经修复主要采取非手术疗法和手术疗法。

**非手术疗法** 主要适用于不需手术或暂时不宜手术的神经损伤及修复术后的患者。为神经和肢体功能的恢复创造条件，防止肌肉萎缩，纤维化和关节僵硬及促进神经再生。主要包括：①解除骨折端的压迫。对于骨折导致的神经损伤，可先将骨折复位固定，解除压迫。如神经未断，可望1～3个月后逐渐恢复其功能，否则，应及早手术探查。②防止瘫痪肌肉过度牵拉。③保持关节活动度。④采取物理治疗措施保持肌肉张力、减轻肌肉萎缩。⑤进行体育疗法。⑥保持关节活动度。⑦应用神经营养药物。

**手术疗法** 锐器伤在早期清创时，即可进行一期神经吻合术。火器伤早期清创时则不要对神经进行一期吻合，应带伤口愈合后行二期修复。主要采取的手术方式如下。

**神经松解术** 分为神经外松解和内松解两种手术方式。二者区别是神经外松解是解除骨端压迫，游离和切除周围瘢痕。内松解除了外松解，还要分离和切除神经束之间的瘢痕。①神经外松解术：主要指征是骨折端卡压神经，如卡压过久，须行神经松解并固定骨折。对于火器伤，神经周围有创伤或感染、瘢痕形成等，也必须松解。手术在止血带下进行，仔细解剖神经，勿损伤神经营养血管，从切口的远近两端正常部位开始逐渐游离至正常部位，用橡皮条保护，彻底切除周围瘢痕组织，最后将已经松解好的神经放在健康组织内，以免再形成瘢痕压迫。②神经内松解术：在外松解的基础上，如发现神经内也有瘢痕粘连和压迫，需在显微镜下，用尖刀沿神经纵轴切开外膜，仔细分离神经束间的瘢痕粘连，切除束间瘢痕组织并切除神经外膜。术后不要外固定，早期进行肢体锻炼。

**神经缝合术** 麻醉、体位、止血带应用、显露及神经分离同神经松解术。先切除近端的假性神经瘤，直至显露出正常神经束；再切除远端病变组织，为缝合创造条件。根据神经缺损，分别采取游离两端、屈曲关节、神经移位等方式解决神经缺损，达到无张力缝合。如长度不够，可考虑短缩骨干以争取神经的对端缝合。缝合方法可分为神经外膜缝合、神经束膜缝合和外膜束膜联合缝合。三种方式各有优缺点及适应证，周围神经近中段多为混合神经纤维，宜用外膜缝合术，而远侧段运动束与感觉束已分开，宜采取束膜（束组）缝合法。神经外膜缝合术：采取7-0或8-0尼龙线缝合，只缝合外膜，不缝合神经纤维，先在神经断端两侧各缝一针定点牵引线，再缝合前面，翻转180°后缝合后面。缝合时应对位准确，根据神经表面的血管位置和断面神经束的形状，达到准确定位，不可扭转。神经束膜（束组）缝合术：在显微镜下，分别环形切除神经两断端的瘢痕组织直至正常组织，分离出相对应的神经束（束组），切除之间的瘢痕组织，显露正常束（束组）。用10-0尼龙线对应进行束膜缝合，亦不行神经纤维缝合。

神经的弹性有限，如缝合张力过大，手术后缝合易分离或损伤，或因过度牵拉而导致缺血坏死，影响神经恢复。如缺损过大，应考虑神经移位术和移植术。

**神经移位术** 又称神经转位术。正中神经或尺神经感觉支缺损时，可采取桡神经浅支移位修复，臂丛神经根性撕脱伤，可采取膈神经、副神经、肋间神经及健侧颈6神经根修复。

**神经移植术** 神经移植时，可采取自体次要的皮神经修复，常用的有腓肠神经及桡神经浅支等。最多可取20～40cm长的神经做移植用，但不可用同侧的桡神经浅支修复尺神经，以免感觉丧失区过大。神经移植的方法：①单股神经游离移植术。用于移植的神经和待修复的神经直径相仿时，可采用神经外膜缝合法直接缝合移植与待修复神经的外膜并使之保持在无张力状态。②电缆式神经游离移植术。主要用于移植的神经较细，须将数股神经合并起来修复缺损神经。③神经束间游离移植术。先将神经分离出相对应的神经束，切除瘢痕后将移植的神经束置于相对应的神经束间做束膜缝合。④神经带蒂移植术。由于保持了移植段的血供，可避免神经坏死。如正中神经与尺神经同时断裂，缺损过大，无法修复时，可以用尺神经修复正中神经。⑤带血管蒂神经游离移植术。多采用带小隐静脉的腓肠神经做游离移植，将切取的神经血管蒂倒置于受区神经缺损处，先做小隐静脉与神经附近的动脉端端吻合或端侧吻合，再做缝合神经。

（贲 军）

zhuóxìng shénjīngtòng

## 灼性神经痛（causalgia）

损伤神经支配区域内慢性顽固性剧烈烧灼样疼痛综合征。与神经损伤程度无一定关系。常见于神经部分损伤，完全断裂者少见。多发生于富含交感神经纤维四肢神经损伤。依据国际疼痛研究协会（IASP）对慢性局部疼痛的分类，灼性神经痛被称为复杂局部疼痛综合征2型（CRPS-2型）。灼性神经痛常见于战时火器伤神经部分损伤，澳大利亚学者森德兰（Sunderland）报道，火器伤周围神经损伤后灼性神经痛的发生率高达12%。

**发病机制** 尚不清楚，可能与神经本身损伤及神经周围软组织及血管损伤，使神经的血氧供应、神经组织内渗透性、组织压、组织代谢均遭破坏有关。由于神经瘤芽体对于肾上腺素复合物的敏感性异常，髓鞘细胞激动后的异位电活动和神经节背根激动后的自发放电现象均增加；对新的感觉区的反射增强所致。尚有下述学说：瘢痕学说、短路学说、痉挛学说、束内压增高学说等，每种学说对为什么引起疼痛做简单解释。

**临床表现** 多见于坐骨神经、胫后神经及正中神经，在神经部分损伤后约1周内发生。以烧灼样疼痛为主，可因风、声、光等刺激诱发；情绪波动，触摸患者或身体健康部位等也可引起剧痛。患者喜独居暗室，喜用冷水保持手足湿润以减轻疼痛。局部灼痛，但温度不高。患肢皮肤充血、发热、多汗，晚期光滑干燥、常有萎缩。轻者可渐自愈，严重者病程可长达1~2年及以上，并有功能丧失。

**治疗** 轻度灼性神经痛如对神经功能无影响，不需特殊治疗；症状严重者，可分别采用非手术或手术方法治疗。常有的非手术疗法主要有药物疗法、神经阻滞疗法和理疗功能训练等。药物疗法是灼性神经痛治疗重要手段，对于灼性神经痛的多发疼痛、水肿、血流不全、骨萎缩、抑郁状态、失眠等给予适当的药物治疗。对于顽固性疼痛，国际疼痛研究协会推荐采用交感神经阻滞或切断术。尚无比较完善的治疗方案。手术治疗方法常见的有神经束松解减压、切断缝合、移位、移植术等，对于伴有灼性神经痛的周围神经火器伤，神经内外松解术（见神经修复）是有效的方法，应为首选。只有在术中仔细进行神经内、外松解后，观察受损段束膜，遇到束膜索状瘢痕化时才行束膜切开减压术，若束膜无索状瘢痕化，则不需要行束膜切开。应完全切除神经周围瘢痕组织，将神经置于健康组织中。应当注意：神经内松解术手术指征要非常严格慎重，操作必须十分仔细慎重，以免损伤神经束。

（贲 军）

# 索　引

## 条 目 标 题 汉 字 笔 画 索 引

### 说　明

一、本索引供读者按条目标题的汉字笔画查检条目。

二、条目标题按第一字的笔画由少到多的顺序排列，按画数和起笔笔形横（一）、竖（丨）、撇（丿）、点（、）、折（乛，包括丁し等）的顺序排列。笔画数和起笔笔形相同的字，按字形结构排列，先左右形字，再上下形字，后整体字。第一字相同的，依次按后面各字的笔画数和起笔笔形顺序排列。

三、以拉丁字母、希腊字母和阿拉伯数字、罗马数字开头的条目标题，依次排在汉字条目标题的后面。

## 十一画

## 十二画

## 十三画

## 十四画

## 十五画

# 条 目 外 文 标 题 索 引

## D

# 内 容 索 引

## 说 明

一、本索引是本卷条目和条目内容的主题分析索引。索引款目按汉语拼音字母顺序并辅以汉字笔画、起笔笔形顺序排列。同音时,按汉字笔画由少到多的顺序排列,笔画数相同的按起笔笔形横(一)、竖(丨)、撇(丿)、点(丶)、折(乛,包括丁乚く等)的顺序排列。第一字相同时,按第二字,余类推。索引标目中夹有拉丁字母、希腊字母、阿拉伯数字和罗马数字的,依次排在相应的汉字索引款目之后。标点符号不作为排序单元。

二、设有条目的款目用黑体字,未设条目的款目用宋体字。

三、不同概念(含人物)具有同一标目名称时,分别设置索引款目;未设条目的同名索引标目后括注简单说明或所属类别,以利检索。

四、索引标目之后的阿拉伯数字是标目内容所在的页码,数字之后的小写拉丁字母表示索引内容所在的版面区域。本书正文的版面区域划分如右图。

| a | c | e |
|---|---|---|
| b | d | f |

## 拉丁字母

## 阿拉伯数字

## 罗马数字

# 本卷主要编辑、出版人员

执行总编　谢　阳

编　　审　谢　阳

责任编辑　李亚楠

索引编辑　赵　健

名词术语编辑　陈丽丽

汉语拼音编辑　崔　莉

外文编辑　顾　颖

参见编辑　杨　冲

绘　　图　北京天露霖文化科技有限公司

责任校对　苏　沁

责任印制　王　昊

装帧设计　雅昌设计中心·北京